全国高职高专护理类专业规划教材（第二轮）

助产学

（第2版）

（供护理及助产类专业使用）

主　编　杨　峥

副主编　冉　波　袁朝晖

编　者　（以姓氏笔画为序）

冉　波（重庆市女子职业高级中学）

刘　萍（天津医学高等专科学校）

延荣荣（安顺职业技术学院）

杨　峥（漳州卫生职业学院）

李秋玲（漳州卫生职业学院）

范继青（天津市中心妇产科医院）

袁朝晖（菏泽家政职业学院）

镇　磊（荆州职业技术学院）

中国健康传媒集团

中国医药科技出版社

内容提要

本教材为“全国高职高专护理类专业规划教材（第二轮）”之一，系根据本套教材的编写指导思想和原则要求，结合专业培养目标和本课程的教学目标、内容与任务要求编写而成。本教材具有专业针对性强、紧密结合岗位知识和职业能力要求、理论与临床密切联系等特点。包括女性生殖系统解剖生理、生理产科、病理产科、高危妊娠及助产技术共五篇十六章内容。作者在编写教材过程中，坚持“三基五性”的教材编写原则，在彰显高职助产教育特点的同时，注重增加产科临床工作中新知识及新技能。本教材为书网融合教材，即纸质教材有机融合电子教材，教学配套资源（PPT、微课视频等），题库系统，数字化服务（在线教学、在线作业、在线考试），使教材内容立体化、生动化，便教易学。

本教材主要供护理及助产类专业使用，亦可作为临床妇幼保健工作者参考用书。

图书在版编目（CIP）数据

助产学/杨峥主编．—2 版．—北京：中国医药科技出版社，2019.7

全国高职高专护理类专业规划教材（第二轮）

ISBN 978－7－5214－0908－6

Ⅰ.①助…　Ⅱ.①杨…　Ⅲ.①助产学－高等职业教育－教材　Ⅳ.①R717

中国版本图书馆 CIP 数据核字（2019）第 116003 号

美术编辑　陈君杞

版式设计　友全图文

出版　**中国健康传媒集团**｜中国医药科技出版社

地址　北京市海淀区文慧园北路甲 22 号

邮编　100082

电话　发行：010－62227427　邮购：010－62236938

网址　www.cmstp.com

规格　889×1194mm $^{1}/_{16}$

印张　19 $^{3}/_{4}$

字数　427 千字

初版　2015 年 8 月第 1 版

版次　2019 年 7 月第 2 版

印次　2019 年 7 月第 1 次印刷

印刷　三河市万龙印装有限公司

经销　全国各地新华书店

书号　ISBN 978－7－5214－0908－6

定价　55.00 元

数字化教材编委会

主　　编 杨　峥

副 主 编 冉　波　袁朝晖

编　　者 （以姓氏笔画为序）

冉　波（重庆市女子职业高级中学）

刘　萍（天津医学高等专科学校）

延荣荣（安顺职业技术学院）

杨　峥（漳州卫生职业学院）

李秋玲（漳州卫生职业学院）

范继青（天津市中心妇产科医院）

袁朝晖（菏泽家政职业学院）

镇　磊（荆州职业技术学院）

出版说明

“全国高职高专护理类专业规划教材”于2015年由中国医药科技出版社出版，全套教材共27门，是针对全国高职高专医药院校护理类专业教育教学需求和复合型临床人才培养目标要求而编写，自出版以来得到了各院校的广泛欢迎。为了进一步提升教材质量，使教材更好地服务于院校教学，同时为了进一步贯彻落实国务院办公厅《关于深化医教协同进一步推进医学教育改革与发展的意见》(〔2017〕63号）等有关文件精神，不断推动职业教育教学改革，推进信息技术与医学教育融合，加强医学人才培养，使职业教育切实对接岗位需求，教材内容与形式及呈现方式更加契合现代职业教育需求，培养具有整体护理观的护理人才，在教育部、国家卫生健康委员会、国家药品监督管理局的支持下，中国医药科技出版社组织了本套教材的修订工作，并由全国近百所高职高专院校及附属医疗机构260余名专家、教师精心编撰，即将付梓出版。

本轮教材共包含27门，其中24门教材为新修订教材（第二版），主要特点如下。

一、内容精练，专业特色鲜明

本轮教材建设对课程体系进行科学设计，整体优化；对上版教材中不合理的内容框架进行适当调整；内容上吐故纳新，力求达到基础学科与专业学科紧密衔接、主干课程与相关课程合理配置的目标。教材内容精练、针对性强，具有鲜明的专业特色和高职教育特色。

二、对接岗位，强化能力培养

本轮教材强化以岗位需求为导向的理实教学，注重理论知识与护理岗位需求相结合，对接职业标准和岗位要求。每门教材在由教学一线经验丰富的教师组成编写团队的基础上，吸纳了多位具有丰富临床经验的医护人员参与编写，满足培养应用型人才的需求。在教材正文适当插入临床案例，起到边读边想、边读边悟、边读边练，做到理论与临床护理岗位相结合，强化培养学生临床思维能力和护理操作能力；同时注重护士人文关怀素养的养成，注重吸收临床护理新技术、新方法、新材料，体现教材的先进性。

三、对接护考，满足考试需求

本轮教材内容和结构设计，与国家护士执业资格考试紧密对接，在国家护士执业资格考试相关课程教材中以“考点提示”和“目标检测”的形式插入护士执业资格考试考点与真题，为学生学习和参加护士执业资格考试奠定基础，提升学习效率。

四、书网融合，学习便捷轻松

全套教材为书网融合教材，即纸质教材与数字教材、配套教学资源、题库系统、数字化教学服务有机融合。通过“一书一码”的强关联，为读者提供全免费增值服务。按教材封底的提示激活教材后，读者可通过 PC、手机阅读电子教材和配套课程资源，并可在线进行同步练习，实时反馈答案和解析。同时，读者也可以直接扫描书中二维码，阅读与教材内容关联的课程资源（“扫码学一学”，轻松学习 PPT 课件；“扫码练一练”，随时做题检测学习效果），从而丰富学习体验，使学习更便捷。教师可通过 PC 在线创建课程，与学生互动，开展在线课程内容定制、布置和批改作业、在线组织考试、讨论与答疑等教学活动，学生通过 PC、手机均可实现在线作业、在线考试，提升学习效率，使教与学更轻松。此外，平台尚有数据分析、教学诊断等功能，可为教学研究与管理提供技术和数据支撑。

本轮教材修订在组织、编写和审定过程中，得到众多专家的悉心指导和相关院校的大力支持，在此一并致谢！

改革创新的过程也是探索提升的过程，目标的提出至目标的实现是一个漫长、曲折的过程。在此殷切希望各医药卫生类院校师生和广大读者在使用中对教材进行检验，并提出宝贵意见，使本套教材日臻完善，为促进我国高职高专护理类专业教育教学改革和人才培养做出积极贡献。

中国医药科技出版社
2019 年 5 月

全国高职高专护理类专业规划教材（第二轮）

建设指导委员会

张　庆（济南护理职业学院）
张　荣（毕节医学高等专科学校）
张　健（长春医学高等专科学校）
张　敏（安徽医学高等专科学校）
张　德（四川护理职业学院）
张亚军（内蒙古医科大学继续教育学院）
陈　燕（惠州卫生职业技术学院）
陈秋云（漳州卫生职业学院）
陈顺萍（福建卫生职业技术学院）
陈晓玲（安徽卫生健康职业学院）
陈瑄瑄（漳州卫生职业学院）
林建兴（漳州卫生职业学院）
林斌松（漳州卫生职业学院）
周卫凤（安徽医学高等专科学校）
周谊霞（贵州医科大学）
庞　燕（四川护理职业学院）
洪　霞（福建卫生职业技术学院）
郭永洪（云南工商学院）
黄小凤（漳州卫生职业学院）
谌　秘（南昌大学第四附属医院）
谢万兰（襄阳职业技术学院）
薛　梅（天津医学高等专科学校）

前　言 / PREFACE

在全国广大教师、学生的支持下，在编写团队的努力下，《助产学》顺利再版了。

本版教材共五篇十六章，包括生殖系统解剖生理、生理产科、病理产科、高危妊娠及助产技术等内容。本教材坚持助产专业自身专业特点，同时兼顾目前助产士国家职业准入标准，不同的章节采用了不同的编写体例，以期使学生具备孕期保健、正常分娩接生、产褥期保健、识别常见异常产科情况以及配合妇产科医师解决护理孕产妇及围生儿各种护理问题的能力。再版修订中，继续坚持“三基五性”的教材编写原则，顺应现代助产工作模式的转变，更好地溶入“促进自然分娩，保障母婴安全”现代生育理念，按最新临床标准，修订了“产程分期、高危妊娠筛查、多个疾病治疗原则及护理措施等”等诸多内容。为避免重复和冗余，在各章节【护理程序】的编写中，除各章第一节保留完整护理程序外，余后各节均删除“护理评价”这部分内容。本教材为书网融合教材，即纸质教材有机融合电子教材，教学配套资源（PPT、微课视频等），题库系统，数字化服务（在线教学、在线作业、在线考试），使教材内容立体化、生动化，便教易学。

本教材主要供护理、助产专业使用，亦可以作为临床妇幼保健工作者参考用书。

本教材的编写得到漳州卫生职业学院的鼎力支持，重庆三峡医药高等专科学校、安顺职业技术学院、天津医学高等专科学校、天津市中心妇产科医院、荆州职业技术学院等院校专家和学者为此付出了辛勤的劳动。谨在此表示诚挚谢意！

本次修订因时间仓促和编者水平有限，尚存不足之处，殷切希望得到广大师生和同行的批评与指正。

编　者

2019 年 5 月

目　录 / CONTENTS

第四篇　高危妊娠

第五篇　助产技术

绪　论

学习目标

1. 认识助产学概念及范畴。
2. 领悟助产学的特点。
3. 叙述国际助产士联盟ICM对助产士的定义。

助产学是研究女性妊娠期、分娩期及产褥期，生殖系统生理及病理变化以及社会心理方面的行为反应，提供孕期保健、分娩期及产褥期保健，促进自然分娩，保障母婴安全的一门临床科学。本课程是助产士从事接生、临床产科、妇科和计划生育等妇婴保健一线工作的基础课程，是助产专业的核心课程之一。

一、助产学的范畴

助产学包括生殖系统解剖生理、生理产科、病理产科、高危妊娠及助产技术等内容。它以产科理论为基础，主要阐述了妇女在妊娠期、分娩期及产褥期以及胎儿新生儿的生理、心理及社会等方面相关的知识、正常孕产妇及其围生儿的健康与安全状况的观察和处理、适宜的支持照顾计划的制订。其次，助产学阐述了常见异常产科的护理问题评估、科学的护理措施及针对性的健康教育。再次，助产学阐述了常用的助产技术的相关内容。

二、助产学的特点

生殖是人类繁衍的保证，生殖健康与安全，关系着家庭幸福、社会和谐以及民族兴旺，女性肩负着孕育下一代的重要使命，学习者应认真理解确保妇女身心健康的重要意义，具备促进女性生殖系统发育、保障女性生育功能完好和安全孕育新生命的能力。

分娩是女性生活事件，是一自然生理过程，产妇及胎儿均有自我适应，自我调整，以完成自然分娩的能力，助产士是产妇及其家属良好的伙伴，为孕产妇提供支持、照顾及建议。

人体是一个有机整体，生殖系统是女性整体的一部分，生殖健康安全也是女性身心健康的重要组成部分。生殖系统与人体的其他系统在结构上不可分割，在功能上相互协调、相互作用和相互影响。因此，学习者尚应理解助产学具有的整体观。

三、助产学的历史沿革

自古以来，给予妊娠及分娩中的妇女一定的照顾和帮助，是传统的、极为生活的事件，世界范围内各地区、各民族的“接生婆”在漫长原始产科启蒙阶段中，担当着生育看护的重要职责。

目前已发现公元前1500年，古代埃及已有关于妇产科学的记载。公元前460年，希波克拉底记载过白带、月经失调 、痛经、不孕及盆腔炎症等。公元前50～25年，古罗马医生使用烙术治疗宫颈糜烂。据文献报道，公元400年世界上第一家妇人专科医院在Edssa创立。

我国最早的相关记录可追溯到公元前4世纪的东周，《黄帝内经》、张仲景的《金匮要略》、隋朝的《产经》、巢元方的《诸病源候总论》、唐代孙思邈所著《千金方》以及《经效产宝》、王焘的《外台秘要》和宋代陈自明的《妇人良方大全》等医书详细记录了祖国医学在产科及妇科方面积累的经验。自明代后，更多的专著陆续问世，极大地促进我国助产学的发展。

在国际上，助产已被认为是一个需要有责任心并具备专业技能的职业。当妇女处于妊娠、分娩和产后的不同时期，助产士给予必要的护理、支持和建议，帮助产妇分娩并为新生儿和婴儿提供护理。工作的内容包括：促进正常分娩、母婴并发症的监护、提供医疗护理或其他适当帮助以及实施急救措施。助产士以伙伴的形式与妇女进行交流合作，构建“以助产士为主导”的产科服务模式。1996年世界卫生组织（World Health Organization，WHO）针对20世纪70年代末出现的“过多的医疗干预和剖宫产率的上升”这一世界性趋势，提出了“爱母分娩行动”。为了使“每位孕产妇都得到助产士照顾她和婴儿”，国际助产士联盟（International Confederation of Midwives，ICM）将“强化助产士组织和提升全世界的助产专业，以促进助产士的专业自主，以配合助产士作为孕产妇最佳的服务提供者，维持自然怀孕、分娩，从而促进母婴及家庭健康”定为联盟的使命。它将助产士定位为：妇女及家庭在围生期中护理的关键工作者，无论是对妇女、家庭和社会，助产士在健康咨询和教育方面都承担着十分重要的任务。这些工作包括：产前教育、准父母的教育，还可能扩展到妇女健康、性或生殖健康以及儿童保健领域。

四、学习助产学的方法

1. 注重理论与临床工作的联系 根据本课程目标的要求，掌握相关医学基础理论和基本知识，认真学习专业知识与技能，积极临床实践，工学结合，成为合格的技能型专门人才。

2. 理解生育价值观和正常生育生产等现代生育概念 通过学习认识生育护理是人类社会文化文明不可缺少的一部分，助产士工作目标是帮助妇女乃至整个社会实现一种价值取向：对生命、精神和文明的一种实质性的寄托。

3. 重视职业素质的培养 从事助产工作需要知识和技能，掌握专业的人文关怀和沟通技巧，具备一定的护理研究、管理能力及创新能力，需要爱岗敬业，无私奉献的高尚职业素养。

（杨　峥）

第一篇

女性生殖系统解剖生理

第一章

女性生殖系统解剖

学习目标

1. 掌握女性内、外生殖器的组成，叙述各器官的功能以及其解剖学和组织学特点。
2. 叙述骨盆的结构和骨盆分界。
3. 描述邻近器官与生殖器官的解剖关系。

女性生殖系统由外生殖器、内生殖器，相关组织和邻近的器官组成。

第一节 骨盆及骨盆底

女性骨盆（pelvis）是支持躯干和保护盆腔脏器的重要器官，是躯干和下肢之间的骨性连接，同时也是胎儿娩出时必经的骨性产道。其大小和形状直接影响分娩过程。通常女性骨盆较男性骨盆宽而浅，有利于胎儿娩出。

一、骨盆

骨盆由髋骨（os coxae）、骶骨（os sacrum）、尾骨（os coccyx）以及其间的骨连接构成（图1-1）。

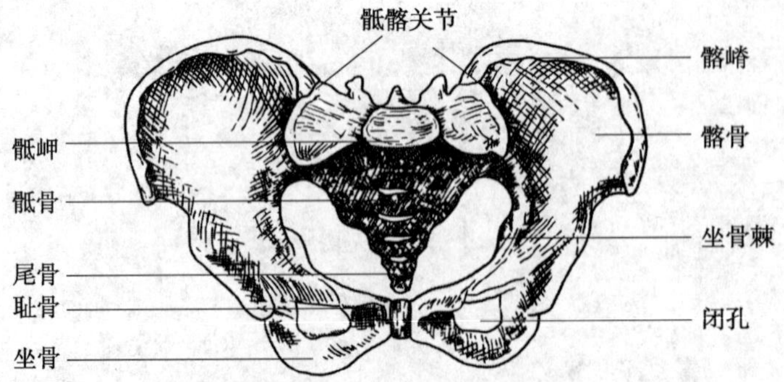

图1-1 正常女性骨盆

（一）骨盆的组成

1. 骨盆的骨骼及主要骨性标志

（1）髋骨 左右各一块。由耻骨（os pubis）、坐骨（os ischium）和髂骨（os ilium）

融合而成。

耻骨位于髋骨的前下部，分为体及上、下两支。两侧耻骨下支（降支）在耻骨联合下方形成的夹角，称为耻骨弓。

坐骨位于髋骨的下部，分坐骨体和坐骨支两部分。坐骨体构成髋臼的后下部，体向后下延伸为坐骨支。体的后缘有一尖锐骨突称坐骨棘。坐骨棘的后上方为坐骨大切迹，下方为坐骨小切迹。坐骨支后下为粗大的坐骨结节。

髂骨构成髋骨的后上部，分髂骨体和髂骨翼两部分。前部宽大的为髂骨翼，后部窄小的为髂骨体。髂骨翼上缘肥厚称髂嵴。髂嵴前端是髂前上棘，髂前上棘后方5~7cm处，髂嵴的前、中1/3交界，向外侧突出处称髂结节。

（2）骶骨　由5~6块骶椎融合而成，呈楔形。骶骨上缘明显向前突出，称为骶骨岬（promontory）。

（3）尾骨　由4~5块尾椎合成，呈三角形。

2. 骨盆的连接　包括耻骨联合（pubic symphysis）、骶髂关节（sacroiliac joint）和骶尾关节（sacrococcygeal joint）。

（1）耻骨联合　骨盆前方两耻骨之间由纤维软骨相连接，称为耻骨联合。妊娠期受女性激素影响，耻骨联合可松动，自然分娩过程中可出现轻度分离，有利于胎儿娩出。

（2）骶髂关节　在骨盆后方，左右髂骨与骶骨以膜性的结缔组织囊相连接，称为骶髂关节。

（3）骶尾关节　骶骨与尾骨之间的连接称为骶尾关节。骶尾关节有一定活动度，分娩时尾骨后移以加大骨盆出口前后径。

3. 骨盆的韧带　骨盆骨连接的周围均有韧带附着，其中，最为重要的韧带有两对。一对是骶骨、尾骨与坐骨结节之间的骶结节韧带（sacrotuberous ligament），另一对是骶骨、尾骨与坐骨棘之间的骶棘韧带（sacrospinous ligament），骶棘韧带宽度即坐骨切迹宽度，是判断中骨盆是否狭窄的重要指标。妊娠期受性激素影响，骨盆韧带松弛，骨盆关节活动度增加，特别是骶尾关节，有利于分娩（图1-2）。

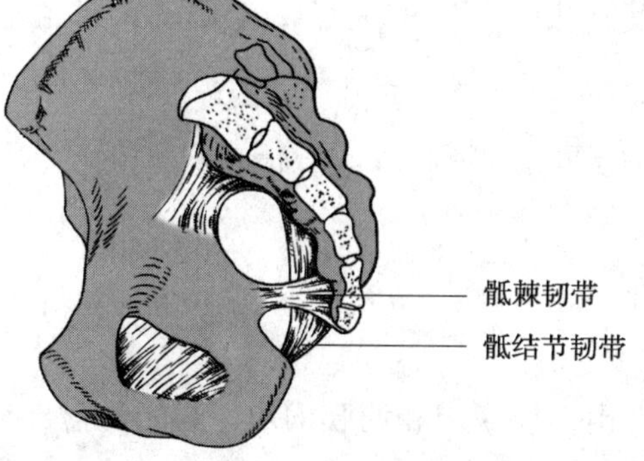

图1-2　骨盆韧带

（二）骨盆的分界及骨盆平面

1. 骨盆的分界　以耻骨联合上缘、髂耻连线及骶骨岬上缘的连线为界，将骨盆分为假骨盆（false pelvis）和真骨盆（true pelvis）两部分。假骨盆又称大骨盆，位于骨盆分界线之上，为腹腔的一部分。真骨盆又称小骨盆，是胎儿娩出的骨产道（bony birth canal）。

2. 骨盆平面 在产科工作中，人为地将骨盆平面分为三个假想平面。

（1）入口平面 即真假骨盆的分界。

（2）中骨盆平面 最为狭窄。该平面前方为耻骨联合下缘，两侧为坐骨棘，后方为骶骨下端。

（3）出口平面 由立体的、前后两个三角形平面组成。前三角的顶端为耻骨联合下缘，两侧为耻骨联合降支；后三角的顶端是骶尾关节，两侧为骶结节韧带；前、后三角共同的底为坐骨结节间径。

（三）骨盆的类型

骨盆的形态、大小各不相同。遗传、营养、疾病及外伤等均可导致个体的差异。理论上，一般将骨盆分为四种类型（图1-3）。

1. 女型 最常见，系女性正常骨盆，52%~58.9%的我国妇女骨盆为此型。骨盆入口呈横椭圆形，入口横径较前后径稍长。骨盆侧壁直，坐骨棘平伏，坐骨棘间径≥10cm。耻骨弓角度90°~100°。

2. 扁平型 较常见，23.2%~29%的我国妇女骨盆为此型。骨盆入口呈扁椭圆形，入口横径大于前后径。耻骨弓宽。骶骨失去正常弧度，变直向后翘或深弧形。

3. 类人猿型 14.2%~18%的我国妇女骨盆为此型。骨盆入口呈长椭圆形，入口前后径大于横径。骨盆两侧壁稍内聚，坐骨棘较突出，坐骨切迹较宽，耻骨弓较窄，骶骨向后倾斜。骨盆的骶骨往往有6节，骨盆前部较窄而后部较宽，较其他类型深。

4. 男型 少见，仅1%~3.7%的我国妇女骨盆为此型。骨盆入口略呈三角形，两侧壁内聚，坐骨棘突出，耻骨弓较窄，坐骨切迹窄呈高弓形，骶骨较直而前倾，出口后矢状径较短。骨盆腔呈漏斗形，易造成难产。

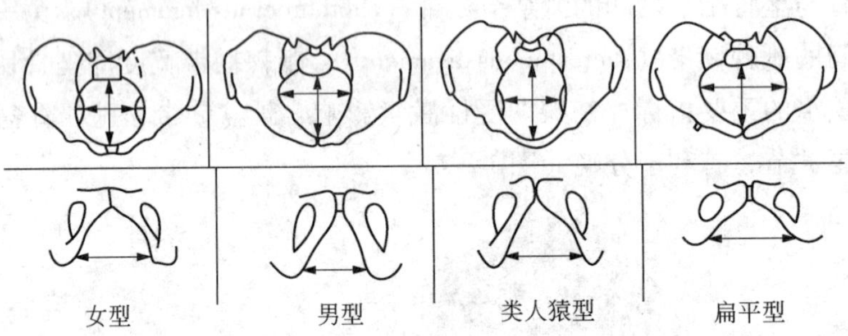

图1-3 四种骨盆类型

二、骨盆底

骨盆底（pelvic floor）由多层肌肉和筋膜构成，封闭骨盆出口，承托并保持盆腔脏器于正常位置。分娩时，盆底肌肉伸展而成为软产道的一部分。骨盆底结构和功能出现异常，可导致盆腔脏器膨出、脱垂或引起功能障碍。

骨盆底前方为耻骨联合和耻骨弓，后方为尾骨尖，两侧为耻骨降支、坐骨升支和坐骨结节。两侧坐骨结节前缘的连线，将骨盆底分为前、后两个三角区。前三角区为尿生殖三角，向后下倾斜，有尿道和阴道穿过；后三角区为肛门三角，向前下倾斜，有肛管穿过。骨盆底由外向内分为3层。

(一) 外层

外层位于外生殖器及会阴皮肤及皮下组织的下方。由会阴浅筋膜及其深面的 3 对肌肉（球海绵体肌、坐骨海绵体肌和会阴浅横肌）及肛门外括约肌组成（图 1－4）。此层肌肉的肌腱汇合于阴道外口与肛门之间，形成中心腱。会阴侧切术一般涉及会阴浅横肌、球海绵体肌的末端。

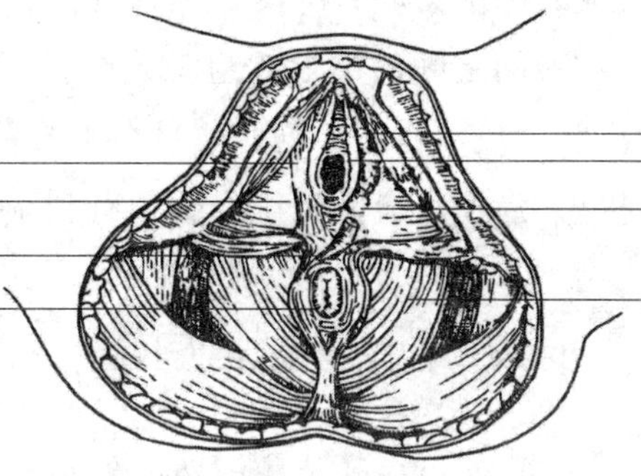

图 1－4　骨盆底

1. 球海绵体肌　覆盖前庭球和前庭大腺，向前经阴道两侧附于阴蒂海绵体根部，向后与肛门外括约肌交叉混合。此肌又称阴道缩肌，收缩时能紧缩阴道。

2. 坐骨海绵体肌　始于坐骨结节内侧，沿坐骨升支及耻骨降支前行，向上止于阴蒂海绵体（阴蒂脚处）。

3. 会阴浅横肌　从两侧坐骨结节内侧面起向中线汇合，止于中心腱。

4. 肛门外括约肌　为围绕肛门的环形肌束，前端汇合于中心腱，后端与肛尾韧带相连。

(二) 中层

又称泌尿生殖膈。由上、下两层坚韧的筋膜及其间的尿道括约肌和一对会阴深横肌组成。覆盖于由耻骨弓、两侧坐骨结节形成的骨盆出口前部三角形平面的尿生殖膈上，其间有尿道和阴道穿过。

1. 会阴深横肌　自坐骨结节的内侧面伸展至中心腱处。

2. 尿道括约肌　环绕尿道，控制排尿。

(三) 内层

内层为盆膈（pelvic diaphragm）是骨盆底最坚韧的一层，由肛提肌及其内、外筋膜组成。自前向后依次有尿道、阴道和直肠穿过。

肛提肌（levator ani muscle）是位于骨盆底、成对的扁阔肌，向下、向内合成漏斗形。肛提肌构成骨盆底的大部分。每侧肛提肌自前内向后外由 3 部分组成。

1. 耻尾肌　为肛提肌的主要部分。肌纤维起自耻骨降支内侧，绕过阴道、直肠，向后止于尾骨，其中有小部分肌纤维止于阴道及直肠周围。耻尾肌受损伤而可致膀胱、直肠脱垂。

2. 髂尾肌　起自腱弓（即闭孔内肌表浅筋膜的增厚部分）后部，向中间及向后走行，与耻尾肌汇合，再绕行肛门两侧，止于尾骨。

3. 坐尾肌　起自两侧坐骨棘，止于尾骨与骶骨。在骨盆底肌肉中，肛提肌有加强盆底托力作用。此外，其肌纤维在阴道和直肠周围交织，故具有加强肛门和阴道括约肌的作用。

三、会阴

广义的会阴（perineum）指封闭骨盆出口的所有软组织，也是软产道的最外部分，前起自耻骨联合下缘，后至尾骨尖，两侧为耻骨降支、坐骨升支、坐骨结节和骶结韧带。

狭义的会阴指位于阴道口和肛门之间的楔形软组织，厚3~4cm，又称为会阴体（perineal body），由表及里依次为皮肤、皮下脂肪、筋膜、部分肛提肌和会阴中心腱。会阴有良好的伸展性，妊娠后，特别是妊娠后期，会阴组织变软，有利于分娩。

第二节　外生殖器

女性外生殖器（extemal genitalia）指暴露于体表的生殖器官，俗称外阴（vulva）。位于两股内侧间，前为耻骨联合，后为会阴。包括阴阜、大阴唇、小阴唇、阴蒂和阴道前庭（图1-5）。

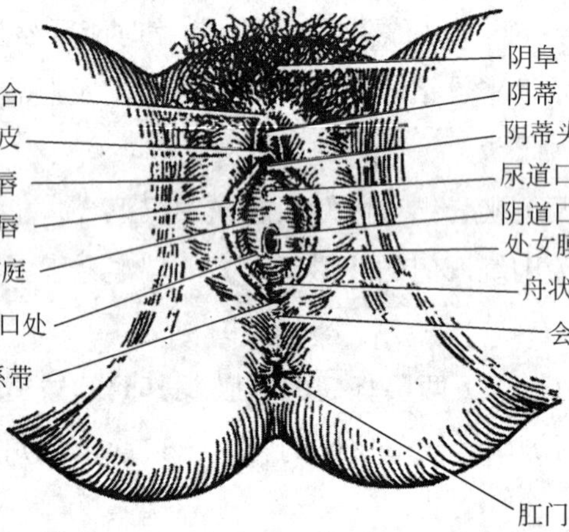

图1-5　女性外生殖器

一、阴阜

阴阜（mons pubis）为耻骨联合前方的皮肤隆起。青春期该部开始生长阴毛，女性阴毛呈倒三角形分布。阴阜皮下脂肪组织丰富。阴阜皮肤含有特殊汗腺，其分泌物具有女性特殊气味。

二、大阴唇

大阴唇（labium majus）为两股内侧一对纵行隆起的皮肤皱襞。自阴阜向后延伸至会阴。大阴唇外侧面为皮肤，有色素沉着和阴毛，内含皮脂腺和汗腺；其内侧面湿润似黏膜。皮下为疏松结缔组织和脂肪组织，含丰富血管、淋巴管和神经。

三、小阴唇

小阴唇（labium minus）为两侧大阴唇内侧的一对薄皮肤皱襞。表面湿润、色褐，无阴毛，富含神经末梢。两侧小阴唇前端融合，并分为前后两叶，前叶形成阴蒂包皮，后叶形成阴蒂系带。大、小阴唇后端会合，在正中线形成阴唇系带。经产妇阴唇系带不明显。

四、阴蒂

阴蒂（clitoris）位于两小阴唇顶端下方，部分被阴蒂包皮围绕，由海绵体构成，性兴奋时勃起。阴蒂分为3部分，前为阴蒂头，显露于外阴，富含神经末梢；中为阴蒂体；后为两阴蒂脚，附着于两侧耻骨支上。

五、阴道前庭

阴道前庭（vaginal vestibule）为一菱形区域，前为阴蒂，后为阴唇系带，两侧为小阴唇。阴道口与阴唇系带之间有一浅窝，称为舟状窝（又称为阴道前庭窝）。经产妇此窝消失。在此区域内有多个结构及器官。

（一）前庭球（vestibular bulb）

又称为球海绵体。位于前庭两侧，由具有勃起性的静脉丛组成。其前端与阴蒂相接，后端膨大，与同侧前庭大腺相邻，表面被球海绵体肌覆盖。

（二）前庭大腺（major vestibular gland）

又称为巴氏腺（Bartholin gland）。位于大阴唇后部，被球海绵体肌覆盖，约黄豆大小，左右各一。腺管细长（长1～2cm），向内侧开口于阴道前庭后方、小阴唇与处女膜之间。性兴奋时，分泌黏液起润滑作用。正常情况下不能触及此腺。

（三）尿道外口

位于阴蒂头后下方，为一边缘不规则的圆形小孔。尿道外口后壁上有一对并列腺体，称为尿道旁腺。

（四）阴道口及处女膜（hymen）

阴道口位于尿道口下方、前庭后部。其周缘覆有一层较薄的黏膜皱襞，称为处女膜，其中央常有一孔，圆形或新月形，容一指通过，少数呈筛状或伞状。第一次性生活后，处女膜呈放射状破裂，可伴少量出血。产后处女膜呈痕迹状。

第三节 内生殖器

女性内生殖器（internal genitalia）位于真骨盆内，包括阴道、子宫、输卵管和卵巢，后两者称为子宫附件（图1－6）。

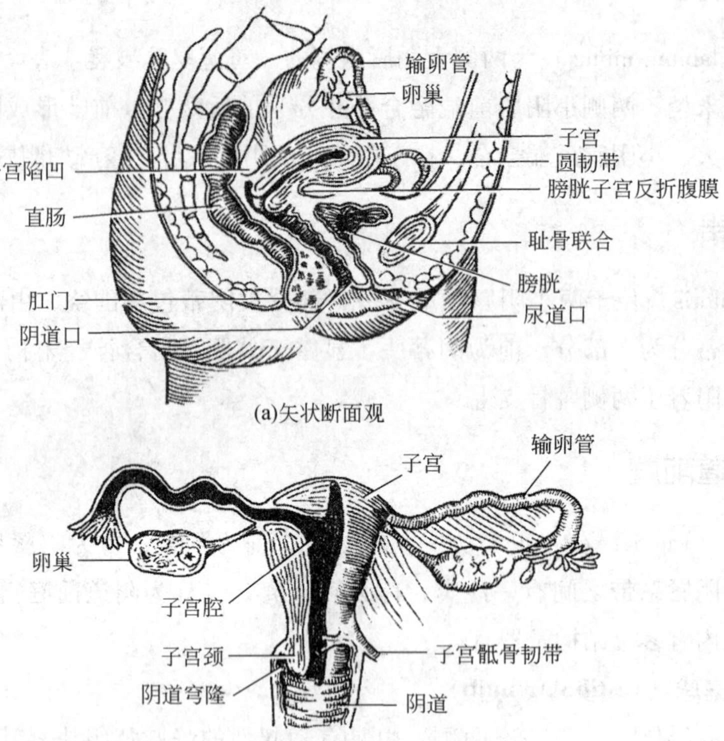

(a)矢状断面观

(b)后面观

图1-6　女性内生殖器

一、阴道

阴道（vagina）是性交器官，也是经血排出及胎儿娩出的通道。

（一）解剖学特点

位于真骨盆下部中央。为一上宽下窄的管道，前壁长7~9cm，与膀胱和尿道相邻；后壁长10~12cm，与直肠贴近。上端包绕子宫颈阴道部，下端开口于阴道前庭后部。阴道顶上端围绕宫颈的阴道部分，称为阴道穹隆（vaginal fornix）。按其位置分为前、后、左、右4部分，其中，后穹隆最深，与子宫-直肠陷凹紧邻。

（二）组织学特点

阴道壁由黏膜、肌层和纤维组织膜构成。黏膜层由复层鳞状上皮覆盖，无腺体，淡红色，有大量横行皱襞，伸展性好。阴道上端1/3处复层鳞状上皮受性激素影响，呈周期性变化。肌层由内环和外纵两层平滑肌构成。纤维组织膜与肌层紧密粘贴。阴道壁富有静脉丛，损伤后易出血。

二、子宫

子宫（uterus）是孕育胚胎、胎儿和形成月经的器官，也是精子穿行获能的通道。

（一）解剖学特点

子宫位于盆腔中央，前为膀胱，后为直肠，下端接阴道，两侧有输卵管和卵巢。子宫底位于骨盆入口平面以下，子宫颈外口位于坐骨棘水平稍上方。子宫为肌性、厚壁的空腔器官，呈前后略扁的倒置梨形，重50~70g，长7~8cm，宽4~5cm，厚2~3cm，容量约5ml。子宫上部较宽，称为子宫体（corpus uteri），其内为子宫腔（uterine cavity），呈上宽下窄的三角形。子宫体顶部称为子宫底（fundus uteri）。宫底两侧称为子宫角（cornua uteri），与输卵管间质部相通。子宫下部较窄呈圆柱状，称为子宫颈（cervix uteri）（图1-7）。子宫体长度与子宫颈长度的比例，青春期前为1∶2，生育期妇女为2∶1，绝经后为1∶1。

子宫体与子宫颈之间最狭窄的部分，称为子宫峡部（isthmus uteri）。其上端为解剖学内口，最为狭窄；其下端为组织学内口，此处为子宫内膜和子宫颈黏膜的交界处。子宫峡部非孕期长约1cm，妊娠中晚期及分娩时，子宫峡部逐渐伸展变长，可达7~10cm，形成子宫下段，成为软产道的一部分（图1-7）。

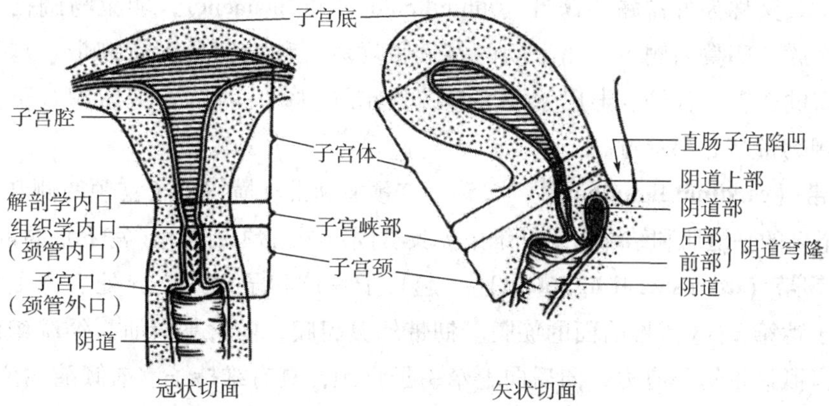

图1-7　宫颈各部

子宫颈内腔呈梭形，称为子宫颈管（cervical canal），成年妇女长2.5~3.0cm，其下端称为子宫颈外口，通向阴道。子宫颈以阴道顶端为界，分为上下两部，上部占子宫颈的2/3，两侧与子宫主韧带相连，称为子宫颈阴道上部；下部占子宫颈的1/3，系阴道穹隆围绕部分，称为子宫颈阴道部。未产妇的子宫颈外口呈圆形，经产妇呈横裂形（“一”字形或鱼口形）。

子宫借助子宫韧带及骨盆底的支托作用，维持正常位置。生育期子宫正常呈轻度前倾前屈位，临床上常简称为前位。“倾”指宫体长轴与阴道长轴的夹角关系，约为90°；“屈”指宫体长轴与宫颈长轴的夹角关系，约为170°。后位子宫及过度前倾前屈子宫可引起痛经及不孕。

（二）组织学特点

1. 子宫体　宫体壁由3层组织构成，由内向外分为子宫内膜层、肌层和浆膜层。

（1）子宫内膜层　衬于宫腔表面，无内膜下层组织。子宫内膜层由致密层、海绵层和基底层三层组成。内膜表面2/3为致密层和海绵层，又称功能层，受性激素影响，发生周期变化。临近子宫肌层的1/3内膜，称为基底层，具有增生修复功能。

（2）子宫肌层　较厚，非孕时厚约0.8cm，由大量平滑肌组织、少量弹力纤维与胶原纤维组成，分为3层：内层肌纤维环行排列，痉挛性收缩可形成子宫收缩环；中层肌纤维交叉排列，在血管周围形成“8”字形围绕血管，收缩时可压迫血管，有效地制止出血；外层肌纤维纵行排列，薄。

（3）子宫浆膜层　覆盖宫底部及其前后面的脏腹膜增厚而成。子宫因腹膜的覆盖，表面光滑，与相邻的脏器间不发生粘连。

2. 子宫颈　主要由结缔组织构成，含少量平滑肌纤维、血管及弹力纤维。子宫颈管黏膜为单层高柱状腺上皮，可分泌黏液，呈碱性。在月经周期中，宫颈黏液分泌呈周期性变化。子宫颈阴道部由复层鳞状上皮覆盖，表面光滑。宫颈管外口系宫颈柱状上皮与鳞状上皮交界处，是子宫颈癌的好发部位。

（三）子宫韧带

1. 圆韧带（round ligament） 呈圆索状。长 10～12cm。起自两侧宫角前方，向前下方伸展至两侧盆壁，经腹股沟管止于大阴唇前端。具有维持子宫前倾前屈的作用。

2. 阔韧带（broad ligament） 是由覆盖子宫前后壁的腹膜，向子宫两侧缘延伸至骨盆壁的双层翼状结构。具有维持子宫于骨盆正中位置的作用。阔韧带分前后两叶。其上缘游离，内侧 2/3 包绕输卵管（伞部除外），在输卵管下方、卵巢附着处以上的阔韧带称为输卵管系膜；外 1/3 部则包绕卵巢动静脉并延伸至骨盆壁，形成卵巢悬韧带（suspensory ligament of ovary），又称为骨盆漏斗韧带（infundibulopelvic ligament），卵巢与阔韧带后叶相接处称为卵巢系膜。卵巢内侧与宫角之间的阔韧带增厚，称为卵巢固有韧带。宫体两侧的阔韧带中有丰富的血管、神经、淋巴管及大量疏松结缔组织，称为宫旁组织。子宫动静脉和输尿管均从阔韧带基底部穿过。

3. 主韧带（cardinal ligament） 又称子宫颈横韧带。横行于子宫颈两侧和骨盆侧壁之间。为一对坚韧的平滑肌和结缔组织纤维束。具有固定子宫颈，防止子宫下垂的重要作用。

4. 宫骶韧带（uterosacral ligament） 起自子宫体和子宫颈交界处后方上侧，绕过直肠两侧，止于达第 2、3 骶椎前面的筋膜。韧带外覆腹膜，内含平滑肌、结缔组织和支配膀胱的神经。宫骶韧带短厚有力，向后向上牵引子宫颈，具有维持子宫前倾前屈位置的作用。

三、输卵管

输卵管（oviduct，fallopian tube）是精子、卵子及受精卵的通道，也是受精的场所。

输卵管为一对细长而弯曲的肌性管道。位于阔韧带上缘内，内侧与子宫角相连通，外端游离呈伞状，与卵巢相邻，无腹膜覆盖。输卵管长 8～14cm，由内向外分为 4 个部分：①间质部。位于子宫角内，长约 1cm，管腔最为狭窄。②峡部。长 2～3cm，细直，管腔较窄。③壶腹部。长 5～8cm，管腔宽大，壁薄内含丰富皱襞。现认为卵子受精的部位为输卵管壶腹部及峡部的交界处。④伞部（fimbrial portion）。长 1～1.5cm，开口于腹腔，管口处有许多指状突起，形状如伞，故又称输卵管伞，具有“拾卵”作用（图 1－8）。

输卵管壁由 3 层结构组成：外层为浆膜层，为腹膜的一部分；中层为平滑肌层；内层为黏膜层，由单层高柱状上皮覆盖，上皮细胞可分为纤毛细胞、无纤毛细胞、楔状细胞及未分化细胞 4 种。输卵管肌肉的收缩和黏膜上皮细胞的形态、分泌及纤毛摆动，均受性激素的影响而呈周期性变化。

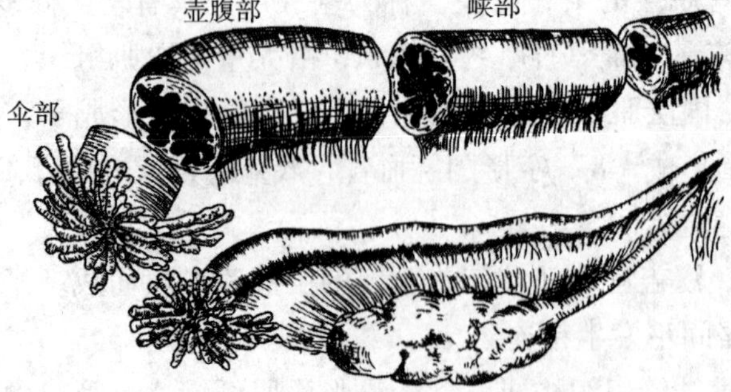

图 1－8 输卵管各部

四、卵巢

卵巢（ovary）为女性性腺，具有产生与排出卵子、分泌性激素等功能。

卵巢呈扁椭圆形，位于子宫两侧、输卵管后下方，左右各一。卵巢系膜与子宫阔韧带相连，支配卵巢的神经及卵巢血管经卵巢系膜进入卵巢，其入口称卵巢门。卵巢的大小、形状随年龄而异。在青春期前，卵巢表面光滑；青春期开始排卵后，表面逐渐出现凹凸不平。育龄期妇女卵巢大小约4cm×3cm×1cm，重5～6g，灰白色；绝经后卵巢逐渐萎缩变小变硬。

卵巢表面无腹膜，由表向里共4层结构：①生发上皮。为单层立方上皮。②卵巢白膜。为致密纤维组织。③皮质。主要含有大小不等的各级发育卵泡以及致密结缔组织。④髓质。髓质与卵巢门相连，由疏松结缔组织及丰富的血管、神经、淋巴管以及少量与卵巢韧带相延续的平滑肌纤维构成（图1－9）。

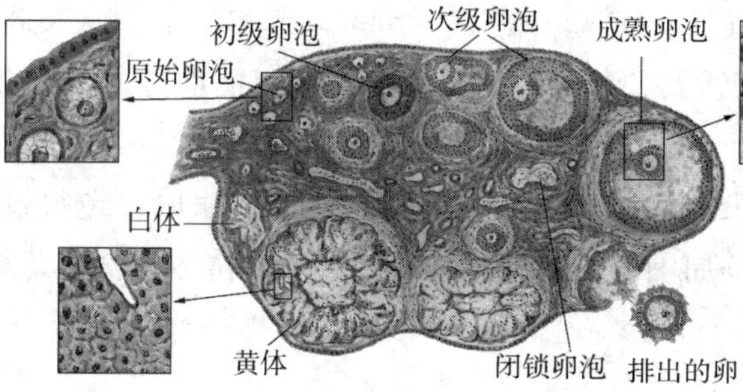

图1－9　卵巢结构

第四节　内生殖器官的邻近器官

女性生殖器官与尿道、膀胱、输尿管、直肠及阑尾相邻，其间血管、神经及淋巴关系紧密（图1－10）。

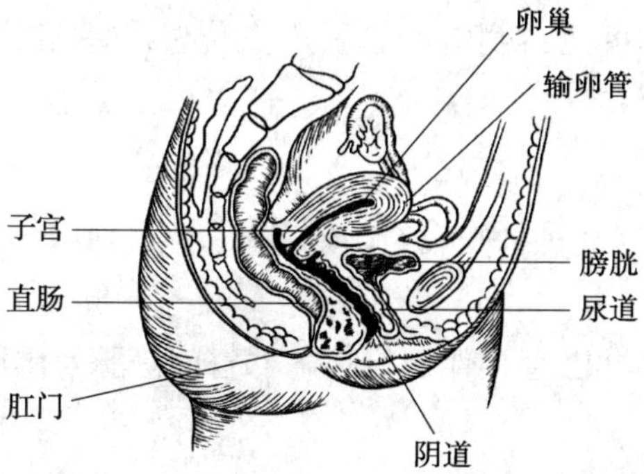

图1－10　内生殖器邻近脏器

一、尿道

女性尿道短而直，尿道口与阴道口邻近。始于膀胱三角尖端，穿过泌尿生殖膈，终于阴道前庭部的尿道外口。长4~5cm，直径约0.6cm。尿道由两层组织构成，即内面的黏膜和外面的肌层。黏膜衬于腔面，与膀胱黏膜相延续。肌层分为两层，内层为纵行平滑肌，排尿时可缩短和扩大尿道管腔；外层为横纹肌，称尿道括约肌，可持久收缩保证尿道长时间闭合。肛提肌及盆筋膜对尿道具有支持作用，尿道周围的肛提肌收缩有助于女性尿道快速闭合。

二、膀胱

排空的膀胱位于耻骨联合和子宫之间，膀胱充盈时可突向盆腔甚至腹腔。膀胱分为顶、底、体和颈4个部分。前腹壁腹膜向下覆盖膀胱顶，并继续向后覆盖子宫及直肠。膀胱与子宫颈及阴道前壁相连，其间组织疏松。膀胱与子宫间陷凹称为膀胱子宫陷凹。

三、输尿管

为一对圆索状肌性管道，管壁厚1mm，由内向上由黏膜、肌层和外膜构成。全长约30cm，粗细不一，内径最细3~4mm，最粗7~8mm。起自肾盂，从腹膜后沿腰大肌前面偏中线侧下降（腰段），并于骶髂关节处、跨髂外动脉起点的前方进入骨盆腔（盆段），再继续在腹膜后沿髂内动脉下行，到达阔韧带基底部向前内方穿行，在子宫颈部外侧约2.0cm处，于子宫动脉后下方交叉穿过，斜向前内进入膀胱。在输尿管走行过程中，支配肾、卵巢、子宫及膀胱的血管在其周围分支并相互吻合，形成丰富的血管丛营养输尿管。

四、直肠及肛管

位于盆腔后部。上接乙状结肠，下接肛管，前为子宫及阴道，后为骶骨，全长15~20cm。直肠上段有腹膜覆盖，至中段腹膜反折向前，子宫与直肠之间的陷凹称为子宫直肠陷凹，又称道格拉斯陷凹，为盆腔最低处。直肠下段无腹膜覆盖，与阴道后壁相连。肛管长2~3cm，其周围有肛门内、外括约肌和肛提肌。

五、阑尾

常位于右髂窝内，长7~9cm，形似蚯蚓，根部连于盲肠，远端游离。其位置、长短及粗细变异较大，其下端有时可达右侧输卵管及卵巢位置。妊娠期，阑尾可随着增大的子宫移向外上侧。

第五节　生殖系统的血管、淋巴和神经

女性生殖器官的血管和淋巴管相伴而行，各器官间静脉及淋巴管以丛或网状相吻合。

一、动脉

女性内、外生殖器官的血液供应主要来自卵巢动脉、子宫动脉、阴道动脉及阴部内动脉（图1-11）。

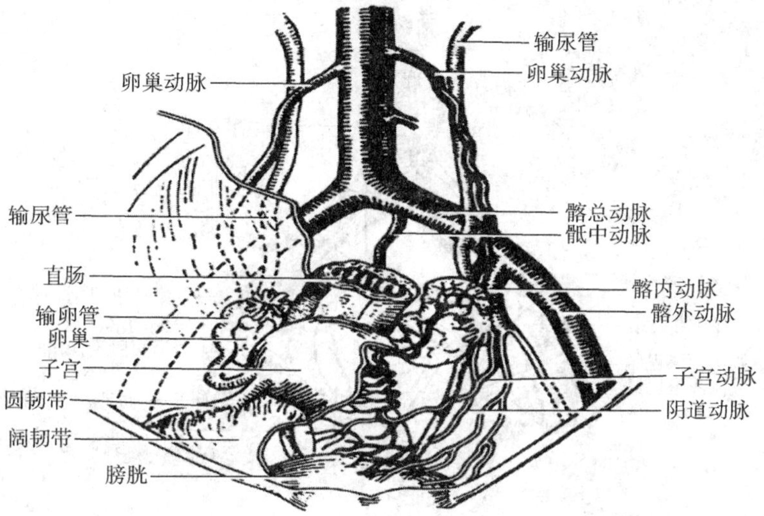

图1-11 女性盆腔动脉及血供

（一）卵巢动脉

起自腹主动脉，在腹膜后沿腰大肌前行，向外下行至骨盆缘处，跨过输尿管和髂总动脉下段，经骨盆阔韧带向内横行，再向后穿过卵巢系膜，分出小支经卵巢门进入卵巢。卵巢动脉在进入卵巢前，尚有分支经输卵巢管系膜，供应输卵管。

（二）子宫动脉

为髂内动脉前干分支，在腹膜后沿骨盆侧壁向下向前行，经阔韧带基底部、宫旁组织到达子宫外侧，于子宫颈内口水平约2cm处，横跨输尿管至子宫侧缘，此后再为上、下两支。上支较粗，沿宫体侧缘迂曲上行，称为子宫体支；下支较细，分布于子宫颈及阴道上段，称为子宫颈-阴道支。子宫体支在宫角处又分为宫底支、输卵管支及卵巢支。

（三）阴道动脉

为髂内动脉前干分支，分布于阴道中下段前后壁、膀胱顶及膀胱颈。阴道动脉与子宫动脉阴道支和阴部内动脉分支相吻合。阴道上段由子宫动脉阴道支供应，阴道中段由阴道动脉供应，阴道下段主要由阴部内动脉和痔中动脉供应。

（四）阴部内动脉

为髂内动脉前干终支，经坐骨大孔的梨状肌下孔穿出骨盆腔，环绕坐骨棘背面，经坐骨小孔到达坐骨肛门窝，并分出4支：①痔下动脉。分布于直肠下段及肛门部。②会阴动脉。分布于会阴浅部。③阴唇动脉。分布于大、小阴唇。④阴蒂动脉。分布于阴蒂及前庭球。

二、静脉

盆腔静脉与同名动脉伴行，但数目较动脉多，并在相应器官及其周围形成静脉丛，相互吻合。卵巢静脉与同名动脉伴行，右侧汇入下腔静脉，左侧汇入左肾静脉。

三、淋巴

女性生殖器官和盆腔具有丰富的淋巴系统，成群或成串分布。可分为外生殖器淋巴与盆腔淋巴两组（图1-12）。

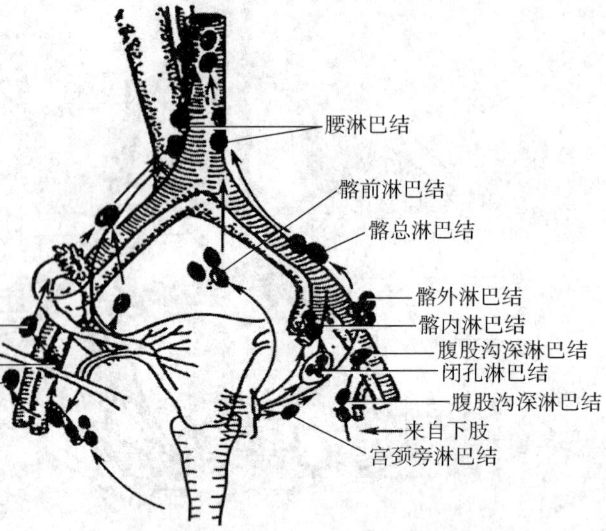

图 1－12　女性生殖器淋巴系统

（一）外生殖器淋巴

1. 腹股沟浅淋巴结　分上下两组，其输出管大部分汇入腹股沟深淋巴结，少部分汇入髂外淋巴结。上组沿腹股沟韧带排列，收纳外生殖器、阴道下段、会阴及肛门部的淋巴。下组位于大隐静脉末端周围，收纳会阴及下肢的淋巴。

2. 腹股沟深淋巴结　位于股静脉内侧，收纳阴蒂、腹股沟浅淋巴，汇入闭孔等淋巴结。

（二）盆腔淋巴

分为 3 组：①髂淋巴组。由闭孔、髂内、髂外及髂总淋巴结组成。②骶前淋巴组。位于骶骨前面。③腰淋巴组（也称腹主动脉旁淋巴组）。位于腹主动脉旁。

知识链接

盆腔淋巴回流

阴道下段淋巴主要汇入腹股沟浅淋巴结。阴道上段淋巴回流基本与子宫颈淋巴回流相同，大部分汇入髂内及闭孔淋巴结，小部分汇入髂外淋巴结，并分别经髂总淋巴结汇入腰淋巴结和经宫骶韧带汇入骶前淋巴结。

子宫底、输卵管、卵巢淋巴大部分汇入腰淋巴结，小部分汇入髂内外淋巴结。子宫体两侧淋巴沿圆韧带汇入腹股沟浅淋巴结，其前后壁淋巴可分别回流至膀胱淋巴结和直肠淋巴结。

四、神经

女性内、外生殖器官由躯体神经和自主神经共同支配。

（一）外生殖器的神经支配

主要由阴部神经支配。由第Ⅱ、Ⅲ、Ⅳ骶神经分支组成，含感觉和运动神经纤维，走行与阴部内动脉途径相同。于坐骨结节内侧下方分成会阴神经、阴蒂背神经及肛门神经（又称痔下神经）3 支，分布于会阴、阴唇、阴蒂及肛门周围（图 1－13）。

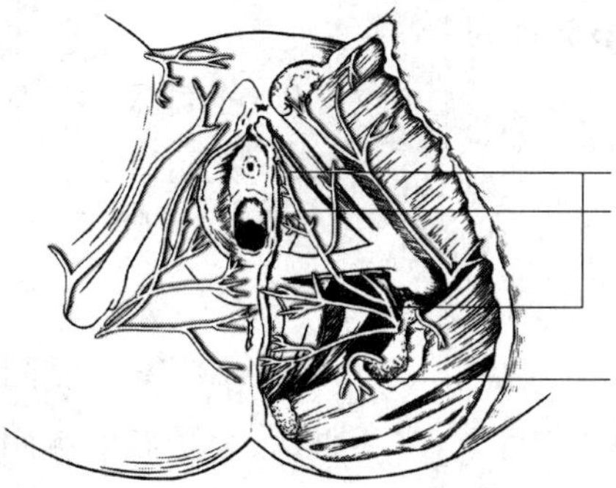

图 1－13　女性外生殖器神经支配

（二）内生殖器的神经支配

主要由交感神经和副交感神经支配。交感神经纤维由腹主动脉前神经丛分出，进入盆腔后分为两部分：①卵巢神经丛。分布于卵巢和输卵管。②骶前神经丛。大部分在子宫颈旁形成骨盆神经丛，分布于子宫体、子宫颈、膀胱上部等。骨盆神经丛中含有来自第Ⅱ、Ⅲ、Ⅳ骶神经的副交感神经纤维及向心传导的感觉纤维。子宫平滑肌有自主节律活动，完全切除其神经后仍能有节律性收缩，完成分娩活动（图 1－14）。

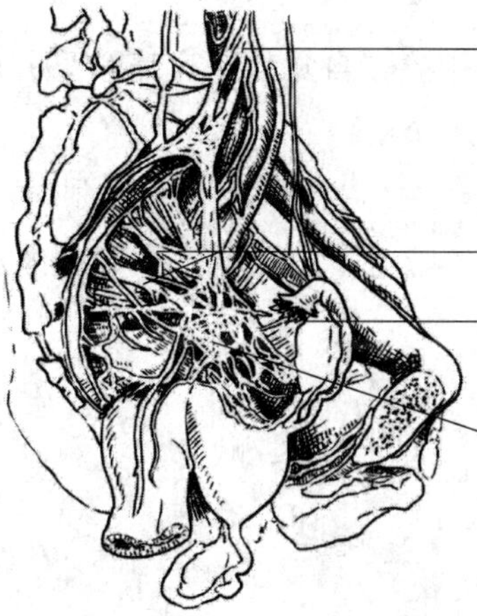

图 1－14　女性内生殖器神经支配

目标检测

1. 未生育过的成年妇女，其子宫大小、子宫腔容积分别为

A. 7cm×5cm×3cm，10ml　　B. 8cm×6cm×4cm，10ml

C. 7cm×5cm×3cm，5ml　　D. 5cm×4cm×2cm，5ml

E. 10cm×8cm×6cm，10ml

2. 骨盆的组成包括

A. 一块髋骨、一块骶骨、一块尾骨　　B. 两块髋骨、一块骶骨、一块尾骨

C. 两块髋骨、一块骶骨、两块尾骨　　D. 两块髋骨、两块骶骨、一块尾骨

E. 两块髋骨、两块骶骨、两块尾骨

3. 耻骨联合前面隆起的脂肪垫被称为

A. 阴蒂　　B. 前庭球

C. 小阴唇　　D. 大阴唇

E. 阴阜

4. 有关前庭大腺位置的描述，正确的是

A. 小阴唇前端尿道口两侧　　B. 小阴唇两侧阴蒂下端

C. 大阴唇后部阴道口两侧　　D. 大阴唇前端两道口两侧

E. 处女膜两侧阴道口旁

5. 关于非孕期正常成人子宫，正确的解剖描述是

A. 子宫长 7 ~ 8cm　　B. 子宫位于骨盆腔中央，坐骨棘以下

C. 宫体宫颈比例为 1 : 2　　D. 子宫颈管腔呈椭圆形

E. 子宫下段长约 7cm

6. 女性内生殖器的邻近器官不包括

A. 输尿管　　B. 尿道

C. 膀胱　　D. 横结肠

E. 阑尾

7. 18 岁女学生，骑自行车与三轮车相撞，自觉外阴疼痛难忍并肿胀就诊。最可能发生的是

A. 小阴唇裂伤　　B. 大阴唇血肿

C. 阴道前庭损伤　　D. 前庭大腺肿大及出血

E. 小阴唇血肿

8. 具有“拾卵”作用的是输卵管的

A. 间质部　　B. 峡部

C. 壶腹部　　D. 伞部

E. 壶腹部与峡部连接处

9. 不属于女性内生殖器是

A. 处女膜　　B. 阴道

C. 子宫　　D. 输卵管

E. 卵巢

10. 维持子宫于正常位置，主要依靠

A. 子宫韧带　　B. 子宫韧带及盆底组织支托

C. 腹肌收缩力和膈肌收缩力　　D. 膀胱、直肠支托

E. 真骨盆

扫码“练一练”

（镇　磊）

第二章

女性生殖系统生理

学习目标

1. 叙述女性一生各个时期的主要生理特点。
2. 描述女性性周期特点及其调节机制。
3. 阐述雌、孕激素的生理作用，理解雌、孕激素两者之间以及两者与妊娠的关系。

女性一生可分为胎儿期、新生儿期、儿童期、青春期、性成熟期、绝经过渡期和绝经后期7个阶段。其生理特点各不相同，其中，下丘脑－垂体－卵巢轴功能发育、成熟和衰退，所引起的生殖系统变化最为显著。

第一节　女性一生各阶段的生理特点

一、胎儿期

胎儿期（fetal　period）指从卵子受精至出生，共266天。胚胎4周时，卵黄囊内胚层衍生的原始生殖细胞形成。胚胎5周时，未分化性腺形成。女性胚胎6～8周时，性腺分化为卵巢，女性生殖道开始形成，原始生殖细胞快速有丝分裂，形成卵原细胞。卵原细胞约60万个。胚胎11～12周起，卵原细胞先后进入第一次减数分裂，并静止于分裂前期双线期，称为初级卵母细胞（primary oocyte）。胚胎16～20周，生殖细胞数达高峰，两侧卵巢共含有600万～700万个，其中，卵原细胞占1/3，初级卵母细胞占2/3。胚胎16m周至出生后6个月，单层梭形前颗粒细胞围绕停留于第一次减数分裂双线期的初级卵母细胞，形成始基卵泡（primitive follicle）。不进入减数分裂的卵原细胞不断闭锁，出生时约剩200万个，此后继续退化，青春期约剩下30万个。

二、新生儿期

新生儿期（neonatal period）指胎儿出生后4周内。受到残留的性激素影响，出生后数日内，新生儿可出现乳房微隆、外阴较丰满、较多阴道分泌物，甚至血性白带等生理现象。一般于数日内自然消失。

三、儿童期

儿童期指从出生满4周到12岁左右。

儿童早期（8岁之前），生殖器官为幼稚型，外阴和阴道上皮很薄，阴道狭长，无皱襞，细胞内缺乏糖原，阴道酸度低，抵抗力弱。宫体较小，宫颈较长，子宫肌层薄。输卵管弯曲而细长。卵巢长而窄，卵巢上原始卵泡自主、低度发育生长（非促性腺激素依赖性），仅发育至窦前期即萎缩、退化。此期，子宫、输卵管及卵巢均位于腹腔内。

儿童后期（约8岁起），下丘脑－垂体－卵巢轴功能开始出现，卵巢轻度出现发育并分泌少量性激素。卵巢形态呈扁卵圆形，女性特征开始出现，皮下脂肪堆积沉着，乳房发育。子宫、输卵管及卵巢逐渐降至盆腔。

四、青春期

青春期（adolescence or puberty）指月经初潮至生殖器官发育成熟的一段时期。世界卫生组织（WHO）规定青春期为10～19岁。青春期发动通常始于8～10岁，青春期发动的时间取决于遗传因素，同时与地理、环境、气候、体质、营养状况以及心理精神因素有关。此期生理特点为：身体发育迅速、第一性征和第二性征（secondary sexual characteristics）发育，并出现月经。

第一性征指女/男生殖器官所具有的特征。青春期女性，在促性腺激素的作用下，生殖器官从幼稚型变为成人型。阴阜隆起，大阴唇变肥厚，出现色素沉着。阴道的长度与宽度增加，黏膜增厚，出现皱襞。子宫体增大。输卵管变粗，弯曲度减小。卵巢增大，卵泡发育并分泌性激素，卵巢皮质内有不同发育阶段的卵泡，卵巢表面略呈凹凸不平。

第二性征指除生殖器官以外女性躯体所具有的特征。包括乳房丰满，乳头增大；胸、肩及臀处皮下脂肪增多；阴毛、腋毛生长；骨盆变宽大；音调变高等。

此外，青春期女性心理变化较大，出现性别意识，对异性产生好奇。

五、性成熟期

性成熟期（sexual maturity）指从18岁开始，历时30年左右的一段时间，又称为生育期。此期，卵巢生殖功能和内分泌功能最为旺盛，出现规律排卵，并具有旺盛的生育功能。

六、绝经过渡期

绝经过渡期（menopausal transition period）指卵巢功能开始衰退，至最后一次月经的一段时间。卵巢功能衰退时间因人而异，甚至可始于40岁。历时短者可为1～2年，长者可达10余年。此期，卵巢功能逐渐衰退，卵泡不能发育成熟及排卵，月经不规则，最终卵巢内卵泡自然耗竭，对垂体促性腺激素丧失反应，卵巢功能衰竭，月经永久性停止，称绝经。中国女性的平均绝经年龄为50岁左右。卵巢功能开始衰退直至绝经后1年内的时期，称围绝经期（perimenopausal period）。

七、绝经后期

绝经后期（postmenopausal period）指绝经后的时间。卵巢进一步萎缩，内分泌功能逐渐消退，生殖器官萎缩。60 岁以后机体逐渐老化，进入老年期（senility）。

第二节　性周期及其调节

性成熟期妇女，卵巢发生着周期的变化，其他生殖器官也发生着相应的周期性变化，称之为性周期。性周期是女性重要的生理特点，月经来潮是性周期的标志。月经周期的调节是一个复杂、有序的过程，下丘脑、垂体与卵巢之间相互调节、相互影响，形成一个完整而协调的神经内分泌系统，称为下丘脑－垂体－卵巢轴（hypothalamus-pituitary-ovarian axis，HPOA）（图 2－1）。除下丘脑、垂体和卵巢之间的相互调节外，HPOA 的神经内分泌活动还受到大脑高级中枢的调控。

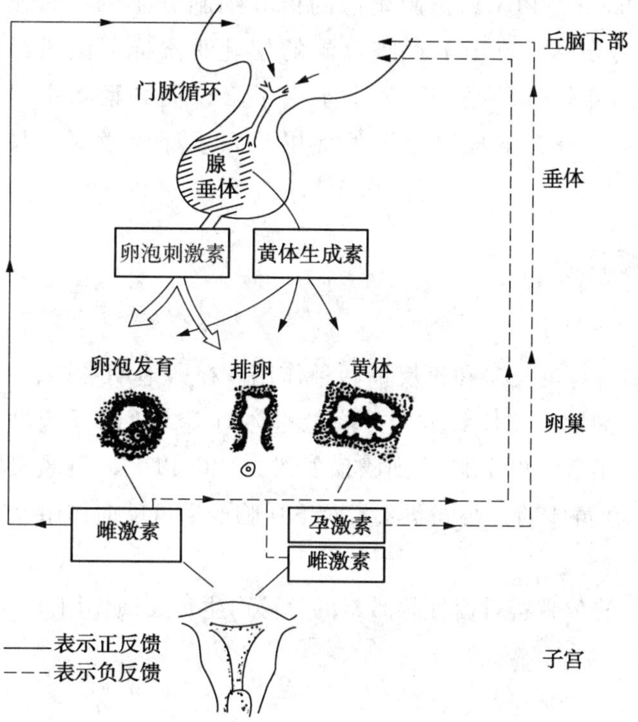

图 2－1　下丘脑－垂体－卵巢轴调节机制

一、下丘脑促性腺激素释放激素

下丘脑弓状核神经分泌细胞分泌的促性腺激素释放激素（gonadotropin releasing hormone，GnRH）为十肽激素。通过垂体门静脉系统进入腺垂体，调节垂体促性腺激素的合成与分泌。GnRH 呈脉冲式释放，脉冲间隔为 60～120min。

下丘脑是 HPOA 的启动中心，GnRH 的分泌受垂体促性腺激素和卵巢性激素的反馈调节，包括起促进作用的正反馈和起抑制作用的负反馈。反馈调节包括长反馈、短反馈和超短反馈，长反馈是指卵巢分泌的性激素对下丘脑的反馈作用，短反馈是指垂体激素对下丘脑 GnRH 分泌的负反馈调节，超短反馈是指 GnRH 对其自身合成的负反馈调节。此外，GnRH 的分泌尚受到更高神经中枢的神经递质的影响，中枢儿茶酚胺和去甲肾上腺素等可刺激 GnRH 分泌，而 5-羟色胺和 β 内啡肽可抑制 GnRH 分泌。

二、腺垂体生殖激素

腺垂体分泌、直接与性周期调节有关的激素有促性腺激素和催乳素。

（一）促性腺激素

垂体前叶嗜碱性粒细胞在 GnRH 脉冲式刺激下，呈脉冲式地分泌促卵泡激素（follicle-stimulating hormone，FSH）和黄体生成素（luteinizing hormone，LH），并受卵巢性激素和抑制素的调节。FSH 和 LH 均为糖蛋白，含有 α 和 β 亚基。两者的 α 亚基相同，但 β 亚基的结构不同，β 亚基是决定激素抗原特异性和生理功能的部分。在 FSH 和 LH 共同作用下卵泡的发育、成熟并排卵，合成与分泌雌孕激素，并维持黄体功能。

（二）催乳激素

催乳激素（prolactin，PRL）是腺垂体的催乳细胞分泌的一种多肽激素，具有促进乳汁合成的功能。其分泌调节受下丘脑分泌的催乳激素抑制激素，如多巴胺的抑制性控制。当 GnRH 受到抑制时，促性腺激素水平下降，催乳素水平可上升，临床上则可见闭经泌乳综合征。此外，下丘脑分泌的促甲状腺素释放激素，具有刺激催乳素分泌的作用。

三、卵巢性激素

（一）雌激素

雌激素对下丘脑具有负反馈和正反馈两种作用。在卵泡期早期，一定水平的雌激素负反馈作用于下丘脑，抑制 GnRH 释放，并降低垂体对 GnRH 的反应性。在卵泡期的晚期，随着卵泡发育成熟，雌激素的分泌达到阈值并维持 48h 以上，雌激素即产生正反馈作用，刺激 LH 分泌高峰。在黄体期，协同孕激素对下丘脑产生负反馈作用。

（二）孕激素

黄体期，高水平的孕激素对促性腺激素的分泌产生负反馈作用。

知识链接

抑制素

抑制素于 1932 年，McCullagh 在睾丸提取物中发现。抑制素源于睾丸支柱细胞的一种大分子多肽，具有强烈的抑制 FSH 分泌的作用，但对 LH 的分泌仅具轻微的抑制作用。抑制素由卵巢颗粒细胞分泌，相对分子质量为 32000。抑制素可以反馈抑制垂体前叶促卵泡激素的释放，调节卵泡的生成。

四、月经周期的调节

月经周期分期及变化，见图 2－2。

（一）卵泡期

月经周期的长短取决于卵泡发育的速度和质量，即卵泡期（follicular phase）的长短。前次月经周期的黄体萎缩后，雌孕激素水平降至最低，下丘脑和垂体反馈抑制作用解除，下丘脑重新开始分泌 GnRH，继而垂体 FSH 分泌增加，促进卵泡发育，并分泌雌激素。雌激素水平的不断增高，其对下丘脑的负反馈作用增强，抑制下丘脑分泌 GnRH，使垂体 FSH 分泌减少。随着卵泡逐渐发育成熟，雌激素分泌达到高峰，对下丘脑产生正反馈作用，促使垂体释放大量 LH，形成 LH 高峰，FSH 同时形成一个相对较低峰值，大量的 LH 和一定量的 FSH 协同作用，使成熟卵泡排卵。

（二）黄体期

排卵后血中 LH 和 FSH 急剧下降。在少量的 LH 和 FSH 作用下，黄体形成并逐渐发育成熟。黄体分泌孕激素和雌激素，使子宫内膜从增生期转变为分泌期。排卵后第 7～8 日，孕激素分泌达到高峰，雌激素分泌亦重新达高峰。此时，高水平的孕激素和雌激素产生明显的负反馈作用，垂体分泌的 LH 和 FSH 相应减少，黄体开始萎缩，体内孕激素和雌激素量减少，子宫内膜失去性激素的支持，发生坏死、脱落，形成月经。

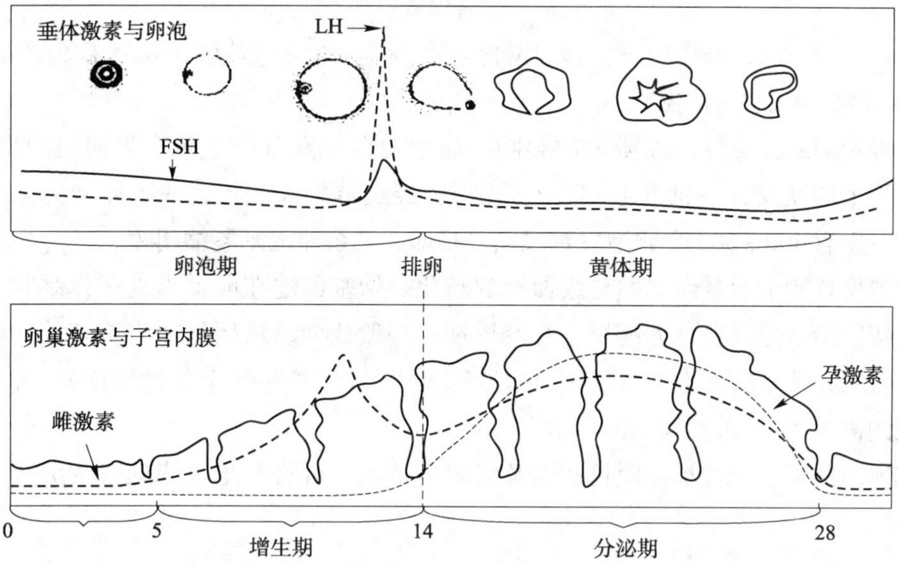

图 2－2　月经周期分期及变化

（三）月经期

月经期血中 FSH、LH 以及雌、孕激素水平不断下降，直至最低水平。

五、其他内分泌腺对性周期的影响

（一）肾上腺

除卵巢外，肾上腺是合成并分泌甾体激素的重要器官，包括合成少量雄激素和极微量雌、孕激素。女性体内的雄激素主要来源于肾上腺皮质，有利于女性的阴毛腋毛生长、肌肉骨骼生成及血红细胞合成等。体内雄激素分泌过多时，可抑制下丘脑分泌 GnRH，并对抗雌激素的作用，女性因卵巢功能受抑则出现闭经及男性化等表现。

（二）甲状腺

甲状腺所分泌的甲状腺素和三碘甲状腺原氨酸参与机体各种物质的新陈代谢，并在性腺的发育成熟、维持正常的月经和生殖功能方面起重要作用。甲状腺功能轻度亢进时，甲状腺分泌与释放增加，子宫内膜过度增生，临床表现月经过多、过频，甚至发生功能失调性子宫出血；亢进进一步加重时，甲状腺分泌释放受到抑制，可引起月经量减少或闭经。

甲状腺功能低下发生在青春期前，可表现性发育障碍、原发性闭经、月经初潮延迟等；发生在青春期后，则表现为月经过少、稀发，甚至闭经，患者常合并不孕、自然流产和畸胎发生率增加。

（三）胰腺

已有研究表明，胰岛分泌的胰岛素有利于维持卵巢的正常功能。胰岛素依赖型糖尿病患者常伴有卵巢功能低下。胰岛素拮抗的高胰岛素血症患者，过多的胰岛素促进卵巢合成过多雄激素，从而导致高雄激素血症，出现月经失调，甚至闭经。

第三节　卵巢的周期性变化及性激素功能

一、卵巢的周期性变化

卵巢在 FSH 和 LH 的作用下，卵泡发育成熟，排卵并形成黄体，并分泌雌孕激素。

（一）卵泡的发育与成熟

进入青春期后，受促性腺激素的影响，卵泡的自主发育推进转变为卵泡的发育成熟。生育期每一个周期发育一批（3～11 个卵泡），经过募集和选择，一个卵泡完全成熟并排卵。女性一生有 400～500 个卵泡发育成熟并排卵，其余卵泡则萎缩闭锁。

卵泡的发育始于始基卵泡到初级卵泡的转化。始基卵泡在卵巢内处于休眠状态的时间可达数十年。始基卵泡发育远远早于月经周期。一般认为，从始基卵泡至窦前卵泡需 9 个月以上的时间，从窦前卵泡发育至成熟卵泡约需 85 日（跨越 3 个月经周期），卵泡生长的最后阶段约需 15 日（月经周期的卵泡期）。

根据卵泡的形态、大小、生长速度及组织学特征，可将其生育成熟过程分为 4 个阶段（图 2－3）。

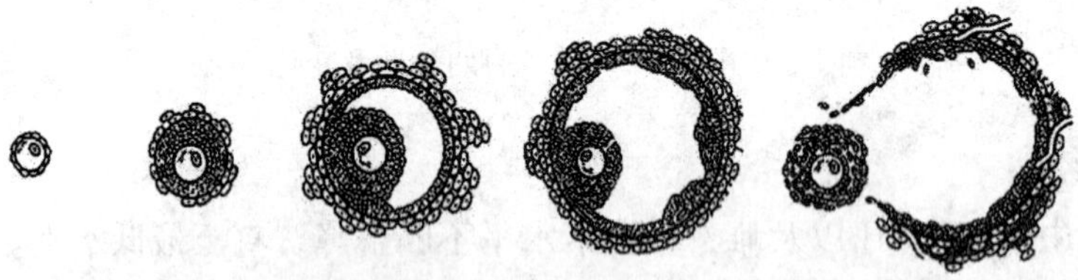

(a)始基卵泡　(b)窦前卵泡　(c)窦状卵泡　(d)排卵前卵泡　(e)排卵

图 2－3　卵泡的发育与成熟

1. 始基卵泡　单层梭形前颗粒细胞围绕停留于第一次减数分裂双线期的初级卵母细胞而形成。

2. 窦前卵泡（preantral follicle）　梭形前颗粒细胞分化为单层立方形细胞，形成初级卵泡（primary　follicle）。同期，颗粒细胞合成和分泌黏多糖，在卵子周围形成透明带（zona pellucida）。随后，颗粒细胞增殖（600 个细胞以上），形成多层（6～8 层），卵泡增大，形成次级卵泡（secondary follicle）。此时，卵泡基底膜附近的梭形细胞形成两层卵泡膜，即卵泡内膜和卵泡外膜。

3. 窦状卵泡（antral follicle）　在 FSH 和雌激素的协同作用下，颗粒细胞间积聚为卵泡液增多，最后融合形成卵泡腔，卵泡增大直径达 500 μm，称为窦状卵泡。窦卵泡发育的后期，相当于前一卵巢周期的黄体晚期及本周期卵泡早期。血清 FSH 水平增高，达到一定的阈值后，卵巢内一组窦卵泡进入“生长发育轨道”，称之为募集。约在月经周期第 7 日，在被募集的发育卵泡群中，FSH 阈值最低的一个卵泡，优先发育成为优势卵泡，其余的卵泡逐渐退化闭锁，称之为选择。月经周期第 11～13 日，优势卵泡增大，直径约 18 ㎜，分泌更多的雌激素。

4. 排卵前卵泡（preovulatory follicle） 为卵泡发育的最后阶段。卵泡液急骤增加，卵泡腔增大，卵泡体积显著增大，直径甚至可达 25 ㎜。卵泡向表面突出。其结构从外向内依次为：卵泡外膜、卵泡内膜、颗粒细胞、卵泡腔、卵丘、放射冠、透明带、卵母细胞（图 2－4）。

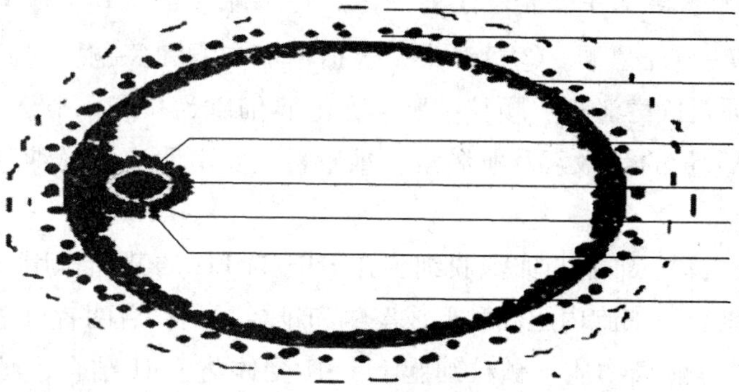

图 2－4 排卵前成熟卵泡结构

（二）排卵

卵细胞及周围的颗粒细胞一起排出的过程，称为排卵（ovulation）。其过程包括卵母细胞完成第一次减数分裂和卵子的排出活动。

排卵前，成熟卵泡分泌的雌激素达高峰，对下丘脑产生正反馈作用，下丘脑释放大量 GnRH，刺激垂体释放促性腺激素，出现 LH/FSH 峰。LH 峰是即将排卵的可靠指标，出现于卵泡破裂前 36h。在 LH 峰的作用下，卵母细胞重新启动减数分裂过程，直至完成第一次减数分裂，排出第一极体，初级卵母细胞成熟为次级卵母细胞。在 LH 峰作用下，排卵前卵泡黄素化，产生少量孕酮，孕酮与 LH/FSH 排卵峰协同作用，激活卵泡液内蛋白溶酶活性，使卵泡壁隆起，尖端部分溶解，形成排卵孔。此外，LH/FSH 排卵峰使前列腺素（prostaglandin，PG）显著增加，促进蛋白溶酶的释放，促使卵泡破裂及卵细胞释放，有利于排卵。排卵时，随卵细胞同时排出的还有透明带、放射冠及小部分卵丘内的颗粒细胞等。

排卵多发生在下次月经来潮前 14 日。一个月经周期一般只排一个卵，卵子可由两侧卵巢轮流排出，亦可由一侧卵巢连续排出。在排卵期，多数妇女无感觉，少数人可感到一侧下腹部酸胀，极少数在排卵期可出现少量阴道流血，2～3 日后出血多自行停止。

（三）黄体的形成和退化

排卵后卵泡液流出，卵泡腔内压下降，卵泡壁塌陷，形成许多皱襞，卵泡壁的卵泡颗粒细胞和卵泡内膜细胞向内侵入，周围由结缔组织的卵泡外膜包围，共同形成黄体（corpus luteum）。卵泡颗粒细胞和卵泡内膜细胞在 LH 排卵峰的作用下进一步黄素化，分别形成颗粒黄体细胞及卵泡膜黄体细胞。同时基底膜消失，血管可直接延伸至黄体组织。排卵后 7～8 日，黄体体积和功能达高峰，直径 1～2cm，外观黄色。

若排出的卵子受精，黄体则在胚胎滋养细胞分泌的人绒毛膜促性腺激素（human chorionic gonadotropin，hCG）作用下增大，发育成妊娠黄体，以维持妊娠。其功能于妊娠3个月末开始退化。

若排卵后未妊娠，LH水平下降，黄体于排卵后第9～10天开始退化，内分泌功能维持14天后完全终止。

退化后，黄体细胞逐渐萎缩变小，周围的结缔组织和成纤维细胞侵入，组织纤维化，最后形成无血管的瘢痕，称之为白体（corpus albicans）。

二、卵巢性激素的分泌及其功能

卵巢合成与分泌的性激素，主要是：①雌激素，包括雌二醇（E_2）和雌酮（E_1）。②孕激素，包括孕酮和17-α羟孕酮。③雄激素，包括雄烯二酮和睾酮。它们均为甾体激素（steroid hormones），属类固醇激素。颗粒细胞与卵泡膜细胞为排卵前雌激素的主要来源，黄体细胞在排卵后分泌大量的孕激素及雌激素。雄激素主要由卵泡内膜细胞、卵巢间质细胞和门细胞产生。

卵巢雌激素的合成由颗粒细胞与卵泡膜细胞在FSH与LH的共同作用下完成。卵泡膜细胞上LH受体与LH结合，细胞内胆固醇形成睾酮和雄烯二酮，后两者可透过细胞膜进入颗粒细胞内成为雌激素的前身物质。颗粒细胞上FSH受体与FSH结合，激活芳香化酶活性，将睾酮和雄烯二酮分别转化为雌二醇和雌酮，进入血循环和卵泡液中。即Falck于1959年提出的雌激素合成的两细胞-两促性腺激素学说（图2-5）。

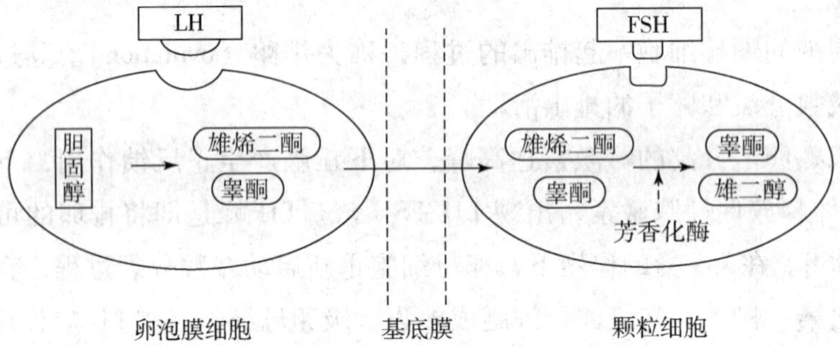

图2-5　雌激素合成过程示意图

（一）卵巢性激素的周期性变化

1. 雌激素　卵巢分泌的雌激素主要有E_2和E_1。卵泡发育初期，雌激素分泌量很少，随着卵泡的发育，月经周期第7日起，卵巢分泌雌激素量迅速增加，于排卵前1日（月经周期第13日）形成第一个分泌高峰，排卵后略下降，排卵后1～2日，黄体开始分泌雌激素进入血循环，大约在排卵后7～8日（月经周期第21～22日）黄体发育成熟，血循环中雌激素水平出现第二个高峰，其峰值约低于第一个高峰。随着黄体的退化，雌激素水平迅速下降，至经前期达最低水平。

2. 孕激素　孕激素以孕酮和17-α羟孕酮为主。卵泡期卵泡合成很少量的孕酮，但不释放入血，因此，卵泡期女性体内孕激素水平低。排卵前成熟卵泡的颗粒细胞在LH排卵峰的作用下黄素化，并分泌少量孕酮；排卵后黄体形成，孕激素分泌量开始增加，排卵后7～8日黄体成熟时，分泌量达高峰，以后逐渐下降，到月经来潮时降到排卵前，即卵泡期水平。

3. 雄激素 女性的雄激素主要来自肾上腺，少量来源于卵巢。卵巢的主要雄激素产物是雄烯二酮和睾酮，由卵泡膜和卵巢间质合成。排卵前血中雄激素水平升高，可促进非优势卵泡闭锁，同时提高性欲。

（二）卵巢性激素的生理功能

1. 雌激素与孕激素的生理作用 见表2－1。

表2－1 雌激素与孕激素的生理作用

	雌激素	孕激素
宫颈	使宫颈变软，宫口松。黏液分泌量增加，变稀薄、拉丝度增加，涂片中出现典型羊齿植物叶状结晶	使宫口闭合。黏液分泌量减少，变黏稠，形成黏液栓。涂片中结晶消失，出现椭圆体
子宫内膜	促进子宫内膜的增殖生长，变厚，出现增生期变化	在增生的基础上转为分泌期
子宫肌层	促进发育，使肌层增厚，收缩力增强，对缩宫素的敏感性增加	降低子宫平滑肌的兴奋性，使肌纤维松弛，对缩宫素的敏感性降低
输卵管	促进输卵管节律性收缩	抑制输卵管节律性收缩
阴道上皮	促进上皮细胞增生、角化，增加细胞内糖原含量	加快上皮细胞脱落
乳腺	使乳腺腺管增生，乳头乳晕着色	在雌激素影响的基础上促进乳腺腺泡发育
反馈作用	对下丘脑及腺垂体具有正、负反馈作用	对下丘脑及腺垂体负反馈作用
其他	促进第二性征发育。降低血中胆固醇水平，维持血管张力，保持血流稳定；促进水、钠潴留；促进骨中钙、磷沉积	具有中枢致热性，排卵后使基础体温升高0.3～0.5℃。促进水、钠排出

知识拓展

雌激素与孕激素的协同和拮抗作用

孕激素在雌激素作用的基础上，进一步促使女性生殖器和乳房的发育，为妊娠准备条件，两者有协同作用。同时，两者之间又产生拮抗作用：雌激素促进子宫内膜增生及修复，孕激素则抑制子宫内膜增生，并使增生的子宫内膜转化为分泌期。此外，在子宫收缩、输卵管蠕动、宫颈黏液变化、阴道上皮细胞角化和脱落以及钠和水的潴留与排泄等方面两者具有不同的生理作用。

2. 雄激素的生理作用 雄激素是维持女性生殖功能的重要激素。自青春期开始，雄激素分泌量增加，促进阴蒂、阴唇和阴阜发育、阴毛及腋毛生长。雄激素过多时，可对抗雌激素，如减缓子宫发育及其内膜的生长和增殖，抑制阴道上皮的增生和角化。

此外，雄激素能影响机体代谢，促进蛋白质合成，使基础代谢率增加；促进肌肉生长，并刺激骨髓中红细胞的增生。在性成熟前期，促使长骨骨质生长和钙的保留；性成熟后，可导致骨骺的关闭，使长骨生长停止。促进肾远曲小管对Na^+、Cl^-的重吸收；促进免疫球蛋白的合成，增强机体免疫力。

3. 多肽激素 卵巢分泌的多肽激素（polypeptide hormones）主要有：①松弛素。在妊娠期主要起松弛骨盆韧带，并且有减少子宫收缩的作用。②制卵泡素。抑制腺垂体FSH的分泌，因此，对卵泡的发育产生影响，并参与排卵过程。此外，卵巢还分泌抑制素、激活素、卵泡抑制素、细胞因子和生长因子等，通过自分泌或旁分泌形式影响卵泡的发育与成熟。

第四节　子宫内膜的周期性变化及月经

随着卵巢激素的周期性变化，生殖器官发生相应的周期性变化。其中，以子宫内膜变化最为显著。

一、子宫内膜的周期性变化

子宫内膜在组织学上分为功能层（致密层和海绵层）和基底层。功能层是胚胎着床的部位，受卵巢激素的影响，具有周期性的增生、分泌和脱落变化；基底层在月经后增殖生长，修复子宫内膜创面，形成新的子宫内膜功能层。

（一）月经期

月经期（menstrual phase）指月经周期的第1～4日，为子宫内膜功能层组织脱落期。若卵子未受精，黄体退化萎缩，雌、孕激素水平下降引起子宫内膜萎缩、腺体分泌耗竭和螺旋动脉的舒缩反应。经前24h子宫内膜螺旋小动脉出现阵发性痉挛，远端血管壁及组织缺血坏死，内膜剥脱，血管断裂出血，功能层子宫内膜随血液及黏液等经阴道排出，即形成月经。

（二）增生期

增生期（proliferative phase）为月经周期的第5～14日。基底层在雌激素影响下，内膜修复，逐渐增殖生长变厚由0.5mm增生至3～5mm，腺体增多，伸长并弯曲，间质致密，其间小动脉延长，管腔增大。增生期又分早期（月经周期第5～7日）、中期（月经周期第8～10日）和晚期（月经周期第11～14日）等3个期。

（三）分泌期

分泌期（secretive phase）为月经周期的第15～28日。排卵后，黄体分泌的雌、孕激素，使增生期的子宫内膜转变为分泌期。月经周期的第15～24日（即排卵后1～10日），子宫内膜继续增厚，腺体增大弯曲，腺上皮细胞分泌糖原；间质水肿、疏松，血管进一步弯曲呈螺旋状。此时，内膜厚且松软，含有丰富的营养物质，有利于受精卵着床发育。若未受精，在月经周期的第25～28日，黄体开始萎缩。分泌期亦分为3期：分泌早期（月经周期第15～19日）、分泌中期（月经周期第20～23日）和分泌晚期（月经周期第24～28日）。

二、月经

（一）月经初潮与月经周期

月经（menstruation）指子宫内膜在卵巢激素的作用下，发生周期性的剥脱伴出血。规律月经是女性生殖功能成熟的重要标志。

月经的第一次来潮称为月经初潮。多数发生在12～15岁。月经初潮年龄受各种内外因素的影响，如遗传、营养、体重、气候、环境等。近年，月经初潮年龄有提前的趋势。

正常月经具有周期性。临床上习惯将出血第一天定为月经周期的开始。相邻两次月经第一天间隔的时间称为月经周期（menstrual cycle），为21～35日，平均28日。每次月经持续的时间称为月经期，一般为2～8日，平均4～6日。

（二）月经血的特征

正常月经量30～80ml，平均50ml。一般在月经期第2～3日，出血量最多。

月经血呈暗红色，无臭味。除血液外，还含有子宫内膜碎片炎性细胞、宫颈黏液及脱落的阴道上皮细胞等。月经血中含有前列腺素及来自子宫内膜的大量纤维蛋白溶酶，使纤维蛋白溶解，故月经血不凝。出血量多和速度过快时，可形成小血块。

（三）月经期的伴随症状

月经期女性盆腔充血，部分妇女可出现轻度下腹和乳房坠胀、腰酸、疲倦、嗜睡、情绪不稳定、便秘、腹泻和痤疮等一系列表现。一般不影响日常生活和工作。

月经期盆腔充血，子宫颈口松弛，子宫内膜剥脱留下创面，阴道酸性环境改变，机体抵抗力减弱，易发生殖器官炎症。因此，月经期应加强健康教育，加强月经保健。注意月经期个人卫生，禁止性生活及盆浴，以防止病原体上行感染；注意保暖；劳逸结合，保证休息；合理饮食，加强营养；保持心情舒畅。

第五节 生殖器官及其他部位的周期性变化

一、阴道黏膜的周期性变化

月经周期中，随着雌、孕激素的变化，阴道黏膜也发生周期性的改变。排卵前，阴道上皮在雌激素的作用下，底层细胞增生，逐渐演变为中层与表层细胞，使阴道上皮增厚，表层细胞角化，使阴道呈弱酸性环境。在排卵期，该变化最明显。排卵后，受孕激素影响，阴道黏膜上皮大量脱落，其中以表层细胞为主。

二、宫颈黏液的周期性变化

宫颈黏液主要由子宫颈黏膜腺细胞分泌。受卵巢激素的影响，黏液的量、理化性质均呈明显的周期变化。月经来潮后，体内雌激素水平降低，宫颈黏液分泌量很少。随着雌激素水平的升高，黏液中水及氯化钠的含量增加，排卵期达高峰期，此时，宫颈黏液量多，稀薄，透明似蛋清样，拉丝度可达10cm以上，有利于精子通过。

临床上，取宫颈黏液涂片，自然干燥后，镜下可见羊齿植物叶状结晶。正常月经周期中，可见4种宫颈黏液结晶：①Ⅰ型（典型结晶）。见于排卵前（月经周期的第8～12日）。②Ⅱ型（较典型结晶）。见于排卵前1周（月经周期第4～5日）。③Ⅲ型（不典型结晶）。见于排卵后3～4日。④Ⅳ型。无结晶，呈椭圆体，见于月经前（月经周期第22日后）。此外，女性卵巢功能低下者可出现Ⅴ结晶，即仅有少量上皮细胞。

三、输卵管的周期性变化

在雌激素的作用下，输卵管黏膜上皮纤毛细胞生长，体积增大，非纤毛细胞分泌增加。雌激素可促进输卵管发育及输卵管肌层的节律性收缩，引起峡部收缩使卵子停留在峡部与壶腹部的连接部。孕激素则可抑制输卵管黏膜上皮纤毛细胞的生长，降低分泌细胞分泌黏液的功能以及减少输卵管的收缩频率，使受精卵通过输卵管的蠕动进入子宫腔。

四、乳房的周期性变化

雌激素可促进乳腺管增生，孕激素则促进乳腺小叶及腺泡生长。部分妇女在经前，可因乳腺管的扩张、充血以及乳房间质水肿，自觉乳房肿胀和疼痛。月经来潮后，随着雌、孕激素水平的下降，上述症状可自行消退。

目标检测

1. 正常情况下妇女排卵发生在月经来潮前
   A. 10 日左右　B. 12 日左右
   C. 14 日左右　D. 16 日左右
   E. 18 日左右
2. 正常月经周期规律的妇女，若卵子未受精，黄体开始萎缩的时间在排卵后
   A. 7～8 日　B. 9～10 日
   C. 11～12 日　D. 13～14 日
   E. 15～16 日
3. 雌激素的生理功能，正确的描述是
   A. 使子宫肌肉松弛　B. 使排卵后体温升高
   C. 使子宫内膜由增生期变为分泌期　D. 增加输卵管上皮细胞的活动
   E. 促进乳腺腺泡发育
4. 孕激素生理功能，正确的描述是
   A. 使子宫颈黏液增多变稀薄　B. 使阴道上皮细胞增生、角化
   C. 抑制输卵管节律性收缩　D. 促进体内水钠潴留
   E. 促进骨中钙质沉着
5. 卵巢内分泌功能最旺盛，此时为女性人生的
   A. 幼年期　B. 青春期
   C. 性成熟期　D. 老年期
   E. 围绝经期
6. 26 岁，月经周期规律，35 日一次，其排卵时间约在月经周期
   A. 第 13 日　B. 第 15 日
   C. 第 17 日　D. 第 19 日
   E. 第 21 日
7. 卵泡发育期，相应的子宫内膜应为
   A. 月经期　B. 增生期
   C. 分泌早期　D. 分泌晚期
   E. 脱落期

扫码“练一练”

（镇　磊）

第二篇

生理产科

第三章

妊娠生理

学习目标

1. 解释概念：妊娠。
2. 认识：受精及受精卵的发育、输送与着床；胎膜、脐带、羊水的形成及其功能。
3. 认识孕妇子宫和血液循环系统的变化。
4. 描述不同时期胎儿发育的特征。
5. 认识妊娠期母体生理及心理变化。

妊娠（pregnancy）是胚胎和胎儿在母体内发育成长的过程。妊娠是复杂、协调的生理过程，开始于卵子受精，止于胎儿及其附属物自母体娩出，约需 266 天。以末次月经第一天计，则为 280 天（40 周）。

第一节　受精、受精卵着床及发育

一、受精

1. 精子的运行及获能　精子经宫颈管进入宫腔和输卵管。受子宫内膜和输卵管内膜中白细胞产生的 α 和 β 淀粉酶的作用，精子顶体酶上的“去获能因子”被去除，精子具有受精能力，称之精子获能。

2. 卵子的输送　因输卵管伞端的“拾卵”作用，卵子从卵巢排出后，进入输卵管。

3. 受精　精子和卵子在输卵管内相结合的过程称为受精（fertilization）。受精部位多为输卵管壶腹部与峡部的交界处。精子与卵子相遇后，精子顶体释放出顶体酶，溶解卵子外周的放射冠和透明带，精子穿过放射冠和透明带，称之顶体反应。一旦精子进入卵细胞，透明带即发生变化，阻止其他精子进入，以保证单精子受精。受精始于获能的精子与卵子表面接触，止于精原核与卵原核融合，受精常发生在排卵后 12h 内，全过程约需 24h。已受精的卵子称为受精卵或孕卵，标志着新生命的诞生。

二、着床

晚期囊胚侵入到子宫内膜的过程，称为孕卵植入，也称着床（图 3－1）。着床在受精后第 6 ~7 天开始，第 11 ~ 12 天结束。着床部位大多在子宫体的前壁或后壁（后壁最常见）。受精卵着床需经过定位、黏附与穿透 3 个过程。完成着床必须具备的条件是：①透明带消失。②囊胚滋养层分出合体滋养层细胞。③囊胚和子宫内膜同步发育，并相互配合。④孕妇体内有足够的雌激素和孕酮水平，子宫有一极短的敏感期允许受精卵着床。⑤受精后 24h 的受精卵产生的早孕因子（early pregnancy factor）能抑制母体淋巴细胞活性，防止囊胚被母体排斥。

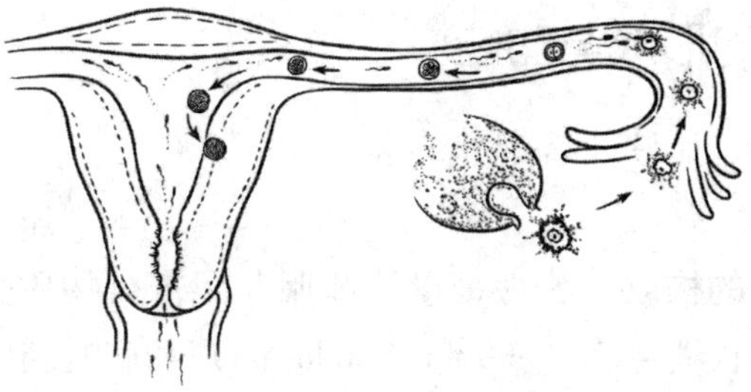

图 3 -1　卵子受精与孕卵植入

三、受精卵的发育

受精 24h 后孕卵开始有丝分裂。同时，在输卵管肌层蠕动和纤毛摆动的作用下，向宫腔方向移动，约在受精后第 3 日，分裂成 16 个细胞组成的实心细胞团，称桑椹胚，即早期囊胚。约在受精后第 4 日，早期囊胚进入宫腔并继续分裂发育，形成晚期囊胚。

第二节　胎儿附属物的形成与功能

一、蜕膜的形成

受精卵植入后的子宫内膜迅速发生蜕膜样改变，依其与孕卵着床部位的关系分为三部分，即底蜕膜、包蜕膜和壁蜕膜（图 3 -2）。

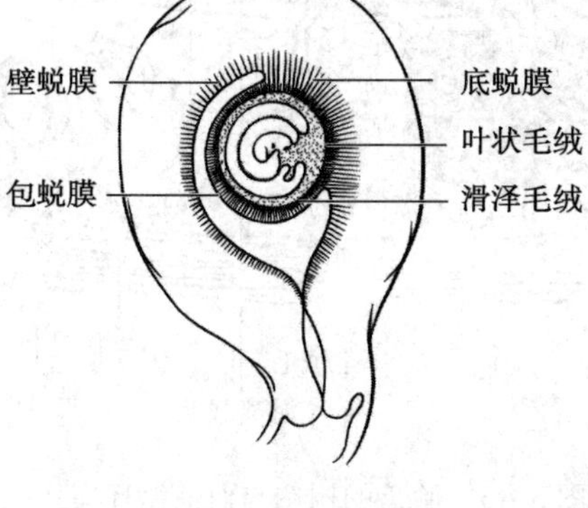

图 3 -2　孕卵着床部位与蜕膜的关系

1. 底蜕膜（basal decidua） 受精卵着床部位的子宫蜕膜。血循环丰富，与囊胚滋养层接触，而后成为胎盘的母体部分。

2. 包蜕膜（calsular decidua） 覆盖在囊胚表面的蜕膜。随着囊胚的发育成长逐渐凸向宫腔，约在孕12周，包蜕膜与真蜕膜贴近并融合。

3. 壁蜕膜（true decidua） 指除底蜕膜和包蜕膜以外的子宫蜕膜。覆盖在子宫腔表面。又称真蜕膜。

二、胎儿附属物的形成与功能

胎儿附属物包括胎盘、胎膜、脐带和羊水。

（一）胎盘

1. 胎盘（placenta）的构成 胎盘是母体和胎儿间进行物质交换的重要器官，由羊膜（amniotic membrane）、叶状绒毛膜（chorion frondosum）和底蜕膜组成（图3－3）。

（1）羊膜 附着于绒毛膜板之表面，位于胎盘的最内层。为光滑、半透明薄膜，具有一定的弹性，其上无血管、神经及淋巴管。

（2）叶状绒毛膜 孕卵外层细胞称滋养层。晚期囊胚着床于子宫内膜后，滋养层表面形成很多突起称绒毛，继续发育称绒毛膜。妊娠早期，与底蜕膜相接触的绒毛因营养丰富，发育很快，分支增多，称叶状绒毛膜，是构成胎盘的主要部分。与包蜕膜接触的绒毛缺乏营养逐渐退化，变得光滑，称平滑绒毛膜，构成胎膜的外层。叶状绒毛膜的绒毛有两种，少数像树根样深扎于蜕膜中，称为固定绒毛（anchoring villus），大多数绒毛末端游离，称游离绒毛（free villus）。绒毛与绒毛的间隙称为绒毛间隙，间隙充满着母血。

（3）底蜕膜 底蜕膜表面覆盖着一层来自固定绒毛的滋养层细胞，与底蜕膜共同形成绒毛间隙的底，称为蜕膜板。蜕膜板向绒毛膜方向伸出一些蜕膜间隔，其高度达整个绒毛间隙的2/3，将胎盘母体面分成肉眼可见的18～20胎盘小叶。

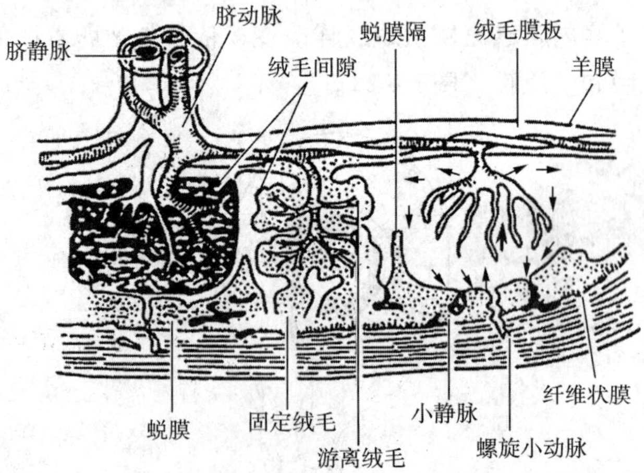

图3－3 胎盘的构造与血液循环模式图

2. 胎盘的结构 胎盘于妊娠6～7周开始形成，妊娠12周末完全形成。足月胎盘呈圆形或椭圆形盘状，重450～650g，约为足月胎儿体重的1/6，直径16～20cm，厚1～3cm，中间厚，边缘薄。胎盘分为母体面和胎儿面，母体面呈暗红色，粗糙，由18～20个胎盘小叶组成；胎儿面表面覆盖着羊膜，呈灰蓝色，光滑、半透明，中央或稍偏处有脐带附着。脐动静脉从脐带附着点向四周呈放射状分布直达边缘，其分支穿过绒毛膜板进入胎盘小叶。

3. 胎盘的功能

（1）气体交换　氧气是维持胎儿生命最重要的物质。在母体和胎儿之间，氧气和二氧化碳利用胎血与母血中的分压差，以简单扩散方式进行交换。

（2）营养物质供应　胎儿生长发育所需要的葡萄糖、氨基酸、脂肪酸、维生素及电解质等均以易化扩散和主动运输方式通过胎盘输送到胎儿血中。胎盘中含有多种酶，可将复杂的化合物分解为简单物质，如蛋白质分解成氨基酸、脂质分解为自由脂肪酸等，同时也可将结构简单的物质合成后供应给胎儿，如将葡萄糖合成糖原、氨基酸合成蛋白质及脂肪酸合成脂肪等。

（3）排出胎儿代谢产物　胎儿的代谢产物如尿酸、肌酐和肌酸等，经胎盘进入母血，由母体排出体外，替代胎儿的泌尿系统功能。

（4）防御功能　胎盘能阻止母血中某些有害物质进入胎儿血中。但病毒（如风疹病毒和巨细胞病毒等）、某些对胎儿有害的药物等小分子物质，可通过胎盘侵袭胎儿，影响胎儿发育，甚至导致胚胎、胎儿死亡。部分细菌、弓形虫、衣原体、支原体和结核杆菌可在胎盘形成病灶，破坏胎盘绒毛结构，进而导致胎儿感染。母血中的 IgG 可通过胎盘，使胎儿获得抗体，对胎儿起保护作用，并使新生儿在短时间内具有一定的免疫力。

（5）合成功能　胎盘具有合成多种激素和酶的能力。主要有：① 人绒毛膜促性腺激素（human chorionic gonadotropin，hCG）。胎盘合体滋养细胞合成。hCG 于受精卵着床后第 1 天，即可自母体血清中测出。hCG 的分泌量至妊娠第 8～10 周达到高峰，持续约 10 日迅速下降，妊娠中晚期血清浓度为峰值的 10%，维持至分娩。分娩后无胎盘残留，产后 2 周内消失。hCG 的主要作用是使黄体继续发育成妊娠黄体，增加甾体激素的分泌，以维持妊娠。② 人胎盘生乳素（human placental lactogen，hPL）。胎盘合体滋养细胞合成。于妊娠第 2 个月开始分泌 hPL，其分泌量妊娠第 34～36 周达到高峰，直至分娩。hPL 产后迅速下降，产后 7h 即检测不出。胎盘生乳素的主要作用有：促进乳腺腺泡发育，为产后泌乳做准备；促胰岛素生成作用，促进蛋白质合成；通过脂解作用，抑制母体对葡萄糖的摄取和利用，使多余葡萄糖运转给胎儿；抑制母体对胎儿的排斥作用。③ 雌激素和孕激素。妊娠早期由卵巢妊娠黄体分泌。妊娠第8～10 周起，胎盘开始合成。雌、孕激素的主要生理作用是共同参与妊娠期母体各系统的生理变化。④ 酶。胎盘能合成多种酶，主要有催产素酶和耐热碱性磷酸酶，其生物学意义尚未明确。

（二）胎膜

胎膜（fetal membrane）是由绒毛膜和羊膜组成。胎膜外层为绒毛膜，内层为羊膜，与覆盖胎盘、脐带的羊膜层相连接。胎膜的功能是：防止病原体进入宫腔，防止感染的作用；参与甾体激素的代谢；维持羊水平衡；在分娩发动上有一定作用。

（三）脐带

脐带（the umbilical cord）是连接胎儿与胎盘的条索状物。一端连于胎儿腹壁脐轮，另一端附着于胎盘胎儿面。表面有羊膜覆盖呈灰白色，内有一条管腔较大、管壁较薄的脐静脉和两条管腔较小、管壁较厚的脐动脉。脐血管周围有来自胚外中胚层的胶样结缔组织，称为华通氏胶。足月脐带长 30～100cm，平均约 55cm，呈螺旋迂曲状。脐带的功能是通过脐带血液循环完成胎儿与母体之间气体交换、营养供给和代谢产物的交换。

（四）羊水

羊水（amniotic fluid）是充满于羊膜腔内的液体。妊娠早期，羊水来自母体血清，无色，澄清；妊娠中期，胎儿尿液成为羊水的主要来源。羊水的吸收50%通过胎膜完成，此外，胎儿吞咽羊水进入消化道、脐带、呼吸道及角化前的皮肤也参与维持羊水量的动态平衡。足月羊水量为800ml，呈弱碱性（pH约为7.20），略混浊，内含胎脂、胎儿脱落上皮细胞、毳毛、白细胞、白蛋白、尿酸盐、激素及酶等。羊水的功能是：保护胎儿，缓冲压力，防止胎儿受压；防止肢体粘连；临产后羊水传导压力，促使宫颈口扩张；破膜后冲洗润滑产道；产前抽取羊水检查，有助于一些先天性疾病的诊断。

第三节　胎儿发育及其特点

一、胚胎、胎儿发育特征

妊娠8周末前称为胚胎，是器官分化发育的时期。妊娠第9周后称为胎儿，是器官进一步发育成熟的时期。胚胎、胎儿的生长以四周为一个孕龄单位，其发育的特征见表3－1。

表3－1　胚胎、胎儿发育的特征

胎龄（孕周）	身长（cm）	体重（g）	特征
4周末			胚胎呈弓形，可辨认胚盘和体蒂
8周末			初具人形，头大，约占整个胎体的一半，可以分辨出眼、耳、鼻、口，四肢已具雏形，心脏已形成，超声下可见心脏搏动
12周末	9	14	外生殖器已发育，部分可辨男女，四肢可活动
16周末	16	110	外生殖器可确定性别，头皮长出毛发，胎儿已开始有呼吸运动，X线下见脊柱影，部分经产妇可自觉胎动
20周末	25	320	胎儿全身覆盖毳毛，开始出现吞咽与排尿功能，孕妇自觉胎动，临床可闻及胎心。称有生机儿
24周末	30	630	各脏器均已发育，皮下脂肪开始沉积，皮肤呈皱缩状，出现眉毛及眼毛
28周末	35	1000	有呼吸运动，肺泡Ⅱ型细胞中表面活性物质含量低，此期出生者易患特发性呼吸窘迫综合征。加强护理可能存活
32周末	40	1700	面部毳毛已脱落，出现脚（趾）甲，生活能力尚可
36周末	45	2500	皮下脂肪发育良好，毳毛明显减少，指（趾）甲已达指（趾）尖。出生后能啼哭及吸吮，生活力良好
40周末	50	3400	体形外观丰满，皮肤粉红色，男性胎儿睾丸降至阴囊，女性胎儿大小阴唇发育良好。出生后哭声响亮，吸吮能力强

二、胎儿的生理特点

1. 循环系统　来自胎盘的、含氧量较高和营养物质丰富的血液，经胎儿的脐静脉进入胎体。脐动脉中主要为含氧较低的混合血，将胎儿代谢产物注入胎盘绒毛间隙。胎儿体内为动、静脉混合血，无纯动脉血。氧含量较高和营养物质丰富的血液优先保障胎儿重要脏器（心、脑和肝）及上肢血供。注入肺及身体下半部的血液，含氧量及营养较少。

2. 血液系统 胎儿体内的红细胞和白细胞的总数均较高。胎儿期红细胞体积大，生命周期短，为成人的2/3。随妊娠的进展，胎儿的血红蛋白逐渐由原始血红蛋白过度为胎儿血红蛋白和成人血红蛋白。

3. 呼吸系统 出生前，胎儿呼吸系统发育成熟。B超显示：妊娠第11周可见胎儿胸壁运动；妊娠第16周见胎儿呼吸运动，羊水进出呼吸道，使肺泡扩张及生长。发生胎儿窘迫时，胎儿呼吸停止或出现大喘息样呼吸。

4. 消化系统 妊娠第16周，胎儿的胃肠功能基本建立，胎儿可吞咽羊水。胎儿肝功能尚未健全。

5. 泌尿系统 妊娠第11～14周，胎儿肾脏具有排泄功能。妊娠第14周，胎儿膀胱内可见尿液。

6. 内分泌系统 甲状腺是胎儿发育的第一个内分泌腺。受精后第4周甲状腺即可合成甲状腺素。胎儿的肾上腺皮质可产生大量的甾体激素，与胎儿肝脏、胎盘和母体共同完成雌激素合成、代谢与排泄。

三、足月胎头

足月胎头是胎体最大的部分，也是通过产道最困难的部分。胎儿头颅是由2块顶骨、2块额骨、2块颞骨及1块枕骨构成（图3－4）。颅缝和囟门使颅骨有一定的活动余地，分娩时颅骨在颅缝处可以重叠，缩小胎头体积，有利于胎儿娩出。

1. 颅缝 颅骨之间的缝隙称为颅缝。颅缝共有5条。头顶部中央，两顶骨之间为矢状缝。两顶骨与两额骨之间为冠状缝。两额骨之间为额缝。枕骨与顶骨之间为人字缝。颞骨与顶骨之间为颞缝。

2. 囟门 两颅缝交界处较大空隙称囟门。位于胎头前方的为前囟门，称大囟门，呈菱形，由额缝、冠状缝和矢状缝汇合而成。位于胎头后方的为后囟门，也称小囟门，呈三角形，由矢状缝与人字缝汇合而成。

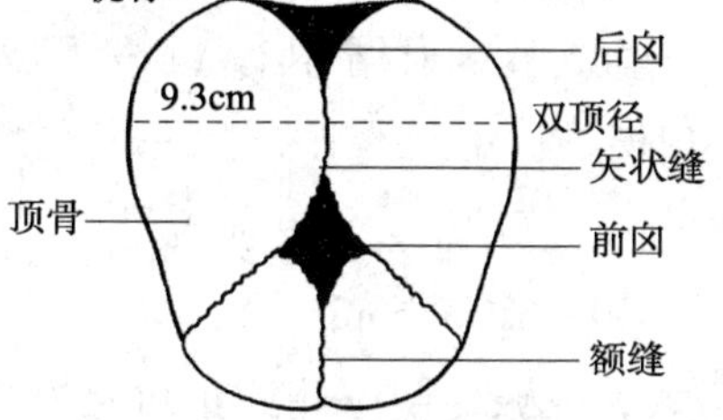

图3－4 胎头颅骨、颅缝、囟门和径线

3. 胎头径线（图3－5）

（1）枕下前囟径 前囟门中央至枕骨隆突下方的距离。足月时平均为9.5cm。胎头俯屈后以此径通过产道。

（2）枕额径 鼻根至枕骨隆突的距离。足月时平均为11.3cm。胎头常以此径衔接。

（3）枕颏径 下颏骨下方中央至后囟门顶部的距离。足月时平均为13.3cm。

(4) 双顶径　两顶骨隆突之间的距离。足月时平均为 9.3cm。临床上常以 B 型超声测量此值判断胎儿大小。

(5) 双颞径　两颞骨之间的最大距离，足月时平均为 8.4cm。

(6) 枕下前囟周径　为枕下前囟径，足月时平均为 32.6cm。

(7) 枕额周径　为枕额径平面的头围，足月时平均为 34.8cm。

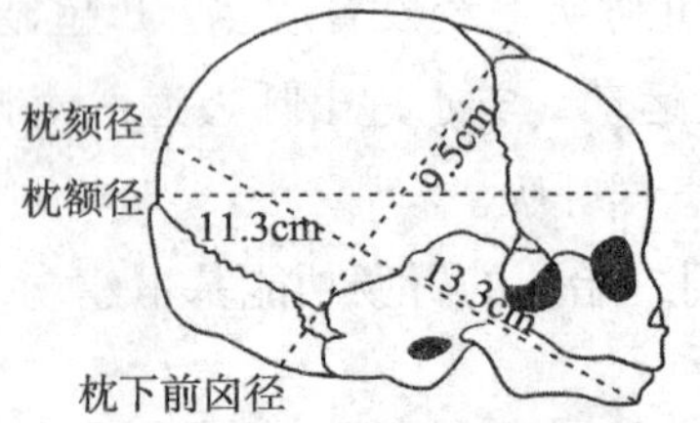

图 3-5　胎头各径线

第四节　妊娠期母体的生理及心理变化

一、妊娠期母体生理变化

(一) 生殖系统

1. 子宫

(1) 子宫体　增大，变软。受乙状结肠蠕动的影响，妊娠晚期子宫呈不同程度的右旋。足月时子宫大小约 35cm×32cm×25cm。宫腔容量为 5000g。质量约 1100ml。妊娠后，子宫肌壁增厚，孕中期最厚，可达 2.0~2.5 cm。妊娠晚期后，子宫肌壁逐渐变薄为 1.0~1.5 cm，甚至更薄。

(2) 子宫峡部　子宫峡部在妊娠后期及分娩过程中拉长变薄，形成子宫下段，临产时长 7~10cm。

(3) 子宫内膜　在 hCG 及雌、孕激素的作用下，分泌期子宫内膜腺体继续增大，腺上皮细胞内糖原增加，结缔组织细胞肥大，血管充血。此时的子宫内膜称为蜕膜。

(4) 宫颈　妊娠后子宫颈充血，局部血循环丰富，宫颈外观肥大，呈紫蓝色。宫颈黏液分泌量增多，形成黏液栓，起保护作用。

(5) 子宫血流量　妊娠期子宫血管增粗，子宫血流量增加。妊娠早期子宫血流量约为 50 ml/min，妊娠足月时血流量可达 450~650 ml/min，以满足胎儿-胎盘循环的需求。

2. 卵巢　妊娠期卵巢略增大，妊娠早期一侧卵巢可见妊娠黄体，分泌雌、孕激素以维持妊娠。妊娠 12 周以后妊娠黄体开始萎缩，黄体功能逐渐由胎盘代替。

3. 阴道　黏膜呈紫蓝色，黏膜增厚，皱襞增多，伸展性增加，分泌物增多，乳酸含量增加，阴道 pH 减低。

4. 外阴　局部充血，皮肤增厚，大小阴唇有色素沉着，会阴拉长，伸展性增加。

5. 输卵管　妊娠期输卵管伸长，管壁充血，有时黏膜可见到蜕膜反应。

(二) 乳房

妊娠早期乳房开始增大，充血明显，孕妇自觉胀满感。乳头增大，乳头乳晕着色。乳晕上的皮脂腺肥大形成散在的结节状小隆起，称蒙氏结节。妊娠后期，尤其近分娩期，挤压乳房时，可见乳头溢出少许稀薄黄色液体，为初乳。

（三）循环及血液系统

1. 心脏　妊娠期子宫增大，膈肌升高，心脏向上和向左前方移位；大血管轻度扭曲，部分孕妇的心尖区及肺动脉区可听及Ⅰ-Ⅱ级吹风样收缩期杂音，产后逐渐消失。妊娠期心脏容量约增加10%，心率每分钟增加10～15次。

2. 血容量和心排出量　循环血容量于妊娠第6周起开始增加，至妊娠第32～34周达高峰，增加40%～45%，平均增加量约1500ml。其中，血浆增加量多于红细胞的增加，血液稀释，故孕妇可出现妊娠生理性贫血。心排出量约自妊娠第10周开始增加，至妊娠第32～34周达高峰。临产后，特别在第二产程期间，心排出量显著增加。

3. 静脉压　妊娠期盆腔回流血量增加，右旋增大的子宫压迫下腔静脉，血液回流受阻，易造成孕妇下肢、外阴及直肠的静脉压增高，出现痔、外阴及下肢静脉曲张。孕妇长时间取仰卧位，可导致回心血量减少，心排出量降低，血压下降，称仰卧位低血压综合征。

4. 血液　血红蛋白、红细胞数以及血球压积可有轻微下降。白细胞从孕第7周起开始增加，至妊娠第30周时达高峰，约为10×10^9/L，以中性粒细胞为主。妊娠期凝血因子Ⅱ、Ⅴ、Ⅶ、Ⅸ和Ⅹ等增加，血液处于高凝状态，有利于减少产后出血。血小板数无明显改变。妊娠期血沉加快，可高达100mm/h。

（四）泌尿系统

妊娠期孕妇及胎儿代谢产物增多，肾脏负担加重。肾血流量增加，肾小球滤过率增高，部分孕妇出现餐后尿糖阳性。受孕激素影响，妊娠中期肾盂及输尿管轻度扩张，输尿管出现尿液逆流，故孕妇易发生肾盂肾炎，以右侧多见。妊娠早期，增大的子宫压迫膀胱，可引起尿频，妊娠第12周以后，子宫体高出盆腔，压迫症状消失。妊娠末期，胎儿先露进入盆腔，孕妇可再次出现尿频，腹压增加时甚至出现尿液外溢。

（五）呼吸系统

以胸式呼吸为主，频率变化不大，但呼吸较深。妊娠早期孕妇可出现过度通气，有利于提供孕妇和胎儿所需的氧气。呼吸道黏膜充血、水肿及增厚，易发生呼吸道感染。

（六）消化系统

妊娠第6周左右，部分孕妇出现早孕反应，胃排空时间延长，易出现上腹部饱胀感。妊娠中晚期，胃部受压及贲门括约肌松弛，胃内酸性内容物可反流至食管下部，产生烧灼感。肠蠕动减弱，易便秘。

（七）内分泌系统

妊娠期垂体稍增大，妊娠末期，腺垂体增大明显，妊娠7周起，垂体分泌更多催乳素，足月分娩前达高峰，约为150μg/L，为非孕期的10倍，催乳素促进乳腺发育的作用，为产后泌乳做准备。

妊娠后体内雌、孕激素水平增加，产生负反馈抑制作用，垂体促性腺激素分泌减少，卵巢上卵泡不再发育成熟，也无排卵。

妊娠期垂体促甲状腺素和促肾上腺皮质激素分泌增加，但无甲状腺或肾上腺皮质功能亢进的表现。促黑素细胞刺激素分泌增加，可使孕妇皮肤色素沉着。

（八）皮肤

妊娠期黑色素合成增加，孕妇面部、乳头、乳晕、腹白线及外阴等部位出现色素沉着。随妊娠子宫增大，孕妇腹壁、大腿根部甚至腰背部等部位，皮下弹力纤维过度伸展而断裂，使皮肤出现不规则平行的裂纹，称妊娠纹。初孕妇的妊娠纹为紫色或淡红色，经产妇妊娠纹呈银白色。

（九）新陈代谢

1. 基础代谢率 早期妊娠稍下降。中期妊娠后逐渐增高，妊娠晚期可增加达15%～20%。

2. 碳水化合物代谢 妊娠期胰岛素分泌增多，胎盘产生的胰岛素酶、激素等拮抗胰岛素，可导致体内胰岛素相对不足。孕妇空腹血糖略低，餐后高血糖和高胰岛素血症，有利于胎儿糖原供给。

3. 脂肪代谢 妊娠期耗能增加，母体脂肪储存多，糖原储备少。肠道吸收脂肪能力增强，血脂较孕前增加约50%。孕妇能量消耗过多时，体内动用大量脂肪，血中酮体增加，出现酮血症。

4. 蛋白质代谢 孕妇蛋白质需要量明显增加，呈正氮平衡。妊娠期须储备足够的蛋白质，以保证产妇机体4个方面的需求。①孕妇自身新陈代谢需求。②胎儿生长发育需求。③分娩期消耗储备。④ 产后恢复及泌乳储备。

5. 矿物质代谢 胎儿的生长发育需要大量的矿物质，如钙、磷和铁等。孕期母体储存铁不足或不注意补充铁剂，易发生缺铁性贫血。胎儿骨骼及胎盘形成需较多的钙，故应在妊娠期补充补充钙及维生素D，以保证胎儿生长发育的需要。妊娠次数过多、过密，不注意补充钙或维生素D时，可导致骨质疏松。

6. 体重 孕期平均体重增加12. 5kg。妊娠期体重在12周前无明显变化，妊娠13周以后体重平均每周增加350g，不超过500g。

二、妊娠期母体心理变化

妊娠对一个妇女及其家庭是一件非常重要的事件。妊娠导致孕妇体内环境、激素水平及身体形象的变化，孕妇及其家庭成员的心理反应随之将产生不同的变化。夫妻双方应不断调整以适应，妊娠期良好的心理调适有助于产后亲子关系的建立、母亲角色的完善与家庭的稳定。妊娠期妇女常见的心理反应有惊讶和震惊、矛盾、接受、自省和情绪波动等。

1. 惊讶和震惊 妊娠初期，几乎所有的孕妇都会产生惊讶和震惊的反应。

2. 矛盾 在惊讶和震惊的同时，大多数妇女享受怀孕的欢愉，同时感到自己未做好为人父母的准备。反复权衡利弊，这种矛盾心情通常表现为情绪低落，抱怨身体不适，认为自己变丑，不再具有女性魅力等。

3. 接受 妊娠早期，孕妇对妊娠的感受仅在停经后的各种不良反应，并未感受到胎儿的真实存在。妊娠中期以后，随着腹部的膨隆，特别是感到胎动后，孕妇真正感受到“孩子”的存在。此时，孕妇开始穿上孕妇服，购买婴儿衣服、睡床等。

4. 自省 妊娠期孕妇可能会对以前所喜欢的活动失去兴趣，表现出以自我为中心，专注自己的身体，喜欢独处和自身休息，这种自省状态有助于更好地应对妊娠和分娩，为接受新生儿的到来做好充分准备。孕妇的这种自省行为可能会使配偶及其他家庭成员感受冷落而影响夫妻感情及家庭关系。

5. 情绪波动　妊娠期大多数妇女的心理反应常不稳定，对周围的事情比较敏感，易于激动。可能因为极小的事或无明明原因而产生强烈的情绪波动，严重影响夫妻感情及家庭关系。

知识拓展

妊娠期的心理准备

美国心理学家鲁宾（Rubin）认为，妊娠期妇女为保持其自身和家庭的完整性，必须完成四项孕期母性心理发展任务。

（1）确保自己及胎儿安全顺利地度过妊娠期　孕妇通过各种渠道寻求有关妊娠和分娩的相关知识，以顺利、安全地渡过妊娠和分娩期。包括获取有关营养、活动、性生活及避免意外伤害的知识等。

（2）促使家庭重要成员接受新生儿　在妊娠初期，孕妇可能会表现为不愿接受“妊娠”这一事实，但随着胎动等显示孩子存在后，孕妇便逐渐接受了孩子的存在，并努力寻求他人对孩子的接受和认可。在这一过程中，丈夫对孩子的接受程度对孕妇的影响很大。

（3）学习为孩子贡献自己　随着孕妇对孩子的接受，她开始想象自己的孩子，显示出对孩子的爱，并学习如何承担母亲角色，表现为主动学习护理婴儿的技术等。

（4）情绪上与胎儿连成一体　孕妇自准备承担母亲角色后即开始学习，并可能为满足孩子的需要而忽略或推迟自身需要的满足，将孩子的需求放在首位，学会为孩子而奉献。

目标检测

1. 着床部位以外覆盖于子宫腔表现的蜕膜被称为
   A. 底蜕膜　　B. 包蜕膜
   C. 真蜕膜　　D. 绒毛膜
   E. 羊膜
2. 受精卵在宫腔内着床，最常见的部位是
   A. 子宫前壁　　B. 子宫角
   C. 子宫后壁　　D. 子宫底
   E. 以上都常见
3. 孕 12 周，胎盘基本发育成型，与胎盘形成无关的结构是
   A. 羊膜囊壁　　B. 底蜕膜
   C. 滋养层　　D. 真蜕膜
   E. 叶状绒毛膜
4. 产后，助产士检查胎盘，不会发现的胎盘特点是
   A. 重 500 ~ 600g
   B. 直径为 16 ~ 18cm

C. 分为母体面和胎儿面，母体面光滑，有 20 个左右的胎盘小叶

D. 胎盘一般呈圆形或椭圆形，中间厚，边缘薄

E. 其上可见钙化点

5. 助产士解释羊水功能，不正确的描述是

A. 有防震作用

B. 保持羊膜腔内温度恒定

C. 使胎儿在宫内有一定的活动度

D. 羊水可以抑制血液的凝固

E. 破膜后羊水可润滑和清洁产道

6. 脐带中的血管有

A. 5 根

B. 4 根

C. 3 根

D. 2 根

E. 1 根

7. 胎头有 7 块颅骨，骨与骨间的颅缝汇合成囟门，其中前囟由 4 条颅缝汇合而成，与前囟无关的颅缝是

A. 冠状缝

B. 矢状缝

C. 额缝

D. 人字缝

E. 以上皆有关

8. 刚出生新生儿长约 45cm，体重约 2800g，估计其孕龄为

A. 24 ~27 周末

B. 28 ~36 周末

C. 37 ~40 周

D. 40 周以上

E. 不能估计

9. 助产士解释妊娠期母体血液的变化，正确的是

A. 血容量增多，在孕 36 ~40 周达高峰

B. 血容量增多，其中，血细胞增多 20%，血浆增多 40%，血液相对稀释，出现生理性贫血

C. 血沉减慢

D. 血液处于低凝状态

E. 白细胞减少

扫码“练一练”

（杨　峥）

第四章

妊娠诊断

学习目标

1. 叙述妊娠分期。
2. 能判断早孕。
3. 叙述中、晚期妊娠的诊断标准。
4. 描述不同孕周宫底的高度。
5. 学会木质听筒和多普勒胎心听诊器使用方法。描述正常胎心特点。
6. 初步能识别胎产式、胎先露与胎方位。

临床上将妊娠划分为早期、中期和晚期 3 个时期。自末次月经（last menstrual period，LMP）第 1 天至妊娠第 12 周末为早期妊娠。妊娠第 13 周至妊娠第 27 周末为中期妊娠。妊娠第 28 周及其以后为晚期妊娠。

第一节　早期妊娠诊断

一、症状与体征

1. 停经　生育期、有性生活的妇女，平时月经周期规律，一旦月经过期 10 日或 10 日以上，应首先考虑妊娠。停经达 8 周以上者，妊娠的可能性更大。停经是妊娠后最早、最重要的症状。受精后，在 hCG 的作用下，黄体转变为妊娠黄体，血中雌、孕激素水平增加，子宫内膜转变为蜕膜，故不能形成月经。

2. 早孕反应　部分妇女在妊娠第 6 周左右，出现头晕、乏力、嗜睡、食欲不振、恶心、择食、轻度呕吐及流涎等现象，称为早孕反应。早晨起床后较明显。常于妊娠 12 周左右自行消失。约半数以上妇女会出现早孕反应，其症状及其严重程度和持续时间存在个体差异。

3. 尿频　妊娠早期，子宫增大，尤其是前位子宫，压迫膀胱，孕妇可出现尿频，以夜间为明显。孕 12 周以后，子宫增大超出骨盆腔，症状消失或减轻。

4. 乳房的变化　孕妇自觉乳房轻度胀痛，检查发现乳房增大，皮下静脉充盈明显，以初孕妇为明显。乳头和乳晕着色加深，出现蒙氏结节。

5. 其他　部分孕妇出现蜘蛛痣、肝掌、皮肤色素沉着。部分孕妇出现不伴有子宫出血的子宫收缩痛或不适、腹胀及便秘等不适。

6. 妇科检查 外阴着色。阴道及宫颈变软，呈紫蓝色。子宫长大，变软。妊娠6～8周时，双合诊检查，子宫峡部变得非常柔软，宫颈与宫体似不相连，称为黑加征（Hegar sign）。妊娠12周，长大的子宫超出盆腔，在耻骨联合上方可触及宫底。

二、辅助检查

1. 妊娠试验（pregnancy test） 目前常用放射免疫学的方法检查血或尿液中hCG水平。妊娠试验结果阳性者有助于判断早孕。取晨尿，行早早孕试纸法（单克隆抗体酶标法），是临床最常用的筛查早孕方法，其特异性和灵敏性较好。

2. 超声检查

（1）B型 早期超声检查，主要目的是确定宫内妊娠，排除异位妊娠、滋养细胞疾病或盆腔肿物等异常情况。子宫轮廓增大，宫腔内可见圆形或椭圆形的妊娠囊，囊的中间可见亮回声环状结构的卵黄囊或胚芽及原始心管搏动。最早在孕5～6周时，妊娠囊中见胎芽，即可确诊为早期妊娠。

（2）超声多普勒法 在增大的子宫区内，闻及节律性、单一高调胎心音，正常胎心率为150～160次/分。最早在孕7周时，即可用超声多普勒仪查及胎心。除胎心外，有时还可闻及脐带血流音。

第二节 中、晚期妊娠诊断

一、症状与体征

1. 子宫增大 有早期妊娠的经过，腹部逐渐膨隆。腹部检查时见子宫增大。通过手测子宫底高度或尺测耻骨上子宫高度可推测胎儿大小和妊娠周数（表4－1及图4－1）。

表4－1 不同妊娠周数的子宫底高度及子宫长度

妊娠周数	手测宫底高度	尺测耻上子宫长度（cm）
12周末	耻骨联合上2～3横指	
16周末	脐耻之间	
20周末	脐下1横指	18（15.3～21.4）
24周末	脐上1横指	24（22.0～25.1）
28周末	脐上3横指	26（22.4～29.0）
32周末	脐与剑突之间	29（25.3～32.0）
36周末	剑突下2横指	32（29.8～34.5）
40周末	脐与剑突之间或略高	33（30.0～35.3）

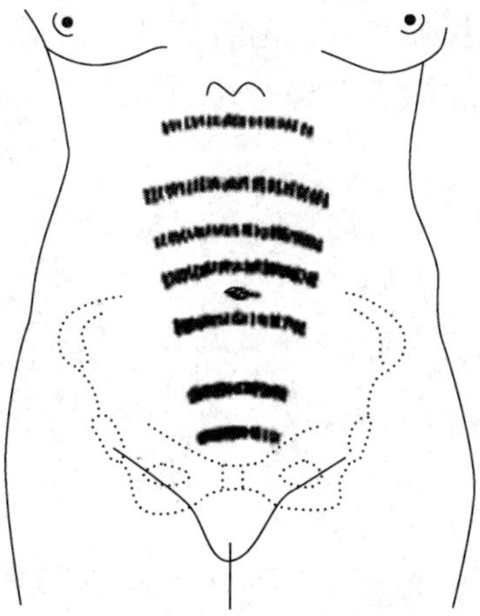

图 4－1 妊娠周数与子宫高度

2. 胎动 胎儿在子宫内的活动，称胎动（fetal movement，FM）。妊娠 18～20 周，孕妇可自觉胎动，一般经产妇较早感觉到胎动。胎动每天 20～30 次，平均每小时3～5 次。胎动一般于中午开始增加，下午胎动较频繁，傍晚后开始减少。

3. 胎心 妊娠 18～20 周，临床上可用听诊器，经孕妇腹壁闻及胎心。胎心于胎儿背部、近心端听诊最清楚。正常胎心率为 110～160 次/分，律齐。胎心音呈双音，第一音与第二音接近，需与子宫杂音、腹主动脉音和脐带杂音相区分。

4. 胎体 妊娠 20 周后，经腹壁可触及胎体。圆而硬有浮球感者为胎头，宽而软形状不规则者为胎臀，宽而平坦者为胎背，小而不规则者为四肢。

二、辅助检查

1. 超声检查 B 型超声显像法可显示胎儿的数目、胎先露、胎方位、胎心搏动及胎盘位置，此外，可通过测量胎儿双顶径、股骨长及胸围等径线，判断胎儿的生长发育情况。孕 18～24 周，均须进行一次系统胎儿超声检查，其胎儿畸形的检出率为 50%～70%。

2. 胎儿心电图 妊娠 12 周以后，胎儿心电图检查可显示规律图形。妊娠 20 周以后胎儿心电图，对诊断胎儿心脏异常有价值。

第三节 胎姿势、胎产式、胎先露和胎方位

妊娠 28 周之前，胎儿较小，羊水相对较多，胎儿在子宫内活动范围较大，胎儿的位置不固定。妊娠 32 周之后，胎儿生长迅速，其子宫内姿势和位置相对恒定。妊娠晚期和分娩期，胎儿姿势和位置仍有可能发生改变。

一、胎姿势

胎儿在子宫内的姿势，称为胎姿势（fetal attitude）。正常胎姿势为胎头俯屈，颏部贴近胸部，脊柱略前弯，四肢屈曲交叉于胸腹前。其体积减少，以适应宫腔及骨盆大小。

二、胎产式

胎儿身体纵轴与母体纵轴的关系，称为胎产式（fetal lie）。两轴平行者称纵产式，约占

99.75%。两轴垂直时称横产式，约占0.25%；两者交叉成一定角度，称斜产式（图4－2）。一般来说，斜产式是暂时产式，多数在分娩时转为纵产式，偶尔转为横产式。

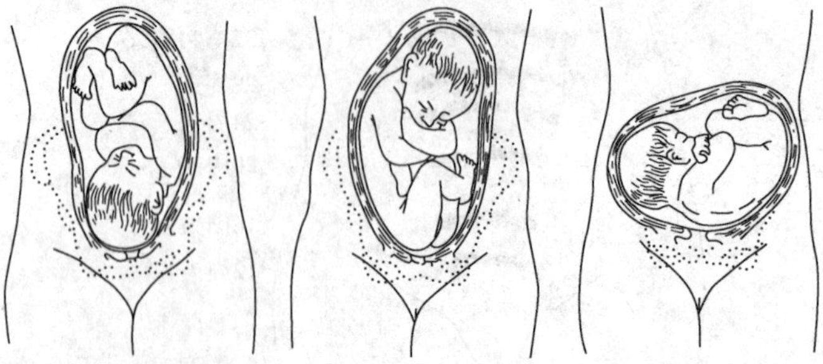

图4－2　胎产式与胎先露

三、胎先露

最先进入骨盆入口的胎儿部分，称胎先露（fetal presentation）。纵产式有头先露和臀先露，横产式为肩先露。

头先露根据胎头屈伸程度的不同，可分为枕先露、前囟先露、额先露和面先露四种（图4－3）。臀先露根据入盆的先露部分的不同，可分为完全臀先露（混合臀先露）、单臀先露及足先露三种（图4－4）。横产式时，胎儿肩部最先进入骨盆，故又称为肩先露。头先露或臀先露，与胎手或胎足同时入盆，称为复合先露（图4－5），少见。

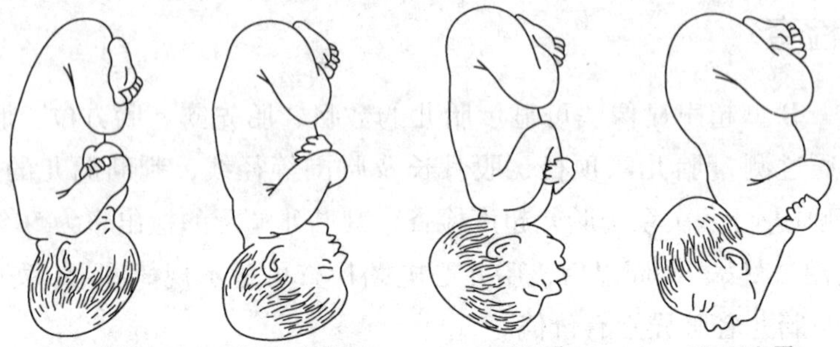

图4－3　不同类型的头先露

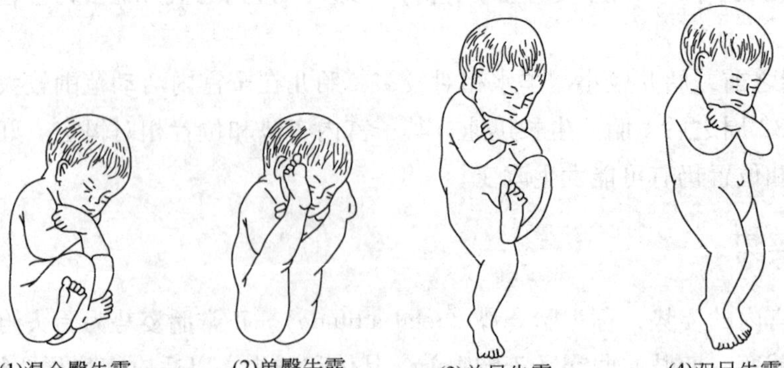

图4－4　不同类型的臀先露

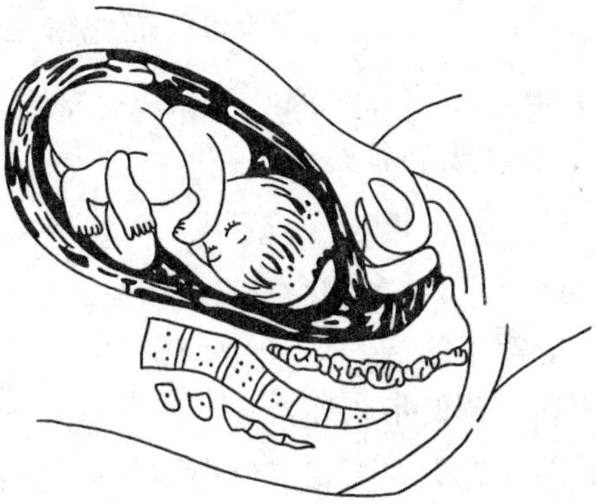

图 4－5　复合先露

四、胎方位

胎儿先露部的某一指示点与母体骨盆的前、后、左、右及横关系，称为胎方位（fetal position），简称胎位。枕先露以枕骨为指示点，面先露以颏骨为指示点，臀先露以骶骨为指示点，肩先露以肩胛骨为指示点。头先露和臀先露各有 6 种胎位，肩先露有 4 种胎位（图 4－6）。

- 纵产式（99.75%）
  - 头先露（95.75% ~97.75%）
    - 枕先露（95.55% ~97.75%）
      - 枕左前（LOA）　枕左横（LOT）　枕左后（LOP）
      - 枕右前（ROA）　枕右横（ROT）　枕右后（ROP）
    - 面先露（0.2%）
      - 颏左前（LMA）　颏左横（LMT）　颏左后（LMP）
      - 颏右前（RMA）　颏右横（RMT）　颏右后（RMP）
  - 臀先露（2% ~4%）
    - 骶左前（LSA）　骶左横（LST）　骶左后（LSP）
    - 骶右前（RSA）　骶右横（RST）　骶右后（RSP）
- 横产式（0.25%）
  - 肩先露
    - 肩左前（LScA）　肩左后（LScP）
    - 肩右前（RScA）　肩右后（RScP）

图 4－6　胎产式、胎先露及胎方位的种类及关系

目标检测

1. 妊娠试验是检测孕妇尿液中

A. 孕酮　　B. 雌三醇

C. 缩宫素酶　　D. 胎盘生乳素

E. 绒毛膜促性腺激素

2. 孕妇开始自觉胎动的时间是

A. 妊娠 14 ~15 周　　B. 妊娠 15 ~16 周

C. 妊娠 18 ~20 周　　D. 妊娠 20 ~22 周

E. 妊娠 24 ~26 周

3. 关于胎先露的指示点错误的是

A. 枕先露－枕骨　　B. 横位－肩胛骨

C. 臀位－臀部
D. 面先露－颏骨
E. 额先露－额骨

4. 早孕妇女出现黑加征，其主要特征是
A. 子宫增大变软
B. 子宫呈前倾前屈位
C. 子宫颈充血变软，呈紫蓝色
D. 子宫峡部软，宫体和宫颈似不相连
E. 乳头及乳晕着色加深，乳头周围有褐色小结节

5. 早孕最早出现的症状是
A. 停经
B. 早孕反应
C. 子宫增大变软
D. 尿频
E. 超声显示胎心搏动

6. 28 岁已婚妇女，停经 50 天，尿妊娠试验阳性，不可能出现的症状是
A. 恶心、呕吐
B. 头晕、乏力
C. 尿频
D. 胎动
E. 乳房胀痛

7. 某女士，足月妊娠临产后，行阴道检查，提示：小囟门在母体骨盆的左前方。其胎位为
A. 枕左前
B. 枕左后
C. 枕右前
D. 枕右后
E. 枕右横

扫码“练一练”

（刘　萍）

第五章

产前检查及孕期保健

学习目标

1. 叙述产前检查的时间及意义。
2. 正确推算预产期。
3. 掌握正确产科腹部检查及骨盆测量方法，熟悉常用的胎儿健康评估方法。
4. 初步具备识别异常妊娠及高危儿的能力。
5. 熟悉孕期妇女身心变化特点，具备开展孕期指导的能力。

第一节 概 述

一、围生医学

围生医学，是20世纪60 ~ 70年代兴起并迅速发展的一门医学，又称围产医学。以“在围生期加强围生儿及孕产妇的卫生保健”为目的，研究胚胎的发育、胎儿的生理病理以及新生儿和孕产妇疾病的诊断与防治等诸多问题。

围生期是指围绕分娩前后的一段时间。国际上对围生期的规定有4种。①围生期Ⅰ。从妊娠满28周（即胎儿体重≥1000g或身长35cm）至产后1周。②围生期Ⅱ。从妊娠满20周（即胎儿体重≥500g或身长25cm）至产后4周。③围生期Ⅲ。从妊娠满28周至产后4周。④围生期Ⅳ。从胚胎形成至产后1周。根据世界卫生组织的推荐，我国采用“围生期Ⅰ”的定义标准。

围生医学研究水平是衡量一个国家或地区社会经济发展水平的重要标志，围产儿死亡率是衡量产科和新生儿科质量的重要指标。产前检查及孕期保健是降低孕产妇死亡和出生缺陷的重要措施，也是围生医学的重要内容。根据《中华人民共和国母婴保健法》《中华人民共和国母婴保健法实施办法》等相关规定，我国已普遍实行孕产期系统保健三级管理，使用孕产妇系统保健手册，对高危妊娠开展重点筛查、监护和管理。

二、孕妇管理

孕妇系统管理指从确诊妊娠开始，到产后42日之内，以母儿为共同监护对象，按照妊娠各期所规定的一些必查和备查项目，进行系统检查、监护和保健指导，及时发现高危情况，及时转诊治疗和住院分娩及产后随访，以确保母婴安全与健康的系统管理。

（一）孕产期系统保健三级管理

对孕产妇开展系统管理，做到医疗与预防紧密结合，加强产科工作的系统性以保证产科质量，并使有限的人力物力发挥更大的社会和经济效益。现在我国城市开展医院三级管理（市、区、街道）和妇幼保健机构三级管理（市、区、基层卫生院），在农村也开展了三级管理（县医院和县妇幼保健站、乡卫生院、村妇幼保健人员），实行孕产妇划片分级管理，并健全相互间会诊、转诊等制度，及早发现高危孕妇并转至上级医院进行会诊和监护处理。

（二）使用孕妇系统保健手册

建立孕妇系统保健手册制度，是为了加强对孕妇系统管理，提高产科疾病防治与管理质量，降低“三率”（孕产妇死亡率、围产儿死亡率和病残儿出生率）。保健手册需从确诊早孕时开始建册，系统管理直至产褥期结束（产后满6周）。

手册应记录每次产前检查时的孕妇与胎儿情况及处理意见。在医院住院分娩时应提交孕产妇保健手册。出院时需将住院分娩及产后母婴情况填写完整后将手册交还给产妇，由产妇交至居住的基层医疗保健组织，以便进行产后访视，产后访视结束后将保健手册汇总至县、区妇幼保健所进行详细的统计分析。

（三）对高危妊娠进行筛查、监护和管理

降低孕产妇死亡率、围产儿死亡率和病残儿出生率的重要手段。通过系统的产前检查，尽早筛查出具有高危因素的孕妇，及早给予评估与诊治。

妊娠早期应注意孕产史，特别是不良孕产史（流产、早产、死胎、死产史等），生殖道手术史，有无畸形胎儿或幼儿智力低下等生育史；有无妊娠合并症（慢性高血压、心脏病、糖尿病、肝肾疾病、血液病、神经和精神疾病等）。及时进行会诊，提出处理意见，不宜继续妊娠者应告知并及时终止妊娠。高危孕妇继续妊娠者，应评估是否转诊。对妊娠中晚期出现的异常情况（妊娠期高血压疾病、妊娠期糖尿病、胎儿生长受限、胎盘和羊水异常等）的高危妊娠者应加强管理，并根据病情及时转诊到上级医院，以确保母儿安全，不断提高高危妊娠管理的“三率”（高危妊娠检出率、高危妊娠随诊率、高危妊娠住院分娩率）。

第二节　产前检查

定期产前检查的目的是监测胎儿发育和宫内生长环境，监护孕妇各系统变化，促进健康教育与咨询，提高妊娠质量和减少出生缺陷。规范和系统的产前检查是确保母儿健康与安全的关键环节。

一、产前检查的时间与次数

首次产前检查的时间应从确诊早期妊娠开始。其目的主要是：确定孕妇和胎儿的健康状况；估计和核对孕期或胎龄；制订产前检查计划。首次检查时间应在妊娠第6～8周为宜。

一般应在妊娠第12周内建立“孕妇系统保健手册”（习称“建卡”或“建围产卡”），并作全面检查。妊娠第20周开始系统的产前检查。妊娠第28周前，每4周检查1次；妊娠第28周后，每2周检查1次；妊娠第36周后，每周检查1次。每一位孕妇产前检查次数共计9～11次。高危妊娠者，须酌情增加产前检查次数。

二、首次产前检查

（一）健康史

1. 年龄 年龄小于18岁易发难产。35岁以上初孕妇易发妊娠期高血压疾病及产力异常等，应予以重视。

2. 职业 工作生活环境中的不良因素，如各种射线、有毒化学物质、工作压力和作息时间不规律等，均可诱发基因突变和染色体异常等，导致胎儿畸形。

3. 本次妊娠过程 了解妊娠早期早孕反应出现的时间及主要症状，以及消失时间，有无阴道流血及腹痛史，有无感染、射线毒物接触史，有无服药史。首次产前检查时间在妊娠中期或晚期者，应询问胎动出现的时间，妊娠后期者须询问有无腹痛、阴道流血、头痛、心悸、气短及下肢水肿等症状。

4. 推算预产期（expected date of confinement，EDC） 按末次月经（LMP）第1日算起，月份减3或加9，日数加7。实际分娩日期与推算的预产期可能相差1～2周。末次月经时间不详以及哺乳期受孕者，可根据早孕反应出现时间、胎动开始时间、子宫底高度和B型超声检查结果，如胎囊大小、头臀长度、胎头双顶径及股骨长度值推算推算出预产期。

5. 月经史 询问月经初潮的年龄。了解月经周期、经期、经量以及有无痛经等。正常的排卵时间一般为下一次月经前14天，故月经周期长者，其预产期可推后。

6. 孕产史 了解既往的孕产史及分娩方式，有无流产、早产、难产、死胎、死产和产后出血史等，了解新生儿出生时情况。

7. 既往史和手术史 询问妊娠前有无高血压、心脏病、糖尿病、血液病、肝肾疾病和结核病史等，了解其发病的时间及治疗经过；有无食物过敏史；询问是否做过手术，了解手术的名称及手术原因。

8. 家族史 询问家族中有无高血压、心脏病和糖尿病等家族史，有无传染病如结核、肝炎等。了解有无双胎妊娠和遗传病家族史。

9. 配偶情况 询问配偶年龄、健康状况及血型，有无烟酒嗜好等不良生活习惯，有无遗传性疾病家族史。

（二）全身检查

观察孕妇发育、营养及精神状态。注意步态及身高，身材矮小（$<$145cm）常伴有骨盆狭窄。计算体重指数（body mass index，BMI），BMI = 体重（kg）/［身高（m）］^{2}，评估营养状况。测量血压，正常血压不应超过140/90mmHg，妊娠晚期体重每周增加不应超过500g，超过者应注意发生水肿或隐性水肿。

检查心肺功能，了解心脏有无病变，必要时于妊娠第20周以后行心动超声检查。检查乳房发育情况、乳头大小及有无乳头凹陷。注意脊柱及下肢有无畸形。

常规行妇科检查，重要了解生殖器发育情况，判断有无畸形。

（三）辅助检查

包括血常规和血型、尿常规、肝功能、肾功能、空腹血糖、HBsAg、梅毒螺旋体、HIV筛查和B型超声检查等。妊娠早期B型超声检查可确定是否为宫内孕，以及孕周、胎儿是否存活及子宫附件情况等。

三、复诊

（一）健康史

询问胎动情况，了解孕妇饮食、睡眠和大小便情况等，重点了解前次产前检查后有无异常情况出现。

（二）全身检查

测量血压、体重，评估孕妇体重增长是否合理。检查有无水肿及其他异常。酌情进行心肺等重要脏器检查。

（三）产科检查

包括腹部检查、骨盆测量、阴道检查及肛门指诊检查。

1. 腹部检查 孕妇排空膀胱后仰卧在检查床上，头部稍垫高，暴露腹部，双腿略屈曲稍分开，放松腹肌。检查者站在孕妇的右侧。

（1）视诊 注意腹部形状和大小。腹部有无妊娠纹、手术瘢痕及水肿等。腹部过大及宫底过高者，应考虑多胎妊娠、巨大胎儿或羊水过多等；腹部过小、宫底过低者，应考虑胎儿生长受限或孕周推算错误等。腹部两侧向外膨出或宫底位置较低者，肩先露的可能性大；腹部向前突出（尖腹，多见于初产妇）或腹部向下悬垂（悬垂腹，多见于经产妇），应考虑骨盆狭窄。

（2）触诊 首先，了解腹壁肌的紧张度，有无腹直肌分离，观察子宫肌的敏感程度。其次，用软尺测耻骨联合上方子宫的长度及腹围值。子宫长度指从宫底到耻骨联合上缘中点的距离。腹围是平脐，绕腹一周的长度。根据测量结果初步判断估计胎儿大小与孕妇妊娠周数是否相符。最后，行产科四步触诊（four maneuvers of Leopold），检查子宫大小、胎产式、胎先露、胎方位以及胎先露部是否衔接。

产科四步触诊（图5－1）检查时，检查者面向孕妇脸部完成前三步，检查者转身面向孕妇足端，行第四步检查。其具体步骤如下。

第一步：检查者两手置于宫底部，两手指腹相对交替轻推，判断宫底部的胎儿部分。胎头硬而圆且有浮球感，胎臀软、宽且形态不规则。

第二步：检查者两手掌分别置于腹部左右侧，一手固定，另一手轻轻深压进行检查，两手交替，判断腹部两侧胎儿部分。平坦而饱满为胎背，可变形且高低不平部分为胎儿的肢体。

第三步：检查者右手拇指与其他4指分开，置于耻骨联合上方握住胎先露部，判断胎先露是胎头还是胎臀。握住胎先露左右推动，判断胎先露是否衔接（入盆）。胎先露部高浮，可左右推动，示尚未衔接；不能被推动，示已衔接。

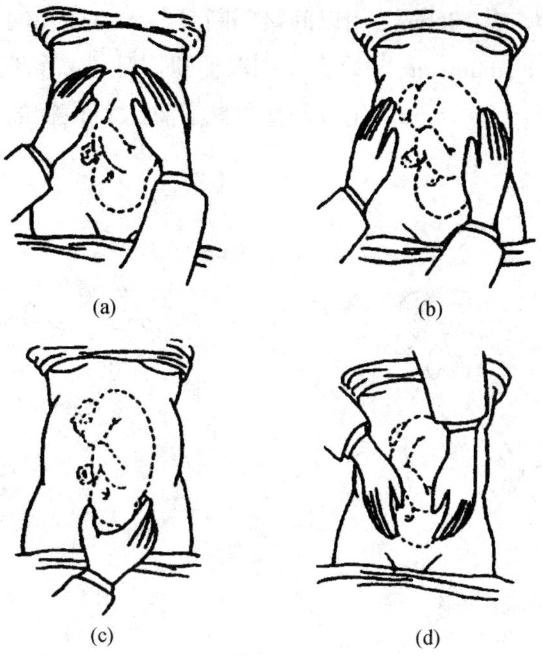

图 5－1　胎位检查的四步触诊法

第四步：检查者左右手分别置于胎先露部的两侧，沿骨盆入口向下深推，核实胎先露的判断及胎先露衔接程度。

（3）听诊　孕妇腹部可闻及胎心音、腹主动脉搏动音、胎盘脐带血流杂音等。胎心音在胎背、靠近胎头处的孕妇腹壁上最清楚。枕先露时，胎心音在脐右（左）下方；臀先露时，胎心音在脐右上方；肩先露时，胎心音在脐部下方听得最清楚（图5－2）。

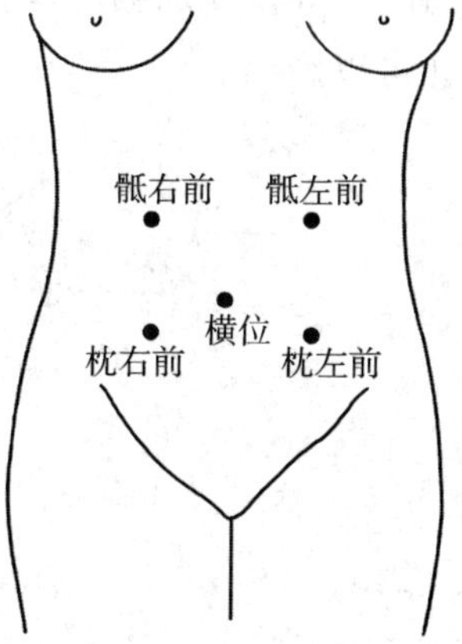

图 5－2　不同胎位胎心音听诊部位

2. 骨盆测量　骨盆大小及其形状对分娩有直接影响。了解骨产道情况，判断胎儿能否顺利经阴道娩出。骨盆测量分骨盆外测量和骨盆内测量。目前，有临床证据表明，髂棘间径、髂嵴间径、骶耻外径并不能预测产时头盆不称，故无需常规测量，但怀疑骨盆出口狭窄时，须测量坐骨结节间径和耻骨弓角度。

（1）骨盆外测量（external pelvimetry）　用骨盆测量器测量各径线，间接判断骨盆大小及其形状。

髂棘间径（interspinal diameter，IS）：孕妇取伸腿仰卧位。测量两侧髂前上棘外缘的距离（图 5 - 3），正常值为 23 ~ 26cm。用以间接判断骨盆入口横径的长度。

髂嵴间径（intercristal diameter，IC）：孕妇取伸腿仰卧位。测量两侧髂嵴外缘最宽的距离（图 5 - 4），正常值为 25 ~ 28cm。用以间接判断骨盆入口横径的长度。

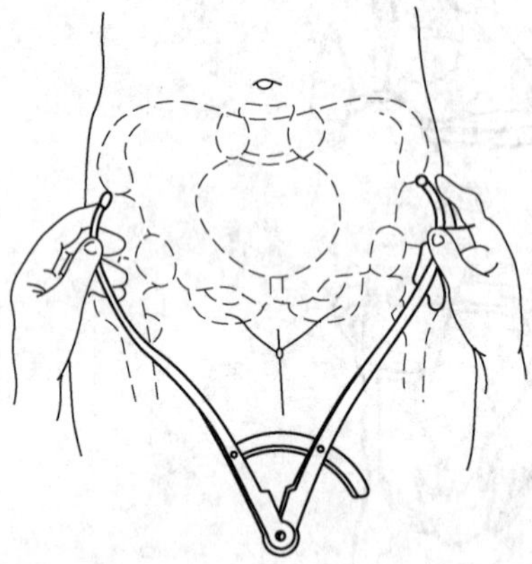

图 5 - 3　测量髂棘间径

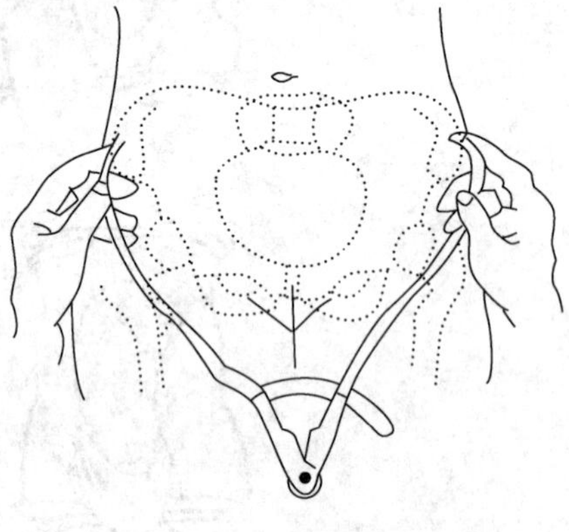

图 5 - 4　测量髂嵴间径

骶耻外径（external conjugate，EC）：孕妇取左侧卧位，右腿伸直，左腿屈曲，测量第 5 腰椎棘突下至耻骨联合上缘中点的距离（图 5 - 5），正常值为 18 ~ 20cm。第 5 腰椎棘突下相当于腰骶部米氏菱形窝的上角。用以间接推测骨盆入口前后径长度，是骨盆外测量中最重要的径线。

坐骨结节间径（intertuberous diameter，IT）：或称出口横径（transverse outlet，TO）孕妇取仰卧位，两腿向腹部弯曲，双手抱双膝，测量两坐骨结节内侧缘的距离（图 5 - 6），正常值为 8. 5 ~ 9. 5cm。也可用检查者的手拳粗测，能容纳成人横置手拳则属正常。此径线即为骨盆出口的横径长度。此径线值 < 8cm，须加测出口后矢状径，出口横径与出口后矢状径之和大于 15cm 者，一般足月胎儿可以娩出。

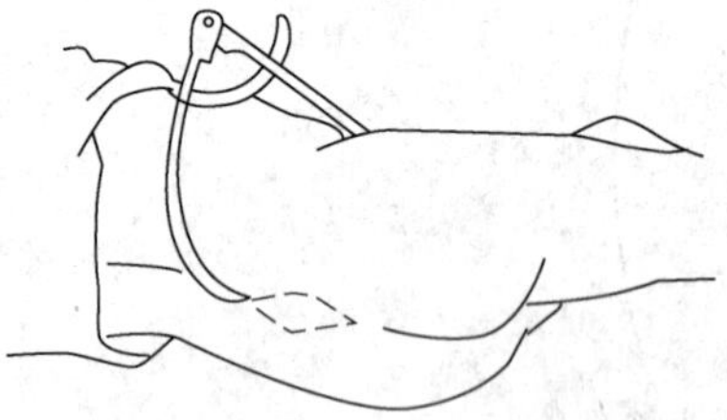

图 5 - 5　测量骶耻外径

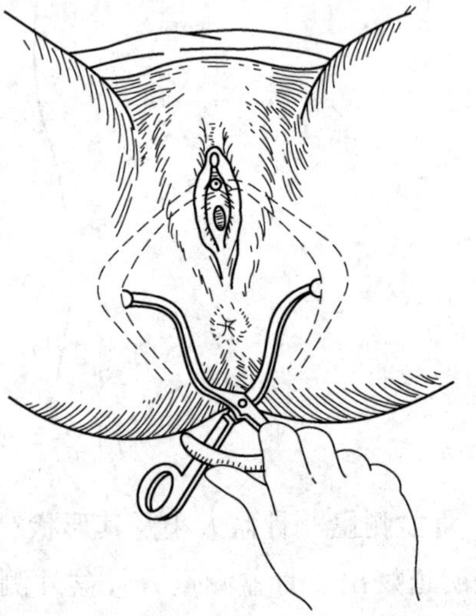

图 5 - 6　测量坐骨结节间径

出口后矢状径（posterior sagittal diameter of outlet）：为坐骨结节间径中点至骶骨尖端的长度。检查者戴手套的右手示指伸入孕妇肛门向骶骨方向，拇指置于孕妇体外骶尾部，两指共同触及骶骨尖端，将骨盆出口测量器一端放于坐骨结节间径中点，另一端放于骶骨尖端处，测量器上显示的数值即为出口后矢状径，正常值为8～9cm。

耻骨弓角度（angle of pubic arch）：检查者两手拇指指尖斜着对拢，放置在耻骨联合下缘，左右两拇指平放在耻骨降支上。两拇指间角度即为耻骨弓角度（图5－7）。正常值为90°。小于80°为异常。

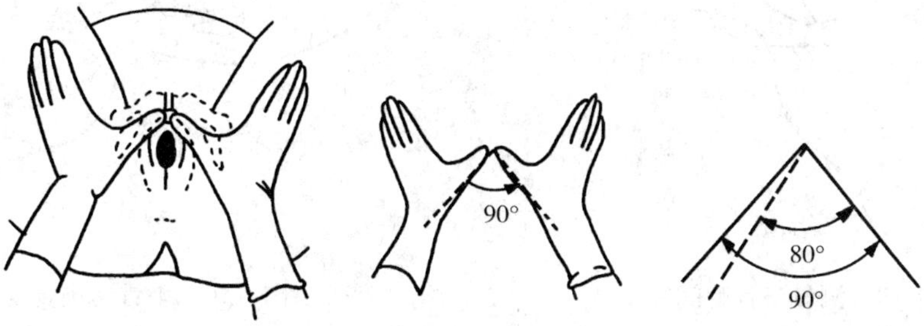

图5－7 耻骨弓角度

（2）骨盆内测量（internal pelvimetry） 测量时孕妇取仰卧截石位。妊娠第24～36周，阴道松软时测量为宜。过早阴道较紧，近预产期测量易引起感染。

对角径（diagonal conjugate，DC）：也称骶耻内径，为骶岬上缘中点到耻骨联合下缘的距离［图5－8（a）］，正常值为12.5～13cm，此值减去1.5～2cm为骨盆入口前后径的长度，称为真结合径或产科结合径，正常值约为11cm。检查者将一手示、中指伸入阴道，用中指指尖触及骶岬上缘中点，示指上缘紧贴耻骨联合下缘，另一手示指标记此接触点，抽出阴道内的手指，测量中指尖到此接触点的距离，即为对角径［图5－8（b）］。测量时中指指尖不能触及骶岬上缘，示对角径>12.5cm。

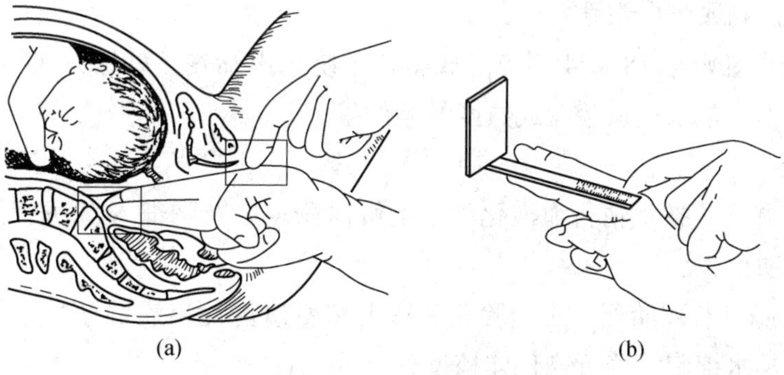

图5－8 测量对角径

坐骨棘间径（bi-ischial diameter）：两坐骨棘间的距离。检查者一手示、中指放入阴道内，触及两侧坐骨棘，估计其间的距离（图5－9）。也可用中骨盆测量器，所得数值较精确。正常值为10cm。坐骨棘间径是中骨盆最短的径线，此径线过小将影响分娩过程中胎头的下降。

坐骨切迹宽度：坐骨棘与骶骨下部间的距离，又称骶棘韧带宽度。将阴道内的示指置于韧带上移动（图5－10），能容纳3横指（5.5～6cm）为正常。小于3横指示中骨盆狭窄。

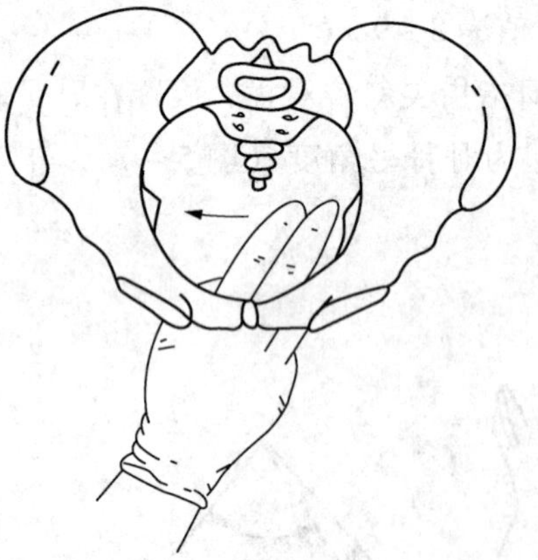

图5－9　测量坐骨棘间径

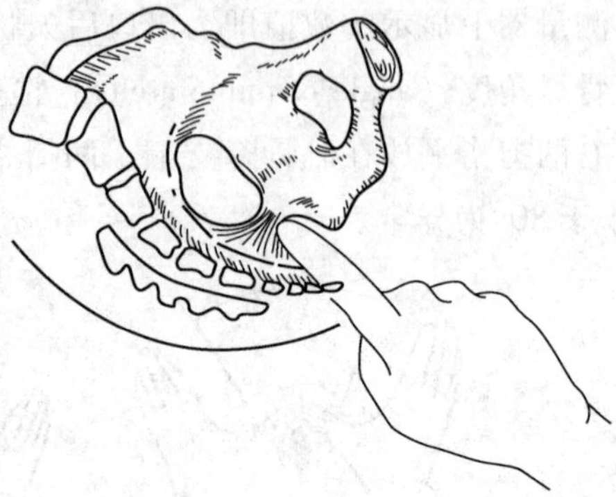

图5－10　坐骨切迹宽度

3. 阴道检查　妊娠早期初诊，可行双合诊检查。妊娠第24周左右首次产前检查时，需通过阴道检查测量对角径。妊娠最后1个月内应避免阴道检查。

4. 肛门指诊检查　用以了解胎先露部、骶骨前面弯曲度、坐骨棘间径、坐骨切迹宽度以及骶尾关节活动度，并测量出口后矢状径。

（四）胎儿健康状况评估

根据上述检查，综合分析胎儿发育状况，判断胎儿胎心及胎动正常与否，判断胎产式及胎方位，必要时行B超、彩色多普勒超声检查、胎儿超声心动图和胎儿电子监测等以协助了解胎儿情况。

（五）辅助检查

1. 常规项目　行血常规、尿常规、肝功能、肾功能、糖筛查及阴道分泌物检查等检查，注意判断有无贫血和尿蛋白阳性。

2. 超声检查　妊娠第18～24周应完成胎儿系统超声筛查。妊娠第37～41周行B超检查，评估胎儿大小，羊水量、胎盘成熟度及胎位等。

3. 其他检查

（1）妊娠合并症　按病情行血液化学、电解质测定以及胸部X线透视、心电图、乙型肝炎抗原抗体等项检查。

（2）高龄孕妇、有死胎死产史、胎儿畸形史和患遗传性疾病的孕妇，行唐氏筛查、检测血甲胎蛋白、羊水细胞培养行染色体核型分析等。

（六）绘制妊娠图

将每次产前检查的结果，包括血压、体重、子宫底高度、腹围、胎方位、胎心及辅助检查的结果填写在保健卡上，将不同孕期的子宫底高度、腹围的数值分别连接成线，即为宫高增长曲线和腹围增长曲线，更加直观反映胎儿发育情况。

（七）预约下次复诊日期

根据孕周的不同及孕妇情况，预约下次复诊时间。

第三节　孕期保健

（一）孕期常见症状及其处理

1. 恶心、呕吐　多系早孕反应，妊娠第12周左右可自然消失。应避免空腹，少食、多餐，食用清淡食物，忌油腻等难消化食物。妊娠第12周症状持续不消，或出现严重恶心、呕吐者，应考虑妊娠剧吐，给予及时治疗。孕妇出现择食，但未影响营养平衡者，可不行特殊处理。

2. 尿频、尿急 常发生在孕妇妊娠初3个月及后3个月。无排尿疼痛等泌尿系统感染征象者，考虑系妊娠子宫压迫膀胱所致，不需处理。

3. 白带增多 妊娠早期3个月和后3个月较常见。须保持外阴部局部清洁，做到每日清洗，选择透气性好的棉质内裤，避免不良刺激。分泌物过多时可考虑使用卫生护垫，必要时复查白带清洁度，以排除假丝酵母菌、滴虫、淋球菌及衣原体等感染。严禁阴道冲洗。

4. 便秘 孕妇肠蠕动及肠张力减弱，排空时间延长，水分被肠壁吸收。此外，增大妊娠子宫及胎先露部压迫肠道下段，均可导致便秘。便秘者可多喝水，多吃易消化的、含有纤维素较多的新鲜蔬菜和水果，注意适当的活动，并养成按时排便的良好习惯。必要时，在医生指导下使用缓泻剂，如开塞露或甘油栓。禁用峻泻剂及灌肠，以免引起流产或早产。

5. 痔疮 痔静脉曲张可在妊娠期间首次出现，也可系妊娠期间原有的痔疮复发和恶化。妊娠子宫增大或妊娠期便秘使痔静脉回流受阻，导致直肠静脉压升高。妊娠期妇女宜多吃蔬菜，少吃辛辣食物。1∶5000高锰酸钾液坐浴、在医生指导下服用缓泻剂可缓解痔疮引起的疼痛和肿胀感。

6. 腰背痛 妊娠期间关节韧带松弛，增大妊娠子宫前突使躯体重心后移，腰椎前突，背肌处于持续紧张状态，故孕妇常出现轻微腰背痛。孕妇宜穿平跟或低跟鞋，避免长期站立行走或负重。俯拾或抬举物品时，应用两下肢的力量蹲或起，弯曲膝部，保持上身直立。休息时，腰背部垫枕头可缓解疼痛，必要时应卧床休息、局部热敷及在医生指导下服止痛药物。腰背痛明显者，应及时查找原因合理治疗。

7. 下肢及外阴静脉曲张 增大的子宫，特别是妊娠后期，可压迫下腔静脉使股静脉压力增高，导致下肢及外阴静脉曲张。随妊娠次数的增多，曲张可进一步加重。孕妇应尽量避免长时间站立及行走，日间孕妇可穿弹力裤或袜，晚间睡眠时应适当垫高下肢，外阴有静脉曲张者，可于臀下垫枕，抬高髋部，均有利于静脉回流减轻症状。出现曲张静脉破裂，应及时就诊。

8. 下肢肌肉痉挛 多见于妊娠晚期，以腓肠肌痉挛常见。常在夜间发作，多能迅速缓解。一般应考虑为孕妇缺钙。出现下肢肌肉痉挛时，嘱孕妇背屈肢体或站直前倾以伸展痉挛的肌肉，或局部热敷按摩。孕妇应注意避免腿部受凉、疲劳，增加钙的摄入，必要时服用钙剂。

10. 下肢水肿 多见于妊娠晚期，以踝部、小腿下半部轻度水肿常见，休息多可自然消退。嘱孕妇避免长时间地站立或端坐，睡眠时应取左侧卧位，并可适当下肢垫高，以促进下肢血液回流，减轻水肿。休息后水肿未消退或出现凹陷性水肿时应及时诊治。

11. 仰卧位低血压 多见于妊娠晚期。孕妇较长时间仰卧位，增大的子宫压迫下腔静脉，可使回心血量及心排出量减少，出现血压降低。孕妇应避免仰卧位。出现低血压时应立即采取左侧卧位，一般情况下，孕妇血压多可迅即恢复正常，不需特殊处理。

12. 贫血 多见于妊娠晚期。常见于多胎妊娠、营养不良以及孕妇合并消化系统疾病等。以缺铁性贫血为多见。正常情况下，妊娠中晚期，机体对铁的需求量增多，故孕妇应注意增加含铁食物的摄入，如动物肝脏、动物血、瘦肉、蛋黄等。出现贫血的孕妇均应及时就诊。

（二）孕期营养

母体是胚胎和胎儿成长的环境，孕妇妊娠期的营养状况与自身和胎儿的健康及胎儿智力发育密切相关，此外，实践证明，它对妊娠结局有着直接、至关重要的影响。2006 年，联合国营养执行委员会提出，从妊娠到出生后 2 岁是通过营养干预预防成年慢性病的机遇窗口期。

孕妇在妊娠期出现营养不良，直接影响胎儿的生长和智力发育，可导致器官发育不全、胎儿生长受限及低体重儿，易造成流产、早产、胎儿畸形和宫内死胎。妊娠期孕妇应宜高热量、低盐、含丰富蛋白质、微量元素和维生素、适量脂肪及糖类的饮食，避免烟、酒、浓咖啡、浓茶及辛辣刺激食品。注意避免营养过剩导致胎儿过大，增加难产的机会。

1. 热量 2000 年《中国居民膳食营养素参考摄入量》推荐孕妇妊娠中晚期的能量应比非孕期增加 836.8kJ/d（200kcal/d）。三大营养素提供热量的合理比例建议为：碳水化合物 65%，脂肪 20%，蛋白质 15%。

2. 蛋白质 我国营养学会建议：妊娠 4 ~6 个月，孕妇进食蛋白质每日应增加 15g，妊娠 7 ~9 个月，每日应增加 25g。妊娠期孕妇摄取蛋白质不足，不仅会造成胎儿脑细胞分化缓慢，脑细胞总数减少，影响智力，同时会增加孕妇患贫血及妊娠期高血压疾病的发生率。优质蛋白质主要来源于动物，如肉类、牛奶、鸡蛋、奶酪、鸡肉和鱼，均能提供最佳搭配的氨基酸，尤其是牛奶。

3. 糖类 糖类是机体主要供给热量的食物。中国居民主食大米和面粉均可提供丰富的淀粉。妊娠中期以后，每日进主食 0.4 ~0.5kg，即可满足需要。

4. 微量元素

（1）钙 钙的最好食物来源是奶、奶制品、豆类及其制品，此外，芝麻和小虾皮等海产品也是良好的食物来源。我国营养学会建议：妊娠 16 周起每日摄入钙 1000mg，妊娠晚期增至 1500mg，必要时考虑口服钙片。

（2）铁 动物肝脏、动物血以及瘦肉是铁的良好来源，含量丰富，吸收好，蛋黄、豆类、油菜、芥菜、雪里蕻、菠菜和莴笋叶等蔬菜也提供部分铁。我国营养学会建议孕妇每日膳食中铁的供应量为 28mg。

（3）锌 孕妇锌摄入不足，可导致胎儿生长受限、矮小症、流产、性腺发育不良及皮肤疾病等。我国营养学会建议：孕妇于妊娠 3 个月后，每日从饮食中补锌 20mg。

（4）硒 是谷胱甘肽过氧化物酶的重要组成部分。孕妇膳食中硒缺乏，可增加胎儿原发性心肌炎和孕妇围产期心肌炎的发生率。海产品、动物肝肾、蛋制品及坚果类食物中含硒量高。

（5）碘 妊娠期母体和胎儿的新陈代谢率较高，甲状腺功能旺盛，碘的需要量增加。孕妇膳食中碘的供给量不足，可发生胎儿甲状腺功能减退和神经系统发育不良、婴儿呆小症。我国营养学会建议：孕妇在整个妊娠期，每日膳食中碘的供给量为 175μg，提倡在整个妊娠期服用含碘食盐。

（6）钾　妊娠中期后，孕妇血钾浓度下降约 0.5mmol/L。血钾过低孕妇可出现乏力、恶心、呕吐和碱中毒表现。新鲜黄绿色蔬菜水果，如玉米、韭菜、鲜枣、柑橘、香蕉及芒果等含钾量高。

5. 维生素　机体无法自身合成维生素，须从食物中获取。维生素分为水溶性（B 族维生素和维生素 C）和脂溶性（维生素 A、维生素 D、维生素 E 及维生素 K）两类。

（1）维生素 A　又称为视黄醇。孕妇体内缺乏维生素 A，发生夜盲、贫血、早产，胎儿出现唇裂、腭裂和小头畸形等。我国营养学会建议：每日膳食中孕妇维生素 A 含量为 1000μg。维生素 A 主要存在于动物性食物中，如牛奶、肝等。

（2）B 族维生素　包括维生素 B_1、维生素 B_2（核黄素）、叶酸、维生素 B_6、维生素 B_{12}（钴胺素）和烟酸（尼克酸）等，是细胞呼吸、葡萄糖氧化和能量代谢的辅酶。谷类食品是维生素 B 族的重要来源。此外，动物肝脏、干果、绿叶菜、牛奶、肉、鱼、家禽和黄豆也富含 B 族维生素。受烹饪方式的影响，部分 B 族维生素在烹饪过程中流失。孕妇在孕期需增加 B 族维生素，尤其是应增加叶酸供给量。妊娠早期叶酸缺乏，易发胎儿神经管缺陷畸形。我国推荐孕妇每日膳食中叶酸供给量为 0.8mg。

（3）维生素 C　缺乏维生素 C，胎儿及孕妇易发生贫血和坏血病，流产和早产发生率增加。我国推荐孕妇多吃新鲜水果和蔬菜，建议口服维生素 C 200mg，每日 3 次。

（4）维生素 D　孕妇缺乏维生素 D，可影响胎儿骨骼发育。我国推荐孕妇每日膳食中维生素 D 的供给量为 10μg，较非孕妇女多 1 倍。鱼肝油含量最多，其次为肝、蛋黄、鱼。

（三）孕期体重监测

妊娠期需监测孕妇体重变化。较理想的增长速度：妊娠早期增长 1～2kg；妊娠中晚期，每周增长 0.3～0.5kg，肥胖者每周增长 0.3kg。总增长 10～12kg，肥胖者总增长 7～9kg。

凡每周增重小于 0.3kg 或大于 0.55kg 者，应适当调整其总热量摄入，使每周体重增量维持在 0.5kg 左右。

知识链接

孕期活动与休息

妊娠期孕妇因身心负荷加重，易感疲惫，需要充足的休息和睡眠。每日应有 8h 的睡眠，午休 1～2h。卧床时宜左侧卧位、以增加胎盘血供。居室内保持安静、空气流通。

一般孕妇可坚持工作到 28 周，28 周后宜适当减轻工作量，避免长时间站立或重体力劳动。

（四）孕期合理用药

妊娠期孕妇使用药物可以治愈疾病，但可以对胚胎及胎儿产生不良影响。药物可影响母体内分泌及代谢等，间接影响胚胎及胎儿，小分子药物可直接作用于胚胎及胎儿，导致胚胎及胎儿发育异常。

1. 不同孕周，药物的不良影响　最严重的药物毒性是影响胚胎分化和发育，导致胎儿畸形和功能障碍。

着床前期是卵子受精至受精卵着床于子宫内膜前的一段时期，指受精后 2 周内。此期的受精卵与母体组织尚未直接接触，还在输卵管腔或宫腔分泌液中，故着床前期，用药对胚胎影响较不明显。

受精后 3 ~ 8 周是胚胎致畸的高度敏感期。此期。细胞高度分裂分化，组织器官快速形成。此时孕妇用药不当，可导致死胎、畸形、胎儿生长发育迟缓以及功能等不良影响。

妊娠 12 周以后直至分娩，胎儿各器官已形成，药物致畸作用明显减弱。尚未分化完全的器官，如神经系统和生殖系统，仍可因不当用药出现异常。

2. 孕产妇用药原则

（1）须有明确指征，避免不必要的用药，并做到知情同意。

（2）须在医生指导下用药，不得擅自使用药物。

（3）尽可能选用一种药物，避免联合用药。

（4）选用疗效较肯定的药物，避免新药，特别是尚难确定对胎儿有无不良影响的药物。

（5）用药时宜采用最小有效剂量，避免大剂量。

（6）严格药物剂量和用药持续时间，做到及时停药。

（7）避免妊娠早期用药。病情允许，尽量推迟到妊娠中晚期再用药。

（8）妊娠早期必须应用对胚胎、胎儿有害的致畸药物，须首先终止妊娠，再用药。

3. 药物对胎儿的危害性　美国食品药品监督管理局（FDA）根据药物对胎儿的致畸情况，将药物对胎儿的危害性分为 A、B、C、D 和 X 5 个级别。在妊娠前 12 周，不宜用 C、D、X 级药物。

A 级：经临床对照研究，无法证实药物在妊娠早期与中晚期，对胎儿有危害作用，对胎儿伤害可能性最小、无致畸性的药物，如适量维生素等。

B 级：经动物实验研究，未见对胎儿有危害。临床对照试验，未得到有害证据。可以在医师观察下使用。如青霉素、红霉素、地高辛、胰岛素等。

C 级：动物实验表明，对胎儿有不良影响。由于没有临床对照试验，只能在充分权衡药物对孕妇的益处、胎儿潜在利益和对胎儿危害情况下，谨慎使用。如庆大霉素、异丙嗪、异烟肼等。

D 级：有足够证据证明对胎儿有危害性。只有在孕妇有生命威胁或患严重疾病，而其他药物又无效的情况下考虑使用。如硫酸链霉素等。

X 级：动物和人类实验证实会导致胎儿畸形。在妊娠期间或可能妊娠的妇女禁止使用。如甲氨蝶呤、乙烯雌酚等。

第四节　孕期运动

孕期运动，又称产前运动。孕期适量的运动，可促进孕妇的血液循环，增进食欲和睡眠，减轻身体的不适；强化肌肉，使分娩得以顺利进行；帮助产后身体迅速有效地恢复。此外，孕期运动也是胎教的重要方式，有利于促进母儿情感交流。

孕期适宜的活动包括：一般的家务操作、散步、骑自行车、游泳以及孕期体操等。孕期运动宜循序渐进，持之以恒。发现流产、早产现象时应立即停止，及早就诊。运动时应做到劳逸结合，量力而行，确保母儿安全。

知识链接

孕期体操

1. **腿部运动**　以手扶椅背，左腿固定，右腿做360°的转动，做毕后还原。换腿继续做。

2. **腰部运动**　手扶椅背，慢慢吸气，同时手背用力，使身体重心集中于椅背上，脚尖立起使身体抬高，腰部伸直后使下腹部紧靠椅背，然后慢慢呼气的同时，手背放松，脚还原。

3. **盘腿坐式**　平坐于床上，两小腿平行交接，一前一后，两膝远远分开，注意两小腿不可重叠。可在看电视或聊天时采取此姿势。目的是强化腹股沟肌肉及关节处韧带之张力，预防妊娠末期膨大子宫的压力所产生的痉挛或抽筋；伸展会阴部肌肉。

4. **盘坐运动**　平坐于床上，将两足并拢，两膝分开，两手轻放于两膝上，然后用手臂力量，将把膝盖慢慢压下，配合深呼吸运动，再把手放开，持续2～3min。

5. **骨盆与背摇摆运动**　平躺仰卧，双腿屈曲，两腿分开与肩同宽，用足部和肩部的力量，将背部与臀部轻轻抬起，然后并拢双膝，收缩臀部肌肉，再分开双膝，将背部与臀部慢慢放下，重复运动5次。

6. **骨盆倾斜运动**　双手和双膝支撑于床上，两手背沿肩部垂直，大腿沿臀部垂下，利用背部与腹部的缩摆运动。此项活动可以采取仰卧位或站立式进行。

7. **脊柱伸展运动**　平躺仰卧，双手抱住双膝关节下缘使双膝弯曲，头部与上肢向前伸展，使脊柱、背部至臀部肌肉弯曲成弓字形，将头与下巴贴近胸部，然后放松，恢复平躺姿势。

8. **双腿抬高运动**　平躺仰卧，双腿垂直抬高，足部抵住墙，每次持续3～5min。

目标检测

1. 不属于纵产式的是
   A. 枕右前　　B. 骶右横
   C. 颏右横　　D. 肩左后
   E. 枕左横
2. 早孕反应自行消失的时间一般为
   A. 8周左右　　B. 10周左右
   C. 12周左右　　D. 14周左右
   E. 16周左右
3. 髂嵴间径正常值是
   A. 21～22cm　　B. 23～24cm
   C. 25～28cm　　D. 26～29cm
   E. 27～30cm
4. 产前检查不包括
   A. 询问病史　　B. 推算预产期
   C. 全身检查　　D. 了解上一次检查结果

E. 胸部 X 线检查

5. 骨盆外测量径线，错误的是

A. 髂棘间径 23～26cm　　B. 髂嵴间径 24～29cm

C. 骶耻外径 18～20cm　　D. 坐骨结节间径 8.5～9.5cm

E. 耻骨弓角度正常为 90°

6. 坐骨结节间径，其正常值为

A. 7.5cm　　B. 8.5～9.5cm

C. 10cm　　D. 12cm

E. 12.5～13cm

7. 患者，女性，24 岁。第一胎孕 37 周临产，阴道检查头先露，最多见的是

A. 面先露　　B. 顶先露

C. 枕先露　　D. 额先露

E. 前囟先露

8. 患者，女性，29 岁。第一胎孕 38^{+2} 周临产，检查时发现胎儿矢状缝在母体骨盆入口左斜径上，可能的胎方位是

A. ROP、ROA　　B. LOP、ROA

C. ROA、LOT　　D. LOA、ROP

E. ROT、LOB

9. 患者，女性，33 岁。第一胎，孕 32 周行产前检查，医生为其行骨盆测量，坐骨结节间径小于 8cm，应加测

A. 骶耻外径　　B. 出口前矢状径

C. 出口后矢状径　　D. 耻骨弓角度

E. 骶耻内径

10. 患者，女性，32 岁。第一胎，孕 32 周，行产科检查，胎儿枕右前位，胎心音的听诊部位在

A. 脐下左侧　　B. 脐下右侧

C. 脐上左侧　　D. 脐上右侧

E. 脐周

扫码“练一练”

（李秋玲）

第六章

正常分娩产妇及新生儿护理

学习目标

1. 掌握分娩、足月产及分娩机制等概念。认识分娩动因。
2. 描述影响分娩各因素的特点，初步具备识别产力、产道及胎儿异常的能力。
3. 在模型上演示枕先露的分娩机制。
4. 说出先兆临产、临产的诊断标准和产程分期。能正确指导孕产妇入院待产。
5. 阐述各产程的临床表现及处理方法，初步具备顺产产程观察及接生能力。
6. 敬重生命，富有责任心、同情心、爱心和团队协作精神。

妊娠满28周（196日）及以上，胎儿及其附属物自临产开始到由母体娩出的全过程，称为分娩（delivery）。妊娠满28周至不满37足周（196～258日）期间分娩，称为早产（premature delivery）；妊娠满37周至不满42足周（259～293日）期间分娩，称为足月产（term delivery）；妊娠满42周（294日）及以上分娩，称为过期产（postterm delivery）。

第一节　分娩动因

分娩动因学说众多。目前多认为是多因素综合作用的结果。

一、炎症反应学说

研究表明，分娩前子宫蜕膜和宫颈均出现明显的中性粒细胞和巨噬细胞趋化和浸润，炎性细胞因子表达增加，提示非感染性炎症反应可能是分娩发动的一个重要机制。炎性细胞因子可能通过释放水解酶，引起胶原组织降解，促进宫颈成熟，从而诱导分娩发动。

二、机械性理论

妊娠早、中期子宫对机械性和化学性刺激不敏感，能承受来自宫内胎儿及其附属物的压力，保持结构稳定状态。随着妊娠孕周的增加，胎儿不断长大，子宫壁膨胀，子宫腔内压力逐渐增大；胎先露下降压迫子宫下段及宫颈内口，使之机械性扩张，通过交感神经传至下丘脑，作用于神经垂体，释放缩宫素，引起子宫收缩。双胎和羊水过多等易发生早产，支持机械性理论。鉴于孕妇血中缩宫素增高是在分娩发动之后，故尚不能认为机械性理论是分娩发动的始发原因。

三、内分泌控制理论

分娩发动是子宫平滑肌由非活跃状态向活跃状态的转化，这种转化受多种内分泌激素的调控，最终触发宫缩及宫颈扩张，启动分娩。

1. 前列腺素（prostaglandin，PG） 子宫平滑肌对前列腺素具有高度敏感性，前列腺素合成的增加是分娩发动的重要因素。有研究表明：①临产前，蜕膜及羊膜中 PG 的前体物质花生四烯酸明显增加，在前列腺素合成酶的作用下形成 PG。②子宫肌细胞内含有丰富的 PG 受体。③PG 能诱发宫缩和促进宫颈成熟。④PG 合成抑制剂可导致分娩延迟。

2. 雌激素与孕激素 人类妊娠时机体处于高雌激素状态，雌激素可以增加子宫平滑肌对缩宫素的敏感性，但至今尚无足够的证据证实雌激素能发动分娩。孕酮是抑制子宫收缩的主要激素，但近年来研究并未发现分娩时产妇血中的孕酮水平降低，故目前还尚无定论。

3. 缩宫素与缩宫素受体 外源性缩宫素可诱发子宫收缩。临产前和分娩阶段子宫对缩宫素的敏感性急剧增加，从而促进宫缩，启动分娩。临产前子宫脱膜中缩宫素受体骤然增加，目前认为，分娩是由缩宫素受体增加所致。

4. 内皮素（endothelin，ET） 内皮素是子宫平滑肌的强诱导剂，子宫平滑肌含有内皮素受体。子宫局部产生的 ET 直接对平滑肌产生收缩作用，还可刺激胎儿－胎盘单位激素合成和释放，间接诱发宫缩。

5. 皮质醇激素 动物实验证实：胚胎下丘脑－垂体－肾上腺轴的活性与分娩发动有关。皮质醇激素由胎儿肾上腺产生，随着胎儿成熟而不断增加，皮质醇经胎儿－胎盘单位合成雌激素，从而激发宫缩。发生无脑儿时，胎儿下丘脑－垂体－肾上腺功能异常，临床可见雌激素水平低下及孕期延长。但研究发现未足月孕妇注射皮质醇并不导致早产。

四、神经介质理论

子宫主要受自主神经支配，交感神经兴奋子宫肌层 α 肾上腺素能受体，促使子宫收缩。乙酰胆碱可增加子宫肌细胞膜对 Na^+ 的通透性，从而加强子宫收缩。但检测发现上述物质水平在分娩前无明显变化，故不能肯定自主神经在分娩发动中起何作用。

综上所述，妊娠晚期的炎症细胞因子、机械性刺激等多因素作用使子宫下段形成及宫颈成熟，诱发前列腺素及缩宫素释放，子宫由妊娠期的稳定状态转变为分娩时的兴奋状态，从而启动分娩。宫颈成熟是分娩发动的必备条件，缩宫素与前列腺素是促进宫缩最直接因素。

第二节 影响分娩的因素

影响分娩的因素主要包括产力、产道、胎儿及产妇的精神心理因素等。这些因素协调作用，相互适应，胎儿即可经阴道顺利娩出，实现自然分娩。

一、产力

将胎儿及其附属物从子宫腔内逼出的力量称为产力。产力包括子宫收缩（简称宫缩）、腹肌及膈肌收缩（统称腹压）和肛提肌收缩。

（一）子宫收缩

子宫收缩力是临产后的主要产力，贯穿于分娩的全过程。临产后子宫收缩，可使宫颈管逐渐缩短并消失、宫口扩张、胎先露下降和胎儿、胎盘娩出。正常子宫收缩力的特点如下。

1. 节律性　宫缩是子宫体肌不随意的、有规律的收缩。每次宫缩由弱逐渐增强（进行期），维持一定时间（极期）后，逐渐减弱（退行期）直至消失。宫缩间歇期，子宫肌肉松弛（图6－1）。子宫收缩持续约30s以上，间歇期5～6min，称为规律宫缩，是产程开始的标志，随着产程进展，宫缩逐渐加强，收缩时间延长，间歇时间缩短，宫口开全时，持续时间可达60～70s，间歇期仅1～2min。分娩过程中，随着宫缩强度的增加，宫腔压力在临产初期25～30mmHg，到第一产程末增至40～60mmHg，第二产程宫缩极期时可达100～150mmHg。间歇期宫腔压力一般为6～12mmHg。

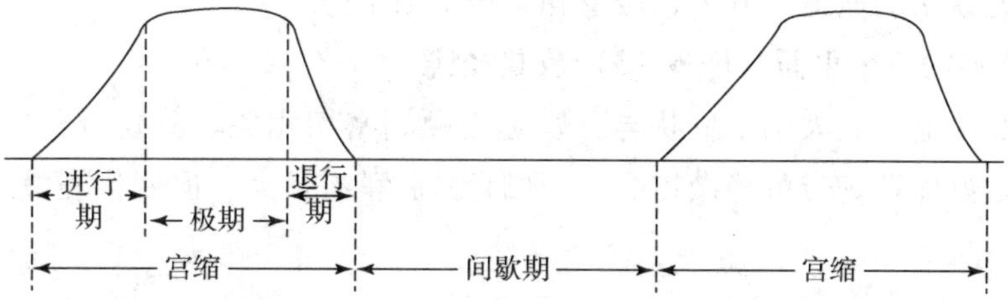

图6－1　临产后正常宫缩节律性示意图

宫缩的节律性有利于胎儿血流灌注，使胎儿能耐受分娩过程。宫缩时子宫肌壁血管及胎盘受压，子宫血流量及胎盘绒毛间隙的血流量减少；宫缩间歇时，子宫血流量及胎盘绒毛间隙血流量恢复，保证胎儿血供。

2. 对称性和极性　正常宫缩起源于两侧宫角部，左右对称向宫底中线集中。其后，以2cm/s的速度向子宫下段扩散。此过程约需15s。子宫收缩力以宫底部最强，最持久，向下逐渐减弱。宫底部收缩力的强度可达子宫下段收缩力的2倍（图6－2）。

3. 缩复作用　子宫体部收缩时，平滑肌肌纤维缩短变宽，间歇时肌纤维不能恢复至原长度。多次的子宫收缩后，随着平滑肌肌纤维越来越短，宫腔容积逐渐缩小，迫使胎先露下降及宫颈管缩短至消失，宫口逐渐扩张。

（二）腹肌及膈肌收缩

腹肌及膈肌收缩是第二产程胎儿娩出的重要辅助力量。宫口开全后，胎头进一步下降，每次宫缩时，前羊膜囊及胎先露压迫盆底组织及直肠，反射性地引起产妇排便感及屏气。腹壁肌及膈肌的收缩，引起腹压增高，可协助宫缩，促使胎儿顺利娩出。宫口未开全，产妇过早屏气使用腹压，则易致产妇疲劳和宫颈水肿，产程延长。

腹肌及膈肌收缩力在第三产程可使已剥离的胎盘尽早娩出，减少产后出血的发生。

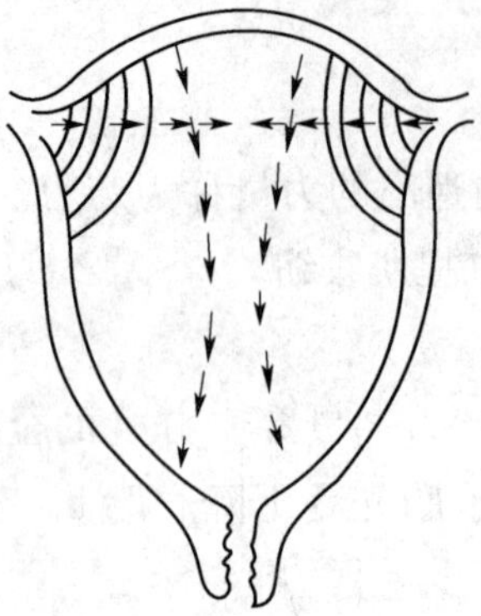

图 6－2　子宫收缩力的对称性

（三）肛提肌收缩

肛提肌收缩可推动胎先露在骨盆腔完成内旋转。枕先露，胎头枕部露于耻骨弓下时，肛提肌收缩协助胎头仰伸及娩出。胎儿娩出后，肛提肌收缩有利于胎盘娩出。

二、产道

产道是胎儿娩出的通道，分为骨产道和软产道两部分。

（一）骨产道的三个平面（图 6－3）及其径线

骨产道即真骨盆。其大小、形状与分娩是否顺利密切相关。分娩过程中，因产力和重力的作用，加之妊娠期韧带可轻微扩展，产妇骨盆腔稍有扩大，但变化轻微。

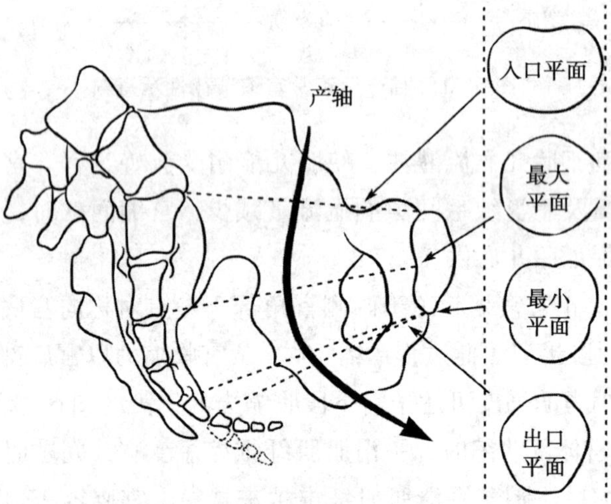

图 6－3　骨盆的各个平面

1. 骨盆入口平面（pelvic inlet plane）　为骨盆腔上口，呈横椭圆形。其前方为耻骨联合上缘，两侧为髂耻缘，后方为骶岬上缘。有 4 条径线（图 6－4）。

（1）入口前后径　又称真结合径。耻骨联合上缘中点至骶骨岬上缘中点的距离，正常值平均 11cm。其长短与胎先露衔接密切相关。

（2）入口横径　左右髂耻缘间的最大距离，正常值平均 13cm。

（3）入口斜径　左右各一。左骶髂关节至右髂耻隆突间的距离为左斜径；右骶髂关节至左髂耻隆突间的距离为右斜径。正常值平均 12. 75cm。

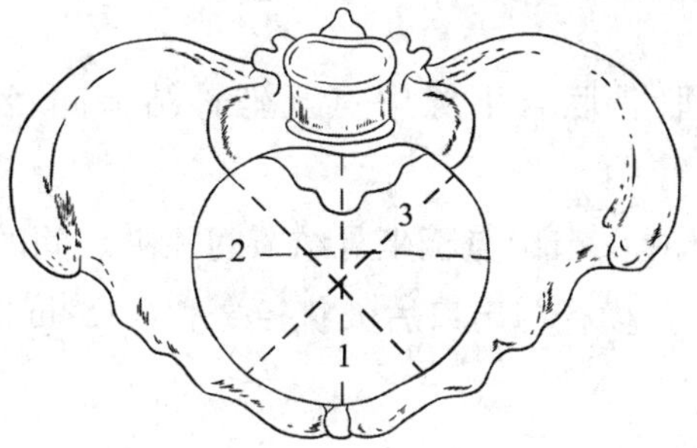

图6－4　骨盆入口平面各径线

1. 前后径；2. 横径；3. 斜径

2. 中骨盆平面（mid plane of pelvis）　为骨盆最小平面，是骨盆腔最狭窄的部分，呈前后径长的纵椭圆形。其前方为耻骨联合下缘，两侧为坐骨棘，后方为骶骨下端。有2条径线（图6－5）。

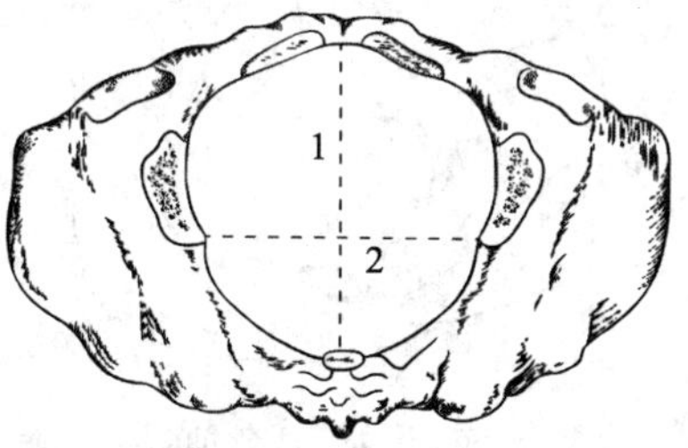

图6－5　中骨盆平面各径线

1. 前后径；2. 横径

（1）中骨盆前后径　耻骨联合下缘中点通过两侧坐骨棘连线中点至骶骨下端间的距离，正常值平均11.5cm。

（2）中骨盆横径　即坐骨棘间径。指两坐骨棘间的距离，正常值平均10cm，其长短与胎先露内旋转关系密切。

3. 骨盆出口平面（pelvic outlet plane）　为骨盆腔下口。由两个不在同一平面的三角形组成。其共同的底边为坐骨结节间径。

前三角平面顶端为耻骨联合下缘，两侧为左右耻骨降支；后三角平面顶端为骶尾关节，两侧为左右骶结节韧带。有4条径线（图6－6）。

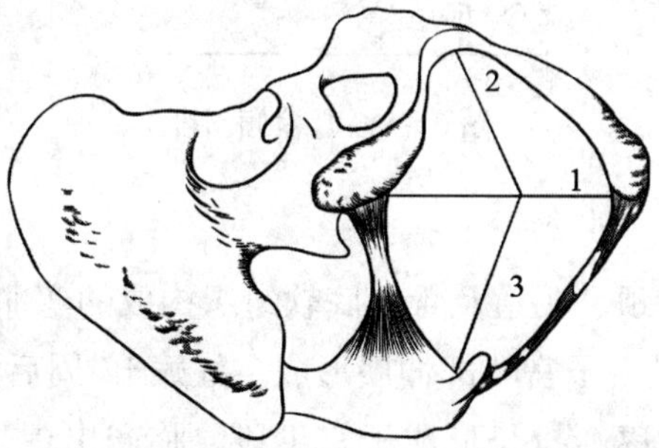

图6－6　出口平面各径线（斜面观）

1. 出口横径；2. 出口前矢状径；3. 出口后矢状径

（1）出口前后径　耻骨联合下缘中点至骶尾关节中点间的距离，正常值平均11.5cm。

（2）出口横径　又称坐骨结节间径。指两坐骨结节末端内缘间的距离，正常值平均 9cm。

(3) 出口前矢状径　耻骨联合下缘中点至坐骨结节间径中点间的距离，正常值平均 6cm。

(4) 出口后矢状径　骶尾关节中点至坐骨结节间径中点间的距离，正常值平均 8.5cm。出口横径小于正常值，但出口横径与出口后矢状径之和 >15cm 时，正常大小的胎头可利用后三角区经阴道娩出。

（二）骨盆轴与骨盆倾斜度

1. 骨盆轴（pelvic axis）　连接骨盆各平面中点的假想曲线，称为骨盆轴。此轴上段向下向后，中段向下，下段向下向前。分娩时，胎儿沿此轴下降（图 6－3 及图 6－7）。

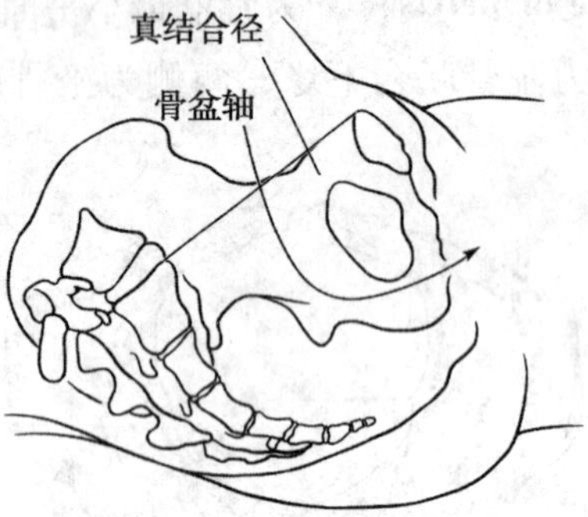

图 6－7　骨盆轴

2. 骨盆倾斜度（inclination of pelvis）　妇女站立时，骨盆入口平面与地平面所形成的角度，一般为 60°。骨盆倾斜度过大，则会影响胎头衔接和下降（图 6－8）。

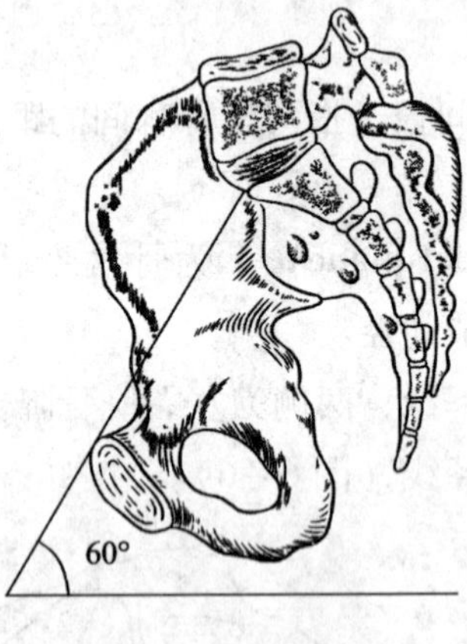

图 6－8　骨盆倾斜度

（三）软产道

软产道指子宫下段、宫颈、阴道及骨盆底软组织构成的弯曲通道。

1. 子宫下段　子宫下段由子宫峡部伸展形成。妊娠 12 周后子宫峡部逐渐扩展，成为宫腔的一部分，至妊娠晚期被逐渐拉长形成子宫下段。临产出现规律宫缩后，子宫下段进一步拉长，可长达 7～10cm，肌壁变薄即形成软产道的一部分（图 6－9）。因子宫肌纤维的缩复作用，临产后子宫体肌壁将随产程的进展，越来越厚，子宫下段肌壁因牵拉越来越薄，因此，在子宫下段与子宫体之间形成环状隆起，称为生理缩复环（physiologic retraction）。正常情况下，此环不易经腹部检查发现（图 6－10）。

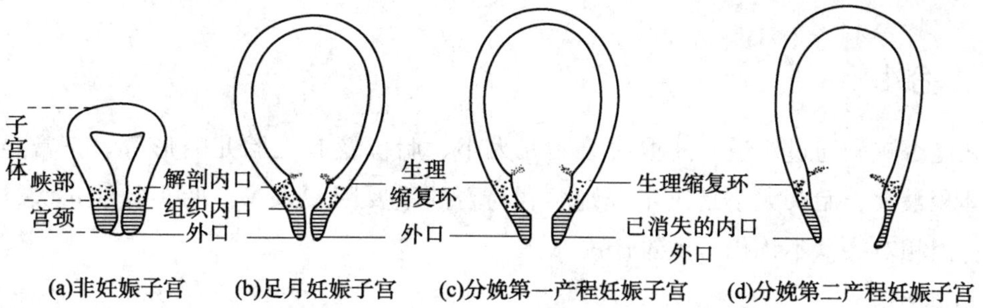

图 6－9　子宫下段形成及宫口扩张

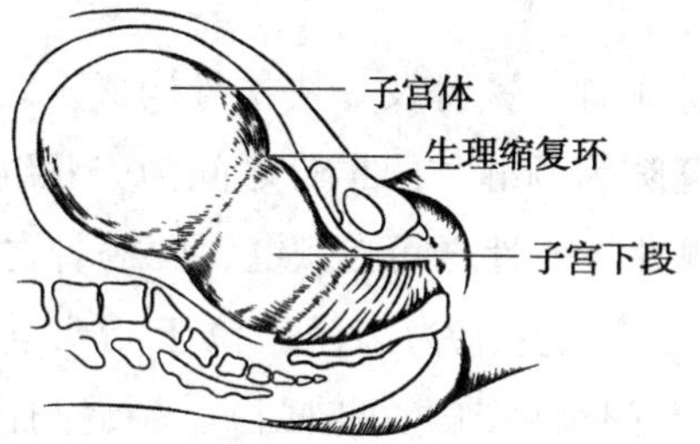

图 6－10　临产后软产道的变化

2. 宫颈管消失及宫颈管扩张

（1）宫颈管消失（effacement of cervix）　临产前，宫颈管一般长 2～3cm，初产妇较经产妇稍长。临产后，规律子宫收缩的牵拉、胎先露下降及前羊水囊压迫使宫颈管呈漏斗状，继之宫颈管逐渐变短至消失。

（2）宫颈管扩张（dilatation of cervix）　临产前，初产妇宫颈外口仅容一指尖，经产妇可容一指。临产后，规律子宫收缩的牵拉、胎先露下降及前羊水囊压迫使宫口不断扩张，直至开全（开大 10cm），可容足月胎头通过（图 6－11）。初产妇宫颈管先消失，后完成宫口扩张；经产妇则多为宫颈管消失与宫口扩张同时完成。

3. 盆底、阴道及会阴的变化　前羊膜囊及胎先露部下降，使阴道上部首先被扩张。破膜后胎先露下降，直接压迫骨盆底，软产道下段即形成一个向前弯的长筒，前壁短后壁长，阴道外口开向前上方，阴道黏膜皱襞展平，进一步使腔道加宽。肛提肌向下及向两侧扩展，肌束分开，肌纤维拉长，会阴体由 5cm 厚变为 2～4mm，以利于胎儿通过。

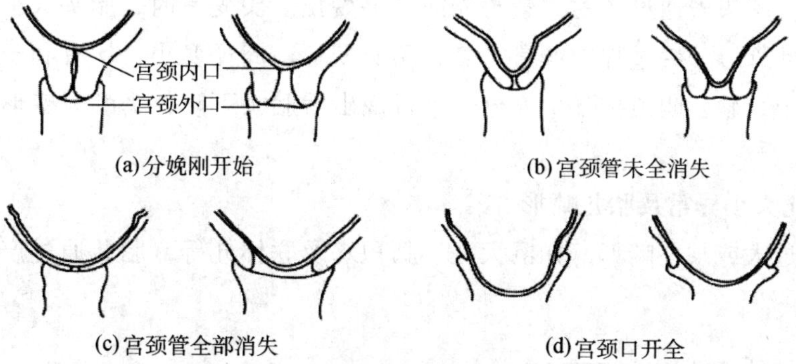

图 6－11　宫颈管消失与宫口扩张步骤

（左图为初产妇，右图为经产妇）

三、胎儿

胎儿能否顺利通过产道，还取决于胎儿大小、胎位及有无胎儿畸形等。正常足月胎儿其胎头体积最大，胎头大小是决定分娩顺利与否的重要因素之一。胎头径线过大，即便骨盆正常，因相对头盆不称仍可致难产。

（一）胎头

1. 颅骨、颅缝及囟门 在分娩过程中，因产道的挤压，颅骨可轻度移位重叠使头颅变形，缩小胎头体积，利于胎头通过。过熟儿胎头偏大，颅骨较硬，胎头不易变形，可致难产。

（1）颅骨 由两块顶骨、额骨、颞骨及一块枕骨构成。

（2）颅缝 颅骨间膜状缝隙为颅缝，两顶骨之间为矢状缝，顶骨与额骨之间为冠状缝，枕骨与顶骨之间为人字缝，颞骨与顶骨之间为颞缝，两额骨之间为额缝。

（3）囟门 两颅缝交界处较大空隙为囟门。位于胎头前方的菱形囟门为前囟（大囟门），位于胎头后方的三角形囟门为后囟（小囟门）。颅缝与囟门均有软组织覆盖，使骨板有一定的活动余地，胎头也有一定可塑性。

2. 胎头径线

（1）双顶径（biparietal diameter，BPD） 为两侧顶骨隆突间的距离，是胎头最大横径，足月儿平均约 9. 3cm

（2）枕额径 为鼻根上方至枕骨隆突间的距离，足月儿平均约 11. 3cm。胎头以此径与骨盆入口衔接。

（3）枕下前囟径 又称小斜径，为前囟中央至枕骨隆突下方间的距离，足月儿平均约 9. 5cm。胎头俯屈后，以此径通过产道。

（4）枕颏径 又称大斜径，为颏骨下方中央至后囟顶部间的距离，足月儿平均约 13. 3cm。

（二）胎位

产道为一纵行管道。纵产式（头先露或臀先露）时，胎体纵轴与骨盆轴相一致，胎儿易通过产道。横产式（肩先露）时，胎体纵轴与骨盆轴垂直，妊娠足月活胎不能通过产道，对母儿威胁极大。

头先露时，胎头先通过产道，较臀先露更易娩出。头先露时，胎头大，硬，可使软产道充分扩张，此外，分娩过程中颅骨重叠，胎头变形、周径变小，均有利于胎头娩出。臀先露时，胎臀小，软，阴道扩张不充分，胎臀娩出后胎头下降，头颅无变形机会，可出现胎头娩出困难。

（三）胎儿大小异常及胎儿畸形

胎儿体积过大或某些畸形，如巨大儿、脑积水及联体儿等，胎儿通过产道困难，导致难产。

四、产妇的精神心理因素

分娩是自然的生理过程，也是一个持久艰难的历程。产妇对自然分娩缺乏信心，甚至持负面认识时，易于临产后出现紧张、焦虑、不安甚至恐惧等精神心理。研究已证实，过度的紧张、焦虑可扰乱机体生理平衡，降低适应力，影响身体健康，同时，可使人体神经内分泌发生变化，交感神经兴奋，释放儿茶酚胺，导致心率加快、血压升高、呼吸急促及气体交换障碍。产程中，则可引起胎儿缺血缺氧，出现胎儿窘迫。此外，不良的产妇精神因素还可导致子宫收缩乏力、宫口扩张缓慢、胎先露下降受阻、产程延长及产妇体力过度消耗，导致产程延长。

第三节　分娩机制

分娩机制（mechanism of labor）指胎儿先露部通过骨产道时一系列适应性的转动，以其最小径线通过产道的全过程。又称为分娩机转。本节阐述左枕前位的分娩机制。

1. 衔接（engagement）　胎头双顶径进入骨盆入口平面，胎头颅骨最低点接近或达到坐骨棘水平，称为衔接（图 6－12），又称入盆。胎头取半俯屈状态，以枕额径进入骨盆入口，胎头枕骨在骨盆左前方。因枕额径大于骨盆入口前后径，故胎头矢状缝位于在骨盆入口右斜径上。经产妇多在分娩开始后完成衔接，初产妇一般在临产前 2 周左右衔接。初产妇临产后胎头仍未衔接者，应警惕头盆不称。

2. 下降（descent）　胎头沿产轴前进的动作称为下降，贯穿于分娩全过程。下降动作呈间歇性，宫缩时胎头下降，间歇时胎头又稍回缩。因宫口扩张及软产道扩张较慢，初产妇胎头下降速度较经产妇慢。临床上将胎头下降程度作为判断产程进展的重要标志。

3. 俯屈（flexion）　胎头以枕额径进入骨盆腔降至骨盆底时，半俯屈的胎头枕部遇肛提肌阻力，因杠杆作用原理，进一步俯屈，胎头下颏靠近胸部，以最小的枕下前囟径，取代较大的枕额径，以适应产道形态。此时，胎头衔接时的枕额周径（平均 34. 8cm）变为枕下前囟周径（平均 32. 6cm）（图 6－13），有利于胎头继续下降。

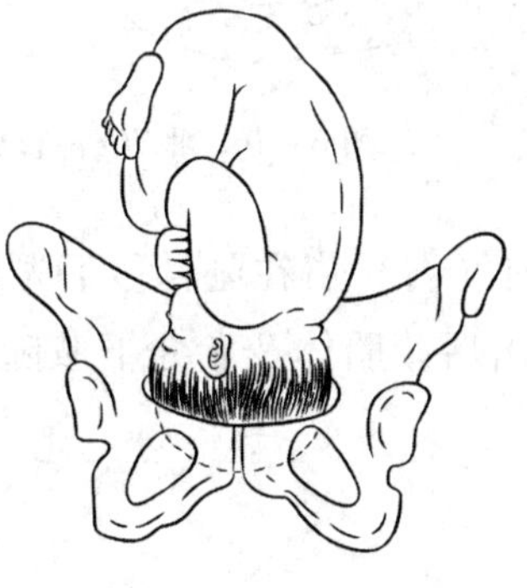

图 6－12　胎头衔接

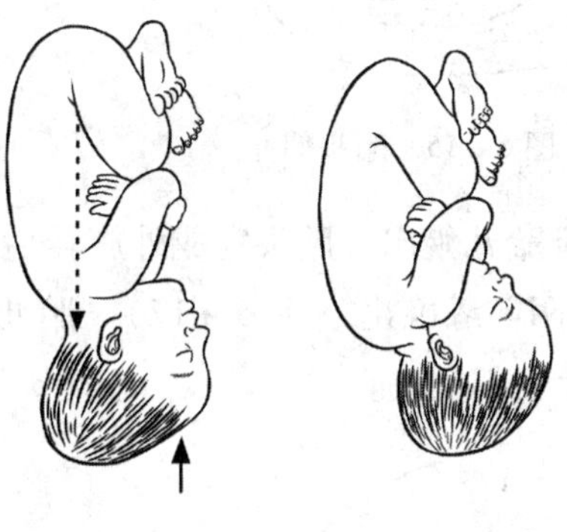

图 6－13　胎头俯屈

4. 内旋转（internal rotation）　胎头枕部到达骨盆底最低位置时，肛提肌收缩将胎头枕部推向阻力小、部位宽的前方，胎头向前（逆时针）旋转 45°，使胎头矢状缝与中骨盆及骨盆出口前后径相一致，称为内旋转（图 6－14）。完成内旋转可使胎头较好适应中骨盆及骨盆出口前后径大于横径的特点，有利于胎头下降。一般于第一产程末完成内旋转。

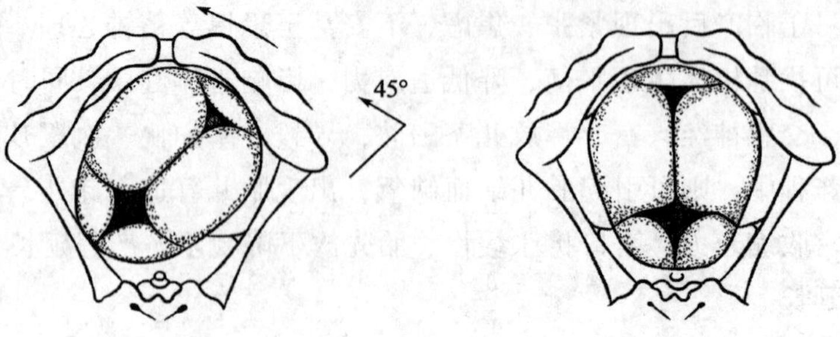

(a)胎头向前旋转45°　　(b)后囟转至耻骨弓下

图6－14　胎头内旋转

5. 仰伸（extention）　胎头下降达阴道外口时，宫缩和腹压继续迫使胎头下降，而肛提肌收缩力又将胎头向前推进。两者共同作用，使胎头沿骨盆轴下段向下向前，胎头枕骨下部达耻骨联合下缘，此时，以耻骨弓为支点，胎头逐渐仰伸，胎头顶、额、鼻、口、颏依次由会阴前缘娩出（图6－15）。

6. 复位及外旋转（restitution）　胎头仰伸时，胎儿双肩径沿左斜径进入骨盆入口。胎头娩出时，胎儿双肩径沿骨盆入口左斜径下降。胎头娩出后，胎头枕部顺时针旋转45°，使胎头与胎肩恢复正常关系，称为复位。胎肩在盆腔内继续下降，前（右）肩向前向中线（顺时针）旋转45°，胎儿双肩径转成与骨盆出口前后径相一致的方向，胎头枕部随之向左（顺时针）旋转45°，以保持胎头与胎肩的垂直关系，称为外旋转（图6－16）。

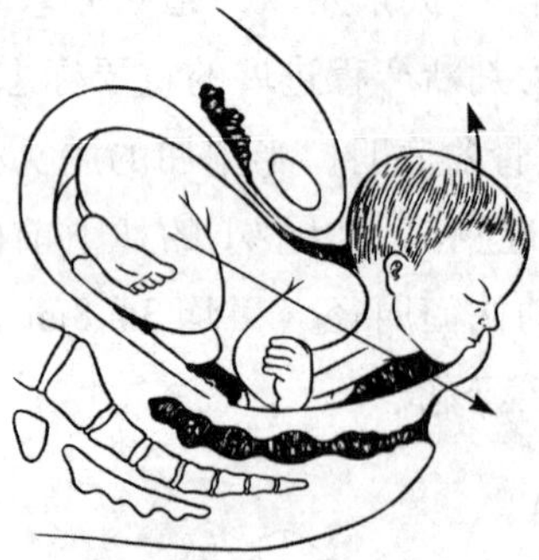

图6－15　胎头仰伸

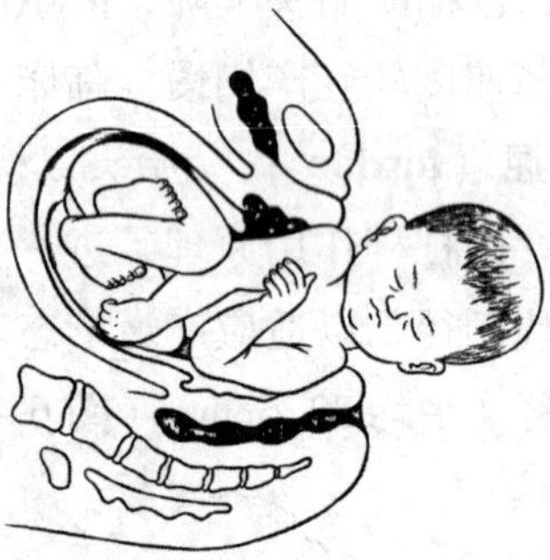

图6－16　胎头外旋转

7. 胎肩及胎儿娩出　胎头完成外旋转后，胎儿前（右）肩在耻骨弓下先娩出，随即后（左）肩从会阴前缘娩出（图6－17）。胎儿双肩娩出后，胎体及胎儿下肢随之顺利娩出，胎儿娩出过程全部完成。

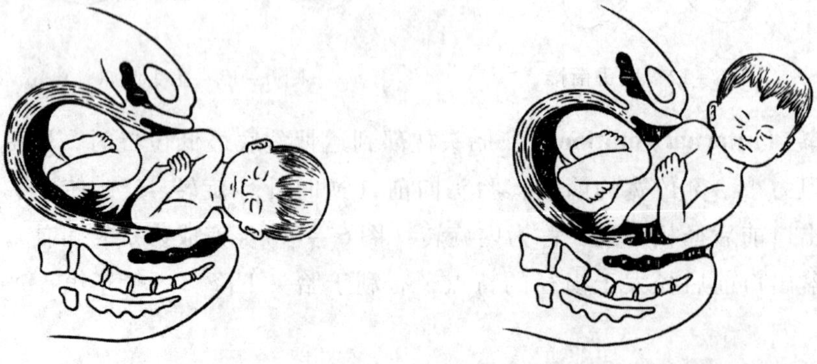

(a)胎儿前(右)肩娩出　　(b)胎儿后(左)肩娩出

图6－17　胎儿肩部娩出

第四节 分娩先兆及分娩分期

一、分娩先兆

孕妇在分娩开始前，出现一些症状，预示着不久将要临产，分娩先兆，又称临产先兆。

1. 假临产（false labor） 在分娩正式发动前，孕妇常出现假临产。特点是：①宫缩持续时间短（<30s）且不规律，间歇时间长，宫缩强度不增加。②宫缩时宫颈不短缩，宫口不扩张。③常在夜间出现，清晨消失。④给予强镇静剂，可抑制宫缩。

2. 胎儿下降感（lightening） 多数孕妇自觉轻松，上腹部较前舒适，进食量较前增多，呼吸较前轻快。与胎先露部入盆，宫底位置下降相关。部分孕妇可出现尿频，与胎先露进入盆腔压迫有关。

3. 少许阴道血性分泌物 俗称见红（show）。大多数孕妇在临产前24～48h内，因宫颈内口附近的胎膜与子宫壁剥离，毛细血管破裂导致少量出血，与宫颈管内黏液栓相混，经阴道排出，称为见红。是分娩即将开始比较可靠的征象。阴道流血量较多，超过平时月经量，应考虑前置胎盘及胎盘早剥等异常出血性疾病。

二、临产的诊断标准

临产（in labor）诊断标准是：出现规律且逐渐增强的子宫收缩，持续30s以上，间歇5～6min，伴进行性宫颈管消失、宫口扩张和胎先露下降。

三、产程及产程分期

总产程（total stage of labor）即分娩全过程，指从开始出现规律宫缩至胎儿胎盘娩出的过程。正常总产程不超过24h，一般分为三个产程。

1. 第一产程（first stage oflabar） 又称宫颈扩张期。指从规律宫缩开始到宫口开全（10cm）。根据宫颈扩张速度的不同，第一产程又分为潜伏期和活跃期。

（1）潜伏期 为宫口扩张的缓慢阶段。初产妇一般不超过20小时，经产妇不超过14小时。

（2）活跃期 为宫口扩张的加速阶段，可在宫口开全至4～5cm即进入活跃期，最迟至6cm才进入活跃期，直到宫口开全（10cm）。此期宫口扩张速度应≥0.5cm/h。

2. 第二产程（second stage oflabar） 又称胎儿娩出期。指从宫口开全至胎儿娩出。初产妇最长不超过3小时，经产妇不超过2小时。

3. 第三产程（third stage oflabar） 又称胎盘娩出期。指从胎儿娩出至胎盘娩出。一般5～15分钟，不超过30分钟。

第五节 分娩期临床经过及处理

分娩是女性人生历程中最为重要的生活事情，在分娩过程中，产妇及胎儿均具有不断适应与调整，以期实现自然分娩的能力。加强分娩期观察，给予产妇必要的照顾与支持，帮助产妇维持良好的生理及心理状态，及时发现异常给予恰当的干预，有利于促进自然分娩，保障母儿安全与健康。

一、第一产程的临床经过及处理

（一）临床表现

1. 规律宫缩 进入产程后，出现伴有疼痛的子宫收缩，持续时间约30s，间歇时间5～6min，宫缩强度弱。随着产程的进展，宫缩持续时间逐渐延长至50～60s，间歇时间缩短至2～3min，强度增加。宫口近开全时，宫缩持续时间可达1min或更长，间歇期仅1～2min。

2. 宫口扩张 宫口在潜伏期扩张速度较慢，进入活跃期后加快。宫口开全时，宫颈边缘消失，子宫下段及阴道形成宽阔筒腔，有利于胎儿通过。行阴道检查或肛诊，可确定宫颈管消失及宫口扩张程度。

3. 胎头下降 胎头下降程度是用以观察判断胎儿能否经阴道分娩的重要指标。行阴道检查或肛查，可明确胎头颅骨最低点的位置，以及协助判断胎方位。

4. 胎膜破裂 又称破膜。胎儿先露部衔接后，将羊水阻断为前后两部分，胎先露前方的羊水，称为前羊水，约100ml。形成的前羊膜囊称为胎胞，宫缩时胎胞楔入宫颈管内，有助于扩张宫口。羊膜腔内压力增加到一定程度时，胎膜则自然破裂，多发在宫口近开全时。

（二）第一产程的观察及处理

1. 评估产妇全身情况

（1）询问产妇妊娠经过，全面复习产前检查资料。包括：①姓名、年龄、身高、体重、职业、文化程度、营养状况、既往病史、过敏史、月经史和婚育史等。②本次妊娠经过，包括末次月经、预产期、孕早期有无感冒及接触有害物质等。③产妇孕期有无腹痛及阴道出血等情况。④产妇孕期的检查情况及辅助检查结果，特别是近期产检结果。⑤了解经产妇既往生育方式，有无剖宫产或难产等。

（2）判断产妇一般情况 测量生命体征并判断重要脏器功能。

（3）了解产妇对分娩的认识和态度，有无自然分娩信心，或现存的不良情绪。

2. 观察子宫收缩 良好的宫缩是产程顺利进展的保证。

（1）直接观察法 助产人员将手掌放于产妇腹壁上，结合产妇自述及表情，观察子宫体舒缩情况。宫缩时，宫体部隆起变硬，产妇述腹痛，表情痛苦。间歇期，宫壁松弛变软，产妇述腹痛减轻，表情自然。连续观察2～3次宫缩，掌握其规律，并记录宫缩持续时间、间歇时间及强度。

（2）电子监护 利用胎儿监护仪器记录宫缩曲线，分别标记宫缩强度、频率和每次宫缩持续时间，是反映宫缩的客观指标。包括外监护和内监护两种。外监护临床最常用，适用于第一产程任何阶段。将宫缩压力探头固定在产妇腹壁宫体近宫底部（宫底下方2～3横指处），连续描记20～40min。内监护较少用，适用于胎膜已破、宫口扩张1cm及以上，将内电极固定在胎儿头皮上，测定宫腔静止压力及宫缩时压力变化，羊膜腔内插入的塑料导管，导管内充满液体，外端连接压力探头记录宫缩产生的压力，其结果较外监护准确，但有宫腔内感染、电极导致胎儿头皮损伤的缺点，临床较少使用。

3. 观察胎心 胎心是判断胎儿宫内安危的重要指标。加强胎心观察，有利于及时判断有无胎儿窘迫。

（1）听诊器听取　普通听诊器、木制胎心听诊器和电子胎心听诊器（多普勒胎心仪）等听诊器均可从产妇腹部直接闻及胎心。目前临床上现常使用电子胎心听诊器，以便医护人员和产妇同时听到胎心。具体方法：根据胎位找出胎心听诊最佳部位，于两次宫缩间歇时听胎心。每次听诊 1min。潜伏期每隔 1～2h 听胎心一次，活跃期、宫缩较频时，每 15～30min 听胎心一次。听诊时除判断胎心率外，还应注意观察胎心律及胎心音强弱变化。

（2）胎儿监护仪监护　多用外监护描记胎心曲线。此法不仅可获得每分钟胎心率，还能分辨胎心率变异、瞬间变化及其与宫缩、胎动的关系，能较客观地判断胎儿宫内安危状态。具体方法：将胎心音探头固定于产妇腹部胎心听诊最佳部位，连续观察记录。一般情况下，每隔 10～15min 对胎心监护曲线进行评估，宫缩频繁时每隔 5min 评估 1 次。

4. 观察宫口扩张及胎头下降　行阴道检查或肛查进行判断。

（1）宫口扩张　潜伏期宫口扩张速度较慢，平均 2～3h 扩张 1cm。活跃期宫口扩张速度加快，从宫口开大 3～4cm 到宫口开全（10cm）约需 4h。目前国际上倾向于将宫口扩张 4cm 作为活跃期的起点，且不主张在 6cm 前过多干预产程。

（2）胎头下降　以胎头颅骨最低点与坐骨棘平面关系标明胎头下降程度。颅骨最低点坐骨棘平面为“0”水平，其上为负，其下为正，即棘上 1cm 为“－1”，其下 1cm 为“＋1”，依此类推。潜伏期胎头下降不显著，活跃期下降加速，平均下降 0.86cm/h。胎儿先露高低是判断分娩难易的有效指标（图 6－18）。

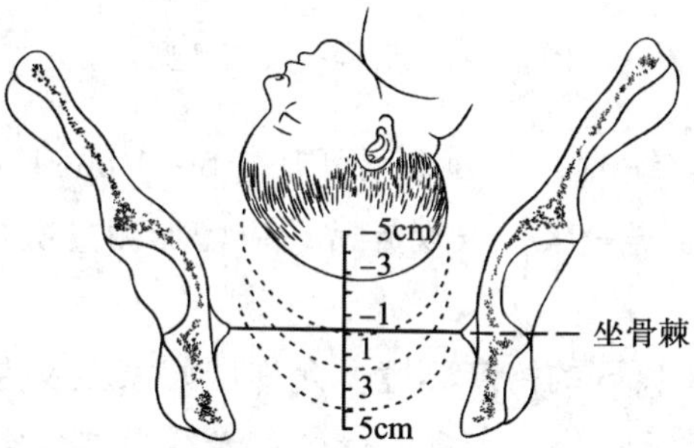

图 6－18　胎头高低判定

5. 观察破膜情况　胎膜多在宫口临近开全时自然破裂，前羊水流出。一旦发生胎膜破裂，应立即协助产妇取卧位（一般取左侧卧位）且立即听取胎心，并观察羊水性状和流出液体量，观察有无宫缩，此外，须记录破膜时间。

6. 阴道检查　必须在严格消毒外阴后进行。行阴道检查，检查者可直接触清宫口四周边缘，准确判断宫颈管消退、宫口扩张、胎膜破否、胎先露部及高低等情况。头先露时，还可扪清胎儿矢状缝及囟门，以判断确定胎方位。行阴道检查，产妇不适感较肛查轻，感染概率低，目前阴道检查已有取代肛门检查的趋势。出现宫口扩张及胎头下降程度不明、疑有脐带先露或脐带脱垂、轻度头盆不称经试产 4h，产程进展缓慢时，阴道检查尤为重要。

7. 肛门检查　行肛门检查，检查者可了解宫颈软硬度及厚薄、宫口扩张程度、是否破膜以及骨盆大小，确定胎方位以及胎头下降程度。肛查方法：产妇仰卧，两腿屈曲分开，检查前用消毒纸覆盖阴道口避免粪便污染。检查者右手示指戴指套，蘸润滑剂伸入直肠内，拇指伸直，其余各指屈曲。示指向后触及尾骨尖端，了解尾骨活动度，再触摸两侧坐骨棘是否突出并确定胎头高低，然后用指端掌侧探查宫口，摸清其四周边缘，判断宫颈管消退和宫口扩张情况。宫口近开全时仅能摸到宫口边缘，宫口开全时摸不到宫口边缘。未破膜者在胎头前方可触到有弹性的胎胞，已破膜者可触到胎头。无胎头水肿时，还能扪清颅缝及囟门位置，有助于确定胎方位。

8. 绘制产程图 产程观察过程中，及时绘制产程图，用图形及曲线直观反映产程进展情况。绘制方法：将每次检查的宫口开大、先露下降、胎心计数结果，记录在产程图相应坐标点上，把相邻两次记录宫口开大和先露高低标点用“红”和“蓝”两色曲线相连，即可绘制完成产程图。产程图可根据宫大开大曲线与先露下降曲线的关系，分为平行型产程图和交叉型产程图（图6－19）。

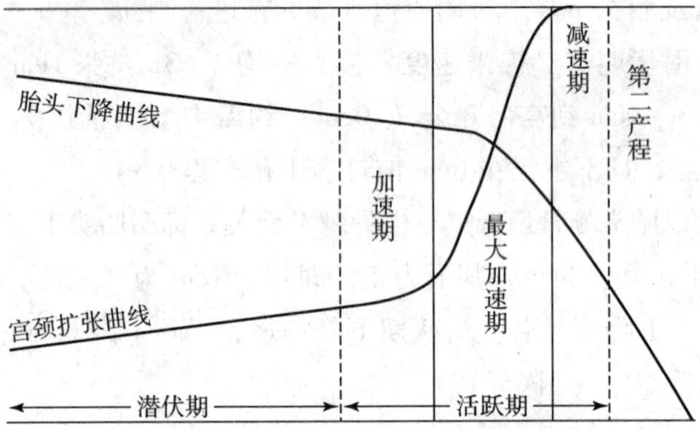

图6－19 产程图（交叉型）

9. 血压和脉搏监测 宫缩时，产妇血压可升高5～10mmHg，间歇期恢复。第一产程须每隔4～6h测量血压和脉搏一次，发现异常，应增加测量次数并给予相应处理。

（三）照顾与支持

1. 鼓励陪伴分娩，提供良好的待产环境 允许产妇家人及专业导乐人员全程陪伴，给予心理支持和生活照顾。建家庭化待产室，待产室光线自然，空气新鲜，温湿度适宜。助产人员态度温和。

2. 饮食 鼓励产妇在宫缩间歇时多次、少量进食，进食高热量、易消化的清淡及食物，摄入足够水分。必要时记录出入量，摄入量不足可考虑静脉补液支持，以保证产妇体力。

3. 活动 无异常产科情况时，鼓励产妇下床活动，分散对疼痛的注意力，有助于加速产程进展。

4. 排尿与排便 鼓励产妇每2～4h排尿一次，排空膀胱，有利于胎头下降。注意评估有无膀胱充盈及排尿困难等情况，产妇出现排尿困难时须给予诱导排尿，必要时给予导尿。初产妇宫口扩张<4cm，经产妇<2cm时，可行温肥皂水灌肠，既能清除粪便避免分娩时排便污染，又能通过反射作用刺激宫缩加速产程进展。胎膜早破、阴道流血、胎头未衔接、胎位异常、瘢痕子宫、宫缩强估计1h内分娩及患严重心脏病等情况时不宜灌肠。

5. 开展非药物性无痛分娩指导 耐心指导产妇，专心积极分娩，根据宫缩情况，进行呼吸节律的调整、放松，打消不安和恐惧的心理。

6. 清洁卫生 临产后，产妇因宫缩阵痛常出汗较多，同时，阴道分泌物也明显增多，甚至出现血性分泌物，产妇自觉不适。应及时给予清洁护理，如擦汗、更衣及更换会阴垫等，必要时给予会阴擦洗或冲洗。

知识链接

“爱母分娩行动” 的十点措施

1. 为所有产妇提供分娩的陪伴者。

2. 为公众提供和普及有关产时服务的操作和程序（包括干预措施的方法和后果）等知识。

3. 提供适合当地风俗文化的监护。

4. 为临产妇提供自由走动和活动的场所，同意产妇自由选择体位，不提倡采用平卧位或膀胱截石卧位。

5. 在加强各级妇幼保健机构以及社区服务方面，有明确的规定和程序，以提供良好的围生保健服务。

6. 不宜常规使用缺乏科学依据的操作，如剃毛、灌肠、静脉滴注、禁食、早期人工破膜、电子监护等。其他干预措施应有一定限制，如为引产或催产使用的滴缩宫素率≤10%；会阴切开率≤20%，争取≤5%；社区医院剖宫产率≤10%，接收高危的医院剖宫产率≤15%；剖宫产史后阴道分娩率≥60%，争取≥75%。

7. 教育医务人员用非药物性镇痛，不鼓励使用镇痛剂和麻醉。

8. 鼓励所有母亲和家庭，包括那些有病、早产及有先天性问题的婴儿，情况许可下都要接触、搂抱、母乳喂养和照顾自己的孩子。

9. 不主张非宗教性的男婴包皮环切。

10. 力争达到 WHO/UNICEF 倡导的促进母乳喂养成功的十点措施。

二、第二产程的临床经过及处理

（一）临床表现

宫口开全后，胎膜大多自然破裂。破膜后，宫缩常暂时减轻，甚至停止，产妇略感舒适。随后宫缩重现，且较前增强，每次持续 1min 或更长，间歇 1～2min。胎头下降至骨盆出口时压迫盆底组织时，产妇出现排便感，不自主地向下屏气。

随产程进展，会阴体膨隆和变薄，肛门括约肌松弛。宫缩时，胎头露出于阴道口，宫缩间歇期，胎头又缩回阴道内，称为胎头拨露（head visible on vulval gapping）。经几次胎头拨露后，胎头双顶径越过骨盆出口，宫缩间歇时胎头不再回缩，称为胎头着冠（crowning of head）（图 6－20）。此时，会阴极度扩张，胎头内旋转完成，胎头的枕骨于耻骨弓下露出，胎头仰伸，胎儿额、鼻、口及颏部相继娩出。胎头娩出后，胎头复位及外旋转，随后前肩、后肩和胎体很快顺利娩出，最后羊水随之涌出，第二产程结束。产妇自觉轻快。经产妇的第二产程短，有时仅需几次宫缩即可完成上述动作。

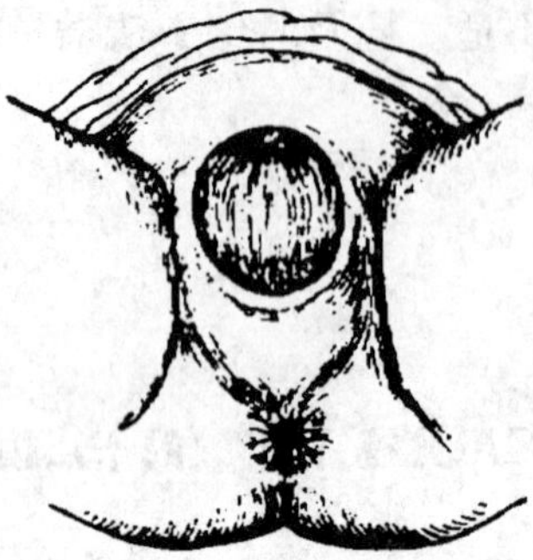

图6－20　胎头着冠

（二）第二产程的观察及处理

1. 密切监测胎心　第二产程宫缩频而强，须密切监测胎儿有无急性缺氧。每5～10min听一次胎心，有条件时可用胎儿监护仪监测。发现胎心减慢，应立即采取措施，尽快结束分娩。

2. 观察宫缩及先露　观察子宫收缩频率及强度，注意胎头下降程度，注意有无强直性子宫收缩和病理性缩复环。发现异常应紧急处理。

3. 监测生命体征　严密监测产妇的血压、心率及呼吸等，重视产妇主诉。观察是否存在无明原因的寒战、心率加快及胸闷憋气等症状。发现异常及时检查处理。

4. 指导产妇屏气用力　正确使用腹压是保证第二产程顺利进展的关键。宫缩时，产妇屏气，腹肌和肛提肌收缩可增强腹压，促进产程进展。宫缩间歇，产妇呼气并放松全身肌肉，以保持体力。屏气方法：产妇仰卧，两腿屈曲，双足蹬于产床两侧踏板，双手拉住产床两边的把手，产妇自觉宫缩开始时，立即用力深吸气，屏住，产妇腰部紧贴产床，稍抬起上身，如排便样向会阴部用力。

5. 接产准备　初产妇宫口开全、经产妇宫口开大4cm且宫缩规律有力时，须安排产妇进入产房，做好接产准备工作。

（1）用物准备　包括氧气、吸引器、急救物品、药品；接产用物、用药；婴儿辐射保暖台、新生儿急救物品及药品等。设施设备完好，物品及药物均在有效期内。

（2）产妇准备　产妇仰卧于产床上，两腿屈曲分开，露出外阴部，将便盆放于产妇臀下行外阴清洁与消毒。具体步骤是：①用清水冲洗净外阴部的黏液、分泌物及粪便，顺序为从外向内，从上至下。②用消毒棉球蘸肥皂水擦洗外阴部。③用温开水冲掉肥皂液。冲洗前用消毒干棉球住阴道口，防止冲洗液流入阴道。④用干棉球或干纱布擦干外阴部，顺序同前。⑤取出阴道口棉球，撤下臀下便盆。⑥铺清洁会阴垫于臀下。⑦用0.5%碘伏消毒，自然干燥后消毒第2遍（图6－21）。顺序是小阴唇、大阴唇、阴阜、大腿内上1/3、会阴及肛门周围。

（3）接产者准备　按无菌操作常规行外科手消毒。打开产包，铺好消毒巾。穿手术衣、戴无菌手套，准备接生。

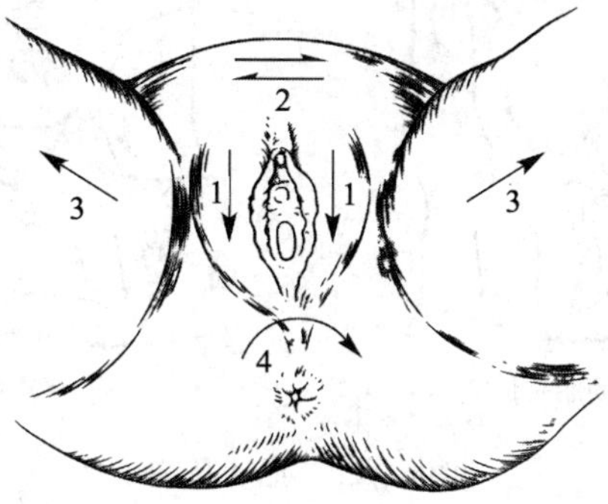

图6－21　会阴消毒

6. 接生

（1）评估　接产前评估产妇合作程度、胎儿大小、产程进展及会阴条件等。会阴水肿、会阴过紧、缺乏弹性、耻骨弓过低、胎儿过大、宫缩过强时易造成会阴撕裂。接产者在接产前要做出正确判断，明确有无会阴切开术指征。

（2）接产要领　协助胎头俯屈，使胎头以最小径线（枕下前囟径）在宫缩间歇时缓慢通过阴道口，正确保护会阴防止裂伤。

（3）接产步骤　①保护会阴。胎头拨露，阴唇后联合紧张时，开始保护会阴，直至胎儿双肩娩出。接产者站在产妇右侧，在会阴部铺盖无菌巾，接产者右肘支在产床，右手拇指与其余四指分开，两侧鱼际肌紧贴会阴部，掌心正对会阴体。宫缩时，接生者右手向前向上托压，左手按压胎先露，协助胎头俯屈。宫缩间歇时，保护会阴的右手稍放松，避免压迫过久过紧引起会阴水肿。②助娩胎头（图6－22）。胎头枕部在耻骨弓下露出时，接手者右手持续用力托压，左手控制胎头仰伸速度，同时根据宫缩情况指导产妇用力，宫缩强，嘱产妇哈气，无宫缩，则指导产妇稍向下屏气，避免胎头娩出过快，造成会阴撕裂。胎头娩出发现脐带绕颈1周且较松时，可用手将脐带沿胎肩上推或从胎头退下。脐带绕颈过紧或绕颈2周及以上，应快速松解脐带，立刻用两把血管钳夹住一段脐带从中间剪断，注意勿伤及胎儿颈部（图6－23）。③清理呼吸道。胎头娩出后，接生者须立即徒手清理胎儿呼吸道，方法：接生者左手拇指与四指分开，分别置于胎儿鼻根和颈部，稍用力，向下颏方向挤压，将口鼻腔内的黏液和羊水挤出。④协助胎头复位及外旋转。顺势协助胎头复位及外旋转，使其双肩连线位于骨盆出口的前后径上。⑤助娩胎肩及胎体。接产者左手在上，向下轻压胎儿颈部，协助前肩从耻骨弓下娩出，将左手移至后肩处，上托胎颈，使后肩从会阴前缘缓慢滑出（图6－24）。双肩娩出后，右手停止保护会阴，接生者双手协同握紧胎儿胸背部，保持胎儿侧位以利于胎体及下肢娩出。⑥断脐。距离胎儿脐带根部15～20cm处，用两把止血钳夹位脐带，用脐带剪剪断脐带。取弯盘，将与胎盘相连端脐带部分连同止血钳放入，置于阴道口处。

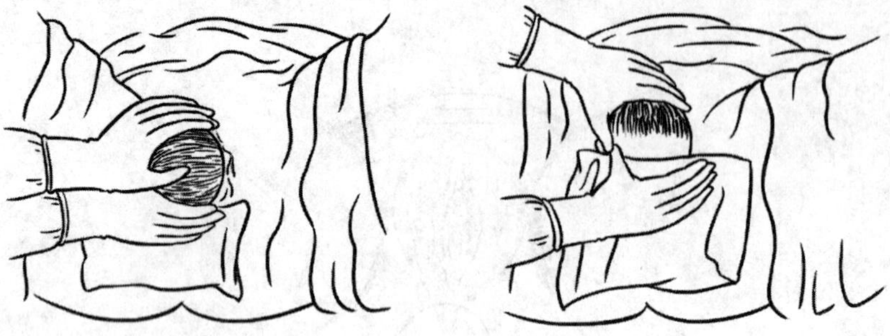

(a)保护会阴协助胎头俯屈　　(b)协助胎头仰伸

图 6－22　胎头娩出

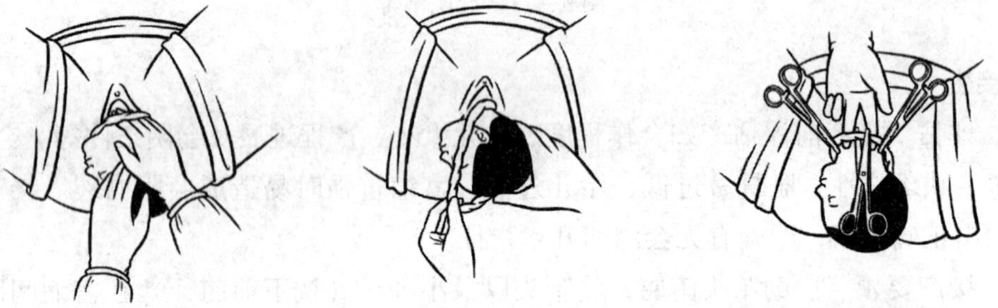

(a)将脐带顺胎肩上推　　(b)将脐带从胎头退下　　(c)用两把血管钳夹住一段脐带从中间剪断

图 6－23　脐带绕颈处理

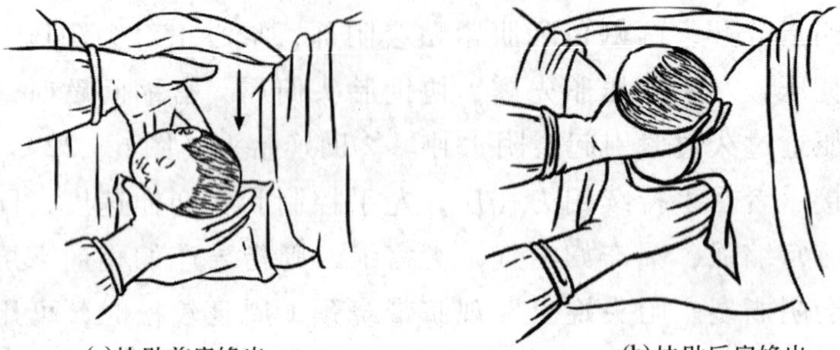

(a)协助前肩娩出　　(b)协助后肩娩出

图 6－24　胎肩娩出

（三）照顾与支持

1. 提供良好的分娩环境　建家庭化产房，温湿度适宜，私密温馨。尊重产妇及家属意愿，酌情安排产妇家人陪产。助产人员应全程给予产妇心理支持和生活照顾。

2. 饮食　鼓励产妇在宫缩间歇时饮水，补充水分，也可少量进食高热量食物，以保证产妇体力。

3. 选择适宜体位，促进舒适　目前，国内产房多数仍指导产妇取仰卧膀胱截石位，以方便会阴保护。但已有产房开始鼓励产妇取自由体位，或根据分娩进展，合理运用重力作用原理，兼顾会阴保护，采用半卧位结合适时膀胱截石位等以促进舒适。

4. 有效实施无痛分娩　持续给予无痛分娩指导，必要时行药物镇痛。

知识链接

WHO 对产时服务技术的分类

WHO 对近 10 年来世界各国产时服务技术方面的研究进行了总结，将目前常用的措施分为四大类。

（1）有用的、应鼓励使用的，如陪伴分娩、自由体位、非药物性镇痛等。

（2）无效的或有害的应废弃的措施，如灌肠、剃毛、肛查、平卧分娩、常规补液。

（3）常用但不适宜的措施，如限制饮食、全身性药物镇痛、胎儿电子监护、缩宫素滴注、会阴切开等。

（4）需要进一步研究的，如第一产程常规早破膜、分娩时宫底加压等。

三、第三产程的临床经过及处理

（一）临床表现

1. 宫缩再现 胎儿娩出后，宫缩减弱停止，宫底降至脐平，产妇略感较松。约几分钟后，宫缩再现，产妇述腹痛，检查发现子宫体质硬。

2. 胎盘剥离 胎儿娩出，宫腔容积缩小，加之宫缩的缩复作用，宫腔容积不断缩小，宫腔表面积减少，但胎盘面积不能缩小，故胎盘与子宫壁发生错位，血管断裂出血形成胎盘后血肿，导致胎盘从附着处剥离。子宫继续收缩，剥离面积继续扩大，直至胎盘完全剥离而娩出。

胎盘剥离的征象：①宫体变硬，呈球形，宫底升高达脐上（图 6－25 及图 6－26）。②阴道口外露的脐带自行延长。剥离的胎盘降至子宫下段，脐带向下延长。③阴道少量出血。④按压子宫下段，宫底上升，但外露的脐带不再回缩。最重要的征象。检查方法：接产者左手置于在产妇耻骨联合上方，有手掌尺侧轻压子宫下段。

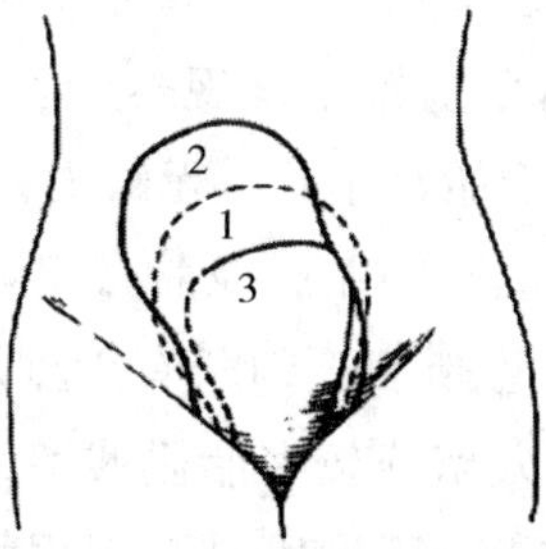

图 6－25 胎儿娩出后子宫底高度

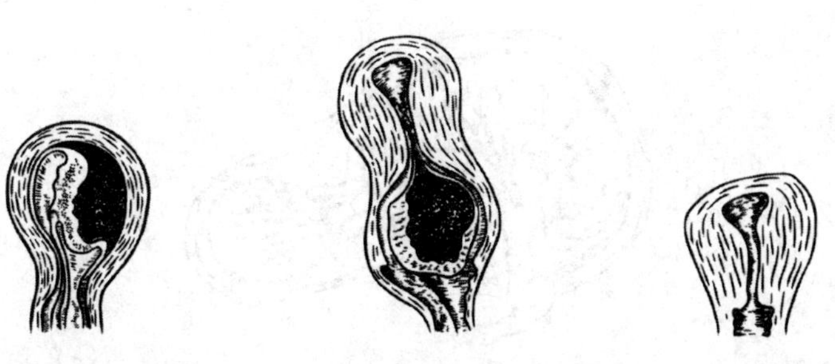

(a)胎盘剥离开始　(b)胎盘降至子宫下段　(c)胎盘娩出后

图 6－26 胎盘剥离时及娩出后子宫的形状

胎盘剥离及排出方式：①胎儿面娩出式（Schultze mechanism）。多见，胎盘从中央开始剥离，而后向周围剥离，其特点为胎盘胎儿面先排出，随后见少量阴道流血。②母体面娩出式（Duncan mechanism）。少见，胎盘从边缘开始剥离，血液沿剥离面流出，其特点为胎盘母体面先排出，胎盘排出前先有较多量阴道流血。

（二）第三产程的观察与处理

1. 新生儿出生处理（详见本章第六节）。

2. 协助胎盘娩出 正确处理胎盘娩出，能够减少产后出血的发生。

（1）确定胎盘已完全剥离 接产者首先观察有无胎盘剥离征象，严禁在胎盘尚未完全剥离时，用力按揉、下压宫底或牵拉脐带，以免导致胎盘剥离不全或拉断脐带，甚至造成急性子宫翻出。

（2）牵拉脐带，助娩胎盘 确认胎盘已完全剥离后，于宫缩时，用左手握住宫底并稍用力按压宫体，同时，用右手小幅度、缓慢向外轻拉脐带。胎盘下降至阴道口时，接产者用双手捧住胎盘，顺一个方向旋转胎盘，使之缓慢向外娩出，协助胎盘胎膜完整剥离排出（图6－27）。发现胎膜出现断裂时，可用血管钳夹住断裂上端的胎膜，再继续沿原方向旋转，直至胎膜完全排出。

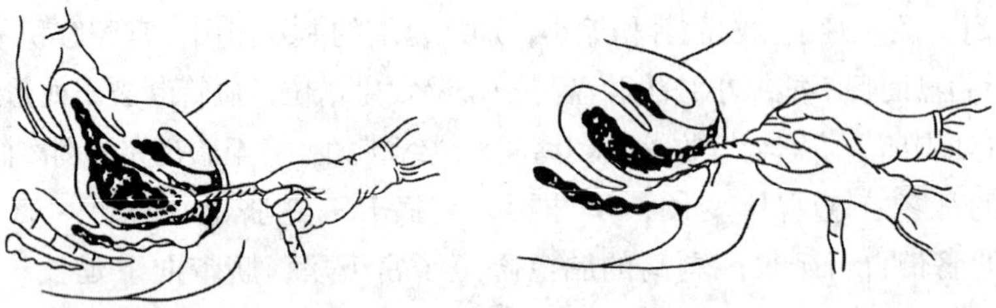

图6－27 协助胎盘胎膜娩出

（3）按摩子宫 确认胎盘胎膜完全排出后，按摩子宫，促进其收缩以减少出血。

3. 检查胎盘、胎膜及脐带 将胎盘铺平，观察胎膜的完整性。测量胎盘大小及厚度，初步估量其质量，检查母体面，查看胎盘小叶有无缺损，表面有无钙化、梗死及小叶缺损。提起胎盘，使胎膜自然下垂，观察胎盘、胎膜及脐带整体情况，判断胎膜完整性及破口的位置，检查胎盘胎儿面边缘有无血管断裂，判断有无副胎盘（succenturiate placenta）（图6－28）。怀疑有副胎盘、胎盘小叶残留或较多胎膜残留，应立即行清宫，一般常按无菌操作要求，行徒手清宫以取出残留组织。手取困难，则用大号刮匙清宫。注意脐带长度、粗细、有无打结等情况。

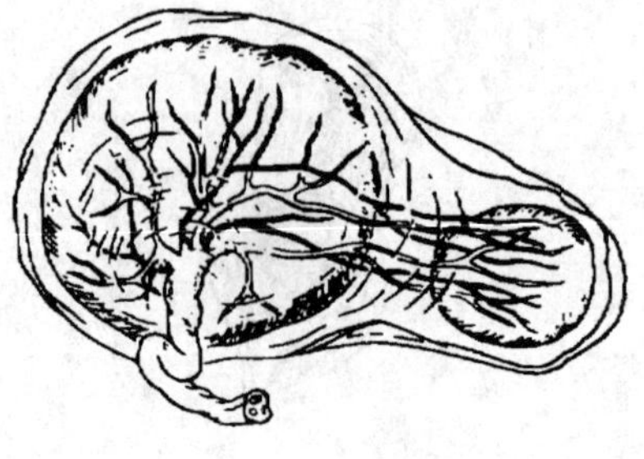

图6－28 副胎盘

4. 检查软产道　胎盘娩出后，仔细检查会阴、小阴唇内侧、尿道口周围、阴道、阴道穹隆及宫颈有无裂伤或血肿。发现裂伤应立即缝合，出现血肿时，应根据其大小给予适宜处理。

5. 预防产后出血　正常分娩阴道流血量一般不超过300ml。有产后出血高危因素的产妇，如产后出血史、分娩次数≥5次、多胎妊娠、羊水过多、巨大儿或滞产等者，可于胎儿前肩娩出后，立即给予缩宫素，促使子宫收缩，加快胎盘剥离减少出血。胎盘未完全剥离而出血较多时，应行手取胎盘术（图6－29）。第三产程超过30min，胎盘仍未排出，无论出血多少，均应立即处理。

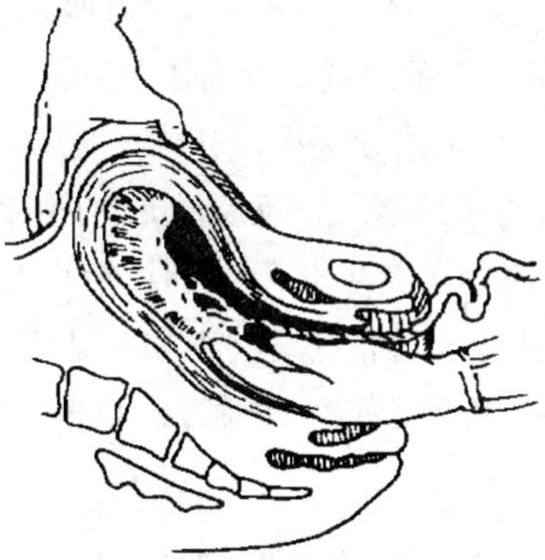

图6－29　手取胎盘术

（三）照顾与支持

1. 加强沟通，促进产妇保持信心和愉快心情　及时告诉产妇新生儿情况及产程进展情况，鼓励产妇积极配合。发生新生儿不良情况时，暂缓通知产妇。

2. 饮食　满足产妇进食需求，鼓励补充水分及进食少量高热量食物，以促产妇恢复。

3. 活动及休息　产房留观2h，嘱产妇卧床休息。保持环境安静，注意保暖。

4. 清洁卫生　应及时给予清洁护理，如擦汗及更衣，提高舒适度。

第六节　新生儿出生处理

一、清理呼吸道

胎儿娩出后，迅速挤出或吸除口鼻腔的黏液。同时，擦干新生儿身体黏液并注意保暖。确认呼吸道通畅，新生儿仍未啼哭时，可轻拍新生儿足底或轻抚新生儿后背下。新生儿大声啼哭后即可结扎脐带。

二、结扎脐带

有多种方法。目前国内产房基本以气门芯结扎法取代了传统的粗棉线结扎法。用两把血管钳钳夹脐带，脐根部两钳相隔2cm，在其中间剪断，在距脐根0.5～1cm处，气门芯结扎胶带，在结扎线外0.5cm处剪断脐带，挤出残端血液，用0.5%碘伏溶液或75%乙醇溶液消毒脐带断面，待自然风干后，以无菌纱布包裹覆盖，再用脐带布包扎。结扎脐带时的注意事项：①脐带既要扎紧防止出血，又要避免用力过猛造成脐带断裂。②消毒药液不可接触新生儿皮肤，以免皮肤灼伤。③处理脐带时应注意新生儿保暖。④严格无菌操作，避免操作者的双手触碰脐带断端。

三、新生儿阿普加评分（Apgar score）

1. 标准　判断新生儿窒息及严重程度有多种方法。目前国内普遍采用新生儿阿普加评分法。该评分法以出生后1min内新生儿的心率、呼吸、肌张力、喉反射及皮肤颜色5项体征为依据，每项为0～2分，满分为10分（表6－1）。新生儿得分8～10分，属正常新生儿，4～7分为轻度窒息，又称青紫窒息，需采取清理呼吸道、人工呼吸、吸氧等措施。0～3分为重度窒息，又称苍白窒息，提示缺氧严重需紧急抢救。缺氧较严重的新生儿，应在出生后5min、10min时再次评分，直至连续两次评分均>8分。

2. 意义　1min评分是出生当时的情况，反映胎儿宫内的情况安危状况，5min及以后评分反映复苏效果，与预后关系密切。新生儿阿普加评分以呼吸为基础，皮肤颜色最灵敏，心率为生命最终消失的指标。新生儿病情恶化，其临床表现变化出现的先后顺序为：皮肤颜色、呼吸、肌张力、反射至心率。复苏有效则为：心率、反射、皮肤颜色、呼吸至肌张力。肌张力恢复越快，预后越好。

表6－1　新生儿阿普加评分法

体征	0分	1分	2分
心率	无	<100次/分	≥100次/分
呼吸	无	慢，不规律	规则，啼哭
肌张力	瘫软	四肢稍曲	活动活跃
喉反射	无反应	皱眉	哭声响亮
皮肤颜色	青紫、苍白	身体红润，四肢青紫	全身红润

四、其他处理

1. 填写新生儿出生记录　包括母亲姓名、新生儿性别、出生时间、新生儿体检结果等。擦净新生儿足底胎脂，打新生儿足印及产妇拇指印于新生儿病历上。

2. 新生儿体格检查及记录　测新生儿身长、体重及头围。观察新生儿四肢活动情况，有无明显畸形，如颜面部畸形、手指或足趾畸形、生殖器畸形及泌尿道畸形等，观察男婴睾丸是否降至阴囊，女婴则注意观察大小阴唇发育情况。将检查结果及时记录于新生儿病历上。

3. 系新生儿手腕带　准确填写新生儿性别、体重、出生时间、母亲姓名及床号于手腕带上，系于新生儿左手。

4. 实施母婴皮肤接触，早吸吮早开奶　无母婴分离指征时，新生儿出生后30min内应帮助母婴直接皮肤和目光接触，开始第一次的乳房吸吮，促进母婴情感交流，促进母乳喂养。

第七节　陪伴分娩及分娩镇痛

一、陪伴分娩

分娩过程中的疼痛、活动不便以及在陌生的待产室及产房待产分娩所带来的担心、害怕、无助及恐惧等均可使产妇紧张、焦虑、恐惧。调整及改善这些不良情绪不仅有赖于产妇自身的努力，更有赖于家庭成员及产科工作者支持和照顾。

1. 陪伴分娩的人员　可为产妇的丈夫、母亲及姐妹等家人；有分娩经验或受过陪伴分娩培训的妇女；专业的助产人员等。

2. 陪伴分娩的作用　给予产妇精神上的安慰和鼓励，生活上的协助和照顾，使产妇在整个分娩过程中保持良好的心理和生理状态，促进有效宫缩，提高自然分娩率。陪伴人员帮助产妇消除紧张、焦虑和恐惧等不良情绪和心理。鼓励产妇积极应对分娩过程，降低应激反应程度。调动产妇潜能，消除产妇的孤独感，增加安全感。接受过陪伴分娩专业训练能更好完成各项工作，更加专业地讲解分娩过程和应对方法，在产程的不同阶段正确指导产妇应对和配合。

二、分娩镇痛

（一）分娩疼痛的产生

疼痛主要来自子宫收缩、宫颈扩张、盆底组织受压、阴道扩张及会阴伸展等，局部刺激经感觉神经传导至胸 11 ~ 骶 4 脊神经后，经脊髓上传至大脑痛觉中枢而产生。

（二）分娩疼痛对母儿的影响

分娩时的剧烈疼痛可使产妇体内发生一系列神经内分泌反应。

（1）疼痛使产妇大声喊叫、大量出汗、恶心及呕吐等，可导致代谢性酸中毒。产妇呼吸加深快，通气过度，至机体血红蛋白释氧量下降，胎盘氧交换降低，导致胎儿缺氧、酸中毒等。

（2）疼痛使产妇过度紧张焦虑，引起紧张 - 疼痛综合征。产妇体内肾上腺素、去甲肾上腺素及儿茶酚胺等分泌增加，引起血管收缩，子宫、胎盘血流量减少，胎儿缺氧。长时间的消耗使子宫收缩乏力，产程延长。

（3）难忍的疼痛给产妇造成心理创伤，甚至拒绝再次妊娠分娩。

（三）分娩镇痛的意义

（1）保障母婴安全。帮助产妇在分娩过程中控制焦虑和恐惧心理，降低儿茶酚胺类激素分泌，促进缩宫素分泌，使皮质醇分泌增加，提高分娩耐痛阈。减少母体消耗，减轻母体和胎儿缺氧程度，使产程顺利进行。

（2）分娩镇痛可减少对产妇心理产生不良刺激，使产妇对自然分娩充满信心，能有效地防止不协调性子宫收缩，降低剖宫产率。

（3）要求分娩镇痛是每位产妇的权利。

（4）分娩镇痛是现代产科文明的标志。

（四）分娩镇痛的方法

分娩镇痛包括有非药物性镇痛和药物性镇痛。

1. 非药物性镇痛

（1）精神性预防　是非药物性镇痛最常用的方法。该方法主要是通过孕期健康教育教会患者放松，临产后给予倾听感兴趣的音乐、语言暗示、转移注意力，使产妇减少对疼痛的关注度，达到减痛目的。

（2）呼吸法　在潜伏期宫缩不强时，可采用深吸气的方法呼吸；进入活跃期后随宫缩的加强可采取快慢交替，产妇自觉能减轻疼痛的呼吸方法。

（3）按摩　皮肤的接触可使人获得舒适感。可以抚摸产妇面颊、肢体、腰背部、有节律地抚摸腹部等，使产妇紧绷的肌肉放松。腰骶部疼痛明显时，可用手掌的大小鱼际按压产妇的腰骶部，减轻疼痛。

（4）自由体位　坐、立、行、走、蹲、摆动等体位，以产妇安全舒适为宜。如产妇骑坐分娩球，通过重力作用使胎头下压子宫下段和宫颈，反射性刺激子宫收缩；坐位上身前倾时胎儿纵轴与骨盆倾斜度相适应，便于胎头入盆；通过左右摆动，可使胎头以最合适的经线入盆等。

（5）穴位镇痛　无痛分娩仪、经皮电神经刺激、水针减痛等，可以刺激机体镇痛物质内啡肽的分泌，提高产妇的痛阈，减轻疼痛。

2. 药物性镇痛

（1）理想的药物镇痛标准　①对产妇及胎儿副作用小。②药物起效快，作用安全可靠，便于给药。③避免运动阻滞，不影响宫缩和产妇活动。④产妇清醒能配合分娩过程。⑤能满足整个产程镇痛要求。

（2）方法　①连续硬膜外镇痛；②产妇自控硬膜外镇痛；③腰麻－硬膜外联合阻滞；④微导管连续腰麻镇痛；⑤产妇自控镇痛泵；⑥氧化亚氮吸入镇痛。

（3）时机　产妇进入临产至第二产程均可用药。当开始规律宫缩，产妇不能忍受要求镇痛时，即可开始分娩镇痛。

（4）适应证　①无剖宫产适应证。②无硬膜外禁忌证。③产妇自愿。

（5）禁忌证　①产妇拒绝。②凝血功能障碍、接受抗凝治疗期间。③局部皮肤感染和全身感染未控制。④产妇难治性低血压及低血容量、显性或隐性大出血。⑤原发性或继发性宫缩乏力和产程进展缓慢。⑥对所使用的药物过敏。⑦已经过度镇静。⑧伴严重的基础疾病，包括神经系统严重病变引起的颅内压增高、严重主动脉瓣狭窄和肺动脉高压、上呼吸道水肿等。

目标检测

1. 分娩过程中，主要的产力是

A. 子宫收缩力　　B. 膈肌收缩力

C. 腹肌收缩力　　D. 产妇向下屏气力量

E. 肛提肌收缩力

2. 分娩最为可靠的征兆是

A. 规律宫缩　　B. 不规律宫缩
C. 见红　　D. 宫口开大
E. 阴道分泌物增加

3. 临产的诊断标准不包括
A. 规律宫缩　　B. 宫颈管消失
C. 宫颈口开大　　D. 先露下降
E. 阴道血性分泌物增加

4. 子宫收缩的特点，不包括
A. 每5～6min一次，持续30s以上　　B. 对称性
C. 节律性　　D. 极性
E. 缩复作用

5. 胎头径线，最短是
A. 双顶径　　B. 枕下前囟径
C. 枕额径　　D. 枕颏径
E. 枕额周径

6. 初产妇第一产程所需时间为（　　）小时
A. 6～8　　B. 8～11
C. 11～12　　D. 10～18
E. 12～24

7. 进入产程后，判断先露下降程度的标志是
A. 耻骨联合　　B. 骶尾关节
C. 坐骨结节水平　　D. 坐骨棘水平
E. 骶骨岬

8. 患者，女，28岁。妊娠39周，规律宫缩7h，宫口开大3指，胎心138次/分，宫缩每5min一次，每次持续约30s。产妇自觉疼痛明显，情绪紧张。该产妇首先的处理是
A. 严密观察产程　　B. 定时观测胎心
C. 做好心理调适　　D. 按时行肛查，了解产程进展
E. 鼓励进食

9. 第二产程行人工监测胎心，应间隔（　　）分钟听取胎心一次
A. 3～5　　B. 5～10
C. 10～15　　D. 20
E. 30

10. 患者，女，29岁。$G_1P_0$41周孕，临产10h，查体：宫口开全。行会阴保护，不正确的是
A. 右手保护会阴，左手完成助娩动作
B. 保护会阴开始于宫口开全，直至胎儿前肩娩出
C. 帮助胎头以最小径线（枕下前囟径）在宫缩间歇期，缓慢娩出
D. 预防会阴撕裂
E. 协助胎头俯屈，当胎头枕部在耻骨弓下露出时，协助胎头仰伸

11. 足月新生儿顺产，娩出后 1min，脐带搏动已停止，行断脐，应选择在距脐带根部（　　）处

A. 2cm
B. 5cm
C. 5 ~ 10cm
D. 10 ~ 15cm
E. 15 ~ 20cm

12. 足月顺产，产后产房留观 2h，期间观察的内容不包括

A. 生命体征
B. 子宫收缩
C. 阴道流血量
D. 乳汁分泌情况
E. 膀胱充盈情况

扫码“练一练”

（范继青）

第七章

正常产褥

学习目标

1. 说出产褥期产妇生理和心理的主要变化。
2. 描述恶露的性状及子宫复旧的临床过程。
3. 初步具备开展产褥期产妇健康指导的能力。
4. 理解母乳喂养，具备促进母乳喂养的能力。
5. 临床观察及操作过程中能展示护助产士对产妇和新生儿的关心关爱。

胎盘娩出至产妇全身各器官（除乳腺外），恢复至非妊娠状态所需的一段时期，称为产褥期（puerperium），一般为6周。

第一节　产褥期妇女的生理变化

一、生殖系统的变化

产褥期母体各系统变化中最大的是生殖系统，其中，又以子宫的变化最显著。

（一）子宫

胎盘娩出后，子宫逐渐恢复至未孕状态的过程，称为子宫复旧（involution of uterus），一般时间为6周。包括子宫体肌纤维缩复、子宫内膜的再生、子宫下段和宫颈的复原等。

1. 子宫体

（1）子宫体肌纤维缩复　产后子宫肌纤维变化是：子宫平滑肌细胞胞浆蛋白质被分解，胞浆减少，细胞体积缩小。产后随着宫缩，子宫肌纤维缩复，子宫体逐渐缩小，质量逐渐减轻。产后1周，子宫约妊娠12周大小，于耻骨联合上方可触及宫底。产后10日，子宫降至骨盆内，腹部检查不能触及子宫底。产后6周，子宫恢复至非妊娠期大小。分娩结束时，子宫体约重1000g，产后1周时约为500g，产后2周时约为300g，产后6周时约为50g。

（2）子宫内膜再生　胎盘和胎膜从子宫蜕膜海绵层分离娩出后，残留的蜕膜，其表层部分出现变性和坏死，脱落后即形成恶露的一部分排出，近肌层的部分，即子宫内膜基底层开始再生形成新的功能层。产后3周，除胎盘附着部位以外，子宫内膜基本修复。产后6

周左右，胎盘附着部位的内膜完全修复。

2. 子宫下段及宫颈的变化 产后子宫下段，随肌纤维缩复，逐渐缩短，最终恢复为子宫峡部。胎盘胎膜娩出时，检查宫颈，可见子宫颈松软，壁薄，子宫颈外口呈环状如袖口；产后2～3日宫口可容2指；产后7～10天，宫颈内口关闭，宫颈管复原；产后4周左右，宫颈恢复至非孕状态。分娩时，子宫颈外口“3点钟”及“9点钟”处，常发生轻度裂伤，产后愈合形成瘢痕，故此，经产妇的子宫颈外口呈“一”字形（横裂形或鱼口形）。

（二）外阴及阴道

1. 外阴 分娩时外阴高度伸展，同时，因胎头压迫的影响，产后可出现轻度外阴水肿。常于产后2～3日内逐渐消退。会阴部发生轻微撕裂或侧切缝合伤口，因会阴部的血液循环较丰富，均可于产后3～5日愈合。

2. 阴道 分娩结束后，阴道壁因分娩时扩张而变松弛，肌张力低，阴道黏膜皱襞减少甚至消失，阴道黏膜及周围组织水肿。产后3周左右，阴道黏膜皱襞重新出现，肌张力逐渐恢复，但不能完全恢复达未孕时的状态。

（三）盆底组织

在分娩过程中，胎先露长时间压迫盆底肌肉及筋膜，可导致盆底组织过度扩张，弹性减弱，甚至部分肌纤维断裂。盆底肌肉及其筋膜发生严重断裂，以及产褥期过早进行重体力劳动，可导致阴道壁膨出，甚至子宫脱垂。

二、乳房的变化

产褥期，乳房最主要的变化是泌乳。胎盘剥离娩出后，产妇体内雌、孕激素水平急剧下降，其对垂体催乳素的抑制作用降低，乳腺细胞开始泌乳。婴儿吸吮乳头，既可以反射性引起垂体产生垂体泌乳素，促进乳汁分泌，同时可以反射性引起垂体释放缩宫素，缩宫素使乳腺腺泡周围的肌上皮细胞收缩，使乳汁喷出，此过程又称为喷乳反射。吸吮刺激以及乳房乳汁的不断排空，有利于乳腺不断分泌乳汁，其中，吸吮为最关键环节。此外，乳汁分泌还与乳房的发育、产妇的营养、休息、睡眠、情绪和健康状态密切相关。

产后7日内所分泌的乳汁，质稠、半透明，称初乳（colostrum）。其内含有较高的β-胡萝卜素，故呈淡黄色。初乳中富含蛋白质、矿物质及分泌型IgA，脂肪和乳糖相对较少，易于新生儿消化吸收。产后7～14日所分泌的乳汁为过渡乳，蛋白质含量逐渐减少，脂肪和乳糖含量逐渐增加。产后14日以后所分泌的乳汁为成熟乳，呈白色。初乳和成熟乳中均含大量免疫抗体。产后半年及以后分泌的乳汁为晚乳，其营养成分逐渐降低。

三、血液和循环系统的变化

产后的72h，特别是产后24h内，子宫收缩，胎盘血循环停止，大量血液从子宫进入体循环。同时，妊娠期潴留的组织间液重新入血，故此期，产妇体循环血容量增加，可增加15%～25%，导致心脏负担加重。产后2～3周，循环血量逐渐恢复至未孕状态。

产褥早期，产妇血液仍处于高凝状态。血液高凝有利于胎盘剥离创面迅速形成血栓，减少产后出血量，但是，血液高凝可引起产后盆腔和下肢的静脉血栓形成。纤维蛋白原、凝血活酶、凝血酶原于产后2～4周内降至正常。

产后红细胞计数和血红蛋白值逐渐增高，产后1周左右回升致正常。产后白细胞数增加，总数可达（15～30）$\times 10^9$/L，一般于产后1～2周恢复正常。中性粒细胞和血小板数增多。产后血沉高，一般于产后3～4周恢复至正常。

四、消化系统的变化

产后胃肠张力及蠕动力减弱，胃液中盐酸分泌减少，约需1～2周恢复。产妇食欲不佳，喜流质、半流质饮食。产妇卧床时间长，活动少，肠蠕动减弱，腹直肌及盆底肌肉松弛，易发便秘。

五、泌尿系统的变化

妊娠期体内潴留的水分在产后主要经肾脏排出，故产后1周内，产妇尿量增多。产后2～8周，妊娠期肾盂及输尿管生理性的扩张可恢复。分娩过程中膀胱受压时间过长，其对压力的敏感性可降低，加之，因不习惯卧床排尿及会阴伤口疼痛等因素的影响，部分产妇可出现产后尿潴留。

六、内分泌系统的变化

产后雌、孕激素水平急剧下降，产后1周降至未孕水平。产后6h，产妇血液中即不能检测出胎盘生乳素。产后，哺乳的产妇垂体催乳素水平虽有下降，但仍高于非孕水平，产后2周，未哺乳者体内催乳素恢复至非孕水平。

产妇排卵及月经恢复时间与产后是否哺乳相关。未哺乳者，常于在产后6～10周恢复。哺乳者，平均在产后4～6个月恢复。月经恢复较晚者，排卵恢复早于月经恢复，故哺乳期有性生活者须避孕，以避免意外妊娠。

七、腹壁的变化

妊娠期下腹正中线色素沉着，在产褥期逐渐消退。妊娠纹的颜色，因皮下出血吸收，形成瘢痕，逐渐变为银白色，称之为陈旧妊娠纹。产后，腹壁皮肤受子宫长大的影响，弹力纤维部分断裂，甚至出现腹直肌部分分离，故产妇腹壁松弛。需6～8周方可恢复。

第二节　产褥期妇女的心理调适

妊娠和分娩是女人一生中重大生活事件，特别是初产妇，发生着巨大的身心改变。进入产褥期，妇女不仅须面对自身的恢复，还须肩负哺育新生儿责任。此外，新生儿的到来，改变原有的家庭成员结构及关系，产妇的家庭及社会角色也将发生转变。

鲁宾（Reva Rubin）根据产妇的行为与心理变化，将其成为母亲角色的成长过程分为依赖期、依赖－独立期和独立期三个时期。

1. 依赖期（taking-in phase）　产后最初的1～3日。产妇刚刚经历分娩，身体疲劳，需他人给予日常生活照顾。此时，产妇在心理上还没有完全转换为母亲角色，思绪还沉浸在分娩的过程中，喜欢跟家人回忆或分享妊娠、分娩的感受。产妇常表现为注重自我，情绪上较为兴奋与被动，甚至不关心新生儿。

此期，应保证产妇有充分的休息与睡眠，满足产妇的各种需求，肯定其主动做母亲的行为，并且鼓励并促进产妇多接触、早接触新生儿。可以先让母亲身体接触孩子，如用手指触摸孩子，做到“眼对眼”接触，逐渐发展到产生抱孩子的欲望，指导产妇正确开展母乳喂养，增加母婴的互动，帮助产妇体验成为母亲，实现自我价值的成功与喜悦。

2. 依赖－独立期（taking-hold phase） 是母亲从依赖到独立的过渡时期，可持续3～14日。产妇逐步掌握照顾新生儿的技能，并增强信心，逐步接纳孩子，适应新生活。此时，产妇常表现较为独立，关切周围的事物及人际关系，包括家庭、新生儿与朋友。产妇主动参与学习照顾新生儿，尝试扮演母亲角色。但这一时期，因产妇注意力过于集中于母亲责任的学习和身体的恢复上，在照顾新生儿所致的过度疲劳和压抑感的共同作用下，产妇情绪可出现不稳定，易焦虑、不耐烦甚至产生压抑。部分产妇可出现易哭泣及对周围漠不关心等表现。初次成为母亲的产妇，缺乏照顾新生儿的经验，如不会抱新生儿、喂奶姿势不当、不会给新生儿沐浴等，更很容易产生负面情绪，出现挫败感。

此期，应给予产妇鼓励与支持，肯定产妇的行为，提供有关新生儿照顾的相关知识并开展技能指导，以增强其自信心。鼓励产妇表达自己的感受，与家人或有经验的人进行沟通交流。同时，父亲积极调整和适应产后的新生活和新角色，鼓励产妇家人帮助产妇护理和喂养自己的孩子。

3. 独立期（letting-go phase） 产后2周至1个月。产妇基本胜任母亲角色，产妇注意力集中于新生儿，并根据新生儿的需要调整自己的生活节奏与方式。产妇与她的家庭结合成为一个整体，相互作用，开始新的生活形态，新家庭真正形成并开始运行。此期，夫妇加上孩子共同承受压力，相互依赖，相互作用，分享欢乐，维持家庭的和谐运转。

第三节　产褥期的观察及处理

一、临床表现

1. 生命体征

（1）体温　大多数产妇在产后24～48h内，其体温可稍有升高，但一般不超过38℃。产后3～4天，部分产妇，特别是初产妇，乳房充血，淋巴管充盈，出现乳腺管排乳不畅时，也可出现低热，一般持续4～16h即下降。

（2）脉搏　略缓慢，60～70次/分，于产后1周左右恢复正常。

（3）呼吸　深慢，14～16次/分。以胸式呼吸为主。

（4）血压　维持正常水平。

2. 子宫复旧 胎盘娩出后，子宫体变硬，体积缩小，宫底平脐下一指。产后第1天，因盆腔张力恢复，子宫底上升平脐。此后，宫底每日下降1～2cm（约一横指）。产后10日，子宫体降入骨盆腔内，腹部检查在耻骨联合上方不能触及宫底。

3. 产后宫缩痛 在产褥早期，子宫收缩引起的阵发性、剧烈的下腹疼痛，称为产后宫缩痛。一般于产后1～2日出现，持续2～3日后自然消失。经产妇较明显。哺乳可反射性引起缩宫素分泌增加，故哺乳时疼痛可加剧。

4. 恶露 产后随子宫蜕膜的坏死，脱落，含有血液、子宫蜕膜及分泌物等经阴道排出的混合物，称为恶露（lochia）。正常恶露持续4～6周，总量约500ml，有血腥味，无臭味。

出现子宫复旧不全、胎盘胎膜残留或合并感染时，恶露量增多，持续时间延长并有臭味。正常恶露按其内容物和颜色的不同以及出现的先后顺序，可分为血性恶露、浆液恶露及白色恶露三种。

（1）血性恶露　色红，量多，有时可见小血块。含有大量血液、坏死蜕膜组织及少量胎膜组织。一般持续3天。

（2）浆液恶露　色淡红，量中。含有较多的坏死蜕膜组织、宫腔渗出液、子宫颈黏液，少量红细胞、白细胞，并含有细菌。一般持续10天左右。

（3）白色恶露　色较白，质黏稠，含有大量白细胞、坏死蜕膜组织及表皮细胞等。产后2周出现，持续3周左右，恢复至非妊娠时的白带。

5. 褥汗　产后1周内，产妇皮肤排泄功能旺盛，排出大量汗液，以夜间睡眠和初醒时为明显，习称“褥汗”。

二、处理及健康指导

1. 产后2h处理　胎儿娩出至产后2h，是产后出血、心力衰竭、产后子痫等严重并发症易发时间。此期，除开展早期哺乳外，应促进产妇休息，帮助产妇进食，并鼓励自排小便。注意保暖，防止受凉。严密观察产妇生命体征，每30min测一次心率、血压、呼吸；及时检查宫缩情况（宫体软硬度及宫底高度）、阴道出血量和膀胱充盈情况等。产后产房留观2h后，产妇生命体征平稳，宫缩好，阴道流血量少，方可将产妇及新生儿送回母婴休息室。

2. 一般护理

（1）环境卫生　保持室内光线充足，安静整洁。根据季节，保持室内适宜的温湿度（冬天温度为18～25℃，湿度为30%～50%；夏天温度为23～28℃，湿度为30%～60%），促进舒适，防止产褥中暑或产妇及新生受凉感冒，产妇宜着宽大舒适、棉质或丝质衣物，注意定时通风，但不宜对流风直吹产妇及新生儿。保持床单位清洁、整齐及干燥，根据需要，及时更换会阴垫、衣服及被单。

（2）睡眠和营养　应保证产妇充足的睡眠和休息，鼓励产妇建立与新生儿作息时间一致的生活状态。产妇不宜仰卧位，宜侧卧位，有会阴侧切伤口者卧向健侧。产后1h产妇可进食流质或半流质食物。产褥期妇女，特别是哺乳者，其饮食除保证足够热量与水分外，食物宜多样化，富含蛋白质、维生素及矿物质等营养成分，避免进食刺激性过强食物。

（3）促进排尿与排便　保持大小便通畅。鼓励产妇及时排尿，以避免膀胱过度充盈引起宫缩乏力。产后4～6h，产妇未能自行排尿，即为产后尿潴留。其处理方法包括：解除产妇思想顾虑，提供隐私的排尿环境，协助产妇取适宜的体位，温开水冲洗外阴、热敷下腹部和听流水声等诱导排尿法，关元、水分、三阴交、阴陵泉等穴位针灸或艾灸等。以上方法无效时，应予导尿。产后卧床时间长，肠蠕动减弱，腹肌及盆底肌肉张力低，产妇易发生便秘。应鼓励产妇早期下床，及时开展产后运动多饮水，多吃富含纤维素食物，防止便秘。

3. 乳房护理　见本章第四节母乳喂养。

4. 观察子宫复旧及恶露排出情况　每日同一时间，在产妇排尿后，测量宫底高度，询问并观察其恶露性状、量及有无异味等，以正确评估子宫复旧情况。

5. 会阴护理

（1）保持清洁与干燥　1:5000 高锰酸钾溶液或 1:2000 苯扎溴胺（新洁尔灭）溶液擦洗外阴，每日 2 ~ 3 次。及时更换会阴垫。每次大便后须用水清洗。

（2）水肿与血肿处理　水肿者，给予 50% 硫酸镁湿热敷。会阴血肿，较小者可用湿热敷或远红外灯照射，大血肿则需切开处理。

（3）拆线　一般于产后 3 ~ 5 日拆线，侧切伤口酌情延长拆线时间。出现伤口感染，应提前拆线。

6. 产褥期锻炼　自然分娩的产妇，产后第 2 天，即可下床在室内活动。产后应尽早适当活动。产后适当康复锻炼，有利于子宫复旧、大小便通畅，促进腹肌、盆底肌张力的恢复，预防或减少静脉血栓形成，防止尿失禁、膀胱直肠膨出及子宫脱垂。产后锻炼强度应根据产妇情况，由弱到强，循序渐进。

7. 心理护理　见本章第二节产褥期妇女的心理调适。

8. 出院健康指导

（1）保证营养与休息，适当运动，保持居室清洁通风，注意个人卫生，提倡科学“坐月子”。

（2）坚持母乳喂养，保持良好心情，适应新家庭。

（3）积极配合产后访视　出院后 3 日内、产后第 14 日和第 28 日，社区医疗保健人员将登门开展 3 次产后访视。其内容主要包括：①了解产妇的饮食、睡眠情况和心理状态。②行乳房检查，了解哺乳情况，开展母婴喂养指导。③检查子宫复旧及观察恶露。④观察会阴或腹部伤口愈合情况。⑤了解新生儿生长和预防接种等，并给予指导。

（4）按时完成产后健康检查　产妇应于产后第 42 日，带孩子至分娩医院进行全面检查，以了解产妇全身情况和新生儿发育情况。其内容包括：①全身检查。血压、心率、血常规、尿常规。②行妇科检查，了解生殖器官和盆底肌肉恢复情况。③检查乳房，了解母婴喂养情况。④了解产科并发症及合并症是否康复。⑤婴儿全身体格检查。⑥计划生育指导。

（5）计划生育指导　产褥期禁止性生活。一般于产后 42 日落实避孕措施。哺乳者宜选用避孕套、阴道隔膜或放置宫内节育器等避孕法，不宜采用药物避孕。

第四节　母乳喂养

1990 年世界儿童问题首脑会议将“2000 年 4 个月的纯母乳喂养率提高到 80%”列为全球保护儿童生存与发展规划的奋斗目标之一。世界卫生组织（WHO）推荐：为了实现最佳生长、发育和健康，婴儿在生命的最初 6 个月应完全接受母乳喂养。

一、母乳喂养的优点

母乳含有新生儿及婴儿出生后 4 ~ 6 个月内所需的全部营养物质，是新生儿及婴儿必需的和理想的营养食品。

（1）经济方便，温度适宜，安全干净，无毒，无任何副作用。

（2）营养成分满足婴儿需要，易于消化及吸收　母乳含蛋白质、脂类、糖、维生素、矿物质等各种营养物质，并且比例适当。此外，母乳的分泌量及其营养成分，可随时间推移不断改变，以满足婴儿不同时期生长发育的需求。

（3）提高婴儿免疫力，防御疾病　母乳特别是初乳，含有丰富的免疫因子，如乳铁蛋白、溶菌酶、双歧因子、巨噬细胞和分泌型 IgA 等物质，明显降低婴儿腹泻、呼吸道和皮肤的感染率等。

（4）增进母子感情　母乳喂养过程中，母子间肌肤亲密接触，增加母子之间的情感联系，促进婴儿建立健康心理。

（5）促进母亲子宫复旧　婴儿吸吮刺激母亲体内催乳素和缩宫素的分泌增加，促进乳汁分泌的同时，促进子宫收缩及恶露排出，有效防止产后出血的发生。

（6）利于母亲形体恢复　哺乳利于母体内的蛋白质、铁和其他营养物质的储存，促进产后恢复。此外，哺乳可使母亲脂肪消耗增加，有利于母亲形体恢复。

（7）哺乳可使月经复潮延迟，并降低母亲患乳腺癌和卵巢癌的危险性。

二、母乳喂养的分类

1989 年联合国儿童基金会“母乳喂养定义”会议，将母乳喂养分为六种类型。

1. 全部母乳喂养

（1）纯母乳喂养　指除给母乳外，不给婴儿其他食品及饮料，包括水。

（2）几乎纯母乳喂养　指除母乳外，给婴儿吃维生素、水和果汁，每日不超过1 ~2 次，每次不超过 1 ~2 口。

2. 部分母乳喂养

（1）高比例母乳喂养　母乳占全部婴儿食物的 80% 及以上。

（2）中等比例母乳喂养　母乳占全部婴儿食物的 20% ~79%。

（3）低比例母乳喂养　母乳占全部婴儿食物的 20% 以下。

3. 象征性母乳喂养　母乳喂养几乎不给婴儿提供所需热量。

三、利于母乳喂养成功的措施

1. 早接触、早吸吮　产后 30min 内即开始哺乳。成功的母乳喂养与早吸吮密切相关。此时，新生儿处于精神警觉的状态，其吸吮反射最强烈，早接触早吸吮不仅可使新生儿获得营养丰富的初乳，促进其对乳房的接受，还可促进产妇乳汁的分泌。

2. 按需哺乳　指根据婴儿需要，或母亲感到乳房充盈时，随时哺乳。哺乳不应限制次数和时间。夜间婴儿睡眠超过 3h 或奶胀时，可叫醒婴儿哺乳。

3. 正确的哺乳姿势与方法

（1）舒适体位　哺乳时，母亲及新生儿均应选择舒适体位，常采用坐位和侧卧位。

产后体力尚未恢复者或剖宫产术后，可采用侧卧位。其方法：母亲侧卧位，一手搂住婴儿，稍垫高婴儿头部，使其嘴唇与母亲乳头在同一水平位。

哺乳一般采用坐位较好。其方法：母亲坐较低的椅子，将婴儿放在大腿上，前臂弯曲托住婴儿后背，手掌托婴儿头部，使婴儿身体贴近母亲胸腹部，下颏贴近同侧母亲乳房。

（2）婴儿正确含接乳头　产妇用另一支手托起乳房，呈“C”字形，拇指在乳房上方，四指在乳房下，托起乳房，使新生儿含住乳头和大部分乳晕，并注意防止乳汁外溢及乳房堵住新生儿鼻孔。

（3）两侧乳房轮流哺喂　哺乳时应让新生儿吸空一侧乳房后，再吸另一侧乳房。哺乳前可行乳房按摩，刺激排乳反射，利于新生儿吸吮。每次哺乳结束后，可用吸乳器将剩余乳汁吸出，既利于下一次乳汁分泌，又可防止乳汁淤积诱发乳腺炎。

（4）开展母婴交流　哺乳时母亲应用温柔爱抚的目光注视婴儿的眼睛，也可与婴儿对话。婴儿认真吸吮时，母亲应安静微笑注视婴儿，帮助婴儿将吃奶的愉快与母亲的面庞、声音及体味联系起来，建立和谐幸福的母子关系。

（5）其他　每次哺乳后，应将新生儿抱起轻拍背部1～2min，排出胃内空气，以防吐奶。母亲哺乳时应保持清醒，以防乳房挤压新生儿颜面部，导致新生儿窒息。

四、乳房护理

1. 清洁乳房　首次哺乳，应用温水清洁乳房，特别是乳头和乳晕处皮肤。哺乳前须用干净、温热的毛巾擦洗乳房和乳头乳晕，禁用肥皂或酒精等，以防发生局部皮肤干燥、皲裂。

2. 选择合适胸罩　根据母亲乳房大小选择型号合适的胸罩。穿戴胸罩不仅可以防止乳房下垂，并减轻乳房膨胀带来的不适。此外，胸罩的支托可保证乳房血供及乳腺管通畅，有利于泌尿活动。可选择前排扣及前开窗产哺乳期专用胸罩。

3. 防止乳头损伤　哺乳结束时，可用示指轻压婴儿下颏，使空气进入口腔，解除口腔负压，避免强行将乳头拉出造成疼痛及损伤。

五、乳房异常情况处理

1. 乳房胀痛　与乳房过度充盈或乳腺管阻塞有关。产妇可出现乳房胀痛，触及时加重，触摸乳房有坚硬感。可在哺乳前，湿热敷乳房3～5min使乳腺管通畅，同时自乳房根部向乳头方向按摩乳房，频繁哺乳或使用吸奶器，使淤积的乳汁排出。为减轻疼痛，也可在两次哺乳之间冷敷乳房，以减轻充血。

2. 乳汁不足　指导产妇正确的哺乳方法，按需哺乳，应鼓励产妇树立母乳喂养的信心，持续的母乳喂养会形成良好的泌乳反射，并应吸净乳房内乳汁。同时注意调节饮食，多进食营养丰富的汤汁类食物。必要时可采用中医方法催奶。

3. 乳头扁平凹陷　指导产妇行乳头十字操或捻转乳头。哺乳前热敷乳房乳头3～5min，同时行乳房按摩引起立乳反射。每次哺乳，先吸吮扁平凹陷一侧，新生儿饥饿时吸吮力强，易吸住乳头和大部分乳晕，有利于纠正乳头扁平凹陷。纠正无效时，则指导产妇将母乳挤出间接哺乳。

4. 乳头皲裂　皲裂轻者可继续哺乳。母亲取正确舒适的哺乳姿势，哺乳前湿热敷乳房3～5min，按摩乳房，挤出少量乳汁使乳晕变软。先哺乳损伤轻的一侧乳房。让乳头和大部分乳晕含吮在婴儿口内。增加哺乳的次数，缩短每次哺乳的时间。哺乳后，挤出少许乳汁涂在乳头和乳晕上，短暂暴露干燥。乳汁具有抑菌作用，并富含蛋白质，可促进表皮修复。皲裂严重者，应可暂停母乳喂养24h，将乳汁挤出，用小杯或小匙喂养婴儿。

5. 退乳　不宜哺乳者，如传染病急性期、严重心血管疾病及先天性代谢性疾病患儿，均应及时给予退乳处理。常用方法：减少高蛋白、高脂肪汤类食物摄入，穿戴胸罩，取芒硝250g，分装两纱布袋内，敷于两乳房上，湿硬时更换。此外，可取生麦芽60～90g，水煎服，连服3～5天。必要时方可考虑给予雌激素类药物进行退乳处理。

目标检测

1. 胎盘附着面子宫内膜修复所需的时间为
   A. 2周　　B. 3周
   C. 4周　　D. 5周
   E. 6周
2. 哺乳期产妇体内以下哪项激素水平高，可抑制排卵，推迟月经复潮
   A. 缩宫素　　B. 泌乳素
   C. 雌激素　　D. 孕激素
   E. 胎盘生乳素
3. 关于正常产褥的描述，正确的是
   A. 子宫体恢复至未孕大小，需4周时间
   B. 宫颈内口产后3天关闭
   C. 血性恶露持续2周
   D. 产后10天，腹部检查不能触及宫底
   E. 产后4周子宫内膜全部修复完毕
4. 有关产后哺乳，错误的是
   A. 产后尽早哺乳，可促进乳汁分泌　　B. 乳腺有硬结者，应停止哺乳
   C. 按需哺乳　　D. 排空乳房有利于乳汁的再分泌
   E. 乳头皲裂严重者应停止直接哺乳
5. 初产妇，顺产，产后第三天，双乳房胀而满，无红肿，乳汁少，伴低热，首选处理方法
   A. 芒硝敷乳房　　B. 生麦芽煎汤喝
   C. 用吸奶器吸乳　　D. 让新生儿多吸吮双乳
   E. 少喝汤

（刘　萍）

扫码“练一练”

第八章

正常新生儿的护理

学习目标

1. 掌握新生儿的分类及定义。
2. 描述正常新生儿外观特征。
3. 认识新生儿的生理及行为特点。

第一节　新生儿的分类

从胎儿断脐到出生后满 28 天这段的时期称新生儿期，此阶段是新生儿逐渐适应外界环境的过渡时期。

足月新生儿是指满 37 周至不足 42 周，分娩体重≥2500g 的新生儿。

胎龄不足 37 足周，出生的活产婴儿称为早产儿或未成熟（premature infant）。其出生体重大部分在 2500g 以下，头围在 33cm 以下。

胎龄满 42 足周或 42 周以上（≥294 天）出生的婴儿，称为过期产儿（postterm infant），又称过熟儿（post maturity）。

第二节　正常新生儿的生理和行为特点

（一）正常新生儿外观特点

1. 皮肤　较嫩薄，皮下血管丰富，呈粉红色。新生儿出生时，全身皮肤被灰白色胎脂覆盖，具有保护皮肤及减少散热的作用，数小时后开始吸收，若不及时吸收，滞留皮肤，可分解为脂肪酸刺激皮肤。新生儿皮肤菲薄而娇嫩，易受损伤致感染。

2. 头部　头部相对较大，前囟未闭。头发齐耳。

3. 胸腹部　乳晕明显，可有结节。新生儿腹部相对较大。

4. 四肢　四肢相对短小，呈屈曲状。指（趾）甲超过指（趾）端。足底有较深足纹。

5. 外生殖器　男婴睾丸已降至阴囊，阴囊皱襞多。女婴大小阴唇发育良好，大阴唇完全遮盖小阴唇。

（二）正常新生儿生理特点

1. 体温　新生儿体温调节中枢发育欠完善，基础代谢较低，皮下脂肪薄，体温易受外环境温度的影响而产生波动。外环境温度较低时，新生儿氧耗增加，代谢率提高，产热增加，产热组织主要分布在肩胛区间及胸部大动脉周围的棕色脂肪，其次是白色脂肪。外环境温度升高时，新生儿皮肤的水分蒸发加快，散热增加。

2. 体重　新生儿出生后2～4日，因摄入少，而经皮肤及肺部排出的水分相对较多，可出现体重下降，下降一般不超过出生体重10%，4日后回升，7～10日恢复到出生时体重。

3. 生理性黄疸　新生儿出生后，体内红细胞破坏增加，产生大量间接胆红素，而新生儿肝内葡萄糖醛酰转换酶活性不足，不能使间接胆红素全部结合，形成直接胆红素，经胆道排出体外，导致高胆红素血症，因此，新生儿一般出生后2～3日出现皮肤、巩膜发黄，持续4～10日后自行消退，称生理性黄疸。

4. 呼吸系统　胎儿在母体子宫内仅有微弱呼吸样运动。新生儿断脐后，其血液内二氧化碳增加，刺激了呼吸中枢，新生儿在出生后约10s内即出现呼吸运动。新生儿代谢快，耗氧多，呼吸浅快，每分钟40～60次，2天后降至每分钟20～40次。部分正常新生儿可出现呼吸节律不齐。新生儿肋间肌较弱，呼吸以膈肌运动为主，故新生儿以腹式呼吸为主。

5. 循环系统　在出生最初数日，新生儿心前区可闻及心脏杂音，系动脉导管未完全关闭所致。新生儿氧耗量大，其心率快，每分钟120～160次，并且易受啼哭及吸吮等多种因素影响而变化。新生儿血液多集中分布于躯干及内脏，肝脾常可触及，四肢易发冷和发绀。

6. 血液系统　新生儿血、白细胞计数较高，然后逐渐下降到正常值。足月儿出生时血红蛋白平均为170g/L，其中胎儿血红蛋白占70%～80%，5周后下降至55%，最后被成人型血红蛋白取代。新生儿血容量为85～100ml/kg，该值与脐带结扎时间有关，脐带结扎延迟可从胎盘多获得35%的血容量。胎儿肝脏维生素K储存量少，凝血因子Ⅱ、Ⅶ、Ⅸ及Ⅹ活性低，故出生后常规肌注注射维生素K_1。

7. 消化系统　新生儿吞咽功能正常，食管无蠕动，胃贲门括约肌欠发达，哺乳后容易出现溢乳。新生儿胃纳较小，肠道容量相对较大，胃肠蠕动较快，较适应消化流质食物。新生儿消化道能分泌足够的消化酶（胰淀粉酶除外），新生儿消化蛋白质的能力较强，消化淀粉的能力相对较弱。新生儿最初排出的大便呈墨绿色黏稠状称胎粪，内含黏液、胆汁、肠道分泌物、上皮细胞及胎儿期吞入的毳毛。

8. 泌尿系统　新生儿的肾单位数量与成人基本相同，但其功能不完善，新生儿肾脏的滤过能力、调节功能及浓缩功能均较弱，易发生水电解质紊乱。肾盂和输尿管较宽，有较大弧度弯曲，易受压或扭转，发生尿潴留或泌尿道感染。

9. 神经系统　新生儿大脑皮层及锥体束未发育成熟，新生儿动作慢、不协调，肌张力稍高，哭闹时可出现肌强直。大脑皮层兴奋性低，睡眠时间长。眼肌活动不协调，对光线有感觉，可凝视和追视。角膜反射和听反射存在，有吸吮、吞咽、觅食、握持及拥抱等反射，味觉、触觉及温度觉较灵敏，痛觉、嗅觉及听觉较迟钝。

10. 免疫系统　胎儿可通过胎盘，从母体获得免疫球蛋白G（IgG），新生儿出生后6个月内对多种传染病具有免疫力，如麻疹、风疹及白喉等。新生儿缺乏分泌型免疫球蛋白A（SIgA），易患消化道和呼吸道感染性疾病，母乳中含有SIgA，母乳喂养可防止发生消化道和呼吸道感染。新生儿的主动免疫功能尚未发育完善，巨噬细胞识别抗原的能力差，免疫反应不灵敏。新生儿产生的免疫球蛋白M（IgM）不足，缺少补体及备解素，杀灭革兰阴性菌及真菌的能力差，临床上易发败血症。

（三）正常新生儿行为表现

新生儿出生后，生理上及行为上逐渐适应外界环境。每个新生儿的行为各不相同，但新生儿具有一些基本的共同行为特征。这些行为特征是构成新生儿社会能力的基础。

1. 睡眠和觉醒 新生儿的睡眠每日需20h以上，随着大脑皮层的发育，觉醒时间逐渐延长，睡眠时间逐渐缩短。新生儿有2个睡眠状态（深睡和浅睡）和4个觉醒状态（瞌睡、安静、活跃及啼哭）。安静是最理想的觉醒状态，此时，新生儿表现出微笑、发声及身体的移动。新生儿能仔细地注视抱他的人，并对说话者做出反应。新生儿能随声音和说话人的移动而移动自己的身体。

2. 感觉 是新生儿与社会交往的开始，用感觉行为与他人沟通。

（1）视觉 新生儿的瞳孔有对光反射，比较清晰的视野范围是17～20cm，即怀抱新生儿或哺乳时，母子脸与脸的距离。强光在眼前闪烁时，新生儿可皱眉并把脸转向光线柔和的方向。有研究证明，新生儿较喜欢黑白相间物体而不喜欢单色或彩色。

新生儿出生后逐渐发展固定眼神的功能，能凝视父母亲并做出反应。这种凝视和反应，是新生儿与其父母亲之间的重要交流。

（2）听觉 新生儿一出生，其听力水平已接近于成人。响声可引起惊跳反射或警觉反应，减少活动或停止啼哭。新生儿对母亲的声音敏感。

（3）触觉 给予新生儿身体任何部位抚触均能引起反应。脸，特别是嘴唇及口周、手指及脚趾是最敏感的部位。抚触新生儿被认为是新生儿的生长发育中必不可少的亲子活动，母亲常用手指轻轻触摸或拍打孩子的脸，用手轻轻按摩新生儿的背部，有利于促进亲情发展。

（4）味觉 出生时，新生儿的味觉已发育较好。

（5）嗅觉 新生儿的嗅觉发育较完善，能区别母亲的气味。

3. 反射 主要的反射包括吸吮、吞咽、觅食、握持和拥抱等。

（1）吸吮反射 用奶嘴触碰新生儿的嘴唇后，新生儿可出现强而有力的吸吮。

（2）吞咽反射 新生儿吸吮乳汁或果汁后，发生吞咽动作，无恶心、呕吐及咳嗽等。

（3）觅食反射 轻触新生儿一侧脸颊或嘴角，新生儿能转向刺激一侧并张开嘴巴。此反射一出生即存在，持续3～4个月后消失。

（4）握持反射 将手指放在新生儿的手掌面，新生儿的五个手指可握住这一手指。此反射一出生即存在，持续3～4个月后消失。

（5）拥抱反射 将新生儿置于桌上，重击其任一侧的桌面，新生儿手臂突然伸出做拥抱状反应。此反射一出生即存在，持续3～4个月后消失。

（四）常见的几种特殊生理状态

1. 生理性黄疸 详见本章第三节。

2. “马牙”及“螳螂嘴” 新生儿其硬腭中线两旁有黄白色小点，称上皮珠，齿龈上白色韧性小颗粒，称牙龈粟粒点，俗称“马牙”。上皮珠和牙龈粟粒点是新生儿口腔黏膜上皮细胞堆积或黏液腺分泌物蓄积而致，出生后数周可自行消失，挑破可致感染。新生儿两侧颊部各有一隆起脂肪垫，俗称“螳螂嘴”，有利于新生儿吸吮，切不可挑破。

3. 新生儿红斑及粟粒疹 出生后1～2天，部分新生儿头部、躯干及四肢可出现大小不等的多形性斑丘疹，称为“新生儿红斑，持续1～2天后自然消失。新生儿鼻尖、鼻翼及面颊等处的黄白色粟粒疹，称为“新生儿粟粒疹”，系皮脂腺堆积而成，脱皮后自然消失。

4. 乳腺肿大及假月经　新生儿出生后 3 ~ 4 天可发生乳腺肿胀，2 ~ 3 周后自行消退。女婴出生后 1 周内，阴道可有较黏稠白带及少量血性分泌物，持续 1 ~ 2 天后自然停止。均系胎盘分泌的雌孕激素影响而致，无需特殊处理。

第三节　正常新生儿的护理

【护理评估】

（一）产房评估

新生儿出生后，以阿普加评分标准，评估新生儿的心率、呼吸、肌张力、喉反射及皮肤颜色；评估新生儿身体外观，初步判断有无畸形；评估其身长和体重。

（二）母婴同室评估

1. 健康史　及时完成产房和病房护士交接工作。复习母亲妊娠期和分娩期的记录，介绍新生儿的目前状态及可能存在的护理问题。检查病历记录是否完整，核对新生儿身上的手腕带信息，但不得取下新生儿手腕带。

2. 身体评估　一般在出生后 24h 内进行。评估时可让母亲或家庭主要护理新生儿者在场，以便指导。

（1）生命体征　①体温。一般测腋下体温。正常为 36 ~ 37.2℃，体温低于 36℃，应注意有无室温较低、早产儿或感染等情况存在，体温超过 37.5℃时应注意有无室温高、保暖过度或脱水等。②呼吸。新生儿安静时，测量 1min。正常为 40 ~ 60 次/分。分娩过程中使用麻醉剂和镇静剂，或出现新生儿产伤时，新生儿呼吸可减慢。室温变化过大，早产儿亦可出现呼吸过快。持续呼吸过速见于新生儿呼吸窘迫综合征及膈疝等异常情况。③心率。临床上，一般通过心脏听诊以了解新生儿心率。正常为 120 ~ 140 次/分，可因睡眠及觉醒状态不同。心动过速常见于呼吸窘迫综合征，心动过缓则应怀疑是否有先天性传导阻滞。

（2）体重　一般在沐浴后，测裸体重量。正常新生儿出生体重为 2500g 至不足 4000g。体重 <2500g 见于早产儿或足月小样儿。体重≥4000g 见于父母身材高大、多胎经产妇、过期妊娠或妊娠合并糖尿病等。

（3）身高　测新生儿头顶最高点至足跟的距离。正常为 45 ~ 55cm，新生儿身高与遗传、营养及宫内发育等多种因素有关。

（4）皮肤黏膜　正常新生儿出生时皮肤可有胎脂覆盖，皮肤呈粉红色。早产儿皮肤颜色深红色。新生儿皮肤苍白常见于心血管疾病、中枢神经系统损伤、新生儿肺部疾病或失血等情况。检查有无胎记等。正常新生儿出生 1 日内不应有黄疸出现，也无皮肤水肿、出血点、糜烂等。

（5）头颅五官　观察头部外形，检查有无产瘤、血肿、皮肤损伤及颅骨骨折等；检查囟门紧张度，了解颅内压有无增高；眼距，巩膜有无黄染；口腔有无唇腭裂。

（6）颈部　注意颈部肌张力。

（7）胸部　观察有无畸形。有无反常呼吸运动。行心肺听诊，了解心率及肺部有无感染。

（8）腹部　观察腹部外形，触诊肝脾，听肠鸣音。评估脐带情况，检查脐带残端有无出血、颜色或分泌物。

(9) 脊柱、四肢　检查发育和肌张力是否正常。有异常活动，提示骨折或关节脱位。

(10) 肛门、外生殖器　检查肛门有无闭锁，外生殖器有无畸形。

(11) 神经系统　观察各种反射的存在，判断新生儿神经系统的发育情况。正常新生儿生后即有的反射活动，持久存在的如觅食、吸吮、吞咽等反射及对疼痛、寒冷、光线等反应，拥抱反射、握持反射等则随着婴儿发育逐渐弱化，一般于出生后3～4个月消失。

(12) 大小便　正常新生儿生后不久即排小便，24h内排胎粪。

(三) 日常评估

出生后在病房第一次评估未发现新生儿异常，可改为每8h评估1次或每天评估，做好评估记录，出现异常则增加评估的次数。

1. 生命体征　包括体温、脉搏、呼吸。

2. 皮肤颜色　一般在每天沐浴时进行，注意有无皮疹、糜烂、脓疱或黄疸。

3. 肌张力及活动情况　主要为颈部及四肢。

4. 喂养及大小便情况　观察进食的量及症状，有无恶心、呕吐、溢乳等。新生儿胎粪逐渐变黄色，呈糊状，一般每日排便3～5次。

5. 体重　每日沐浴前测裸重。正常新生儿在生理性体重下降停止后每天长50g左右。

6. 脐带　观察脐带干燥程度及有无感染。

7. 哭闹　新生儿娩出后即产生啼哭。随着大脑皮层和感觉器官的发育完善，啼哭成为新生儿主要表达方式，饥饿、过暖、刺激、疼痛等任何不适都可引起啼哭。

8. 家庭氛围　观察孩子是否得到应有的关爱，以及父母融洽程度等。

【护理问题】

1. 换气功能受损　与分娩时吸入羊水、血液有关。

2. 体温过低　与环境温度过低、体温调节中枢不完善有关。

3. 体温过高　与环境温度过高、过度保暖、体温调节中枢不完善有关。

4. 有感染的危险　与皮肤、脐带、肺部感染有关。

【护理目标】

(1) 新生儿呼吸、体温正常。

(2) 新生儿无皮肤、脐带、肺部感染。

(3) 体重增长正常。

【护理措施】

(一) 环境设施

1. 环境要求

(1) 房间向阳，采光通风好，室内温度保持在20～24°C，相对湿度在55%～65%。

(2) 一张母亲床加一张婴儿床所占面积应≥$6m^2$。

2. 安全措施

(1) 出生后，即在新生儿病历上印上其右脚印及母亲右拇指印。

(2) 新生儿系手腕带，手腕带上正确书写母亲姓名、新生儿性别、体重、出生时间、母亲住院号。每项有关新生儿的操作应认真核对后方可进行。

（3）婴儿床应铺有床垫有床围，床上禁放危险物品。

3. 预防感染

（1）洗手设备或消毒溶液应在母婴同室内配置，以便于医护人员或探访者接触新生儿前洗手或消毒双手。

（2）医护人员必须定期体检，身体健康才能上岗。每年体检一次，鼻咽拭子培养，每季度一次，带菌者应调离护理新生儿的岗位，经治疗，3 次鼻咽拭子培养阴性后方可恢复工作；患呼吸道、皮肤黏膜和胃肠道传染性疾病者，接触新生儿前应戴口罩和手套等。

（3）新生儿患有传染性疾病，如脓疱疮、脐部感染等，应消毒隔离。

（二）新生儿日常护理

1. 生命体征

（1）体温　体温过高时应降温，如更换衣物、降低室温、多饮水等，过低时应保暖，如使用空调升高室温、暖气设备等。

（2）呼吸　置新生儿侧卧位，观察呼吸道通畅情况，及时去除口腔或鼻腔内的羊水或黏液，以免发生窒息。

2. 喂养　新生儿的喂养方法有母乳喂养、人工喂养和混合喂养。提倡母乳喂养。

3. 沐浴　沐浴可以促进舒适、评估身体状况、促进发育、增进母子情感交流。新生儿沐浴有淋浴、盆浴及擦浴三种方法，医院内以淋浴为主，家庭以盆浴为主。沐浴护理要点是：防止交叉感染，每位新生儿用一张塑料布，全体新生儿沐浴完成后，用消毒液浸泡沐浴池及沐浴垫。皮肤感染者单独用一套物品，并严格消毒隔离。沐浴过程中做到稳、准、轻，始终用手保护婴儿，防止外伤。防止婴儿受凉。保护耳、鼻、眼，避免液体、爽身粉进入。

4. 脐部护理　观察脐部出血情况，保持脐部清洁干燥，沐浴后用 75% 乙醇溶液消毒脐带残端及脐周，用无菌纱布包扎。保持敷料的干燥清洁。脐部出现分泌物，可用 75% 乙醇溶液消毒，然后再涂 1% 龙胆紫溶液使其干燥。脐部感染则应用抗生素软膏。脐带脱落处出现红色肉芽组织增生，可用 2.5% 硝酸银溶液烧灼，稍后用生理盐水擦洗，注意保护正常组织。婴儿使用尿布时注意勿让其超越脐部，以免大小便污染，导致脐部感染。

5. 皮肤护理　产后 6h 内去除胎脂，修剪过长的指（趾）甲，纱布包裹局部皮肤如脚跟处，避免摩擦破损。

6. 臀部护理　尿布使用松紧合适，透气性好，勤更换。大便后用温水洗净臀部，擦干后涂上护臀软膏，防止发生红臀、溃疡或皮疹等，发生红臀后，予以红外线照射，每次 10～20min，每日 2～3 次；出现皮肤糜烂，根据具体情况，可用消毒植物油或鱼肝油纱布敷于患处。

7. 心理护理　主要是观察母亲、父亲与新生儿间的相互反应，指导父母与新生儿交流感情。

8. 健康教育

（1）介绍科学的育儿方法，鼓励开展亲子活动。

（2）按计划完成儿童计划免疫工作。

（3）注意新生儿及婴儿身长发育情况，定期进行体格检查，发现异常及时就诊。

目标检测

1. 刚娩出男婴，身长 35cm，体重 1000g。皮下脂肪少，头发短，指甲未达指端，新生儿娩出后能啼哭、吞咽，但对外界刺激较差。该新生儿娩出时孕周大约为

A. 8 周　　B. 16 周

C. 20 周　　D. 28 周

E. 40 周

2. 刚出生新生儿，宜在产后多久内去除胎脂

A. 出生后立即进行　　B. 2h

C. 4h　　D. 6h

E. 不一定

3. 有关足月新生儿的描述，不正确的是

A. 出生后 2 ~4 日，体重下降一般不超过出生体重 10%

B. 新生呼吸浅快，每分钟 40 ~60 次

C. 动脉导管未完全关闭者，其心前区可闻及心脏杂音

D. 足月儿出生时血红蛋白平均为 170g/L，其中胎儿血红蛋白占 70% ~80%

E. 新生儿生理性黄疸一般持续 2 周后自行消退

扫码“练一练”

（杨　峥）

第三篇

病理产科

第九章

妊娠并发症孕妇的护理

学习目标

1. 说出常见妊娠并发症的定义。
2. 能区别不同类型的流产与异位妊娠。
3. 比较前置胎盘与胎盘早剥的异同。
4. 描述妊娠期高血压疾病的发病机制及主要临床表现。
5. 描述妊娠期肝内胆汁淤积症的主要表现。
6. 能为常见妊娠并发症孕妇制定整体护理方案。

第一节　流　　产

流产（abortion）是指妊娠不足28周，胎儿体重不足1000g而终止妊娠者。流产又分为自然流产与人工流产。本节主要讲述自然流产。

自然流产根据发生时间的早晚，分为两类。发生在妊娠12周以前为早期流产，发生在12周至不足28周者为晚期流产。自然流产多数为早期流产，其发生率约为全部妊娠的10%～15%。

（一）病因

1. 胚胎因素　染色体异常是早期流产最常见的原因，约占50%以上。染色体异常包括数目异常和结构异常。数目异常以“三体”居首位，其次为X单体，三倍体及四倍体少见。结构异常主要是染色体易位及嵌合体等。除遗传因素外，感染、药物等因素也可以引起。

2. 母体因素

（1）全身性疾病　孕妇患全身性疾病，引起强烈子宫收缩即可导致流产；引发胎儿缺氧、胎儿死亡或胎盘梗死均可导致流产。

（2）生殖器官异常　子宫畸形、子宫肿瘤及内膜炎症等，可影响胚胎着床发育而导致流产。宫颈重度裂伤及宫颈内口松弛可导致胎膜早破，发生晚期自然流产。

（3）内分泌异常　黄体功能不足、甲状腺功能减退和严重糖尿病血糖等，病情未能得到及时有效控制等，均可导致流产。

（4）强烈应激与不良习惯　妊娠期严重的生理或心理的不良刺激均可导致流产。孕妇过量吸烟、酗酒、吸食毒品以及过量饮用咖啡等，均可引起流产的发生。

3. 免疫异常　胚胎及胎儿于母体，类同同种异体移植。母体对胚胎及胎儿的免疫耐受是胎儿在母体内得以生存的基础。孕妇于妊娠期对胎儿耐受降低即可引起流产。调节性T细胞和效应性T细胞的平衡是维系免疫反应的关键所在。故目前认为，某些特发性流产与调节性T细胞功能相对或绝对低下可能是导致孕妇对胎儿免疫耐受降低的主要原因。

4. 环境因素　过多的接触放射线和铅、甲醛、砷、苯等化学物质，引起母体急性或慢性中毒，导致胚胎胎儿发育异常，均可导致流产。

（二）病理

孕8周前的早期流产，胚胎多先死亡，随后发生底蜕膜出血并胚胎绒毛分离、出血，已分离的胚胎组织就如异物，引起子宫收缩。妊娠物多能完全排出。因胎盘绒毛发育不成熟，与子宫蜕膜植入关系尚不牢固，胚胎绒毛与底蜕膜易于分离，出血不多。

孕8～12周的早期流产，胎盘绒毛发育茂盛，与底蜕膜联系较为牢固，流产的妊娠物往往不易完整排出，部分妊娠物滞留在宫腔内，影响子宫收缩，出血量较多。

孕12周以后的晚期流产，胎盘已完整形成，流产时先出现腹痛，然后排出胎儿、胎盘。

【护理评估】

（一）健康史

明确病因，了解孕妇的月经史、生育史、生活环境及习惯、毒物及射线等接触史及不良嗜好等。询问本次妊娠早孕反应出现的时间。询问相关家族史及家属的健康状况及既往史。

（二）身心状况

1. 症状及体征　流产的主要症状是停经、下腹疼痛及阴道流血。流产是一个不断变化的动态过程，临床依据发展的阶段不同、体征不同，一般可分为以下几种类型（图9－1和表9－1）。

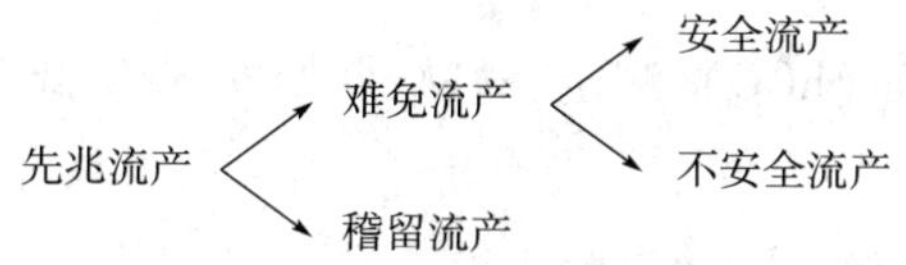

图9－1　各种类型流产的关系

表9－1　各类流产的特征

类型	症状			体征		辅助检查	
	阴道流血	下腹痛	组织物排出	宫颈口	子宫大小	妊娠试验	B超
先兆流产	少	无或轻	无	闭	与孕周相符	阳性	有胎心
难免流产	中→多	加剧	无	扩张	相符或略小	阳性或阴性	多无胎心
不全流产	少→多	减轻	部分排出	扩张或有织物嵌顿	小于孕周	阴性	无胎心
完全流产	少→无	无	全部排出	闭	正常或略大	阴性	无胎心
稽留流产	无或少	有或无	无	闭	小于孕周	阴性	无胎心

（1）先兆流产　临床表现为停经后少量阴道出血，常为暗红色或血性白带，可伴下腹痛或腰背痛。妇科检查：宫颈口未开，胎膜未破，子宫大小与孕周相符。尿妊娠试验阳性。如经休息或治疗后出血停止、腹痛消失则有希望继续妊娠；若阴道流血增多腹痛加剧，则可能发生难免流产。

（2）难免流产　流产已不可避免。一般由先兆流产发展而来，表现为阴道出血加重，腹痛加剧。妇科检查：宫颈口已扩张，羊膜已破或未破，子宫大小与孕周相符（或稍小）。

（3）不全流产　难免流产继续发展，部分妊娠产物已排出体外，尚有部分仍残留在宫腔内，影响宫缩以致流血不止，甚至引起休克。妇科检查：宫颈口扩张，有时可见胎盘组织嵌顿于宫颈口，或部分妊娠产物排出在阴道内，子宫小于孕周。尿妊娠试验阴性。

（4）完全流产　妊娠物已全部排出，阴道出血逐渐停止，腹痛消失。妇科检查：宫颈口关闭。子宫大小接近非孕期。尿妊娠试验阴性。

（5）稽留流产　指胚胎或胎儿在子宫内已死亡且滞留在宫腔内未排出者。发生在孕早期，则子宫不再增大反而缩小，早孕反应消失；发生在孕中期，则腹部不见增大，胎动消失。妇科检查：宫口未开，子宫小于孕周，未闻及胎心。处理原则是确诊后应尽早促使妊娠物排出子宫。因胎盘组织稽留时间过长，易发生凝血机制障碍，导致 DIC（弥散性血管内凝血）。处理宫腔内容物前常规查凝血功能，做好输血、抢救准备。

（6）习惯性流产　连续发生自然流产 3 次或以上者。每次自然流产往往发生在同一妊娠月份，其发生经过与一般流产相同。早期流产多见于黄体功能不足、甲状腺功能减退、染色体异常等；晚期流产多见于宫颈内口松弛、子宫肌瘤、子宫发育畸形等。处理应先查明原因，对因治疗。

（7）流产感染　发生于流产过程中流血时间长、出血量多或者稽留流产、非法堕胎等情况，可导致宫腔感染，严重时感染可扩展到盆、腹腔乃至全身，并发盆腔炎、腹膜炎、脓毒血症、感染性休克等。处理原则为积极控制感染。如出血不多，应首先控制感染，待感染控制后再行清宫术以清除宫腔内残留组织。如出血多，应在输血和抗感染的同时，将残留在宫腔内的组织夹出，以减少出血，待感染控制后，再行彻底清宫。

2. 辅助检查

（1）绒毛膜促性腺激素（hCG）测定　妊娠期妇女 hCG 低于正常值，提示流产或将要流产。

（2）B 超　显示有无胎囊、胎动、胎心等。

（3）其他激素测定　主要胎盘生乳素、雌二醇和孕二醇等。测定的结果低于正常值，提示流产或将要流产。

3. 心理社会状况　流产发生后，女性本身及家属会产生相应的焦虑情绪，不仅担心此次妊娠的结局甚至对今后生育的影响也是非常关心，因对清宫术及流产相关知识缺乏认识都会增加其对疾病的恐惧。

【护理问题】

1. 有感染的危险　与阴道出血时间过长、宫腔内有残留组织等因素有关。

2. 有组织灌注量改变的危险　与出血有关。

3. 活动无耐力　与阴道流血导致继发性贫血有关。

4. 预感性悲哀　与担心妊娠结局等因素有关。

【护理目标】

（1）孕妇出血得到控制，维持正常生命体征。

（2）孕妇无感染发生。

（3）孕妇悲哀反应减轻，积极配合治疗，维持自我形象。

【护理措施】

1. 一般护理 休息和营养支持，增强机体的免疫力。加强会阴护理，行会阴冲洗，每天2次，保持局部清洁干燥，指导孕妇使用消毒的会阴垫，勤换内衣，养成良好的卫生习惯。

2. 治疗配合 治疗原则：先兆流产以保胎为主。难免流产应尽早使宫内物排出。不全流产应立即清除宫腔内残留物，防治并发症。完全流产一般不需特殊处理。稽留流产应尽早使宫内物排出，防治凝血功能障碍。习惯性流产则应针对病因进行治疗。流产感染者先控制感染后清宫。

（1）先兆流产者 应卧床休息，禁止性生活，禁止灌肠，以减少各种可能诱发宫缩的刺激。遵医嘱可适量给予镇静剂、孕激素等药物，注意观察腹痛和阴道流血等病情变化。此外，应充分沟通，加强心理护理，增强孕妇及家属保胎的信心。护理人员还需说明以上保胎措施的必要性，以取得孕妇及家属的积极配合。

（2）不能继续妊娠者 难免流产和稽留流产应立即尽早促使妊娠物完全排出，不全流产一旦确诊应立即行刮宫术。护理人员应积极、及时做好终止妊娠的准备，协助医师顺利完成手术过程。同时开放静脉通道，做好输血、输液准备。严密观察受术者生命体征及面色、阴道流血及与休克有关征象。有凝血功能障碍者需予以纠正后再进行流产或引产术。

（3）习惯性流产者 应先查出原因，包括夫妇双方的染色体检查、血型鉴定及生殖功能检查。病因能纠正者，应于再次妊娠前进行治疗。原因不明者，应于出现早孕征象时，积极配合医生按黄体功能不足给予黄体酮治疗，每日10～20mg肌内注射。确诊妊娠后继续治疗至妊娠10周，或超过以往发生流产的时间。治疗期间卧床休息，禁止性生活，补充维生素E。加强心理护理，增强孕期信心，稳定孕妇情绪。宫颈内口松弛者，可于孕前可作宫颈内口修补，已妊娠者，一般于孕14～16周行宫颈内口环扎术，术后定期随诊，分娩发动前拆除缝线。环扎术后出现流产征象者，属于处理失败，应及时拆除缝线，以免造成宫颈撕裂。

（4）预防感染 监测体温、血象，观察阴道分泌物的色、质、量、味等，发现有感染征象及时报告，按医嘱给予抗生素治疗；在护理中严格注意无菌操作，指导孕妇使用消毒会阴垫，保持会阴部清洁。此外，还应嘱流产后1个月返院复查，确定无禁忌证后，方能进行性生活。

3. 心理护理 评估孕妇的心理承受能力，确定存在的主要心理问题。评估孕妇接受治疗的心理准备。通过护理活动与孕妇建立良好的护患关系，鼓励孕妇表达不能得到良好妊娠结局的悲伤，通过正确途径宣泄不良情绪。给孕妇讲解流产知识和手术过程、术后注意事项，纠正错误认识，解除顾虑，增强治疗护理信心。手术后，孕妇常会有悲伤、抑郁难以排解，与家属多沟通，使孕妇获得家庭支持。

4. 健康教育 对于先兆流产孕妇的护理需卧床休息，禁止性生活，注意稳定孕妇情绪，增强保胎信心；不能保胎者，应给予心理疏导，让孕妇重建信心；指导有习惯性流产史的孕妇在下一次妊娠确诊后应卧床休息，加强营养，禁止性生活，补充维生素B、维生素E、维生素C等，治疗期必须超过以往发生流产的妊娠月份；针对发生流产的孕妇注意返院复查，确定无禁忌证后，方可开始性生活。

【护理评价】

(1) 孕妇出血逐渐减少或消失，生命体征在正常范围。

(2) 孕妇体温、血象均正常。

(3) 孕妇情绪平稳，接受现实，能配合治疗，并与医护人员讨论下次妊娠的相关问题。

第二节　异位妊娠

受精卵在子宫体腔以外着床，称异位妊娠（ectopic pregnancy），俗称宫外孕。依其发生部位不同，又分为输卵管妊娠、卵巢妊娠、腹腔妊娠、阔韧带妊娠和宫颈妊娠等，其中以输卵管妊娠最为常见。其发病部位以壶腹部最多见，其次为峡部和伞部，间质部最少见。

（一）病因

凡孕卵在输卵管运行受阻，使孕卵延迟或不能进入管腔，均可导致输卵管妊娠。

1. 输卵管炎症　异位妊娠的主要病因。包括输卵管黏膜炎和输卵管周围炎。输卵管黏膜炎导致黏膜皱褶粘连，管腔变窄，或使纤毛功能受损，受精卵在输卵管内运行受阻而于病变处着床；输卵管周围炎病变累及输卵管浆膜层或浆肌层，常造成输卵管周围粘连，输卵管扭曲，管腔狭窄，蠕动减弱，从而影响受精卵运行。淋病奈瑟菌及沙眼衣原体所致的输卵管炎常累及黏膜，而流产和分娩后感染往往引起输卵管周围炎。

2. 输卵管手术史　输卵管绝育术或输卵管手术者，输卵管妊娠的发生率为10%～20%。腹腔镜下电凝输卵管及硅胶环套术绝育后，可因输卵管瘘或再通导致输卵管妊娠。因不孕接受输卵管粘连分离术或输卵管成形术者，再妊娠时其发生的可能性增加。

3. 输卵管发育不良或功能异常　输卵管过长、肌层发育差、黏膜纤毛缺乏、双输卵管及输卵管副伞等，均可造成输卵管妊娠。输卵管功能受雌、孕激素调节，调节机制失常即可影响受精卵正常运行。此外，精神因素可引起输卵管痉挛和蠕动异常，干扰受精卵运行。

4. 辅助生殖技术　辅助生殖技术的运用，使输卵管妊娠发生率增加，既往少见的异位妊娠，如卵巢妊娠、腹腔妊娠的发生率增加。

5. 避孕失败　宫内节育器避孕失败，发生异位妊娠的概率较大。

6. 其他　子宫肌瘤或卵巢肿瘤压迫输卵管，影响输卵管管腔的通畅，使受精卵运行受阻。输卵管子宫内膜异位可增加受精卵着床于输卵管的可能性。

（二）病理

1. 输卵管妊娠的结局　输卵管管腔狭小，管壁薄且缺乏黏膜下组织，管壁肌层薄，孕卵在此着床，必然出现不良结局。

(1) 输卵管妊娠流产　多见于妊娠8～12周输卵管壶腹部的妊娠（图9-2）。由于蜕膜形成不完整，发育中的胚泡常向管腔突出，最终突破包膜而出血，若整个胚泡剥离落入管腔，刺激输卵管逆蠕动经伞端排出至腹腔，形成输卵管完全流产，出血一般不多。若胚泡剥离不完整，妊娠产物部分排出至腹腔，部分尚附着于输卵管壁，导致反复出血，形成输卵管血肿或输卵管周围血肿，血液不断流出并积聚在子宫直肠陷凹内形成盆腔血肿，量多时甚至流入腹腔。

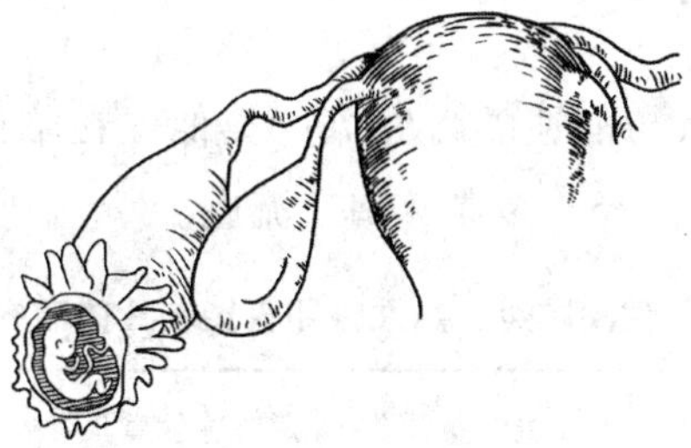

图 9-2 输卵管妊娠流产

（2）输卵管妊娠破裂 多见于妊娠 6 周左右的输卵管峡部妊娠（图 9-3）。受精卵着床于输卵管黏膜皱襞间，胚泡生长发育时绒毛向管壁方向侵蚀肌层及浆膜，最终穿破浆膜，形成输卵管妊娠破裂，输卵管肌层血管丰富，短期内可发生大量出血，使患者休克，出血量远比输卵管妊娠流产时多，腹痛剧烈，也可反复出血，在盆腔与腹腔内形成血肿。孕囊可从破裂口排出，种植于任何部位，胚泡小可被吸收，较大则可在子宫直肠陷凹内形成包块或钙化为石胎。

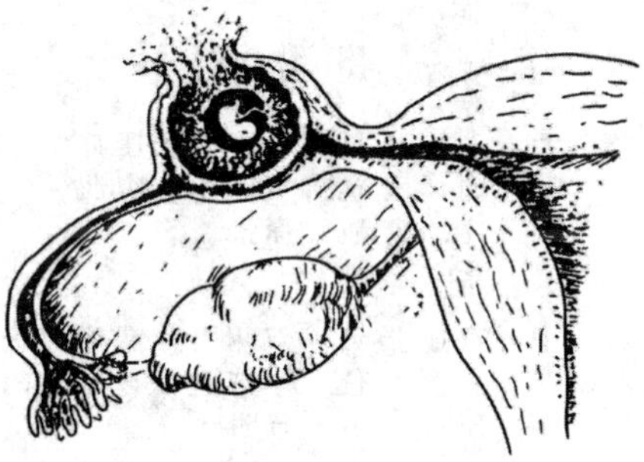

图 9-3 输卵管妊娠破裂

间质部妊娠虽少见，但后果严重，其最终结局几乎均为输卵管妊娠破裂。输卵管间质部肌层较厚，血运丰富，因此，破裂常发生于孕 12～16 周。其破裂类同子宫破裂，病情非常严重，往往短时间内出现低血容量性休克。

（3）输卵管妊娠胚胎停止发育并吸收 此情况在临床上常被忽略。须检测血 hCG 方可确诊。若孕妇血 hCG 水平很低，常被诊断为未知部位妊娠，不易与子宫内妊娠隐性流产相鉴别。

（4）陈旧性宫外孕 输卵管妊娠流产或破裂，若长期反复内出血形成盆腔血肿未消散，血肿机化变硬并与周围组织粘连，临床上称为陈旧性宫外孕。

（5）继发腹腔内妊娠 输卵管妊娠流产或破裂时，胚胎从输卵管排至腹腔或阔韧带内，多数死亡，偶见存活者。若存活的胚胎绒毛组织附着于原位或排入腹腔后重新种植而获得营养，可继续生长发育，形成继发腹腔内妊娠。

2. 子宫变化 输卵管妊娠和正常妊娠一样，合体滋养细胞产生 hCG 维持黄体生长，甾体激素分泌增加，故出现停经，子宫增大变软，子宫内膜发生蜕膜样变。

【**护理评估**】

（一）健康史

仔细询问月经史、生育史、避孕方法及既往健康状况等。

（二）身心状况

1. 症状 异位妊娠的症状与前述的自然流产类似，在临床需要注意鉴别（表9－2），各类输卵管妊娠的主体表现为停经、腹痛、阴道流血。

表9－2 宫外孕与流产、急性阑尾炎、急性输卵管炎、黄体破裂、卵巢肿瘤蒂扭转的特点

	输卵管妊娠	流产	急性阑尾炎	急性输卵管炎	黄体破裂	卵巢肿瘤蒂扭转
停经史	多有	有	无	无	多无	无
阴道流血	量少，色暗红，可有蜕膜组织或管型，多在腹痛之后出血	先少量，后增多，色鲜红，有小血块或绒毛排出	无	无	无或有如少量月经	无
腹痛	突发一侧撕裂样疼痛并向全腹扩散	下腹正中阵发性坠痛，多在出血之后出现腹痛	转移性右下腹疼痛	双下腹持续性疼痛逐渐发展	下腹一侧突发性疼痛	下腹一侧突发性疼痛
休克程度	与外出血量不成正比	与外出血量成正比	无	无	无或轻度	可有
体温	正常或稍高	正常	升高	升高	正常	稍高
腹部检查	有深部压痛反跳痛，腹肌紧张不明显	下腹压痛，无反跳痛	麦氏点压痛、反跳痛，腹肌紧张	下腹两侧压痛反跳痛，腹肌紧张	下腹一侧压痛	患侧压痛，可触及包块
盆腔检查	宫颈举痛，后穹隆饱满，触痛，宫旁有触痛性包块	宫口稍开，子宫增大变软	直肠指诊右侧高位压痛	双侧附件有增厚或包块，压痛明显	无包块，一侧附件压痛	宫旁可扪及包块边界清楚、蒂部触痛明显
白细胞	正常或稍高	正常	升高	升高	正常或稍高	稍高
血红蛋白	下降	正常	正常	正常	下降	正常
后穹隆穿刺	抽出不凝血	阴性	阴性	抽出渗出液或脓液	抽出血液	阴性
β-hCG	多为阳性	多为阳性	阴性	阴性	阴性	阴性
B超检查	一侧附件低回声区，内有孕囊	宫内可见孕囊	子宫附件区无异常	两侧附件低回声区	一侧附件低回声区	一侧附件低回声区，边缘清晰有条索状物

（1）停经 除输卵管间质部妊娠的停经史较长之外，多数有6～8周的停经史。约20%的孕妇主诉无停经史描述，可能是将不规则阴道流血误以为是月经的结果。

（2）腹痛 为孕妇就诊的主要原因和最主要的主诉，输卵管未破裂前表现为一侧下腹隐痛或酸胀感；若输卵管妊娠破裂或流产，孕妇突感下腹撕裂样疼痛，常伴有恶心、呕吐。出血积聚在子宫直肠陷凹，可出现肛门坠胀；血液积聚在病变区域，则表现为一侧下腹疼痛；流向全腹，则疼痛扩散至全腹，当血液刺激膈肌时，疼痛可放射至肩胛部及胸部。

（3）阴道流血　停经6～8周后不规则阴道出血，色深褐，量不多，一般不超过月经量，常为点滴状，淋漓不净。流血时常伴有蜕膜碎片排出，只有当病灶消除后才能停止出血。

（4）晕厥及休克　阴道出血量与腹腔内出血量不成正比，腹腔内大量出血，导致血容量减少和剧烈腹痛，可出现晕厥甚至休克。

（5）腹部包块　输卵管妊娠流产或破裂所形成的血肿时间较久时，血液凝固与周围组织或器官粘连形成包块，如包块大或位置较高则可于腹部触及。

2. 体征

（1）一般情况　突发腹痛和大出血时，孕妇呈现急性痛苦面容、面色苍白、脉细弱、血压下降等休克表现。

（2）腹部检查　如腹腔内出血不多，孕妇下腹部可有明显的压痛、反跳痛、肌紧张，多局限在患侧。如出血量大，腹部可见膨隆，腹膜刺激征表现遍及全腹，甚至叩诊可出现移动性浊音阳性。

（3）盆腔检查　阴道内可见来自宫腔的血迹，后穹隆饱满；宫颈举痛、摇摆痛，并可见宫颈口有血液流出；子宫软，当内出血量较大时，可出现子宫漂浮感，子宫旁或后方可触及压痛明显但边界不清晰之包块。病变持久时，肿块机化变硬，边界逐渐清楚。同时查子宫质地及大小。

3. 辅助检查

（1）后穹隆穿刺　较可靠的诊断方法，适用于疑有腹腔内出血的孕妇。腹腔内出血即便出血量不大，也最易积聚于直肠子宫陷凹，故经此穿刺抽出暗红色、不凝血，提示有腹腔内出血。陈旧性宫外孕者，可抽出小血块或不凝固的陈旧血液。未抽出血液，不能否定输卵管妊娠，应排除是否存尚未出血、出血量很少、血肿位置高或穿刺部位有粘连等情况。

（2）妊娠试验　是早期辅助诊断异位妊娠的重要方法。尿hCG测定简便、快捷，但是灵敏度不高；血hCG检测灵敏度高、快速，异位妊娠阳性率一般可达80%～100%，但阴性结果不能完全排除异位妊娠。

（3）超声诊断　B超检查，阴道B超较腹部B超准确率高。此外，B超检查可用于了解有无腹腔内出血。宫腔内无妊娠产物，宫旁可有液性或实性包块，内有胚囊或胎心搏动可确诊。

（4）腹腔镜检查　适用于输卵管妊娠尚未破裂或流产者，有助于异位妊娠诊断的准确性及可同步治疗。其可见一侧输卵管肿大，表面紫蓝色，腹腔内无出血或少量出血。大量腹腔内出血或伴有休克者，禁用此项检查手段。

（5）诊刮　仅适用于阴道出血量较多的孕妇，目的在于排除宫内妊娠流产。将宫腔刮出物送病理检查，如仅见蜕膜而不见绒毛结构，有助于异位妊娠的诊断。

4. 心理社会状况　主要了解孕妇对疾病的心理感受和应激反应。如孕妇对剧烈腹痛常产生痛苦、绝望；当其得知可能危及生命以及失去胎儿后，会感到悲哀等；对后续治疗和护理表现出焦虑，如有生育要求者，康复后对未来受孕会产生担忧和恐惧；无生育要求者，对未来可能再次发生异位妊娠表现出害怕等情绪。另外还需要了解家属的态度，使孕妇获得家庭支持。

【护理问题】

1. 潜在并发症　出血性休克。

2. 恐惧　与担心生命安危有关。

3. 预感性悲哀　与即将失去胎儿有关。

4. 自尊紊乱 与担心未来受孕力有关。

【护理目标】

(1) 孕妇保持生命体征平稳，无并发症发生。

(2) 孕妇情绪稳定，配合治疗和护理。

(3) 孕妇面对事实，维持自我形象。

【护理措施】

1. 一般护理 密切观察生命体征；营养补充应富含铁，改善贫血，增强免疫力；卧床休息，避免便秘、咳嗽等腹压增高的情况，以减少异位妊娠破裂的可能；正确及时留取检验标本，监测疗效。

2. 治疗配合 以手术治疗为主。早期输卵管妊娠，要求保留生育能力的年轻患者可考虑化学药物治疗及中医中药等保守治疗方法。手术治疗适用于：①生命体征不稳定或有腹腔内出血征象者。②诊断不明确者。③异位妊娠在进展者。血 β-hCG 处于高水平，附件区大包块等。④随诊不可靠者。⑤期待治疗法或药物治疗禁忌证者。手术方法方式有根治术、保守手术、腹腔镜手术。化疗的指征是：①无药物治疗的禁忌证。②输卵管妊娠未发生破裂或流产。③输卵管妊娠包块直径 $\leq$4cm。④血 β-hCG $<$ 2000U/L。⑤无明显内出血。方法是：全身用药及局部用药。全身用药常用甲氨蝶呤（MTX），局部用药可采用在 B 超引导下穿刺或在腹腔镜下将药物直接注入输卵管的妊娠囊内。此外也有采用其他化疗药物如 5-FU、米非司酮等治疗成功的报道。祖国医学认为异位妊娠属血瘀少腹，不通则痛的实证，以活血化瘀、消症为治则，目前临床较少用。

(1) 手术护理 严密监测生命体征，开放静脉通道，按急诊手术要求做好术前准备，如备皮、皮试、配血、留置尿管等。

(2) 保守治疗的护理配合 ①嘱患者绝对卧床休息，减少活动，给予适当的日常生活护理。给予高营养、富含维生素的半流质饮食。加强巡视，了解患者需要。②密切观察生命体征和病情变化，患者出现腹痛加剧、脸色苍白、脉搏增快及血压下降时等，应立即报告医生，并做好抢救准备。③保持大使通畅，避免用力咳嗽、大便等使腹压增高，以防诱发出血。④观察阴道流血情况，注意有无异味，有无组织物排出，并协助完成组织物病理学检查。

3. 急救护理配合

(1) 去枕平卧位，给予吸氧，开放静脉通道，保持输液通畅，及时补充血容量。按医嘱输血和输液等。观察患者尿量，记出入量。

(2) 抽血查血常规和血型，判断失血情况，做好输血前准备。

(3) 遵医嘱及时和准确给药，做好疗效观察。

(4) 做好术前准备，及时完成备皮、皮试及留置尿管等。

4. 心理护理 与孕妇及家属良好沟通，获得信任，为配合治疗护理打下基础。手术治疗者，术前简单介绍手术必要性，术前准备事项；保持病房环境安静、整洁，帮助患者接受治疗方案。术后，介绍异位妊娠相关知识，提高患者保健意识。保守治疗者，告知治疗中可能存在的症状以及检测和处理程序。

5. 健康教育

(1) 帮助患者以正常的心态接受此次妊娠失败的现实。

（2）指导患者摄取足够的营养，尤其是富含铁的食物，如动物肝、鱼肉、绿叶蔬菜及黑木耳等。

（3）避免增加腹压的动作，如咳嗽、用力大便等，保持大便通畅，大便秘结时可服润肠通便的食品，如蜂蜜、麻仁丸等，禁止灌肠，避免造成宫外孕妊娠破裂，腹腔内急性内出血，危及生命。

（4）教育患者保持良好的卫生习惯，勤洗浴、勤换衣，性伴侣稳定。发生盆腔炎后须立即彻底治疗。

（5）告诫患者，下次妊娠要及时就医。

第三节 前置胎盘

孕 28 周后若胎盘附着于子宫下段，甚至胎盘下缘达到或覆盖宫颈内口，其位置低于胎先露部，称前置胎盘（placenta previa）。是妊娠晚期严重并发症，也是妊娠晚期阴道出血最常见的原因，其发生严重威胁母儿生命安全。

（一）病因

该病的病因目前尚不十分清楚。

1. 子宫内膜损伤与病变 有多次清宫史、有产褥感染史、多产女性、剖宫产史等因素存在，可致子宫内膜损伤及炎症变化，当受精卵着床时，子宫蜕膜层血管生长不良，进而导致受精卵供血较差，为了摄取足够的养分，胎盘扩大生长覆盖面积，即可延伸至子宫下段。

2. 胎盘异常 双胎妊娠时胎盘面积过大，前置胎盘发生率较单胎妊娠高 1 倍；胎盘位置正常而副胎盘位于子宫下段接近宫颈内口；膜状胎盘大而薄扩展到子宫下段，均可发生前置胎盘。

3. 受精卵滋养层发育迟缓 受精卵到达宫腔后，滋养层尚未发育到可以着床的阶段，继续向下游走到达子宫下段，并在该处着床而发育成前置胎盘。

（二）分类

按胎盘边缘与子宫内口的关系分 3 种（图 9－4）。

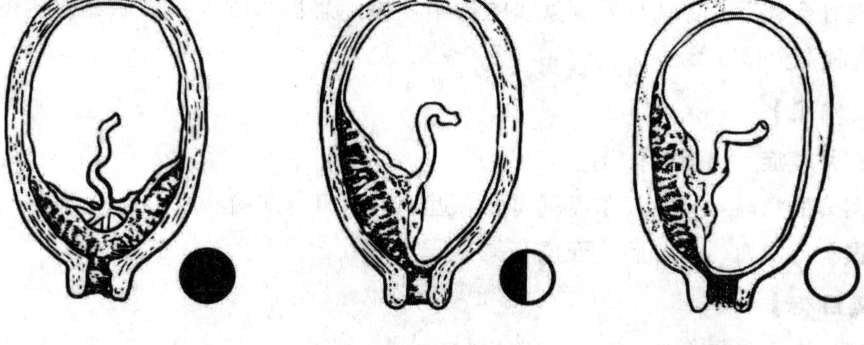

(a)完全性前置胎盘　(b)部分性前置胎盘　(c)边缘性前置胎盘

图 9－4 前置胎盘的分类

1. 完全性前置胎盘 又称中央性前置胎盘，胎盘组织完全覆盖宫颈内口。

2. 部分性前置胎盘 胎盘组织部分覆盖宫颈内口。

3. 边缘性前置胎盘 胎盘附着于子宫下段，边缘到达宫颈内口，未覆盖宫颈内口。

胎盘位于子宫下段，边缘距宫颈内口 <2cm，称为低置胎盘。胎盘下缘与宫颈内口的关系可因宫颈管消失、宫口扩张而改变。前置胎盘类型可因诊断时期不同而改变，如临产前为完全性前置胎盘，临产后因宫口扩张而成为部分性前置胎盘。目前临床上均以医疗处理前最后一次检查结果来决定其分类。

【护理评估】

（一）健康史

询问孕妇既往有无子宫内膜炎症或子宫内膜损伤史，如多次清宫、多产、产褥期感染、剖宫产等。

（二）身心状况

1. 症状 主要表现是妊娠晚期或近临产时无痛性反复阴道流血，常无任何诱因，突然发生。完全性前置胎盘约在 28 周出血，次数频繁，量多，有时一次阴道大量出血，可使患者陷入休克状态，贫血程度与出血量成正比；边缘性前置胎盘出血时间晚，多于妊娠 37～40 周或临产后，量较少；部分性前置胎盘介于两者之间。出血的原因是由于妊娠晚期或近临产时，子宫下段不断伸展，宫颈管消失，宫口扩张，而附着于子宫下段或宫颈内口的胎盘不能随之伸展，以致前置部分的胎盘自附着处剥离，引发出血。

2. 体征 与出血量多少有关，如大量出血时，孕妇往往有休克表现，反复多次少量出血者可有贫血表现。腹部检查：子宫软，无触痛，子宫大小与孕周相符，因胎盘前置，影响胎儿先露入盆，故会出现先露高浮，甚至可有胎位异常。应注意的是，前置胎盘禁做肛查，尽量少做阴道检查，以免诱发宫缩而增大前置部分的胎盘剥离面，使出血增加，甚至危及生命。

3. 辅助检查

（1）产前检查 子宫大小与停经月份一致，胎方位清楚，先露高浮，胎心可正常，也可因为孕妇失血过多所导致胎心异常或消失。

（2）超声波检查 B 超是安全、有效、首选的辅助检查，可清晰地看到子宫壁、胎头、宫颈及胎盘的位置，胎盘定位准确率 95% 以上，可以反复检查。

（3）产后检查胎盘及胎膜 胎盘的前置部分可见陈旧血块附着呈黑紫色或者暗红色，如胎膜破口距离胎盘边缘 <7cm，则为部分性前置胎盘。

4. 心理社会状况 评估孕妇及家属的情绪反应、恐惧程度，担心胎儿宫内的安危，担心孕妇的生命安全程度。

【护理问题】

1. 潜在并发症 出血性休克。

2. 有感染的危险 与前置胎盘剥离面靠近子宫颈口，细菌易经阴道上行感染有关。

3. 恐惧 与出血、担心胎儿安危有关。

【护理目标】

（1）孕妇出血得到有效控制。

（2）孕妇获得家庭及医疗的有效支持，基本需求满足。

（3）孕妇在院期间无感染等并发症发生。

【护理措施】

1. 一般护理 绝对卧床休息，取左侧卧位。可间断给氧，以增加胎儿血氧供应。指导孕妇加强营养摄入，纠正贫血。加强会阴护理，保持局部清洁干燥，防止上行性感染的发生。护理人员应了解孕妇的基本情况，提供合适的心理抚慰，给予情感支持，做好与家属的沟通工作，允许家属陪伴。

2. 治疗配合　治疗原则是抑制宫缩，纠正贫血，预防和适时终止妊娠。根据阴道流血量、孕周、产次、胎位、有无休克、是否临产、胎儿是否存活及前置胎盘类型等综合考虑期待治疗或终止妊娠。

（1）期待治疗的护理配合　期待治疗的目的是在保障母儿安全的前提下，尽量延长妊娠时间，提高胎儿存活性，适用于妊娠<36 周、胎儿存活、一般情况良好、阴道流血量少、无需紧急分娩的孕妇。建议在有母儿抢救能力的医疗机构进治疗。一旦有阴道流血，强调住院治疗的必要性，且加强对母儿状况的监测及治疗。主要护理措施包括①一般处理。阴道流血期间减少活动量，注意休息，禁止肛门检查和不必要的阴道检查。密切观察阴道流血量，监护胎儿宫内状况。维持正常血容量，必要时输血。常规备血，做好急诊手术的准备。②纠正贫血。加强营养，必要时输血，使孕妇血红蛋白≥110g/L 及以上，血细胞比容>0. 30。③止血。对于有早产风险者，可酌情给予宫缩抑制剂，防止因宫缩引起的进一步出血。④糖皮质激素。孕 35 周前有早产风险者，应促胎肺成熟。

（2）终止妊娠　终止妊娠的指征是：①出血量大甚至休克，为挽救孕妇生命，无需考虑胎儿情况，应立即终止妊娠。②出现胎儿窘迫等产科指征时，胎儿已可存活，可行急诊手术。③临产后诊断的前置胎盘，出血量较多，估计短时间内不能分娩者，也应终止妊娠。④无临床症状的前置胎盘根据类型决定分娩时机。合并胎盘植入者可于妊娠 36 周及以上择期终止妊娠；完全性前置胎盘可于妊娠 37 周及以上择期终止妊娠；边缘性前置胎盘可于 38 周及以上择期终止妊娠；部分性前置胎盘应根据胎盘遮盖宫颈内口情况，适时终时终止妊娠。

主要的护理措施是：积极纠正贫血并备血，预防感染、出血。做好新生抢救及处理产后出血的准备。做好产时或剖宫产术中配合。术后注意观察阴道流血情况，加强宫缩，防止产后出血及感染。加强新生儿护理。

3. 心理护理　认真评估孕妇对疾病的心理承受能力，确定主要的心理问题。评估孕妇接受治疗的心理准备。通过护理活动与孕妇建立良好的护患关系，鼓励孕妇表达对胎儿的安危和自己身体状况的担忧，尤其在期待疗法过程中，一定要鼓励孕妇很好的调整心理不良情绪，积极配合护理，确保母婴平安。

4. 健康教育

（1）指导孕产妇出院后注意休息，与婴儿同步休息。

（2）保持外阴清洁。

（3）加强营养，给予高蛋白、高营养、高纤维素的饮食，以汤汁类为主，如鸡汤、鱼汤，利于产奶。多食含铁丰富的食物以纠正贫血，增强抵抗力，预防出血和感染的发生。

（4）产后 42 天门诊复查；如阴道分娩者产后 3 个月上节育环，剖宫产者产后 6 个月上节育环。坚持 4 ~6 个月纯母乳喂养。产褥期避免重体力劳动，以防子宫脱垂，利于子宫复旧。

第四节　胎盘早剥

妊娠 20 周后或分娩期，正常位置的胎盘在胎儿娩出前部分或全部自子宫壁剥离，称为胎盘早剥（placental abruption）。胎盘早剥是妊娠晚期严重的并发症，具有起病急、发展快的特点，如处理不及时可危及母儿生命。其发生率在国内为0.46%～2.1%。

（一）病因

确切病因及发病机制目前尚不清楚，主要考虑与下述因素有关。

1. 孕妇血管病变 孕妇患严重妊娠期高血压、慢性高血压、慢性肾疾病或全身血管病变时，胎盘早剥的发生率增高。底蜕膜螺旋小动脉痉挛或硬化，引起远端毛细血管变性坏死甚至破裂出血，血液流至底蜕膜层与胎盘之间形成胎盘后血肿，致使胎盘与子宫壁分离。

2. 机械性因素 外伤特别是腹部直接受撞击或挤压；脐带过短（<30cm）或脐带绕颈、绕体相对过短时，分娩过程中胎儿下降牵拉脐带造成胎盘剥离；羊膜腔穿刺时刺破前壁胎盘附着处，血管破裂出血引起胎盘剥离。

3. 宫腔内压力骤减 双胎妊娠分娩时，第一胎儿娩出过速；羊水过多时，人工破膜后羊水流出过快，均可使宫腔压力骤减，子宫骤然收缩，胎盘与子宫壁发生错位剥离。

4. 子宫静脉压突然升高 妊娠晚期或临产后，孕妇长时间仰卧位，巨大妊娠子宫压迫下腔静脉，回心血量减少，血压下降。此时子宫静脉淤血，静脉压增高，蜕膜静脉床淤血或破裂，形成胎盘后血肿，导致部分或全部胎盘剥离。

5. 其他 一些高危因素如高龄孕妇、吸烟、滥用可卡因、孕妇代谢异常、有血栓形成倾向、子宫肌瘤等与胎盘早剥发生有关。有胎盘早剥史的孕妇再次发生的危险性比没有相关病史者高约10倍。

（二）病理

主要病理改变是底蜕膜层出血，形成血肿，使胎盘自附着处剥离（图9－5）。

（1）显性剥离（外出血，有阴道出血） 底蜕膜出血，形成胎盘后血肿，胎盘剥离面随之扩大，血液冲开胎盘边缘，沿胎膜和子宫壁经子宫颈管向外流出。

（2）隐性剥离（内出血，无阴道出血） 胎盘边缘仍附着于子宫壁或由于胎先露固定于骨盆入口，使血液积聚于胎盘和子宫壁之间，不能外流。

（3）混合性出血 由于子宫内有妊娠产物，子宫不能有效收缩以压迫破裂的血窦而止血，血液不能外流，胎盘后血肿越来越大，子宫底随之升高，当出血达到一定程度时，血液终会冲开胎盘边缘及胎膜而外流。

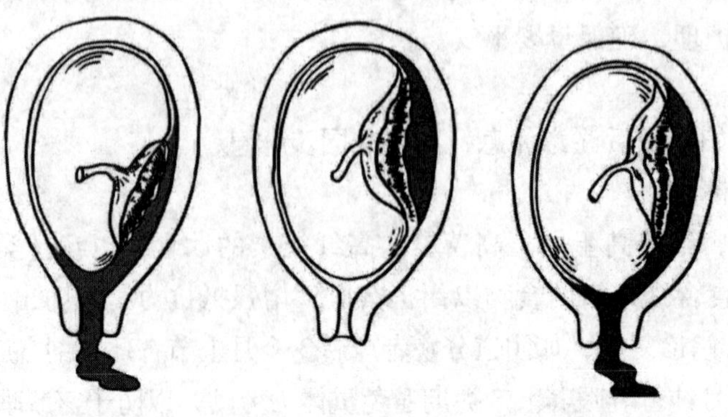

(a)显性剥离　(b)隐性剥离　(c)混合性出血

图9－5　胎盘早剥

血液积聚于胎盘和子宫壁之间，压力逐渐增大，血液浸入子宫肌层，引起肌纤维分离断裂甚至变性，血液浸润至子宫浆膜层时，子宫表面出现紫蓝色瘀斑，尤其在胎盘附着处最甚，称子宫胎盘卒中，又称为库弗莱尔子宫。

目前，我国临床上推荐按照胎盘早剥的 Page 分级标准（表 9－3）评估病情的严重程度。胎盘早剥在临床上应与前置胎盘和先兆子宫破裂相鉴别（表 9－4 及表 9－5）。

表 9－3　胎盘早剥的 Page 分级标准

分级	标准
0 级	分娩后回顾性产后诊断
Ⅰ	外出血，子宫软，无胎儿窘迫
Ⅱ	胎儿宫内窘迫或胎死宫内
Ⅲ	产妇出现休克症状，伴或不伴弥散性血管内凝血

表 9－4　胎盘早期剥离与前置胎盘的特点

	胎盘早期剥离	前置胎盘
发病情况	急，有诱因，常伴有妊娠期高血压疾病	较缓，无明显诱因
腹痛	剧烈	无
出血情况	内出血或少量阴道流血，色较暗	阴道流血反复出现，色较红
贫血程度	与阴道外出量不成正比	与阴道外出血量成正比
子宫	板样硬，压痛明显，子宫大于孕周	较无压痛，大小与孕周相符
胎儿情况	胎位不清，胎心多消失	胎位清楚，胎心多正常
胎盘检查	早剥部分有凝血块压迹，胎膜破口距胎盘远	无血块压迹，胎膜破口在胎盘边缘处在 7cm 内
B 超	胎盘位置正常，胎盘后有液性暗区	胎盘低于先露部
并发症	DIC、产后出血、急性肾功能衰竭	产后出血、产后感染

表 9－5　Ⅲ度胎盘早剥与先兆子宫破裂的特点

	先兆子宫破裂	胎盘早期剥离
病史	有梗阻性难产及剖宫产史，或应用缩宫素不当	常合并妊娠期高血压疾病、慢性肾炎、原发性高血压或外伤史
腹痛	强烈宫缩，阵发性腹痛	起病急，腹痛剧烈
阴道流血	少量或无阴道流血，出现血尿	内出血量，或少量阴道流血，出血量与贫血程度不成正比
子宫	子宫下段压痛，出现病理性缩复环	板样硬，压痛明显，子宫大于孕周
胎儿	常出现胎儿窘迫	出现胎儿窘迫或死胎
胎盘	无特殊变化	胎盘母体面有凝血块压迹
血常规	无特殊变化	血红蛋白进行性下降
B 超	无特殊变化	胎盘位置正常，胎盘后有液性暗区
并发症	产后出血、产后感染	DIC、产后出血、急性肾功能衰竭

【护理评估】

（一）健康史

询问孕妇有无外伤史，有无妊娠期高血压疾病、慢性高血压、慢性肾脏病或血管性疾病等病史。

（二）身心状况

1. 症状与体征 突发性持续性腹部疼痛，伴或不伴有阴道流血。

Ⅰ度：患者常无腹痛或腹痛轻微，贫血体征不明显。腹部检查：子宫软，大小同孕周相符，胎心率正常，胎位清楚，产后检查胎盘母体面有凝血块及压迹。

Ⅱ度：突发的持续性腹痛、腰酸或腰背痛，无阴道流血或流血量不多。贫血程度与阴道流血量不相符。腹部检查：子宫大于孕周，宫底高度随胎盘后血肿增大而升高；胎盘附着处压痛明显，宫缩有间歇，胎位可扪及，胎儿存活。

Ⅲ度：临床症状加重，患者可出现恶心、呕吐、面色苍白、血压下降和脉搏细数等休克症状。腹部检查：子宫大于孕周，宫底高度随胎盘后血肿增大而升高，胎盘附着处压痛明显，持续性宫缩，胎位扪不清，胎心多改变，甚至消失。

2. 辅助检查

（1）B 超 正常胎盘 B 超图像应紧贴子宫体部后壁、前壁或侧壁，若胎盘与子宫壁之间有血肿时，在胎盘后方出现液性低回声区，暗区常不止一个，并见胎盘增厚。同时该检查可观察有无胎动及胎心搏动，以判断胎儿宫内情况。

（2）实验室检查 血常规主要了解患者贫血程度。重型胎盘早剥常伴发 DIC，应注意凝血功能的变化。

3. 心理社会状况 胎盘早剥的发生一般比较突然，出乎孕妇及家属的意料，病情变化快，一旦确诊需要立即处理。因此，孕妇和家属常常有措手不及之感，缺乏心理准备。加之有出血和腹痛情况，孕妇及家属常表现出对孕妇及胎儿生命安危的担心，对大出血的恐惧。

【护理问题】

1. 潜在并发症 弥散性血管内凝血、肾衰竭等。

2. 有受伤的危险（胎儿） 与大出血有关。

3. 恐惧 与胎盘早剥起病急、进展快，危及母儿生命有关。

【护理目标】

（1）孕妇的出血得到有效的控制。

（2）孕妇能满足基本要求。

（3）孕妇自诉恐惧感减轻，舒适度增加。

（4）孕妇、胎儿安度妊娠期和分娩期。

【护理措施】

1. 一般护理 绝对卧床休息，取左侧卧位，间断吸氧，尽量保证胎儿的血氧供应。在卧床期间，护理人员应提供生活护理，满足孕妇的基础需要，同时加强会阴护理。

2. 治疗配合 治疗原则：纠正休克，及时终止妊娠，防治并发症。

（1）注意观察 观察生命体征并记录；观察阴道流血、腹痛情况，注意宫底高度变化，注意观察有无宫缩及宫体压痛，判断有无强直性宫缩；进行胎儿宫内情况监测，观察产程进展；在积极抗休克同时配合辅助检查的进行。

（2）手术准备 胎盘早剥诊断确立，应迅速配合做好手术或阴道分娩准备，完善新生儿抢救准备工作。

（3）防止 DIC　密切观察凝血功能的变化，及时输注新鲜血液，补充血容量和凝血因子。遵医嘱给予肝素、纤维蛋白原、抗纤溶剂等药物。

（4）尿量　观察记录尿量，防止肾功能衰竭的发生，同时注意尿色，警惕 DIC 的发生。如出现尿量减少或无尿时，及时记录及报告。遵医嘱给予呋塞米、甘露醇等药物。

（5）防止产后出血　分娩过程及胎盘娩出后，应肌内注射缩宫素，防止产后出血。产后密切观察生命体征和阴道流血情况，尤其注意阴道流血的凝固情况，谨防 DIC 的发生。

4. 心理护理　允许孕产妇及家属表达心理感受，并给予心理方面的支持。讲解疾病的相关知识，给予解释，解除由于出血而引起的恐惧，以期配合治疗。

5. 健康教育　指导孕妇从怀孕早期，定期做产前检查，及时发现妊娠合并症并及时治疗；避免长时间仰卧位、腹部受撞击、挤压、摔伤或行外倒转术纠正胎位等诱因；一旦发现胎盘早剥现象应及时就诊；稳定孕妇情绪，让其了解疾病的知识及转归，加强心理疏导，重建生活信心。

第五节　妊娠期高血压疾病

妊娠期高血压疾病（hypertensive disorder complicating pregnancy）是妊娠期特有的疾病，多数病例在妊娠期出现一过性高血压、蛋白尿、水肿等症状，分娩结束后症状消失，而严重时出现抽搐、昏迷，甚至母婴死亡。我国发病率为 9.4% ~10.4%。

（一）病因

目前尚不十分清楚，可能的高危因素可参考年龄小于 18 岁或大于 40 岁的初产妇、多胎妊娠、妊娠高血压病史或家族史、有慢性高血压疾病、慢性肾炎、抗磷脂抗体综合征、糖尿病、严重营养不良、肥胖、低社会经济状况等。其他尚可能与异常滋养层细胞侵入子宫肌层、免疫异常、胎盘着床浅、血管内皮损伤、遗传、胰岛素抵抗等有关。

（二）病理

基本病变为全身小动脉痉挛。全身各系统各脏器灌流减少，危害母儿健康，甚至导致母儿死亡。

1. 脑　脑血管痉挛，通透性增加，脑水肿、充血、局部缺血、血栓形成及出血等。若血管痉挛时间过长，还可发生微血管内血栓形成和局部脑实质组织软化。血管明显破裂时，则发生大面积脑出血，

2. 肾　肾小球扩张，内皮细胞肿胀，纤维素沉积于内皮细胞。血浆蛋白自肾小球漏出形成蛋白尿，蛋白尿的多少标志着妊娠期高血压疾病的严重程度。由于血管痉挛，肾血流量及肾小球滤过量下降，导致血浆尿酸浓度升高，血浆肌酐上升约为正常的 2 倍。肾功能严重损害可导致少尿及肾衰竭，病情严重时由于肾实质损害，血浆肌酐可达到正常妊娠的数倍，若伴有肾皮质坏死，肾功能损伤将无法逆转。

3. 心血管　血管痉挛，血压升高，外周阻力增加，心肌收缩力和射血阻力增加，心排出量减少，心血管系统处于低排高阻状态，心室功能处于高动力状态，加之内皮细胞活化使血管通透性增加，血管内液进入细胞间质，导致心肌缺血、间质水肿、心肌点状出血或坏死、肺水肿，严重时导致心力衰竭。

4. 肝脏 子痫前期可出现肝功能异常，如各种转氨酶水平升高。血浆碱性磷酸酶升高。肝脏的特征性损伤是门静脉周围出血，严重时门静脉周围坏死。肝包膜下血肿形成，亦可发生肝破裂危及母儿生命。

5. 血液 由于全身小动脉痉挛，血管通透性增加，血液浓缩，大部分孕产妇血容量不能像正常孕妇增加1500ml，血细胞比容上升。当血细胞比容下降时，多合并贫血或红细胞受损或溶血；妊娠期高血压疾病孕妇伴有一定量的凝血因子缺乏或变异所致的高凝血状态，特别是重症患者可发生微血管病性溶血，主要表现为血小板减少、肝酶升高、溶血，反映凝血功能的严重损害及疾病的严重程度。

6. 胎盘 正常妊娠时，子宫血管的生理性改变，表现在蜕膜与子宫肌层的螺旋小动脉粗大、卷曲，以利于增加子宫与胎盘之间的血液供应。妊娠期高血压疾病时这种变化仅限于蜕膜层的部分血管分支，而子宫肌层与蜕膜其他部分血管则发生急性动脉粥样硬化，表现为内膜细胞脂肪变和血管壁坏死，血管管腔狭窄，影响母体血流对胎儿的供应，损害胎盘功能，导致胎儿宫内发育迟缓。严重时发生螺旋动脉栓塞，蜕膜坏死出血，导致胎盘早剥。

7. 内分泌及代谢 由于血浆孕激素转换酶增加，妊娠晚期盐皮质激素、去氧皮质激素升高可致水钠潴留，以蛋白尿为特征的上皮受损降低血浆胶体渗透压，细胞外液可超过正常妊娠，但水肿与妊娠期高血压疾病的严重程度及预后关系不大。通常电解质与正常妊娠无明显差异。

（三）分类及临床表现

妊娠期高血压疾病分类及临床表现见表9－6及9－7。

表9－6 妊娠期高血压疾病分类与临床表现

分类	临床表现
妊娠期高血压（gestationl hypertension）	妊娠20周后出现高血压，收缩压≥140mmHg和（或）舒张压≥90mmHg，于产后12周内恢复正常；尿蛋白（－）；产后方可确诊
子痫前期（pre－eclampsia）	妊娠20周后出现收缩压≥140mmHg和（或）舒张压≥90mmHg，伴尿蛋白≥0.3g/24h或随机尿蛋白（＋）或虽无蛋白尿，但合并下列任何一项者：血小板减少（血小板＜100×10^9/L）；肝功能损害（血清转氨酶水平为正常值2倍以上）；肾功能损害（血肌酐＞1.1mg/dl或为正常值2倍以上）；肺水肿；新发生的中枢神经系统异常或视觉障碍
子痫（eclampsia）	子痫前期基础上发生不能用其他原因解释的抽搐
慢性高血压并发子痫前期（per－eclampsia superimposed upon chronic hypertension）	慢性高血压妇女妊娠前无蛋白尿，妊娠20周后出现蛋白尿；或妊娠前有蛋白尿，妊娠后蛋白尿明显增加，或血压进一步升高，或出现血小板减少（血小板＜100×10^9/L），或出现肝肾功能 损害、肺水肿、神经系统异常或视觉障碍等其他严重表现
妊娠合并慢性高血压（chronic hypertension）	妊娠20周前收缩压≥140 mmHg和（或）舒张压≥90mmHg（除外滋养细胞疾病），妊娠期无明显加重；或妊娠20周后首次诊断高血压并持续到产后12周后

注：①普遍认为＜34周发病者为早发型子痫前期。②大量蛋白尿（24小时蛋白尿≥5g），既不作为评判子痫前期严重程度的标准，亦不作为终止妊娠的指征，但需严密监测。

表 9-7 重度子痫前期的诊断标准

子痫前期伴有下面任何一种表现
（1）收缩压≥160～180mmHg，或舒张压≥110mmHg（卧床休息，两次测量间隔至少 4 小时）
（2）血小板减少（血小板＜100×10^9/L）
（3）肝功能损害（血清转氨酶水平为正常值 2 倍以上），严重持续性右上腹或上腹疼痛，不能用其他疾病解释，或二者均存在
（4）肾功能损害（血肌酐＞1.1mg/dl 或无其他肾脏疾病时，肌酐浓度为正常值 2 倍以上）
（5）肺水肿
（6）新发生的中枢神经系统异常或视觉障碍胎儿生长受限，羊水过少，胎盘早剥

【护理评估】

（一）健康史

询问既往有无高血压病史，妊娠后血压变化情况，是否伴有蛋白尿、水肿。是否存在高血压家族史。是否存在易患因素，如过早或高龄的初产妇、多胎妊娠、糖尿病、严重贫血、营养不良等及有无头痛、视物模糊、上腹部不适等症状。

（二）身心状况

1. 高血压 同一手臂至少 2 次测量，收缩压≥140mmHg，或舒张压≥90mmHg 定义为高血压。若较基础血压升高 30/15 mmHg，但低于 140/90mmHg 时，不作为诊断依据，但需严密观察。

2. 蛋白尿 高危孕妇每次产检均检测尿蛋白。常规取清洁中段尿。发现尿蛋白异常时，应排除泌尿系统感染、严重贫血、心力衰竭和难产所致的蛋白尿。

3. 水肿 为凹陷性或非凹陷性。水肿一般由脚踝处先开始，可延及小腿、大腿、会阴甚至腹部和全身。若水肿仅限于小腿，休息后未消退者，以“+”表示；水肿至大腿处，以“++”表示；水肿延及外阴和腹部，以“+++”表示；全身水肿甚至出现腹水、胸水，以“++++”表示。孕期需定期监测体重变化，防止隐性水肿的发生。

4. 子痫发作 典型子痫发作表现为眼球固定，瞳孔放大，瞬即头歪向一侧，牙关紧闭，继而口角及面部肌肉颤动，数秒后全身及四肢肌肉强直，双手紧握，双臂伸直。抽搐时呼吸暂停，面色青紫。持续 1 分钟左右，抽搐强度减弱，全身肌肉松弛，随即深长吸气，发出鼾声而恢复呼吸。抽搐发作前及抽搐期间，孕妇神志丧失。病情转轻时，抽搐次数减少，抽搐后很快苏醒，但有时抽搐频繁且持续时间较长，孕妇可陷入深昏迷状态。在抽搐过程中易发生唇舌咬伤、摔伤甚至骨折等多种创伤，昏迷时呕吐可造成窒息或吸入性肺炎。根据子痫发生的时间不同，分产前子痫（妊娠晚期或临产前，最多发生）、产时子痫（分娩过程中）、产后子痫（产后 24 小时内）。

5. 辅助检查 应进行以下常规检查，如血常规、尿常规、肝功能、肾功能、尿酸、凝血功能、心电图、电子胎心监护、超声检查胎儿、胎盘及羊水等。视病情发展，应酌情增加以下项目，如眼底检查、超声等影像学检查肝、胆、胰、脾及肾等脏器、电解质、动脉血气分析、心脏彩超及心功能检查、脐动脉和子宫动脉等多普勒血流监测、头颅 CT 或磁共振检查。有条件时，可检查自身免疫性疾病相关指标。其他检查，如心电图、超声心动图、胎盘功能、胎儿成熟度检查等，视病情而定。

6. 心理社会状况 孕妇的心理状态与病情的严重程度密切相关。评估孕妇及家属对疾病认识程度、应对机制，治疗时是否合作。

【护理问题】

1. 体液过多 与下腔静脉受增大子宫压迫使血液回流受阻或营养不良性低蛋白血症有关。

2. 组织灌注量改变 与全身小动脉痉挛有关。

3. 有受伤的危险（母亲） 与发生抽搐或硫酸镁治疗有关。

4. 有受伤的危险（胎儿） 与胎盘血流量减少所致胎儿宫内缺氧有关。

5. 焦虑 与担心疾病对母儿的健康影响有关。

6. 潜在并发症 为胎盘早剥。

【护理目标】

1. 孕妇在院期间病情得到有效控制，无并发症发生。
2. 孕妇的情绪稳定，能积极配合治疗和护理过程。
3. 母婴顺利度过妊娠、分娩、产褥期，获得良好的妊娠结局。

【护理措施】

1. 一般护理 注意强调卧床休息的重要性，每日睡眠不少于10小时，以左侧卧位为最佳，可使增大并右旋的子宫对腹主动脉和下腔静脉的压迫得到减轻，从而增加回心血量，改善子宫胎盘血供；一般除全身水肿外，可暂不限制食盐的摄入，在孕妇的饮食方面应选择富含优质蛋白质、维生素、钙、铁、锌等微量元素的食物。

2. 用药护理 本病的治疗目的是控制病情，延长孕周，尽可能保障母儿安全。其治疗原则主要为降压、解痉及镇静等，密切监测母儿情况，适时终止妊娠是最有效的处理措施。妊娠期高血压和子痫前期孕妇可门诊治疗。门诊治疗效果不佳，病情加重以及子痫者均应住院治疗。用药过程中应及时、严格遵医嘱给药，注意给予剂量、方式及速度，认真观察疗效，发现异常应及时处理并报告医生。

（1）降压 降压治疗的目的是：预防子痫、心脑血管意外和胎盘早利等严重母儿并发症。收缩压≥160mmHg和（或）舒张压≥110mmHg的严重高血压必须降压治疗。收缩压≥150mmHg和（或）舒张压100mmHg的非严重高血压建议降压治疗。收缩压140～150mmHg和（或）舒张压90～100mmHg不建议治疗，但对并发胜器功能损伤者可考虑降压治疗。妊振前已用降压药治疗的孕妇应继续降压。

目标血压是：未并发脏器功能损伤者，收缩压应控制在130～155mmHg，舒张压应控制在80～105mmHg；并发脏器功能损伤者，则收缩压应控制在130～139mmHg，舒张压应控制在80～89mmHg。降压过程力求下降平稳，不可波动过大。为保证子宫胎盘血流灌注，血压不建议低于130/80mmHg。

临床上常用口服降压药物降压，口服药物控制血压不理想者，给予静脉用药。妊娠期一般不使用利尿剂降压。不推荐使用阿替洛尔和哌唑，禁止使用血管紧张素转换抑制剂和血管紧张素Ⅱ受体抗剂。目前临床常用的降压药物有拉贝洛尔、硝苯地平、尼莫地平、尼卡地平、酚妥拉明、甲基多巴、硝酸甘油、硝普钠等。

（2）解痉 硫酸镁为预防和控制子痫发作的首选药物。除非存在硫酸镁应用禁忌或治疗效果不佳，否则不推荐使用地西洋和苯妥英钠等用于子痫的预防或治疗。硫酸镁用药指征：①控制子痫抽搐及防止再抽搐。②预防重度子痫前期发展成为子痫。③重度子痫前期孕妇临产前用药，预防产时子痫或产后子痫。硫酸镁不可作为降压药使用。

临床上硫酸镁静脉用药的方法：负荷剂量 4 ~ 6g，溶于 25% 葡萄糖 20ml 静推（15 ~ 20 分钟），继而硫酸镁 1 ~ 2g/h 静滴维持。为夜间更好休息，可在睡眠前停用静脉给药，改为肌内注射 25% 硫酸镁 + 2% 利多卡因臀肌深部注射一次。硫酸镁 24 小时用药总量一般不超过 25g，用药时限一般不超过 5 日。

血清镁离子有效治疗浓度为 1.8 ~ 3.0mmol/L，超过 3.5mmol/L 出现中毒症状。使用硫酸镁必备条件：①膝腱反射存在。②呼吸 ≥16 次/分。③尿量 ≥17ml/h 或 ≥400 ml/24h。④备有 10% 葡萄糖酸钙。条件许可，用药期间可监测血清镁离子浓度。发现中毒时，应立即停用硫酸镁，并给予 10% 葡萄糖酸钙 10ml 静脉缓推（5 ~ 10 分钟）。合并肾功能不全、心肌病及重症肌无力者，硫酸镁应慎用或减量使用。

（3）镇静　镇静药物可缓解孕产妇精神紧张、焦虑症状，改善睡眠。应用硫酸镁无效或有禁忌时，可使用镇静药物预防并控制子痫。常用药物有地西泮、冬眠药物、苯巴比妥钠。

（4）利尿　不主张常规应用利尿剂。孕妇出现全身性水肿、肺水肿、脑水肿、肾功能不全、急性心力衰竭时，可酌情使用呋塞米等快速利尿剂。甘露醇主要用于脑水肿，甘油果糖适用于肾功能有损伤者。严重低蛋白血症伴腹腔积液者，可补充白蛋白后再给予利尿剂。

（5）促胎肺成熟　孕周 <35 周的子痫前期孕妇，预计 1 周内可能分娩者，均应给予糖皮质激素促进胎儿肺成熟。

3. 子痫护理

预防子痫发作的重点在于保持病情稳定，预防子痫发生，为分娩做准备。将孕妇安排于安静的光线较暗的病室，医护活动尽量集中，避免外部刺激诱发抽搐。准备下列物品：准备呼叫器，并置于孕妇手边处；放好床栏，防止孕妇坠床、受伤；准备急救车、吸引器、氧气、开口器等以备使用；准备急救药品，如硫酸镁、葡萄糖酸钙；准备产包。

子痫发作时的主要护理措施是：①子痫发生后，应首先保持呼吸道通畅，立即吸氧，用开口器或于上下磨牙间放置一缠好纱布的压舌板，用舌钳固定以防舌根后坠，导致窒息。取头低、侧卧位，以防黏液吸入呼吸道内或舌阻塞呼吸道，也可避免发生低血压综合征；昏迷未清醒时，禁止给予一切饮食和口服药物，防止误吸而致吸入性肺炎。②遵医嘱采用药物控制抽搐，首选硫酸镁。③观察病情：留置尿管，记录出入量，按医嘱及时做尿常规、血液化验、心电图、眼底检查，随时监测生命体征，特别注意观察瞳孔大小的变化、肺部啰音、四肢运动情况、膝反射及有无宫缩，以早期发现脑出血、肺水肿、肾功能不全的征兆，判断是否临产。在抽搐控制后 6 ~ 12 小时，应考虑终止妊娠。④适时终止妊娠。

4. 分晚时机和方式　子痫前期经积极治疗，母儿状况无改善或者病情持续进展时，终止妊娠是唯一有效的治疗措施。

终止妊娠的时机：①妊娠期高血压及子痫前期，可期待治疗至孕 37 周终止妊娠。②重度子痫前期若妊娠 <24 周经治疗病情不稳定者建议终止妊娠。孕 24 ~ 28 周根据母儿情况及当地医疗条水平决定是否期待治疗。孕 28 ~ 34 周，病情不稳定，经积极治疗 24 ~ 48 小时，病情仍加重，促胎肺成熟后应终止妊娠；若病情稳定，可考虑继续期待治疗，并建议提前转至早产儿救治能力较强的医疗机构。妊娠 ≥34 周，应考虑终止妊娠。

5. 产时护理　如经阴道分娩，第一产程应注意孕妇的自觉症状、血压、脉搏、尿量、胎心及子宫收缩情况，血压升高时与医生联系，必要时肌内注射硫酸镁；宫口开大3cm以上可酌情给予哌替啶或地西泮。第二产程中，尽量缩短产程，避免产妇用力，初产妇可行会阴侧切并用产钳或胎吸助产。第三产程需预防产后出血，在胎儿前肩娩出后立即静脉推注缩宫素（禁用麦角新碱），及时娩出胎盘并按摩宫底，观察血压变化，重视孕妇的主诉，产后24小时到5天内仍有发生子痫的可能，不可放松治疗与护理。

6. 产后护理 继续监测血压，产后48小时内应至少每4小时观察1次血压。产后48小时内应继续应用硫酸镁治疗、护理；密切观察子宫复旧情况，以防大量使用硫酸镁产生的宫缩乏力而致产后出血。

7. 心理护理 妊娠期指导孕妇保持心情愉快，有助于抑制妊娠期高血压疾病的发展。告知孕妇治疗的重要性，解除其思想顾虑，增强信心，积极配合治疗。

8. 健康教育 在孕期要及时发现妊娠期高血压疾病，产前检查时，一旦发现有水肿、蛋白尿，应及时进行对应的检查治疗；如确诊为妊娠期高血压疾病要保持情绪稳定，心情愉悦，避免寒冷刺激；指导孕妇合理饮食，增加蛋白质、维生素及富含铁、钙、锌的食物，减少过量脂肪和盐分摄入，尤其是钙的补充，可从妊娠20周开始，每日补充钙剂2g，可降低妊娠期高血压疾病的发生；休息时尽量左侧卧位，改善胎盘血供；向孕妇及家属讲解妊娠期高血压疾病相关知识，并督促孕妇每天数胎动，监测体重；如本次妊娠婴儿死亡，嘱血压正常后1~2年后再怀孕，怀孕时应选择好受孕时间。

第六节 妊娠期肝内胆汁淤积症

妊娠期肝内胆汁淤积症（intrahepatic cholestasis of pregnancy，ICP）是妊娠中、晚期特有的并发症，临床上以皮肤瘙痒和黄疸为特征，主要危害胎儿，围生儿发病率和死亡率增高。ICP发病率为0.8%~12.0%，有明显地域和种族差异，以智利和瑞典发病率最高。

（一）病因

目前尚不清楚，可能与女性激素、遗传及环境等因素有关。

1. 妊娠期胎盘合成雌激素，孕妇体内雌激素水平大幅度增加，雌激素可使 Na^+，K^+-ATP酶活性下降，能量提供减少，导致胆酸代谢障碍；雌激素可使肝细胞膜中胆固醇与磷脂比例上升，流动性降低，影响对胆酸的通透性，使胆汁流出受阻；雌激素作用于肝细胞表面的雌激素受体，改变肝细胞蛋白质的合成，导致胆汁回流增加。上述因素综合作用可能导致ICP的发生。临床研究发现：①高雌激素水平的多胎妊娠ICP的发生率比单胎妊娠高6倍。②ICP仅在孕妇发生，并在产后迅速消失。③应用避孕药的妇女发生胆汁淤积性肝炎与ICP的临床表现类似，但测定ICP血中雌、孕激素与正常妊娠一样平行增加，且雌、孕激素的合成是正常的，提示雌激素不是ICP致病的唯一因素，可能是雌激素代谢异常及肝脏对妊娠期生理性增加的雌激素高敏感性引起的。

2. 遗传与环境因素 流行病学研究发现，ICP发病率与季节有关，冬季高于夏季，包括智利和瑞典在内的世界各地ICP发病率明显不同，且在母亲或姐妹中有ICP病史的妇女中ICP发生率明显增高，其完全外显及母婴垂直传播的特性，符合孟德尔优势遗传规律，表明遗传及环境因素在ICP发生中起一定作用。

总之，ICP可能是多因素引起，其中遗传因素决定患者的易感性，而非遗传性因素决定

ICP 的严重程度。

【护理评估】

（一）健康史

注意询问与肝内胆汁淤积症有关的病史、家族史，同时了解孕妇接受治疗的经过和其掌握相关知识的程度。

（二）身心状况

1. 症状 几乎所有患者首发症状为孕晚期发生无皮肤损伤的瘙痒，约 80% 患者在 30 周后出现，有的甚至更早。瘙痒程度不一，常呈持续性，白昼轻，夜间加剧。瘙痒一般先从手掌和脚掌开始，然后逐渐向肢体近端延伸甚至可发展到颜面部，但极少侵及黏膜，这种瘙痒症状于分娩后数小时或数日内迅速消失，少数在 1 周左右消失，持续至 2 周以上者罕见。严重瘙痒时引起失眠和疲劳、恶心、呕吐、纳差及脂肪泻等。

2. 体征 四肢皮肤可见抓痕；20% ~50% 患者在瘙痒发生数日至数周内出现轻度黄疸，部分病例黄疸与瘙痒同时发生，于分娩后数日内消退。同时伴尿色加深等高胆红素血症表现，ICP 孕妇有无黄疸与胎儿预后关系密切，有黄疸者羊水粪染、新生儿窒息及围生儿死亡率均明显增加。无急慢性肝病体征，肝大但质地软，有轻压痛。

3. 辅助检查

（1）血清胆酸测定 胆汁中的胆酸主要是甘胆酸（CG）和牛磺酸，其比值为 3∶1，临床上常检测血清 CG，以了解血中胆酸水平，ICP 患者血 CG 浓度在 30 周时突然升高至 2 ~ 2.5μmol/L，可达正常水平 100 倍左右，并持续至产后下降，5 ~8 周后恢复正常。血清胆酸升高是 ICP 最主要的特异性实验室证据，在瘙痒症状出现或转氨酶升高前几周血清胆酸就已升高，其水平越高，病情越重，出现瘙痒时间越早，因此测定母血胆酸是早期诊断 ICP 最敏感的方法，对判断病情严重程度和及时监护、处理均有参考价值。

（2）肝功能测定 大多数 ICP 患者的门冬氨酸转氨酶（AST）、丙氨酸转氨酶（ALT）轻至中度升高，为正常水平的 2 ~10 倍，ALT 较 AST 更敏感；部分患者血清胆红素轻 - 中度升高，很少超过 85.5μmol/L，其中直接胆红素占 50% 以上。

（3）病理检查 ICP 患者肝组织活检见肝细胞无明显炎症或变性表现，仅肝小叶中央区胆红素轻度淤积，毛细胆管胆汁淤积及胆栓形成。电镜切片发现毛细胆管扩张合并微绒毛水肿或消失。

4. 心理社会状况 孕妇担心自己的疾病影响到胎儿健康，担心自己的疾病恶化、恐惧胎儿死亡。

【护理问题】

1. 焦虑 与担心身体状况、胎儿预后有关。

2. 知识缺乏 缺乏肝内胆汁淤积症的相关知识。

3. 胎儿有受伤的危险 与胆汁酸毒性作用有关。

4. 皮肤完整性受损 与肝内胆汁淤积症引起瘙痒搔抓有关。

5. 现存或潜在并发症 产后出血。

【护理目标】

（1）孕妇主诉焦虑程度减轻。

（2）孕妇能复述肝内胆汁淤积症的相关知识，主动配合治疗。

（3）胎儿没有受到疾病影响。

（4）产妇自述瘙痒减轻，皮肤完整性好。

（5）产后出血的危险性下降，不发生失血性休克。

【护理措施】

1. 一般护理　适当卧床休息，取左侧卧位以增加胎盘血流量，给予吸氧、高渗葡萄糖、维生素类及能量既保肝又可提高胎儿对缺氧的耐受性。定期复查肝功能、血胆酸了解病情。

2. 治疗配合　治疗目的是：缓解症状，恢复肝功能，降低血胆酸水平，注意胎儿宫内状况的监护，及时发现胎儿缺氧并采取相应措施，以改善妊娠结局。常用药物治疗能使孕妇临床症状减轻，胆汁淤积的生化指标和围生儿预后改善，常用药物如下。

（1）考来烯胺　能与肠道胆酸结合后形成不被吸收的复合物而经粪便排出，阻断胆酸的肝肠循环，降低血胆酸浓度，减轻瘙痒症状，但不能改善生化参数异常及胎儿预后。用量4g，每日2~3次口服。由于考来烯胺（消胆胺）影响脂溶性维生素A、维生素D、维生素K及脂肪吸收，可使凝血酶原时间延长及发生脂肪泻。用药同时应补充维生素A、维生素D、维生素K。

（2）苯巴比妥　可诱导酶活性并产生细胞素P450，从而增加胆汁流量，改善瘙痒症状，但生化参数变化不明显，用量每次0.03g，每日3次，连用2~3周。

（3）地塞米松　可诱导酶活性，能通过胎盘减少胎儿肾上腺脱氢表雄酮的分泌，降低雌激素的产生减轻胆汁淤积；能促进胎肺成熟，避免早产儿发生呼吸窘迫综合征；可使瘙痒症状缓解甚至消失。一般用量为每日12mg，连用7日。

（4）熊去氧胆酸（UDCA）　服用后抑制肠道对疏水性胆酸的重吸收，降低胆酸，改善胎儿环境从而延长胎龄，用量15mg/(kg·d)分3次口服，共20日。瘙痒症状和生化指标均有明显改善。

3. 产科处理

（1）产前监护　从孕34周开始每周行NST试验，必要时行胎儿生物物理评分，以便及早发现隐性胎儿缺氧。NST基线胎心率变异消失可作为预测ICP胎儿宫内缺氧的指标。

（2）适时终止妊娠　孕妇出现黄疸，胎龄已达36周；无黄疸、妊娠已足月或胎肺已成熟者；有胎盘功能明显减退或胎儿窘迫者应及时终止妊娠。应以剖宫产为宜，经阴道分娩会加重胎儿缺氧，甚至死亡。

4. 心理护理　经常性的瘙痒干扰孕妇睡眠，使之产生焦虑、烦躁、紧张情绪。要做好解释。对死胎的孕妇应充满尊重和同情，鼓励她们面对现实、接受现实。向其家属介绍病情，并给予心理支持。产后勿让产妇与有健康婴儿的产妇同住一室，以免触景伤情，避免因精神因素而引发产后出血。

5. 健康教育　指导孕妇进行皮肤护理，勿因为瘙痒而搔抓或用刺激性洗剂进行擦洗。再次妊娠时应做好孕前咨询和孕期观察，发现类似皮疹或黄疸表现应予以重视，尽早就医。

第七节　羊水量异常

正常妊娠时，羊水量随着妊娠的时间推移而增加，妊娠晚期羊水量可达800~1000ml。

在妊娠最后的 2～4 周，羊水量开始逐渐减少，过期妊娠时可减少至 500ml 左右。

一、羊水量过多

妊娠任何时期羊水量超过 2000ml 者，称为羊水过多（polyhydramnios）。羊水量在数日内快速增多，称为急性羊水过多；羊水量在较长时间内缓慢增多，称为慢性羊水过多。羊水过多时其外观、性状与正常者无差异。发生率为 0.5%～1%。

在临床约 1/3 羊水过多的原因不清，称为特发性羊水过多。2/3 羊水过多可能与胎儿畸形及妊娠合并症、并发症有关。

1. 胎儿畸形　羊水过多孕妇中约 25% 合并胎儿畸形，其中以中枢神经系统和消化系统畸形最常见。中枢神经系统畸形多见于无脑儿、脊柱裂等神经管缺陷。因脑脊膜暴露，脉络膜组织增殖，渗出液增加，导致羊水过多，以及胎儿缺乏中枢吞咽功能，无吞咽反射，同时抗利尿激素缺乏，导致尿量增多，使羊水量增加。消化道畸形以食管及十二指肠闭锁最常见，因胎儿不能吞咽羊水，导致羊水积聚而发生羊水过多。18－三体、21－三体等胎儿可出现吞咽羊水障碍，而引发羊水过多。

2. 多胎妊娠　多胎妊娠羊水过多的发生率约为单胎妊娠的 10 倍，以单卵双胎居多，此时两个胎儿间血液循环相互沟通，占优势胎儿的循环血量多，尿量增加，使羊水形成过多。

3. 胎盘脐带病变　胎盘绒毛血管瘤直径 >1cm 时，15%～30% 合并羊水过多。巨大胎盘、脐带帆状附着也可能导致羊水过多。

4. 母儿血型不合　母儿血型不合时，胎儿免疫性水肿、胎盘绒毛水肿影响液体交换，导致羊水过多。

5. 孕妇患病　糖尿病孕妇的胎儿血糖也增高，产生渗透性利尿及胎盘胎膜渗出增多，使羊水过多。妊娠期高血压疾病、急性病毒性肝炎、重度贫血时，均可发生羊水过多。

【护理评估】

（一）健康史

询问病史，了解孕妇年龄、有无妊娠合并症、有无先天畸形家族史及生育史。

（二）身心状况

1. 症状　一般羊水量超过 3000ml 才会出现症状。

（1）急性羊水过多　多发生在妊娠 20～24 周，子宫迅速增大，似足月妊娠或双胎妊娠大小，孕妇由于短时间子宫急速增大，横膈上抬，呼吸困难，不能平卧，便秘，行动不便。

（2）慢性羊水过多　多发生在妊娠 28～32 周，羊水在数周内增多，多数孕妇能适应。孕妇自觉体重增长过快，且胎动感不明显。

2. 体征　腹部检查时，增大的子宫明显大于相应孕周，腹壁皮肤紧张发亮，触诊时胎位不清，有液体震荡感，胎心遥远或听不清。常有下肢、外阴水肿甚至静脉曲张。

3. 辅助检查

（1）B 超检查　测量单一最大羊水暗区垂直深度 >7cm 即可考虑羊水过多。若以羊水指数法测定，则 >18cm 为羊水过多。

（2）甲胎蛋白（AFP）测定　羊水及母血中 AFP 明显增高提示胎儿神经管畸形可能性大。

（3）孕妇血型、血糖检查　以排除母儿血型不合和妊娠期糖尿病。

（4）胎儿染色体检查　排除胎儿染色体异常。

4. 心理社会状况　因担心胎儿可能会存在某种畸形，常会感到紧张、焦虑，甚至会产生恐惧心理。

【护理问题】

1. 有胎儿受伤的危险　与破膜时易并发胎盘早剥、脐带脱垂、早产等有关。

2. 舒适改变　与羊水过多引起腹部胀痛、呼吸困难、下肢及外阴水肿不能平卧有关。

3. 焦虑　与胎儿可能有畸形的结果有关。

【护理目标】

（1）孕妇在院期间羊水过多的病因得到明确。

（2）孕妇的压迫症状得到改善，舒适度增加。

（3）孕妇情绪稳定，能接受事实，并获取相关知识。

【护理措施】

1. 一般护理

（1）改善压迫症状，促进母儿健康。

（2）防止并发症，羊水过多易发生妊娠期高血压疾病、胎位异常、胎膜早破以及脐带脱垂。一旦破膜应抬高臀部，采用头低足高位，防止羊水流出过多或发生脐带脱出。

2. 治疗配合　根据孕妇自觉症状的轻重以及胎儿有无畸形综合考虑，选择合理方法。

（1）羊水过多合并胎儿畸形　及时终止妊娠。

（2）羊水过多合并正常胎儿　症状严重孕妇无法忍受（胎龄不足 37 周），穿刺放羊水，防止速度过快、量过多，一次不超过 1500ml，腹部加压以防血压骤降发生休克，也可能因羊膜腔压力降低诱发胎盘早剥；前列腺素抑制治疗；妊娠近 37 周，在确定胎儿已成熟情况下，人工破膜，终止妊娠；症状较轻可继续妊娠，注意休息，低盐饮食，酌情用镇静药，严密观察羊水量的变化。

3. 心理护理　理解并尊重孕妇对胎儿畸形形成或失去胎儿的悲伤心理，安慰孕妇及其家属，使其接受现实。鼓励家属多与孕妇沟通，缓解痛苦情绪。

4. 健康教育

（1）指导孕妇摄取低钠饮食，防止便秘。减少增加腹压的活动如屏气、用力咳嗽、情绪激动等以防胎膜早破。

（2）教会孕妇胎动的监测方法和技巧，同时积极预防胎膜早破的发生。

（3）稳定孕妇情绪，指导其学会观察病情变化，并及时就医。

二、羊水量过少

妊娠晚期羊水量少于 300ml 者称为羊水过少（oligohydramnios）。羊水过少严重影响围生儿预后，当羊水量少于 50ml，围生儿死亡率高达 88%，临床应高度重视。总体羊水过少发生率为 0.4% ~4%。

羊水过少主要与羊水产生减少或羊水吸收、外漏增加有关。部分羊水过少原因不明。

1. 胎儿畸形　以胎儿泌尿系统畸形为主，如胎儿肾缺如、肾发育不全、输尿管或尿道梗阻引起少尿或无尿，导致羊水过少。

2. 胎盘功能减退 过期妊娠、胎儿生长受限、妊娠期高血压疾病、胎盘退行性变均可导致胎盘功能减退，胎儿宫内慢性缺氧引起胎儿血液重新分配，为保障胎儿脑和心脏血液供应，肾血流量降低，胎儿尿生成减少导致羊水过少。

3. 羊膜病变 有部分学者认为羊膜本身病变与某些不明原因的羊水过少有关。

4. 胎膜早破 羊水外漏速度超过羊水生成速度，导致羊水过少。

5. 孕妇患病 孕妇脱水、血容量不足时，孕妇血浆渗透压增高能使胎儿血浆渗透压相应增高，尿液形成减少。孕妇服用某些药物（如吲哚美辛、利尿剂），也能引起羊水过少。

【护理评估】

（一）健康史

认真询问病史，了解孕妇的月经史、生育史、妊娠期有毒有害物质接触史、有无妊娠合并症、有无先天畸形家族史等。

（二）身心状况

1. 症状 孕妇胎动时多有不适感，甚至感腹痛，自觉腹部增大不明显，体重增加较少。

2. 体征 腹部检查：宫底高度与正常孕周相比多数偏小，触诊时子宫敏感度较高，临产后产程进展相对不顺利，可有产程延长。

3. 辅助检查

（1）B超检查 测量单一最大羊水暗区垂直深度≤2cm即可考虑羊水过少，≤1cm为严重羊水过少。若以羊水指数法（AFI）测定，则≤8cm则为羊水过少的临界值，≤5cm作为诊断的绝对值。除此之外，B超还可以判断胎儿有无畸形，羊水与胎儿的其他交界情况等。

（2）直接测量羊水量 如破膜时羊水量＜300ml即可诊断。遗憾的是直接测量不能做到早期诊断，往往为产后补充诊断。

（3）胎儿电子监护 常可见NST无反应型，严重者可出现胎心变异减速和晚期减速。

4. 心理社会状况 因担心胎儿可能会存在某种畸形，常会感到紧张、焦虑，甚至会产生恐惧心理。

【护理问题】

1. 有胎儿受伤的危险 与破膜时易并发胎盘早剥、脐带脱垂、早产等有关或与羊水过少导致胎儿粘连或宫内发育迟缓等有关。

2. 焦虑 与胎儿可能有畸形的结果有关。

【护理目标】

（1）孕妇在院期间羊水过少的病因得到明确。

（2）孕妇的不适症状得到改善。

（3）孕妇情绪稳定，能接受事实，并获取相关知识。

【护理措施】

1. 一般护理 指导孕妇休息时取左侧卧位，以改善胎盘血液供应；教会孕妇能自数胎动，协助监护胎儿宫内安危。

2. 治疗配合 根据胎儿有无畸形和孕周大小选择治疗方案。

（1）终止妊娠 应尽快人工破膜观察羊水情况，如短时间内不能分娩时，应选择剖宫产术。

（2）保守治疗　羊膜腔灌注是一种安全、经济和有效的治疗方法。积极完成术前准备、术中配合及术后观察等。

3. 心理护理　理解并尊重孕妇对胎儿畸形形成或失去胎儿的悲伤心理，安慰孕妇及其家属，使其接受现实。鼓励家属多与孕妇沟通，缓解痛苦情绪。

4. 健康教育

（1）指导孕妇摄取低钠饮食，防止便秘。减少增加腹压的活动如屏气、用力咳嗽、情绪激动等以防胎膜早破。

（2）教会孕妇胎动的监测方法和技巧，同时积极预防胎膜早破的发生。

（3）稳定孕妇情绪，指导其学会观察病情变化，并及时就医。

第八节　多胎妊娠

一次妊娠宫腔内同时有两个或者两个以上的胎儿，称为多胎妊娠（multiple pregnancy）。不包括输卵管多胎妊娠或子宫输卵管复合妊娠。以双胎最多见，三胎少见，四胎及四胎以上罕见。多胎妊娠是生理现象，但妊娠期分娩期并发症多，围生儿死亡率、新生儿死亡率高，故属高危妊娠。

（一）病因

1. 遗传因素　凡夫妇一方家庭中有分娩多胎者，多胎的发生率增加。单卵双胎与遗传无关。双卵双胎有明显遗传史，母亲的基因型影响较父亲大。

2. 年龄及产次　随年龄及产次增加，多胎妊娠的发生率也会增加。

3. 内源性促性腺激素　自发性双卵双胎的发生与体内促卵泡激素（FSH）水平较高有关。

4. 促排卵药物的应用　多胎妊娠是药物诱发排卵的主要并发症。

（二）双胎分类

1. 双卵双胎　多见。由两个卵子分别受精而形成的双胎妊娠。胎儿的基因不同，其性别、血型、性格、容貌可相同亦可不同。在宫内有各自的胎盘和胎囊，两者血液互不相通。

2. 单卵双胎　由一个卵子受精后分裂而形成的双胎。胎儿的基因相同，其性别、血型一致，容貌相似。常有共同的胎盘，两个胎囊之间隔有两层羊膜，血液相通。

【护理评估】

（一）健康史

询问家族中有无多胎史；孕前是否使用促排卵药（如克罗米芬等）诱发排卵；孕妇的年龄，双胎发生率会随着孕妇年龄增大而增加，尤其是 35 ~ 39 岁最多见；胎次，孕妇胎次越多，发生多胎的机会也越多。

（二）身心状况

1. 症状　早孕反应重，持续时间长。孕 10 周以后，子宫体积明显大于单胎妊娠，孕 24 周后增长迅速。孕晚期，常有呼吸困难、下肢及腹壁水肿，下肢及外阴阴道静脉曲张。妊娠期间并发症多，包括流产、胎儿畸形、胎儿宫内生长迟缓、贫血、妊娠期高血压疾病、羊水过多、前置胎盘、早产、双胎输血综合征及双胎之一宫内死亡等。

2. 体征　产科检查：子宫体积明显大于相应孕周；触及 2 个或 2 个以上胎头，多个肢体；胎头较小，与子宫体积不成比例；胎动的部位不固定且胎动频繁，在子宫不同部位闻及频率相差 10 次/分以上的胎心音。其他可出现过度增大的子宫压迫下腔静脉，常引起下肢水肿、静脉曲张等。

3. 辅助检查　B 超检查是确诊多胎妊娠的最主要方法。在孕 6 周时，即可显示着床在宫内不同部位的胚囊个数，每个胚囊与周围蜕膜组成具有双环特征的液性光环。至孕 7 周末以后，胚芽内出现有节律搏动的原始心管。孕 12 周后，胎头显像，可测出各胎头的双顶径。多普勒超声检查于孕 12 周后，用多普勒胎心仪可听到频率不同的胎心音。

4. 心理社会状况　多胎妊娠的孕妇在孕期必须适应两次角色转变，首先是接受妊娠，其次当被告知是多胎妊娠时，必须适应第二次角色转变，即成为两个孩子（甚至多个孩子）的母亲。多胎妊娠属于高危妊娠，孕妇常常担心母儿的安危，尤其是担心胎儿的存活率，因此评估需要孕妇及家属对多胎妊娠的反应。

【护理问题】

1. 早产　与子宫伸展过度、宫腔压力过大有关。

2. 难产　与多胎妊娠时胎方位不佳有关。

3. 产后出血　与孕期子宫过度膨胀、子宫收缩力差或经阴道分娩软产道损伤有关。

【护理目标】

（1）孕妇身体舒适，心理压力解除。

（2）在院期间，孕妇及胎儿无合并症发生。

【护理措施】

1. 一般护理

（1）增加产检的次数，每次监测宫高、腹围和体重。

（2）注意休息，尤其是在妊娠最后的 8 ~ 12 周，要求卧床休息，防止摔跌等意外。卧床时最好取左侧卧位，增加子宫、肾脏的血供，减少早产的机会。

（3）加强营养，特别注意补充钙、铁及叶酸等，以满足多胎妊娠的需要。

2. 治疗配合

（1）妊娠期　加强营养，以增加热量、蛋白质、矿物质、维生素及必需脂肪酸的摄入为原则，并适当补充铁剂及叶酸。孕中期后，多卧床休息。

（2）分娩期　第一胎儿娩出后，助手在腹部将第二胎儿维持纵产式，推先露于骨盆入口处，助产士处理好第一胎儿后，检查第二胎儿胎心好且无脐带先露应行破膜，宫缩弱应该静脉滴注缩宫素以促进分娩。胎儿窘迫或者胎盘剥离者，头先露行产钳助娩，臀先露则行臀牵引术，两胎儿娩出间隔时间以 15min 为宜。

（3）分娩后　产后出血的发生率高。第二胎儿娩出后，及时应用缩宫素及麦角新碱，经腹壁按摩子宫。腹部放置沙袋，防止腹压骤降引起休克。

（4）新生儿护理　做好早产儿护理，预防新生儿硬肿症及肺出血，出生后即应予保暖。血糖低于 2. 25mmo/L 者应给予葡萄糖静脉滴注。必须严格控制氧气浓度，新生儿体重 < 1500g 者，出生 4 ~ 6 周应常规检查眼底。

3. 心理护理　帮助多胎妊娠的孕妇完成两次角色转变，接受成为两个甚至以上孩子的母亲的事实。告知多胎妊娠虽然属于高危妊娠，但孕妇不必过分担心母儿的安危，解释说明保持心情愉悦、积极配合护理治疗的重要性。指导家属准备新生儿用物。

4. 健康教育 嘱加强产前检查，以利及早发现与及时治疗并发症，如贫血、妊娠期高血压疾病等；双胎孕妇于35～36孕周住院，三胎及以上的多胎妊娠孕妇，孕中期即住院及卧床休息。产后注意阴道流血量及子宫复旧情况，防止发生产后出血。

第九节 过期妊娠

平时月经规律，妊娠达到或超过42周（≥294日）尚未分娩者，称为过期妊娠（postterm pregnancy）。过期妊娠使胎儿窘迫、胎粪吸入综合征、过熟综合征、新生儿窒息、围生儿死亡、巨大儿及难产等不良结局发生率增高，并随妊娠期延长而增加。其总体发生率为妊娠总数的3%～15%。

（一）病因

1. 雌、孕激素比例失调 内源性前列腺素和雌二醇分泌不足而孕酮水平升高，导致孕激素优势，抑制前列腺素和缩宫素作用，延迟分娩发动，导致过期妊娠。

2. 头盆不称 部分过期妊娠胎儿较大，导致头盆不称和胎位异常，使胎先露不能紧贴子宫下段及宫颈内口，反射性子宫收缩减少，可发生过期妊娠。

3. 胎儿畸形 如无脑儿，由于无下丘脑，垂体－肾上腺轴发育不良甚至缺如，促肾上腺皮质激素分泌不足，胎儿肾上腺皮质萎缩，使雌激素分泌减少；小而不规则的胎儿不能紧贴子宫下段及宫颈内口诱发宫缩，导致过期妊娠。

4. 遗传因素 某家族、某个体反复发生过期妊娠，提示过期妊娠可能与遗传因素有关。

（二）病理

1. 胎盘 过期妊娠的胎盘病理有两种类型。一种是胎盘功能正常，除质量略增加外，胎盘外观和镜检与足月胎盘无异。另一种是胎盘功能减退，肉眼观胎盘母体面呈片状或多灶状梗死及钙化，胎儿面及胎膜常被胎粪污染，呈黄绿色。镜下见胎盘绒毛内血管床减少，间质纤维化增加，合体细胞小结增多，绒毛表面有纤维蛋白沉积，出现钙化灶，绒毛上皮与血管基膜增厚。

2. 羊水 正常妊娠38周后，羊水量随妊娠推延逐渐减少，妊娠42周后羊水减少迅速，约30%可减至300ml以下；羊水粪染率明显增高，是足月妊娠的2～3倍，如同时伴有羊水过少，羊水粪染率可达71%。

3. 胎儿 此时胎儿生长模式与胎盘功能有关，可有以下3种。

（1）正常生长及巨大儿 胎盘功能正常者，能维持胎儿继续生长，约25%成为巨大儿，其中5.4%左右胎儿出生体重>4500g。

（2）胎儿成熟障碍 10%～20%过期妊娠并发胎儿成熟障碍。胎盘功能减退与胎盘血流灌注不足、胎儿缺氧及营养缺乏等有关，胎盘合成、代谢、运输及交换等功能障碍，胎儿不易再继续生长发育。

（3）胎儿生长受限小样儿 可与过期妊娠共存，后者更增加胎儿的危险性，约1/3过期妊娠死产儿为生长受限小样儿。

【护理评估】

（一）健康史

认真询问月经史、此次妊娠经过、早孕反应及胎动出现的时间，经腹闻及胎心音的情况，再次确认预产期。询问相关家族史。

（二）身心状况

1. 症状　停经时间≥42 周，无产兆，未分娩。

2. 体征　产检显示体重是否继续增加，宫高、腹围增长变化情况，与孕周比较其结果是否相符，胎先露衔接与否。

3. 辅助检查

（1）胎动计数　12h＜10 次或逐时下降 50%，表明胎盘功能下降。

（2）尿雌激素/肌酐（E/C）比值测定　＜10 或下降超过 50% 为胎盘功能减退。

（3）胎心监护 NST（无应激试验）　无反应，OCT（缩宫素激惹试验）试验出现晚减，提示胎盘功能减退，胎儿宫内缺氧。

（4）B 超　观察胎动、胎儿肌张力、胎儿呼吸运动与羊水量。羊水暗区直径＜3cm，提示胎盘功能减退，＜2cm 提示胎儿危险。

（5）羊膜镜检查　观察羊水颜色，了解胎儿有否因缺氧而有胎粪排出。

4. 心理社会状况　超过预产期无产兆，出乎孕妇及家属的意料，表现为担心、焦虑，常迫不及待要求手术终止妊娠。

【护理问题】

1. 有新生儿窒息的危险　与胎盘功能减退或羊水胎粪污染有关。

2. 焦虑　与担心妊娠过期危及胎儿生命有关。

【护理目标】

（1）孕产妇身体舒适，心理压力解除。

（2）孕产妇在院期间，母儿无合并症出现。

（3）分娩顺利。

【护理措施】

1. 一般护理　孕妇卧床休息，建议左侧卧位，增加胎儿血氧供应，改善缺氧状态。监测生命体征。遵医嘱配合检查。

2. 治疗配合　治疗原则是：根据胎盘功能、胎儿大小、宫颈成熟度综合考虑，选择恰当的分娩方式。

（1）引产配合　药物引产时，密切观察产程进展及胎儿情况，给氧，发现胎儿窘迫及时报告及处理；协助阴道助产，做好抢救新生儿的准备。

（2）剖宫产配合　做好急诊剖宫产的术前准备、术中配合、术后护理。

3. 心理护理　向孕妇及家属介绍过期妊娠对母儿的影响，需要做的检查及程序，及时沟通，让家属了解病情变化，与医护人员良好配合，顺利度过危机，得到良好结局。

4. 健康教育　了解并帮助孕妇和家属认识到胎儿的真实情况，使其以良好的心态接受分娩或剖宫产。

第十节　妊娠剧吐

妊娠期 5 ~ 10 周。孕妇出现频繁恶心、呕吐，不能进食，排除其他疾病引起的呕吐，体重较妊娠前减轻≥5%、体液电解质失衡及新陈代谢障碍，需住院治疗者，称为妊娠剧吐（hyperemesis gravidarum）。文献报道其发病率为 0.5% ~2%。

本病病因不清。目前认为可能与 hCG 水平升高有关，同时，过度紧张、焦虑、忧虑、生活环境及经济状况较差孕妇易发本病。

临床上常表现为孕妇早孕反应加重，频繁呕吐（每日呕吐≥3 次），不能进食，呕吐物中有胆汁。严重者出现水及电解质紊乱，体内脂肪代谢增加，其代谢产物丙酮聚积，导致代谢性酸中毒。产妇体重下降（减轻≥5%），面色苍白，脉搏细数，尿量减少，进一步发展，则出现血压下降，引起急性肾衰竭、肝功能异常。妊娠剧吐可引维生素 B_1 缺乏导致 Wernicke's 脑病，不及时治疗，死亡率达 50%。妊娠剧吐可引维生素 K 缺乏，血浆蛋白及纤维蛋白原减少，孕妇出血倾向增加，可导致鼻黏膜及骨膜下出血，甚至视网膜出血。

明确诊断者，应住院治疗，禁食，补液，每日补液量不少于 3000ml，及时纠正水及电解质紊乱，维持其尿量在 1000 ml 以上。输液中可加入维生素 C，并给予维生素 B_1 肌内注射。口服维生素 B_6 及维生素 B_6 - 多西拉敏复合制剂有较好的止吐作用。

经治疗后，多数孕妇病情多好转，继续妊娠。出现下列情况，危及孕妇生命时，须考虑终止妊娠：①持续黄疸。②持续蛋白尿。③体温升高，持续 38℃以上。④心动过速（120 次/分）。⑤并发 Wernicke's 脑病。

第十一节　胎盘发育异常及脐带异常

一、胎盘异常

本节主要讨论异常形状的胎盘。

（一）副胎盘

副胎盘是指在离主胎盘的周边一段距离的胎膜内，有 1 个或数个胎盘小叶发育。副胎盘与主胎盘之间有胎儿来源的血管相连，副胎盘由中等大小的绒毛膜血管经副叶和主胎盘间的胎膜接受胎儿的血液循环。

发生机制尚不清楚。目前认为系子宫内膜发育不良或子宫内膜炎症，胎盘附着处血供差，促使胎盘迁徙而成，以满足胎儿发育需要。

在产前未明确副胎盘诊断，产后未仔细检查胎盘胎膜者，易造成副胎盘遗留，引起产后大出血。超声检查可早期发现副胎盘。

（二）帆状胎盘

帆状胎盘指脐带附着于胎膜，血管经胎膜，呈扇形分布进入胎盘（图 9 -6）。帆状胎盘在双胎中的发生率较单胎高 9 倍。

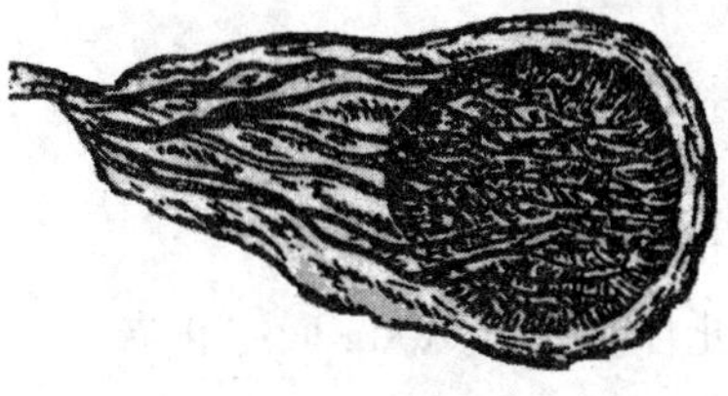

图9-6　帆状胎盘

本病对母体基本无影响，对胎儿的影响比较大，易造成胎儿的死亡。脐带附着点在胎盘下缘近宫颈者，因胎儿先露部的压迫，可导致胎儿宫内窘迫及死亡。其血管接近宫颈口，并位于先露的前方时，则会造成血管前置，导致胎儿失血。

二、脐带异常

（一）脐带先露与脐带脱垂

详见第十二章第三节脐带脱垂。

（二）脐带长度异常

正常脐带长为30~100cm，平均长度为55cm。脐带短于30cm者，称为脐带过短。脐带过短者妊娠期无明显异常，临产后先露下降，脐带被牵拉过紧，胎儿血循环受阻，引起胎儿窘迫，严重者出现胎盘早剥。临产后发现异常者，应抬高床脚，给予吸氧，严密观察胎心。胎心无改善者应立即行剖宫产术结束分娩。脐带过长易导致脐带缠绕及打结等。

（三）脐带缠绕

脐带围绕胎儿颈部、四肢或躯干，称为脐带缠绕。脐带绕颈占90%，绕颈一周最为多见。有文献报道，可占分娩总数的20%。本病的发生一般认为与脐带过长、胎儿小、羊水过多及胎动频繁有关。

脐带绕颈对孕妇影响不大。其对胎儿的影响与脐带缠绕松紧、缠绕周数及脐带长短有关。超声检查可在产前明确诊断。临产后，可出现胎先露下降和胎儿窘迫。胎心监护可发现频繁的变异减速。经吸氧及体位改变不能改善胎儿缺氧者，应及时终止妊娠。

（四）脐带打结

脐带打结可分为假结和真结两种。脐带假结系脐血管较脐带长，血管卷曲似打结，或因脐静脉较脐动脉长形成迂曲似打结。一般对胎儿无影响。脐带真结多为脐带缠绕胎体，后胎儿穿过脐带套环而形成真结。真结较少见。真结一旦拉紧可导致死胎或死产。

（五）脐带扭转

胎儿在宫腔内的活动可使脐带顺其纵轴扭转呈螺旋状，生理性扭转可达6~11周。脐带过度扭转在近胎儿脐轮部，可致此处脐带变细呈索状，引起血管闭塞或伴血栓形成，胎儿血运中断，导致死胎。

（六）脐血管数目异常

脐带只有一条动脉时，为单脐动脉。产前B超多可明确诊断。孕期发现单脐动脉，而无其他结构异常，新生儿预后较良好。产前发现合并胎儿先天发育畸形者，可考虑尽早终止妊娠。

目标检测

1. 有关流产，正确的描述是

A. 妊娠不满 24 周，胎儿体重不足 800g 而终止者

B. 流产发生在 16 周以前为早期流产

C. 流产发生在 12 周以后为早期流产

D. 先兆流产表现为阴道少量流血，宫口未开，子宫大小与孕周相符

E. 早期流产最常见的病因是母儿血型不合

2. 过期妊娠是指妊娠达到或超过

A. 37 周　B. 39 周

C. 41 周　D. 42 周

E. 43 周

3. Ⅲ度胎盘早剥的表现，描述正确的是

A. 胎盘剥离面积一般不超过胎盘的 1/3

B. 子宫软，宫缩有间歇期，子宫大小与孕周相符

C. 贫血程度与阴道出血量成正比

D. 贫血程度与阴道出血量不成正比

E. 触诊胎位清楚

4. 异位妊娠最常见的部位是

A. 卵巢　B. 阔韧带

C. 输卵管　D. 宫颈

E. 盆腔

5. 孕 31 周孕妇，因妊娠期高血压疾病收治入院。该疾病最基本的病理变化是

A. 蛋白尿　B. 水肿

C. DIC　D. 全身小动脉痉挛

E. 胎盘功能退化

6. 羊水过多是指羊水量超过

A. 600ml　B. 1000ml

C. 1500ml　D. 2000ml

E. 3000ml

7. 孕 37 周孕妇，因头痛、视物模糊、上腹部不适就诊。测血压 170/122mmHg，尿蛋白（+++），以“先兆子痫”收治入院。遵医嘱使用硫酸镁过程中，出现以下情况需要停药的是

A. 心率 75 次/分　B. 膝反射消失

C. 呼吸 18 次/分　D. 尿量 1500ml/24h

E. 血压 120/80mmHg

8. 患者，女性，28 岁。停经 60 天，阴道少量流血 1 天，色鲜红，伴轻微下腹疼痛。妇科检查：宫口闭，子宫如孕 8 周大。尿 hCG 结果（+）。该孕妇可能为

A. 先兆流产　B. 难免流产

C. 不全流产　　D. 稽留流产

E. 晚期流产

9. 患者，女性，35 岁。停经 58 天，阴道少量流血 2 天，深褐色。2h 前突感左下腹撕裂样腹痛，伴恶心、呕吐及肛门坠胀感，测血压 68/44mmHg。妇科检查：后穹隆饱满，宫颈举痛明显，子宫软，左附件区压痛明显。该孕妇可能发生

A. 早期流产　　B. 肠扭转

C. 异位妊娠　　D. 子宫肌瘤红色变性

E. 卵巢囊肿蒂扭转

（10～12 题共用题干）

孕 35 周孕妇，曾有人工流产史 2 次。因近 2 周来反复少量无痛性阴道流血而就诊。查：血压 100/75mmHg，宫缩持续 25s，间歇 6min，弱，胎方位 ROA，胎心率 144 次/分。

10. 以下最有助于诊断的病史是

A. 人工流产史　　B. 反复少量无痛性阴道流血

C. 胎儿情况　　D. 宫缩情况

E. 血压情况

11. 首选的辅助检查是

A. 腹部 B 超检查　　B. 阴道检查

C. 阴道 B 超检查　　D. 腹腔镜检查

E. hCG

12. 入院待产 10 天后，阴道突然出血达 350ml。查体：有宫缩，弱，血压 110/70mmHg，胎心率 156 次/分。最合适的处理方式是

A. 静脉滴注缩宫素　　B. 即行剖宫产术终止妊娠

C. 等待自然分娩　　D. 补充血容量，继续观察

E. 应用地塞米松促进胎儿肺成熟

（延荣荣）

扫码“练一练”

第十章

妊娠合并症孕产妇的护理

学习目标

1. 叙述妊娠、分娩与常见妊娠合并症之间的相互影响。
2. 说出常见妊娠合并症的处理原则及主要护理措施。
3. 能识别典型的常见合并症个案。
4. 能为妊娠合并症孕产妇提供个性化健康教育。

第一节　心脏病

妊娠合并心脏病是围生期严重的合并症。妊娠期、分娩期及产褥期妇女的血容量及血液动力学改变，均可加重心脏负担而诱发心脏病孕产妇的心力衰竭。妊娠合并心脏病高居我国孕产妇死因顺位的第2位，非直接产科死因的首位。有国内资料报道，本病发病率为1.06%，死亡率为0.73%，其主要死亡原因是心力衰竭和感染。

（一）妊娠、分娩对心脏病的影响

1. 妊娠期　妊娠期妇女血容量较妊娠前增加30%~45%，孕妇血容量自妊娠第6周开始逐渐增加，32~34周达高峰，此后维持在较高水平，产后2~6周逐渐恢复至妊娠前水平；血容量增加引起心排血量增加，心率增快；妊娠早期主要引起心排血量增加，妊娠4~6个月时心排血量增加最多，较妊娠前平均增加30%~50%；妊娠中晚期心率增加，至分娩前1~2个月心率平均每分钟增加10次。妊娠晚期，子宫增大、膈肌上升使心脏向左向上移位，导致心脏大血管轻度扭曲。故此，妊娠期妇女心脏负担会加重，至妊娠32周前后达高峰，容易导致心脏病孕妇发生心力衰竭。

2. 分娩期　分娩期为孕妇心脏负担最重的时期。第一产程，子宫收缩增加周围血液循环阻力、回心血量及血压；据研究表明，每次宫缩有250~500ml血液被挤入体循环，使心排血量增加约24%，心率加快15次/分，血压增加5~10mmHg。第二产程，除子宫收缩外，孕妇屏气肺循环压力增加，腹肌与骨骼肌收缩使外周阻力更加增加、腹压增加导致内脏血液涌向心脏。第三产程，胎儿娩出后，子宫迅速缩小，腹腔内压骤减，血液淤滞于内脏血管床，回心血量急剧减少；胎盘娩出后，胎盘循环停止，子宫收缩，大量血液从子宫快速进入血液循环，回心血量增加。这种分娩期的血液动力学急剧变化，使心脏负担增加，故此期心脏病孕妇最易发生心力衰竭。

3. 产褥期 产后3日，尤其24h内，仍是心脏负担较重的时期。子宫缩复使一部分血液进入体循环，同时妊娠期组织间潴留的液体回吸收到体循环，使体循环血量一定程度增加；妊娠期出现的一系列心血管变化，在产褥期尚不能立即恢复至妊娠前状态；加之分娩疲劳、宫缩痛、伤口疼痛和新生儿哺乳等负担，此时心脏病孕妇仍应警惕发生心力衰竭。

（二）妊娠合并心脏病的种类和对妊娠、分娩的影响

不同类型心脏病的发病率，因不同国家及地区的经济发展水平有一定差异。目前国内，随着先天性心脏病诊断和治疗技术的提高，先天性心脏病妇女妊娠者逐渐增多；以往发病率较高的风湿性心脏病正在逐年下降；妊娠合并心脏病患者中，先天性心脏病居首位，其余依次为风湿性心脏病、妊娠期高血压疾病性心脏病、围生期心肌病、贫血性心脏病以及心肌炎等。

1. 先天性心脏病 指胎儿期心脏及大血管发育异常而致的先天畸形。根据左、右两侧及大血管之间有无分流，分为三大类。

（1）左向右分流型先天性心脏病 常见的有房间隔缺损、室间隔缺损和动脉导管未闭。缺损面积小，既往无心力衰竭史与其他合并症者，多能耐受妊娠及分娩。

（2）右向左分流型先天性心脏病 临床上以法洛四联症及艾森曼格综合征最常见。一般多有复杂的心血管畸形，对妊娠期血容量增加和血液动力学改变的耐受力极差，孕妇和胎儿死亡率较高，不宜妊娠。经手术治疗后心功能达Ⅰ～Ⅱ级者，可在严密观察下继续妊娠。

（3）无分流型先天性心脏病 常见的有肺动脉狭窄和主动脉缩窄等。单纯肺动脉口狭窄的预后一般较好，轻度狭窄者，能度过妊娠及分娩期；严重狭窄者宜于妊娠前行手术矫治。妊娠合并主动脉缩窄较少见，轻度主动脉缩窄者，心脏代偿功能良好，可在严密观察下继续妊娠；中、重度主动脉缩窄及马方综合征，患者妊娠后风险大，应劝其避孕或及时终止妊娠。

2. 风湿性心脏病 指风湿性炎症过程所致瓣膜损害。病变轻，无风湿热活动者，多可以耐受妊娠。

（1）二尖瓣狭窄 最多见。轻度二尖瓣狭窄者可以耐受妊娠。二尖瓣狭窄越严重，妊娠危险性越大，肺水肿和心力衰竭的发生率越高，孕妇与胎儿死亡率越高；故病变较严重、伴肺动脉高压患者，应在妊娠前纠正二尖瓣狭窄，已妊娠者宜妊娠早期终止。

（2）二尖瓣关闭不全 单纯二尖瓣关闭不全一般情况下能较好耐受妊娠。

（3）主动脉瓣狭窄及关闭不全 主动脉关闭不全者，一般可以耐受妊娠。主动脉瓣狭窄严重者，应手术矫正后再考虑妊娠。

3. 妊娠期高血压疾病性心脏病 孕妇患妊娠期高血压疾病，既往无心脏病病史及体征，突发以左心衰为主的全心衰，称为妊娠期高血压疾病性心脏病。本病系因冠状动脉痉挛、心肌缺血、周围小动脉阻力增加、水钠潴留及血液黏稠度增加等，加重心脏负担而诱发急性心力衰竭，合并中、重度贫血更容易导致心肌受累。诊断及时，治疗得当，患者常能度过妊娠及分娩期，产后病因消除，病情会逐渐缓解，多不遗留器质性心脏病变。

4. 围生期心肌病 孕产妇既往无心脏病，于妊娠晚期或产后（通常在2～20周），出现呼吸困难、血痰、肝大、水肿等心力衰竭症状，类似扩张性心肌病者，称为围生期心肌病。确切病因不清，多发生在30岁左右的经产妇。早期诊断、及时治疗，一般预后良好；再次妊娠可能复发，应采取避孕或绝育措施预防复发。

5. 心肌炎 为心肌本身局灶性或弥漫性病变。可发生于妊娠任何阶段，病因主要是病毒感染，其他还有细菌、真菌、原虫、药物、毒物反应或中毒等。临床表现缺乏特异性，常有发热、咽痛、咳嗽、恶心、呕吐、乏力，之后出现心悸、胸痛、呼吸困难和心前区不适。急性心肌炎病情控制良好者，可在严密监护下妊娠；心功能严重受累者，妊娠危险性很大，一般不宜妊娠。

（三）妊娠合并心脏病对胎儿、新生儿的影响

心脏病孕妇心功能良好者，胎儿相对安全，剖宫产概率大。心功能不良者，流产、早产、胎儿生长受限、胎儿窘迫、死胎及新生儿窒息的发生率明显增加，围生儿死亡率是正常妊娠的2~3倍。某些治疗心脏病的药物，如：地高辛可通过胎盘达到胎儿体内，对胎儿存在潜在的毒性。多数先天性心脏病为多基因遗传，如：室间隔缺损、肥厚型心肌病及马方综合征等均有较高的遗传性。

【护理评估】

（一）健康史

（1）询问产科健康史，有无异常孕产史。了解既往病史，尤其与心脏病相关的既往史，包括心脏病的类型、既往治疗经过与心功能状态、是否出现过心力衰竭等。

（2）了解孕妇对妊娠的适应状况和日常工作状况，是否有增加心脏负荷的因素，如感染、贫血和便秘等。

（二）身心状况

1. 症状与体征 孕产妇心功能状态不同，其症状及体征也有所不同，可出现心悸、气促、发绀、水肿、活动受限、心脏增大及肝大征等，尤其注意早期心力衰竭的表现。出现下述症状与体征，应考虑早期心力衰竭。①轻微活动后即出现胸闷、心悸、气短。②休息时心率超过110次/分，呼吸超过20次/分。③夜间常因胸闷而坐起呼吸，或到窗口呼吸新鲜空气。④肺底部出现少量持续性湿啰音，咳嗽后不消失。

2. 心脏功能分级 纽约心脏协会（NYHA）依据患者生活能力状况，将心脏功能分为4级。

Ⅰ级：一般体力活动不受限制。

Ⅱ级：一般体力活动受限，活动后心悸、轻度气短，休息时无症状。

Ⅲ级：一般体力活动显著受限，休息后无不适，轻微日常工作即感心悸、呼吸困难或过去有心衰史。

Ⅳ级：一般体力活动严重受限制，休息时有心悸、呼吸困难等心力衰竭表现。

3. 辅助检查

（1）心电图检查 有严重心律失常，如心房颤动、心房扑动、ST段及T波异常改变等。

（2）X线检查 显示心脏显著扩大，尤其个别心腔扩大。

（3）B超检查 心脏超声检查了解心脏代偿情况或产科超声检查胎儿大体情况等。

（4）胎儿电子监护 无应激试验或缩宫素激惹试验，可预测宫内胎儿储备能量，评估胎儿宫内安危。

知识链接

心脏病的客观指标评估分级

美国心脏病学会（ACC）和美国心脏协会（AHA），在1994年采用并行的两种分级方案，即NYHA分级方案和根据客观检查手段（心电图、负荷试验、X线及B型超声心动图等）来评估心脏病严重程度，后者将心脏病分为A～D级。

A级：无心血管病的客观依据。

B级：客观检查表明属于轻度心血管病患者。

C级：客观检查表明属于中度心血管病患者。

D级：客观检查表明属于重度心血管病患者。

4. 社会心理状况　随着妊娠的进展，孕妇心脏负担逐渐加重，加之缺乏相关知识，孕产妇及家属的心理负担较重，易出现紧张、焦虑或恐惧情绪，导致不能有效应对。重点评估孕妇是否了解自己的心功能状况及妊娠合并心脏病的自我护理知识，对妊娠和分娩的心理反应，其社会支持系统状况。

【护理问题】

1. 活动无耐力　与心排血量下降有关。

2. 焦虑　与担心自己或胎儿的安危等有关。

3. 知识缺乏　缺乏妊娠合并心脏病的自我护理知识。

4. 潜在并发症　心力衰竭、感染。

【护理目标】

（1）孕产妇能结合自身情况，调整日常活动以适应妊娠。

（2）孕产妇焦虑程度减轻，能正确面对自己的病情。

（3）孕产妇能叙述妊娠合并心脏病的自我护理知识。

（4）孕产妇未发生心力衰竭、感染等并发症或并发症被及时发现和处理。

【护理措施】

（一）非孕期

提供孕前咨询，指导心脏病妇女选择妊娠时机。心脏病变轻，心功能Ⅰ～Ⅱ级，既往无心衰史，亦无其他并发症者可以妊娠。心脏病变较重，心功能Ⅲ～Ⅳ级，既往有心衰史，有明显发绀或伴有肺动脉高压者，易发生心衰，皆不宜妊娠。指导不宜妊娠者采取有效措施严格避孕。

（二）妊娠期

1. 一般护理

（1）休息与活动　根据心功能状况限制体力活动，避免过度劳累、情绪激动或精神压力；睡眠应充足，夜间有9h睡眠，中午至少休息1h，早、晚餐后各休息半小时；休息时应采取左侧卧位或半卧位。

（2）营养　指导孕产妇采取合理的高蛋白、高维生素和低盐低脂肪饮食。注意铁、锌、钙的补充，20周以后预防性应用铁剂防治贫血。少食多餐，多食蔬菜和水果，防止便秘加重心脏负担。食盐量，一般不超过4～5g/d。孕妇体重增长以不超过0.5kg/周，整个妊娠期增加不超过12 kg为宜。

（3）清洁卫生　保持口腔清洁，预防口腔炎；每天清洗会阴，预防泌尿生殖系统感染。

2. 治疗配合　根据心脏病种类、病变程度、心功能级别及是否手术矫治等综合判断能否继续妊娠，妊娠者应从妊娠早期开始定期进行产前检查，重点是防治心力衰竭和感染。

（1）决定能否继续妊娠　凡不宜妊娠的心脏病孕妇，应在妊娠12周内行人工流产。妊娠超过12周者，终止妊娠的危险性不亚于继续妊娠和分娩，应密切监护，积极防治心力衰竭，使之度过妊娠与分娩期；对顽固性心力衰竭的病例，应与内科医生配合，在严密监护下行剖宫取胎术。

（2）定期产前检查　妊娠20周前每2周检查1次，妊娠20周后每周检查1次。了解心脏功能情况，发现早期心力衰竭的征象，立即入院治疗。孕期经过顺利者，也应在36～38周住院待产。

（3）防治诱发心力衰竭的各种因素　预防感染（尤其是上呼吸道感染）、贫血、发热、心律失常及妊娠期高血压疾病等。一旦出现感染征兆，应积极控制感染并卧床休息。定期监测血压，观察有无下肢水肿，及早发现并治疗妊娠期高血压疾病。使用输液泵严格控制输液滴速。风心病致心衰者，协助患者经常更换卧位、活动双下肢，以防血栓的形成。

（4）治疗心力衰竭　不主张预防性应用洋地黄。早期心力衰竭者，常选用作用和排泄较快的地高辛，0.25mg/次，每日2次口服，2～3日后可根据临床效果改为每日1次，不主张用饱和量，病情好转即停药。出现急性左心衰竭者，选用速效洋地黄制剂毛花苷C 0.4mg加入25%葡萄糖液20ml缓慢静脉注射，必要时2h可重复给药0.2mg，毛花苷C总量不超过1.6mg，毒毛花苷K不超过0.75mg。

3. 心理护理　及时提供孕妇目前身心及妊娠进展情况，妊娠、分娩及产后的治疗护理方法等，减轻孕产妇及家属的焦虑，促进其适应妊娠造成的压力。

4. 健康教育　指导孕妇及家属掌握妊娠合并心脏病的相关知识及自我监护技巧，如：诱发心力衰竭的因素及预防，早期心衰的常见症状和体征，遵医嘱用药的重要性，每天自我监测心率、呼吸、体重、出入量及胎动计数等，紧急情况下救急和应对措施。

（三）分娩期

于妊娠晚期，提前选择好适宜的分娩方式。心功能Ⅰ～Ⅱ级，胎儿不大，胎位正常，宫颈条件良好者，可在严密监护下经阴道分娩；心功能Ⅲ～Ⅳ级或有产科指征者，均应择期剖宫产。

1. 经阴道分娩处理

（1）第一产程　①专人护理，鼓励产妇多休息，避免精神紧张。在两次宫缩间歇期尽量完全放松，调整呼吸，运用放松技巧缓解宫缩时的不适。遵医嘱应用地西泮、哌替啶等镇静剂。取左侧卧位，避免仰卧，防止仰卧位低血压综合征发生。②密切观察血压、脉搏、呼吸及心率，一旦发现心力衰竭征象，立即取半卧位，高浓度面罩吸氧，并根据医嘱给予强心药物治疗，注意观察用药后反应。③产程开始即应用抗生素预防感染，一切操作严格遵循无菌操作规程。④严密观察产程进展，若产程进展不顺利或心功能不全加重，应及时做好剖宫产准备。

（2）第二产程　①继续严密观察产妇心功能状况、产程进展及胎儿情况，做好新生儿抢救准备。②分娩时取半坐位，下肢尽量低于心脏水平，以免回心血液过多增加心脏负担。③避免过早屏气用力加腹压，行会阴侧切术，用低位产钳或胎头吸引助产术，尽可能缩短第二产程，但应避免胎儿娩出过快。

（3）第三产程 ①胎儿娩出后，产妇腹部放置沙袋，持续 24h，防止腹压骤降诱发心力衰竭。②防止产后出血过多而加重心肌缺血，遵医嘱静脉或肌内注射缩宫素 10 ~ 20U，禁用麦角新碱，以防静脉压增高诱发心衰。产后出血过多者，应及时输血、输液，注意输液速度不可过快。③注意观察产妇的心功能状况，指导产妇保持安静，避免情绪激动。

2. 剖宫产术护理 做好术前、术中及术后护理。严格限制输液量及输液速度。不宜再妊娠者，可同时行输卵管结扎术。

3. 心理护理 提供并维护安静、舒适无刺激性分娩环境，陪伴产妇，给予情感及心理支持。协助产妇及家属了解产程进展情况，取得配合，保持其情绪平稳，维护家庭关系和谐，减轻产妇及家属焦虑。

（四）产褥期

产后 3 日，尤其产后 24h 内，仍是发生心力衰竭的危险时期，产妇须充分休息并密切监护，重点预防产后出血、感染和血栓栓塞等极易诱发心力衰竭的严重并发症。

1. 一般护理 产后 3 日内，尤其产后 24h，产妇绝对卧床休息，并密切观察心率、呼吸和血压的变化。指导产妇摄取清淡饮食，少量多餐，防止便秘，必要时遵医嘱给予缓泻剂。及时评估膀胱充盈情况，避免尿潴留。保持外阴清洁，及时更换会阴垫，预防感染。

2. 心理护理 促进亲子关系建立，避免产后抑郁。心脏病产妇常因担心婴儿是否有心脏缺陷，不能亲自照顾新生儿等原因而产生愧疚、烦躁的心理。护理人员应根据产妇心理状况及家庭功能，与产妇及家属一起共同制订康复计划。心功能状态尚可的产妇，应鼓励适度地参与照顾婴儿，以增加母子互动。新生儿有缺陷或死亡者，应允许产妇表达其情感，给予理解和安慰，减少产后抑郁症的发生。

3. 健康教育

（1）母乳喂养指导 心功能Ⅰ ~ Ⅱ级的产妇可以哺乳，指导其正确执行母乳喂养，避免劳累，避免乳胀、乳头皲裂等并发症。心功能Ⅲ级及以上者，不宜哺乳，应及时回奶，回奶不宜使用雌激素，以防水钠潴留，同时指导家属人工喂养的方法。

（2）计划生育指导 出生婴儿出现意外的产妇，应先避孕 1 年后视情况考虑再育。不宜再妊娠者，可在产后 1 周行绝育术，未行绝育术者应严格避孕。

（3）出院指导 产后宜住院观察 2 周，无异常方可出院。制订详细出院计划，完善家庭支持系统，确保产妇和新生儿得到良好的照顾。根据病情及时复诊。

【护理评价】

（1）孕产妇能调整自己日常活动适应妊娠。

（2）孕产妇情绪平稳，舒适感有所增加。

（3）孕产妇能叙述妊娠合并心脏病的自我护理知识。

（4）孕产妇未发生心力衰竭、感染等并发症或并发症被及时发现和处理。

第二节 病毒性肝炎

妊娠合并病毒性肝炎严重威胁孕产妇生命安全，是我国孕产妇死亡的主要原因之一。

病毒性肝炎是由肝炎病毒引起，以肝细胞变性坏死为主要病变的传染性疾病，根据病毒类型分为甲型、乙型、丙型、丁型及戊型等，其中以乙型最常见。

（一）妊娠、分娩对病毒性肝炎的影响

1. 妊娠期 妊娠本身不增加对肝炎病毒的易感性，但妊娠期孕妇的基础代谢增高、各种营养物质需要量增加、肝内糖原储备减少、妊娠期产生的大量雌激素需在肝内代谢灭活、部分胎儿代谢产物靠母体肝脏完成解毒等生理变化和代谢特点，均会加重肝脏负担，易导致肝炎病情波动，重型肝炎发生率较非妊娠期增高，其中以乙型、戊型多见。此外，病毒性肝炎的相应症状，容易与妊娠并发症引起的肝损害、妊娠剧吐等相混淆，增加诊断的难度。

2. 分娩期 分娩过程中，产妇体力消耗、缺氧、出血、手术及麻醉等均加重肝脏负担，容易导致病情加重。

（二）病毒性肝炎对妊娠、分娩的影响

妊娠早期合并病毒性肝炎，可使早孕反应加重。肝炎孕妇妊娠期高血压疾病的发生率增加，可能与患者肝脏对醛固酮的灭活能力下降有关。孕妇肝功能受损，凝血因子产生减少导致凝血功能障碍，产后出血发生率增高，尤其是重型肝炎易发生弥散性血管内凝血。孕产妇死亡率高，有资料报道，妊娠合并重型肝炎病死率可高达60%。

（三）妊娠合并病毒性肝炎对胎儿、新生儿的影响

肝炎病毒具有传染性，妊娠合并病毒性肝炎者可发生肝炎病毒的母婴传播。妊娠早期合并急性肝炎易发生流产，妊娠晚期合并肝炎易出现早产、胎儿窘迫及死胎。新生儿死亡率高。

1. 甲型病毒性肝炎 甲型肝炎病毒（hepatitis A virus，HAV）主要经粪－口途径传播，一般不通过胎盘感染胎儿。妊娠期感染 HAV 不必终止妊娠，但分娩过程中如接触母体血液或吸入羊水，以及粪便污染可导致新生儿感染。

2. 乙型病毒性肝炎 乙型肝炎病毒（hepatitis B virus，HBV），可经消化道、输血或血液制品、注射用品等多途径感染。我国婴幼儿的 HBV 感染，母婴传播约占 1/3，HBeAg 阳性及 HBeAg 滴度越高者母儿传染的可能性越大。HBV 母婴传播途径包括宫内传播、产时传播和产后传播。

（1）宫内感染 是产后免疫接种失败的主要原因。有关 HBV 发生宫内感染的机制尚不明确。

（2）产时感染 是母婴传播的主要途径。分娩时，胎儿经过产道，接触含有 HBV 的母血、阴道分泌物及羊水等，或子宫收缩使绒毛血管破裂，少量母血渗入胎儿血液循环中，导致新生儿感染。母亲血清 HBV DNA 含量越高，产程越长，感染率越高；目前还没有足够证据表明剖宫产可降低母婴传播风险。

（3）产后感染 可能与新生儿密切接触母亲的唾液和乳汁有关。一般认为，新生儿经主、被动免疫后，母乳喂养是安全的，但 HBsAg 与 HBeAg 同时阳性的母亲进行母乳喂养是否安全，目前尚缺乏充分证据。

3. 丙型病毒性肝炎 丙型肝炎病毒（hepatitis C virus，HCV），主要通过输血、血制品及母婴传播等途径传播。有资料报道，妊娠晚期患丙型肝炎者 2/3 会发生母婴传播。

4. 丁型病毒性肝炎 丁型肝炎病毒（hepatitis D virus，HDV），是一种缺陷性 RNA 病毒，需依赖 HBV 重叠感染引起肝炎。HDV 的传播方式与 HBV 相同，一般经输血引起感染，也可母婴传播。

5. 戊型病毒性肝炎　戊型肝炎病毒（hepatitis E virus，HEV），传播途径类似甲型肝炎。

【护理评估】

（一）健康史

（1）询问有无与病毒性肝炎患者密切接触史，半年内是否接受输血和注射血制品，家族成员肝炎病史及当地流行病史等。

（2）了解孕妇肝炎疾病发生、发展过程，接受治疗用药情况，有无重症肝炎的诱发因素。

（二）身心状况

1. 症状　流感样症状，如乏力、身体不适、全身酸痛、畏寒及发热等。消化系统症状，如纳差、恶心、呕吐、腹部不适、右上腹疼痛、腹胀及腹泻等。

2. 体征　皮肤和巩膜黄染、尿色深黄。肝区叩痛，妊娠早中期可触及肝脾大，妊娠晚期受增大子宫的影响，肝脏少被触及。重症肝炎患者不但消化道症状严重，黄疸迅速加深，甚至出现凝血功能障碍致全身出血倾向，肝臭气味，嗜睡、烦躁及神志不清等肝性脑病表现。

3. 辅助检查

（1）肝功能检查　转氨酶 ALT、AST 升高，尤其 ALT 是反映肝细胞损伤程度最常用的敏感指标。总胆红素升高在预后评估较 ALT 及 AST 更有价值。胆酶分离，即胆红素持续上升而转氨酶下降，提示重型肝炎的肝细胞坏死严重，预后不良。凝血酶原时间百分活度（PTA）是判断病情严重程度和预后的主要指标，较转氨酶和胆红素具有更重要的临床意义。

（2）血清病原学检测　判断病毒性肝炎类型及传染性。①甲型病毒性肝炎，检测血清 HAV 抗体及血清 HAV RNA。HAV-IgM 阳性代表近期感染，HAV-IgG 在急性期后期和恢复期出现，属保护性抗体。②乙型病毒性肝炎，检查血清中 HBV 标志物（表 10-1），主要是“乙肝两对半”和 HBV DNA。HBV DNA 主要用于观察抗病毒药物疗效和判断传染性大小。③丙型病毒性肝炎，单项 HCV 抗体阳性多为既往感染。④丁型病毒性肝炎，需同时检测血清中 HDV 抗体和“乙肝两对半”。⑤戊型病毒性肝炎，HEV 抗原检测困难，而抗体出现较晚，需反复检测。

表 10-1　乙型肝炎病毒血清病原学抗原、抗体检测及意义

项目	意义
HBsAg	HBV 感染的特异性标志。其滴度的高低，可预测抗病毒治疗效果
HBsAb	保护性抗体，表示机体有免疫力，不易感染 HBV。HBsAb 滴度是评价疫苗效果的指标
HBeAg	存在大量病毒的标志。肝细胞内有 HBV 活动性复制，其滴度高低反应传染性的强弱
HBeAb	血清中病毒颗粒减少或消失，传染性减弱
HBcAb-IgM	见于急性乙型病毒性肝炎及慢性乙型肝炎急性活动期
HBcAb-IgG	见于乙型病毒性肝炎恢复期和慢性 HBV 感染

（3）其他检查　血常规，纤维蛋白原和凝血酶原时间，B超检查肝脾大小、有无肝硬化等，胎盘功能检查，胎儿成熟度检查及胎儿电子监护等。

3. 社会心理状况　由于担心感染胎儿，孕妇会产生焦虑、矛盾及自卑心理。评估孕妇及家属对疾病认知程度、心理反应及社会支持系统状况。

【护理问题】

1. 活动无耐力　与病毒感染引起肝功能受损、机体代谢率增加有关。

2. 营养失调：低于机体需要量　与肝炎的消化系统症状导致营养摄入不足有关。

3. 知识缺乏　缺乏病毒性肝炎感染途径、自我保健和消毒隔离等相关知识。

4. 潜在并发症　肝肾综合征、肝性脑病、产后出血等。

【护理目标】

（1）孕产妇的日常生活需要得到满足。

（2）孕妇摄入的营养能满足机体和胎儿发育需要。

（3）孕产妇及家属能说出病毒性肝炎感染途径、自我保健和消毒隔离等相关知识。

（4）孕产妇未发生肝肾综合征、肝性脑病及产后出血等并发症或并发症被及时发现和处理。

【护理措施】

（一）非孕期

提供孕前咨询。妇女妊娠前应常规检测HBV标志物，若无抗体者应进行常规乙型肝炎疫苗接种，以预防妊娠期感染HBV。HBV感染的育龄妇女在妊娠前应行肝功能、血清HBV DNA检测以及肝脏B超检查，最佳受孕时机是肝功能正常、血清HBV DNA低水平及肝脏B超无特殊改变。选用干扰素抗病毒治疗的妇女，停药半年后可以考虑妊娠。

（二）妊娠期、分娩期及产褥期

1. 一般护理　提供安静、清洁及舒适环境。孕妇应卧床休息，避免体力劳动。加强营养，给予高蛋白、高维生素、低脂和足够碳水化合物饮食。保持大便通畅。严格执行消毒隔离制度，孕产妇所用物品应隔离，并消毒处理；医院应有肝炎孕妇专门诊室，临产后安排住隔离待产室，肝炎孕产妇所接触器械、布类、衣物、排泄物、呕吐物及乳汁等均应隔离和严格消毒。

2. 治疗配合

（1）妊娠期　遵医嘱给予护肝药物，如丹参注射液、门冬氨酸钾镁等，必要时补充白蛋白、新鲜冰冻血浆等血制品。病情严重者，配合医生终止妊娠。

（2）分娩期　分娩前1周，遵医嘱每日肌内注射维生素$K_1$20～40mg，预防DIC。做交叉配血试验，备好新鲜血。经阴道分娩者，观察产妇生命体征、宫缩、胎心音和产程进展情况，注意产妇有无出血倾向；宫口开全后，行阴道助产缩短第二产程，严格执行操作规程，避免软产道损伤、新生儿产伤及羊水吸入等引起的母婴传播；胎肩娩出后，遵医嘱立即静脉注射缩宫素，给予维生素K_1，预防产后出血；胎儿娩出后，抽脐血做新生儿血清病原学检查及肝功能检查。

（3）产褥期　继续为产妇提供保肝和对症治疗。加强伤口和会阴护理，预防感染；遵医嘱给予头孢类二代、三代等对肝脏损害较小的广谱抗生素控制感染。加强新生儿免疫，对 HBsAg 阳性母亲的新生儿，在出生后 24h 内尽早（最好在出生后 12h 内）注射肝炎免疫球蛋白（hepatitis B immunoglobulin，HBIG），剂量 100～200IU，同时在不同部位接种 10μg 重组酵母或 20μg 中国仓鼠卵母细胞乙型肝炎疫苗，在 1 个月和 6 个月分别再次接种第 2 针和第 3 针乙型肝炎疫苗（即 0、1、6 方案）；HBsAg 阳性孕妇所生婴儿在接种完成后 6 个月检测 HBV 标志物，以判断免疫接种是否成功。

3. 病情观察　密切观察生命体征，早发现感染征兆。注意胎儿宫内情况，加强产程观察，注意产后子宫收缩及阴道流血情况，及时发现产后出血。重症肝炎者，严密观察患者有无肝性脑病前驱症状，如性格改变、行为异常及扑翼样震颤等；记录出入量，严格限制入液量；注意观察有无口鼻、皮肤黏膜出血倾向；监测肝功能、凝血功能、血生化及血常规等指标。

4. 心理护理　向孕产妇及家属介绍妊娠合并肝炎相关知识，取得治疗护理配合。理解孕产妇及家属的紧张和焦虑，给予情感及心理支持，鼓励其正确面对病情，增强对疾病治疗的信心。

5. 健康教育

（1）妊娠早期进行 HBV 血清病原学检查和肝功能检查，对筛查结果阳性的孕妇进行追踪和动态观察直至分娩；并抽取新生儿脐血做 HBV 血清病原学检查，以确定有无宫内感染。

（2）指导孕产妇及家属加强消毒隔离，凡是病毒性肝炎患者使用过的物品均需用 2000mg/L 的含氯消毒液浸泡，再进一步处理。

（3）协助亲子关系建立，指导母乳喂养。目前主张 HBsAg 阳性母亲分娩的新生儿接受主、被动联合免疫后，可以接受母乳喂养。乳汁中 HBV DNA 阳性者不宜哺乳，母血 HBsAg、HBeAg 及 HBcAb 三项阳性或后两项阳性的产妇均不宜哺乳。对不宜哺乳者，应指导产妇及家属人工喂养的知识和技能；同时，指导产妇口服生麦芽或乳房外敷芒硝回乳，不宜用雌激素，以免损害肝脏。

（4）提供出院保肝治疗指导，加强休息和营养，促进产后康复。HBsAg 阳性产妇应制订避孕计划，采取避孕措施。

第三节　贫　　血

贫血（anemia）是妊娠期较常见的合并症。世界卫生组织最近资料表明，50% 以上孕妇合并贫血。贫血在妊娠各期对母儿均可造成一定危害，在某些贫血较严重的国家和地区是孕产妇死亡的重要原因之一。贫血常以血红蛋白浓度作为诊断标准，由于妊娠期血液系统的生理变化，妊娠期贫血的诊断标准不同于非妊娠期妇女。世界卫生组织的标准为：孕妇外周血血红蛋白 $<110g/L$ 和血细胞比容 <0.33 为妊娠期贫血，血红蛋白 $>60g/L$ 为轻度贫血，血红蛋白 $\leq 60g/L$ 为重度贫血。

（一）妊娠合并贫血的种类及妊娠对贫血的影响

1. 缺铁性贫血（iron deficiency anemia，IDA）　是妊娠期最常见的贫血，约占妊娠期贫血 95%。妊娠期铁的需要量增加是孕妇缺铁的主要原因，尤其在妊娠后半期，孕妇对铁摄取不足或吸收不良，均可引起贫血。妊娠期孕妇铁的需求总量约 1000mg，每日需铁至少4mg，多胎妊娠者铁的需求量更大。每日饮食中含铁10～15mg，吸收利用率仅为10%，即1～1.5 mg，妊娠中晚期铁的最大吸收率可达40%，仍不能满足需求，不给予铁剂治疗，容易耗尽体内储存铁造成贫血。

2. 巨幼细胞贫血（megaloblastic anemia） 临床少见，是由叶酸或维生素 B_{12} 缺乏引起的DNA合成障碍而致的贫血。妊娠期本病95%是叶酸缺乏，少数孕妇因缺乏维生素 B_{12} 而发病。妊娠期孕妇叶酸与维生素 B_{12} 缺乏的主要原因是需要量增加，孕妇每日需叶酸300～400μg，多胎孕妇需要量更多；此外，来源缺乏或吸收不良及排泄增加等也可造成孕妇叶酸与维生素 B_{12} 缺乏。

3. 再生障碍性贫血（aplastic anemia） 简称再障，很少见，国内报道，妊娠合并再障占分娩总数0.3%～0.8%，是因骨髓造血干细胞数量减少和质的缺陷导致造血障碍，引起外周全血细胞减少为主要表现的一组综合征。病因较复杂，半数为原因不明的原发性再障，继发性再障有多种原因，如化学物质、药物、电离辐射、感染或自身免疫等因素引起；少数女性在妊娠期发病，分娩后缓解，再次妊娠时复发；目前认为妊娠不是再障的原因，但妊娠可能使原有病情加重。

（二）贫血对妊娠、分娩的影响

贫血孕妇的抵抗力低下，对分娩、手术和麻醉的耐受力差，即使是轻度或中度贫血，孕妇在妊娠和分娩期间的风险也会增加。重度贫血可导致贫血性心脏病、妊娠期高血压疾病或妊娠期高血压疾病性心脏病、产褥感染，也更容易发生失血性休克。颅内出血、心力衰竭、严重呼吸道及泌尿道感染或败血症是再障孕产妇的重要死因。

（三）妊娠合并贫血对胎儿、新生儿的影响

孕妇骨髓和胎儿在竞争摄取孕妇血清铁的过程中，胎儿组织占优势，而铁通过胎盘由孕妇运至胎儿是单向运输，因此胎儿缺铁程度不会太严重。叶酸缺乏可致胎儿神经管缺陷等多种畸形。再障孕妇分娩后能存活的新生儿一般血象正常，极少发生再障。但孕妇重度贫血时，经胎盘供氧和营养物质不足以满足胎儿生长所需，容易造成流产、早产、胎儿生长受限、胎儿窘迫、死胎或死产。

【护理评估】

（一）健康史

询问孕妇既往有无月经过多或消化道疾病等引起的慢性失血性疾病史，是否有长期偏食、胃肠功能紊乱或妊娠早期呕吐等所导致的营养不良等病史。

（二）身心状况

1. 症状 轻度贫血者多无明显症状，严重贫血者可出现头晕、乏力、耳鸣、心悸、气短、倦怠、食欲缺乏、腹胀、腹泻及皮肤黏膜苍白等症状。合并巨幼细胞贫血的孕妇可有手足麻木、针刺、冰冷等感觉异常及行走困难等周围神经炎症状。

2. 体征 缺铁性贫血患者主要有皮肤黏膜苍白，毛发干燥、无光泽、易脱落，指（趾）甲扁平、脆薄易折断或反甲，可伴发口腔炎和舌炎等体征。巨幼细胞贫血患者较常见低热、水肿、脾大和表情淡漠。再障患者主要表现为进行性贫血、皮肤及内脏出血和反复感染。

3. 辅助检查 不同类型贫血的实验室检查如下。

（1）缺铁性贫血 ①外周血象为小细胞低血红蛋白性贫血。血红蛋白＜110g/L，红细

胞 $<3.5\times10^{12}/L$，血细胞比容 <0.30，红细胞平均体积（MCV）$<80fl$，红细胞平均血红蛋白浓度（MCHC）$<32\%$，白细胞计数及血小板计数均在正常范围。②血清铁浓度能灵敏反映缺铁状况，孕妇血清铁 $<6.5\mu mol/L$，可以诊断为缺铁性贫血。③骨髓象呈现红系造血轻度或中度增生活跃，以中晚幼红细胞增生为主，骨髓铁染色可见细胞内外铁均减少，尤以细胞外铁减少明显。

（2）巨幼细胞贫血　①外周血象为大细胞性贫血。血细胞比容降低，红细胞平均体积 $>100fl$，红细胞平均血红蛋白含量（MCH）$>32pg$。②血清叶酸 $<6.8nmol/L$，红细胞叶酸 $<227nmol/L$ 提示叶酸缺乏；血清维生素 $B_{12}<90pg$，提示维生素 B_{12} 缺乏。③骨髓象，红细胞系统呈巨幼细胞增生，巨幼细胞系列占骨髓细胞总数的 30%～50%。

（3）再生障碍性贫血　①外周血象为正细胞型、全血细胞减少。②骨髓象见多部位增生减低或严重减低，有核细胞甚少，幼红细胞、幼粒细胞和巨核细胞均减少。

4. 社会心理状况　孕妇因疾病对自己和胎儿健康的威胁而紧张焦虑，因长期疲倦或知识缺乏而出现倦怠心理。评估孕妇及家属对贫血合并妊娠的认知情况、心理反应及其社会支持系统状况等。

【护理问题】

1. 活动无耐力　与红细胞减少导致携氧能力受损有关。

2. 有感染的危险　与组织低氧血症或白细胞数异常导致机体抵抗力下降有关。

3. 有受伤的危险　与贫血引起的头晕、视物模糊等症状导致晕倒有关。

【护理目标】

（1）孕产妇基本生活需求得到满足，无明显不适。

（2）孕产妇未发生感染或感染被及时发现和处理。

（3）孕产妇避免因头晕、视物模糊等原因导致晕倒而发生意外。

【护理措施】

（一）非孕期

提供孕前咨询。指导妇女妊娠前积极治疗慢性失血性疾病，纠正偏食、挑食等不良习惯，调整饮食结构，多食新鲜蔬菜、水果、瓜豆类、肉类、动物肝及肾等食物，必要时补充铁剂，以增加铁的储备。再障患者在病情未缓解之前应避孕。

（二）妊娠期

1. 一般护理

（1）饮食护理　建议孕妇摄取高蛋白、高维生素及含铁丰富的食物，如动物肝脏、瘦肉、蛋类、黑木耳、芝麻酱、甘蓝及绿叶蔬菜等。纠正偏食和挑食等不良习惯，注意饮食搭配，避免蔬菜、谷类和茶叶中的磷酸盐、鞣酸等影响铁的吸收。

（2）口腔护理　加强口腔护理。轻度口腔炎患者可于餐前、餐后、睡前及晨起用漱口液漱口；重度口腔炎患者应每日做口腔护理，有溃疡者按医嘱局部用药。

2. 治疗配合　治疗原则：去除病因，补充所缺乏的物质。

（1）补充所缺乏的物质　①铁剂补充，以口服给药为主；遵医嘱选用硫酸亚铁 0.3g 或琥珀酸亚铁 0.1g，每日 3 次，同时服用维生素 C 0.1～0.3g 促进铁的吸收，也可选用 10% 枸橼酸钠铁铵 10～20ml，每日 3 次口服；铁剂对胃黏膜有刺激作用，宜饭后服用；口服疗效差、不能口服或病情较重者，可用右旋糖酐铁或山梨醇铁，深部肌内注射。②叶酸补充，对有高危因素的孕妇，应从妊娠3个月开始，每日口服叶酸0.5～1mg，连续服用8～12周；确诊为巨幼细胞贫血孕妇，应每日口服叶酸15mg，或每日肌内注射叶酸10～30mg，直至症状消失、贫血纠正；有神经系统症状者，遵医嘱及时应用维生素B_{12}100～200μg肌内注射。

（2）支持治疗　血红蛋白≤70g/L、接近预产期或短期内需行剖宫产术者，遵医嘱少量、多次输新鲜血或红细胞悬液、血小板等成分血液，注意避免输血加重心脏负担诱发急性左心衰竭。

（3）激素治疗　再障患者给予激素治疗，并注意预防感染。

（4）治疗性人工流产　再障患者，妊娠早期应在做好输血准备的同时行人工流产，妊娠中晚期终止妊娠，孕妇有较大危险，故应加强支持治疗、严密监护下妊娠至足月分娩。

3. 病情观察　加强产前检查。监测血红蛋白及全血情况，注意胎儿生长发育情况，及时发现各种感染及孕期其他并发症。

4. 心理护理　提供妊娠合并贫血的相关知识，取得治疗护理配合，给予情感及心理支持，鼓励其正确面对病情，减轻孕妇及家属紧张、焦虑或倦怠情绪。

5. 健康教育　指导孕妇依据贫血的程度安排工作及活动量，注意劳逸结合。轻度贫血孕妇可下床活动，适当减轻工作量；重度贫血者需卧床休息，以减轻机体对氧的消耗，避免因头晕、乏力引起晕倒而致发生意外。

（三）分娩期

1. 加强产程管理，防止产程延长　临产后鼓励产妇进食，保证足够入量。密切观察产程进展，防止产程延长或急产，可阴道助产缩短第二产程，但注意避免产伤。加强胎儿监护，低流量持续吸氧。

2. 防止产后出血　重度贫血产妇于临产后应配血备用。胎儿前肩娩出后，肌内注射或静脉注射缩宫素10～20U；无禁忌证者，胎盘娩出后可肌内注射或静脉注射麦角新碱0.2mg。产后仔细检查并缝合会阴阴道伤口，防止软产道血肿。出血多时，应及时输血。

3. 防止感染　产程中严格执行无菌操作规程，遵医嘱应用广谱抗生素预防感染。

4. 心理护理　协助产妇及家属了解产程进展情况，取得配合，为产妇提供心理支持。

（四）产褥期

1. 一般护理　产妇应保证足够的休息及营养，避免疲劳。

2. 治疗配合　产后应用抗生素，密切观察体温、子宫收缩及恶露情况，有发热、子宫收缩不良等，及时通知医生。按医嘱补充铁剂，纠正贫血。

3. 心理护理　促进家庭支持系统完善，加强亲子互动，避免产后抑郁。

4. 健康教育　指导母乳喂养，一般情况鼓励母乳喂养；重度贫血不宜哺乳者，详细讲解原因，并指导产妇及家属掌握人工喂养及正确回奶的方法。提供计划生育指导。

第四节　糖尿病

妊娠合并糖尿病包括两种情况。一种为原有糖尿病（diabetes mellitus，DM）的基础上合并妊娠，即糖尿病合并妊娠，该类型不足10%；另一种为妊娠前糖代谢正常，妊娠期首次发病或发现的糖尿病，称为妊娠期糖尿病（gestational diabetes mellitus，GDM），90%以上的糖尿病孕妇为妊娠期糖尿病。有资料报道，我国 GDM 发生率为 1% ~5%，近年增高趋势明显。多数 GDM 患者糖代谢在产后能恢复正常，但将来患 2 型糖尿病机会增加。同时，越来越多的证据表明，其子代发生肥胖和糖尿病的危险增加，故应定期随访。糖尿病孕妇的临床经过复杂，对母儿均有较大危害，必须予以重视。

（一）妊娠、分娩对糖尿病的影响

1. 妊娠期　妊娠早期，由于孕妇供应胎儿营养需求的不断增加、肾小球滤过率增加导致部分孕妇自尿中排糖量增加及孕妇自身代谢增强等原因，导致孕妇血糖水平随妊娠进展而降低、空腹血糖低于非孕妇，孕妇长时间空腹易发生低血糖及酮症酸中毒。妊娠中晚期，孕妇体内拮抗胰岛素样物质增加，如胎盘生乳素、雌激素、孕酮、皮质醇和胎盘胰岛素酶等，使孕妇对胰岛素的敏感性随孕周增加而下降，为维持正常糖代谢，孕妇胰岛素需求量须相应增加，胰岛素分泌受限的孕妇，不能有效代偿以适应体内这一生理变化，导致血糖升高，使原有糖尿病加重或出现 GDM。

2. 分娩期　分娩期间，子宫收缩、精神紧张和剧烈疼痛等因素，使产妇体内消耗较大，加之进食量少，未及时调整胰岛素用量者，容易发生低血糖和酮症酸中毒。

3. 产褥期　胎盘娩出后，产妇体内激素逐渐恢复至非孕水平，拮抗胰岛素物质迅速消失，胰岛素用量须相应减少。

（二）糖尿病对妊娠、分娩的影响

（1）高血糖使胚胎发育异常甚至死亡，自然流产发生率达 15% ~30%，多发生在孕早期、血糖控制不良者。

（2）GDM 并发妊娠期高血压疾病的可能性为非糖尿病孕妇的 2 ~4 倍。糖尿病可导致微血管病变，使小血管内皮细胞增厚及管腔狭窄，组织供血不足；糖尿病合并肾脏病变者，更容易发生妊娠期高血压及子痫前期。

（3）糖尿病孕妇易并发感染，如外阴阴道假丝酵母菌病、肾盂肾炎及产褥感染等，最常见泌尿系统感染。感染亦可加重病情，甚至诱发酮症酸中毒。

（4）糖尿病孕妇羊水过多的发生率较非糖尿病孕妇高 10 倍，可能与胎儿高血糖、高渗性利尿导致胎尿排出增加有关。羊水过多可增加胎膜早破、早产的发生率。

（5）因巨大儿发生率增加，难产、产道损伤、手术产概率增高。

（6）妊娠期复杂的代谢变化，加之高血糖及胰岛素相对或绝对不足，代谢紊乱进一步发展，易发生糖尿病酮症酸中毒。

（三）妊娠合并糖尿病对胎儿、新生儿的影响

1. 对胎儿的影响　妊娠早期高血糖可引起流产。有资料报道，糖尿病孕妇巨大儿发生率高达 25% ~42%、胎儿生长受限发生率为 21%、早产发生率为 10% ~25%，胎儿畸形发生率高于非糖尿病孕妇，严重畸形发生率为正常妊娠的 7 ~10 倍，是围生儿死亡的重要原因，其中心血管畸形和神经系统畸形最常见。糖尿病常伴有严重血管病变或产科合并症，影响胎盘血供，导致死胎或死产。

2. 对新生儿的影响　因胎儿期肺泡表面活性物质不足至胎儿肺成熟延迟，使新生儿呼吸窘迫综合征发生率增高。新生儿脱离母体高血糖环境后，高胰岛素血症仍存在，不及时补充糖，易发生低血糖，严重时危及新生儿生命。此外糖尿病母亲新生儿低血钙和低血镁等发生率较正常妊娠的新生儿高。

【护理评估】

（一）健康史

（1）询问有无糖尿病病史，了解病情控制及目前用药情况，注意有无肾脏、心血管系统及视网膜病变等合并症情况。

（2）了解孕妇有无 GDM 的高危因素，包括：①孕妇年龄≥35 岁、妊娠前超重或肥胖、糖耐量异常史、多囊卵巢综合征。②糖尿病家族史，尤其是一级亲属患 2 型糖尿病。③异常孕产史，如不明原因反复流产、死胎、死产、早产、巨大儿、胎儿畸形、羊水过多及 GDM 史等。④本次妊娠经过，胎儿大于孕周、羊水过多，反复外阴阴道假丝酵母菌病等。

（二）身心状况

1. 症状与体征　妊娠期有“三多”症状，即多饮、多食和多尿，或反复发作外阴阴道假丝酵母菌感染，孕妇体重 >90kg，本次妊娠并发羊水过多或巨大胎儿者，应警惕合并糖尿病的可能。但大多数妊娠期糖尿病无明显的临床表现。妊娠合并糖尿病者，妊娠期注意低血糖、高血糖、酮症酸中毒、感染及妊娠期高血压疾病等并发症表现，监测胎儿宫内发育情况，有无巨大儿或胎儿生长受限等；分娩期重点观察低血糖及酮症酸中毒的症状与体征，如心悸、出汗、面色苍白、饥饿感或恶心、呕吐、视物模糊、呼吸快且有烂苹果味等，监测产程进展，注意子宫收缩、生命体征及胎心音等有无异常；产褥期注意产妇有无低血糖或高血糖症状、有无产后出血及感染征兆，评估新生儿状况。

2. 糖尿病分期　采用 White 分类法（表 10－2），即依据患者糖尿病的发病年龄、病程以及有无血管病变进行分期，此分类方法有助于判断病情的严重程度及预后。

表 10－2　White 分类法

A 级：妊娠期诊断的糖尿病
A1 级：经饮食控制，空腹血糖 <5.3mmol/L，餐后 2h 血糖 <6.7mmol/L
A2 级：经饮食控制，空腹血糖≥5.3mmol/L，餐后 2h 血糖≥6.7mmol/L
B 级：显性糖尿病，20 岁以后发病，病程 <10 年
C 级：发病年龄在 10～19 岁，或病程达 10～19 年
D 级：10 岁以前发病，或病程≥20 年，或合并单纯性视网膜病
F 级：糖尿病性肾病
R 级：眼底有增生性视网膜病变或玻璃体积血
H 级：冠状动脉粥样硬化性心脏病
T 级：有肾移植史

3. 辅助检查

（1）糖尿病合并妊娠诊断标准和方法　妊娠前未诊断为糖尿病，但存在糖尿病高危因素者，首次产前检查应明确是否存在妊娠前糖尿病，凡达到以下任何一项标准可确诊为妊娠前糖尿病。①空腹血糖（fasting plasma glucose，FPG）≥7.0 mmol/L。②伴有典型高血糖或高血糖危象症状，同时任意血糖≥11.1mmol/L。③糖化血红蛋白（GHbA1c）≥6.5%。没有明确的高血糖症状，任意血糖≥11.1mmol/L 需要次日复测空腹血糖或糖化血红蛋白确诊。

（2）妊娠期糖尿病诊断标准和方法　①口服糖耐量试验（OGTT）。适用有条件的医疗机构，在妊娠 24～28 周及以后，所有尚未诊断为糖尿病的孕妇；方法为 OGTT 试验前连续 3 日正常体力活动及饮食，每日进食碳水化合物不少于 150g，检查前 1 日晚餐后禁食至少 8h 至次晨（最迟不超过上午 9 时），检查时 5min 内口服含 75g 葡萄糖的液体 300ml，OGTT

期间静坐、禁烟，测空腹及服糖后 1h、2h 血糖值；75g OGTT 的诊断标准，空腹及服糖后 1h、2h 的血糖值分别为 5.1mmol/L、10.0mmol/L、8.5mmol/L，任何一点血糖值达到或超过上述标准即诊断为 GDM。②空腹血糖。适用医疗资源缺乏地区，建议妊娠 24～28 周首先检查 FPG；FPG≥5.1 mmol/L，可直接诊断为 GDM，不必再做 75g OGTT；4.4mmol/L≤FPG＜5.1 mmol/L，应尽早做 75g OGTT；FPG ＜ 4.4 mmol/L，可暂不行 75g OGTT。孕妇具有 GDM 高危因素，首次 OGTT 正常者，必要时在妊娠晚期重复 OGTT；未定期孕期检查者，首次就诊时间在妊娠 28 周以后，建议初次就诊时进行 75g OGTT 或 FPG 检查。

（3）其他检查　肝、肾功能检查，24h 尿蛋白定量，尿酮体及眼底检查，B 超检查，胎儿成熟度检测等。

4. 社会心理状况　由于糖尿病的特殊性，孕妇及家属或因担心母儿的安危而紧张、恐惧，或因不了解疾病而给予忽视。评估孕妇及家属对疾病的了解程度、认知态度及心理反应，社会支持系统状况等。

【护理问题】

1. 营养失调：低于或高于机体需要量　与糖代谢紊乱有关。

2. 知识缺乏　缺乏饮食控制及血糖监测等相关知识。

3. 焦虑　与担心自己身体状况及胎儿安危有关。

4. 有感染的危险　与糖尿病患者抵抗力下降有关。

5. 有胎儿受伤的危险　与巨大儿、早产、手术产等有关。

6. 潜在并发症　产褥感染、产后出血。

【护理目标】

（1）孕产妇能够保持良好的自我照顾能力，血糖控制符合满意标准。

（2）孕妇及家属能说出饮食控制的重要性、监测及控制血糖的方法。

（3）孕产妇焦虑程度减轻，能正确面对病情。

（4）胎儿顺利娩出，未发生并发症或并发症被及时发现和处理。

（5）孕产妇没有发生感染、产后出血等并发症或并发症被及时发现和处理。

【护理措施】

（一）非孕期

指导糖尿病妇女在妊娠前详细咨询医生，根据病变程度，确定是否妊娠。器质性病变较轻、血糖控制良好者，可在积极治疗、密切监护下妊娠。未经治疗的 D、F、R 级糖尿病患者，不宜妊娠，指导其严格避孕，已妊娠应尽早终止。

（二）妊娠期

1. 一般护理　糖尿病孕妇应充分休息，采取饮食控制及运动疗法。其理想目标为既保证和提供妊娠期热量和营养需要，又避免餐后高血糖或饥饿性酮症，保证胎儿正常生长发育，孕妇妊娠期体重增加控制在 10～12kg 内。多数 GDM 孕妇经合理饮食控制和适当运动治疗，血糖均能控制在满意范围，即孕妇无明显饥饿感，空腹血糖：3.5～5.3mmol/L，餐前 30min 血糖：≤5.3mmol/L，餐后 2h 血糖：≤6.7mmol/L，夜间血糖不低于 3.3mmol/L。

（1）饮食控制　孕妇妊娠早期需要热量与孕前相同，妊娠中期以后，每日热量增加 200kcal（1kcal＝4184J）；少食多餐，饮食中碳水化合物占 50%～60%，蛋白质占 20%～

25%，脂肪占25%～30%；注意补充维生素、钙及铁，提倡低盐饮食。

（2）运动疗法　孕妇适度运动可提高胰岛素的敏感性，利于糖尿病病情的控制；运动方式以有氧运动最好，如散步和太极拳等；每日运动时间和量保持一致，以餐后1h，持续20～40min，不引起心悸、宫缩及胎心率改变为宜；避免在酷热或寒冷天气进行室外运动，先兆流产或合并其他严重并发症者不宜采取运动疗法。

2. 治疗配合　通过生活方式干预，多数GDM孕妇能达到血糖控制满意标准，不能达标的GDM孕妇首选胰岛素治疗，遵医嘱选用短效和中效胰岛素。密切监测血糖，根据病情、孕期进展及血糖值调整胰岛素用量，力求控制血糖在正常水平，提高治疗的有效性和安全性。此外，口服降糖药物二甲双胍和格列苯脲均未在我国获得妊娠期治疗GDM的注册适应证。

3. 定期产前检查　孕前患糖尿病者每周检查一次直至妊娠第10周，妊娠中期每2周检查1次，妊娠32周以后每周检查1次。加强孕妇及胎儿监护。

（1）孕妇监护　妊娠合并糖尿病孕妇，除常规产前检查内容外，应密切监测血糖变化，每1～2个月测定肾功能及糖化血红蛋白含量，同时进行眼底检查，注意孕妇血压、水肿及尿蛋白情况，及时发现低血糖及妊娠期高血压疾病等并发症。

（2）胎儿监测　①超声检查和血清学筛查胎儿畸形，了解胎儿发育。②胎动计数、胎儿电子监护及胎盘功能检查等，了解胎儿宫内安危情况。③胎儿成熟度检测。

4. 心理护理　鼓励孕妇及家属表达其担忧的问题和心理感受，理解孕产妇及家属的担心及焦虑，给予科学的解释和疏导，协助澄清错误观点，及时告知医护计划，减轻孕产妇及家属的焦虑。

5. 健康教育　指导孕妇正确执行饮食控制、运动治疗计划及遵医嘱用药，教会孕妇胎动计数、血糖和并发症的自我监测。

（三）分娩期

1. 选择分娩时机及分娩方式　根据病变程度、血糖控制情况及有无产科并发症等因素，选择分娩时机及分娩方式。

（1）分娩时机　①病情轻，不需要胰岛素治疗的GDM孕妇，无母儿并发症，严密监测到预产期，至预产期仍未临产者可采取措施终止妊娠。②妊娠前糖尿病或需胰岛素治疗的GDM孕妇，如血糖控制良好，严密监测下，于妊娠39周后终止妊娠。③血糖控制不满意，有母儿合并症者，如血管病变、子痫前期重度、严重感染、胎儿生长受限及胎儿窘迫等，严密监护下适时终止妊娠。必要时了解胎肺成熟情况，运用糖皮质激素促进胎儿肺成熟。

（2）分娩方式　糖尿病不是剖宫产的指征。糖尿病伴微血管病变及其他产科指征，如巨大儿、胎盘功能不良及胎位异常等，应选择剖宫产结束分娩。

2. 经阴道分娩处理　制订产程中的分娩计划。鼓励产妇左侧卧位，改善胎盘血液供应。密切观察宫缩和胎心变化；产程时间不超过12h，产程大于16h者易发生酮症酸中毒、胎儿缺氧和感染。及时调整胰岛素用量，每2h监测血糖、尿糖和尿酮体，鼓励产妇进食或按每4g糖加1U胰岛素比例给予静脉滴注，提供热量，预防低血糖。给予心理支持，维持产妇身心舒适，减缓心理压力。胎肩娩出后，遵医嘱给予缩宫素20U肌内注射，预防产后出血。

3. 剖宫产术护理　根据医嘱在手术前1日停止应用晚餐前精蛋白锌胰岛素，手术日停止皮下注射所有胰岛素，监测早晨血糖及尿酮体。术中应用小剂量胰岛素持续静脉滴注。

术后每2～4h测1次血糖，直到饮食恢复。

（四）产褥期

1. 产妇的护理

（1）防止低血糖　密切观察有无低血糖表现，出现出汗、脉搏快等症状，应给予糖水口服或静脉注射5%葡萄糖40～60ml，并通知医生。胎盘排出后，体内抗胰岛素物质迅速减少，大部分GDM患者在分娩后即不再需要使用胰岛素；需要胰岛素治疗的GDM患者，根据医嘱，在分娩后24h内胰岛素用量应减至原用量的1/2，48h减少到原用量的1/3，并根据产后空腹血糖值调整用量。

（2）防止产后出血　注意子宫收缩情况、恶露量等，预防产后出血。

（3）防止产褥感染　保持腹部伤口及会阴清洁，预防感染，及早识别感染征象，并及时处理。

（4）健康教育　①鼓励母乳喂养，实施早接触、早吸吮；即使接受胰岛素治疗的母亲，哺乳也不会对新生儿造成不利影响；及时提供有关新生儿的各种信息，促进亲子互动、家庭和谐关系的建立与发展。②制订康复计划，提供避孕指导；糖尿病患者产后应长期避孕，建议使用安全套或行绝育术，不宜使用避孕药及宫内节育器；指导产妇定期接受产科和内科复查，定期监测血糖。

2. 新生儿的护理　新生儿无论出生时状况如何，均应视为高危新生儿，注意保暖，吸氧及早开奶，密切观察有无低血糖、低血钙、高胆红素血症及新生儿呼吸窘迫综合征；新生儿出生时取脐血检查血糖，在出生30min后，定时滴服25%葡萄糖液，预防新生儿低血糖；多数新生儿在出生后6h内血糖值可恢复正常。

第五节　急性阑尾炎

急性阑尾炎是妊娠期最常见的外科急腹症，有资料报道，妊娠合并急性阑尾炎发病率为0.05%～0.1%，以发生在妊娠早中期多见。妊娠期阑尾位置变化，阑尾炎的临床表现不典型，早期误诊多，且炎症不易被包裹局限，易发展至阑尾穿孔和弥漫性腹膜炎阶段，导致孕产妇和围生儿病死率增高。

（一）妊娠期阑尾位置的变化

妊娠初期，阑尾的位置与非妊娠期相似，阑尾根部的体表投影在右髂前上棘至脐连线中外1/3处（麦氏点）。随着妊娠子宫逐渐增大，盲肠与阑尾的位置会向上、向外、向后移位。产后14天阑尾位置恢复到非妊娠时的位置。

（二）妊娠期阑尾炎的特点

一般认为妊娠与急性阑尾炎的发生无内在联系，但妊娠期阑尾位置改变，使妊娠期阑尾炎有以下两个特点。

1. 早期诊断困难　原因：①阑尾炎的消化道症状，如恶心、呕吐，与早孕反应容易混淆。②腹痛症状易与其他妊娠期腹痛性疾病相混淆，如早产、胎盘早剥、子宫肌瘤变性、肾绞痛及肾盂肾炎等。③妊娠期子宫增大，阑尾位置变化，患者多无转移性右下腹疼痛的典型症状。④妊娠期阑尾炎的体征不典型，如压痛、反跳痛和腹肌紧张常不明显。⑤妊娠期的白细胞计数也有升高。

2. 炎症容易扩散 原因：①妊娠期盆腔血液及淋巴循环旺盛，毛细血管通透性增强。②增大的子宫将腹壁与发生炎症的阑尾分开，使局部防卫能力减弱。③巨大的妊娠子宫妨碍大网膜移至感染部位发挥包裹局限炎症的防卫作用。④炎症波及子宫可诱发宫缩，宫缩又促使炎症扩散，容易导致弥漫性腹膜炎。⑤早期诊断困难，容易延误诊疗时机。

【护理评估】

（一）健康史

询问孕妇有无发热、腹痛、恶心及呕吐等症状，了解既往有无阑尾炎病史。

（二）身心状况

1. 症状与体征 妊娠不同时期，急性阑尾炎的临床表现有明显差异。

（1）妊娠早期症状与体征 与非妊娠期基本相同，常有转移性右下腹痛，伴恶心、呕吐、发热，右下腹压痛、反跳痛和腹肌紧张等。

（2）妊娠中、晚期症状与体征 常不典型，无明显的转移性右下腹痛。右下腹压痛点位置偏高，压痛、反跳痛和腹肌紧张不明显。

2. 辅助检查

（1）血常规 白细胞计数 $> 15\times10^9$/L，有助于妊娠期阑尾炎诊断。

（2）B超检查 了解阑尾、宫内胎盘及胎儿等情况。

3. 社会心理状况 孕妇因发热、腹痛等症状，出现紧张、焦虑情绪，部分孕妇及家属因担心急性阑尾炎可能造成的母儿安危而产生过度焦虑或恐惧心理。评估孕妇及家属对疾病相关知识的了解程度、心理反应及社会支持系统状况。

【护理问题】

1. 体温过高 与炎症反应有关。

2. 焦虑 与担心自己或胎儿的安危等有关。

3. 潜在并发症 阑尾穿孔、弥漫性腹膜炎。

【护理目标】

（1）孕妇感染得到控制，体温正常。

（2）孕妇焦虑程度减轻，能正确面对自己的病情。

（3）孕妇未发生阑尾穿孔、弥漫性腹膜炎等并发症或并发症被及时发现和处理。

【护理措施】

1. 一般护理

（1）体位 妊娠晚期孕妇术中宜取左侧卧位或右侧臀部垫高30°~45°，防止仰卧位低血压综合征的发生。术后平卧6h后，病情允许者，应取半卧位，有利于炎症局限，减少腹部张力，减轻伤口疼痛。

（2）休息与活动 胎心率正常，没有产科异常征兆，鼓励孕妇术后早期下床活动，避免肠粘连、下肢静脉血栓等并发症发生。

（3）饮食护理 禁食期间，通过静脉补充足够的营养，保证能量需要。术后肠蠕动恢复后，按流质、半流质、普食的顺序，循序渐进给予营养素均衡、高蛋白、高维生素、高热量和清淡易消化的饮食。

2. 治疗配合 妊娠期急性阑尾炎一般不主张保守治疗。一旦确诊，应在积极抗感染治疗的同时，立即手术，尤其在妊娠中、晚期。高度怀疑急性阑尾炎，病情继续进展者，应及时采取剖腹探查术。

（1）手术配合　做好急诊阑尾炎手术或（和）剖宫产手术术前准备、术中配合。术后放置引流者，妥善固定，注意保持引流通畅。

（2）用药护理　需继续妊娠者，选用对胎儿影响小的广谱抗生素控制感染。正确应用抑制宫缩药及镇静药等，执行保胎治疗方案。静脉用药时严格控制滴速。

（3）伤口护理　保持伤口清洁干燥，及时更换敷料，防止感染。

3. 病情观察　密切观察孕妇生命体征，加强对胎儿的监护，注意宫缩情况，发现异常及时处理。

4. 心理护理　鼓励孕妇及家属表达其担忧的问题和心理感受，给予科学的解释和疏导，鼓励正确面对病情；提供疾病自我护理的相关知识和及时帮助，缓解因疾病引起的紧张、焦虑的情绪。

5. 健康教育　制订详细出院后康复计划，给予围生期保健指导，完善家庭支持系统。

第六节　性传播疾病

性传播疾病（sexually transmitted diseases，STD）是指以性行为为主要传播途径的一组感染性疾病，如淋病、梅毒、尖锐湿疣、软下疳、性病性淋巴肉芽肿、生殖器疱疹、非淋菌性尿道炎及艾滋病等。近年我国妊娠合并性传播疾病发病率明显上升。孕妇感染后，绝大部分病原体可通过胎盘、产道、产后哺乳或密切接触感染胚胎、胎儿或新生儿，导致流产、早产、胎儿生长受限、死胎、出生缺陷或新生儿感染，严重危害母儿健康。本节重点介绍淋病、梅毒、尖锐湿疣、艾滋病与妊娠、分娩的关系及产科处理。

一、淋病

淋病（gonorrhea）是我国最常见的STD，由淋病奈瑟菌（简称淋菌）引起，以泌尿生殖系统化脓性感染为主要表现。淋菌为革兰阴性双球菌，对柱状上皮及移行上皮黏膜有亲和力，常隐匿于泌尿生殖道引起感染。

（一）传播途径

1. 性接触传播　成人淋病的主要传染方式，占绝大多数。

2. 间接传播　主要通过接触含菌衣物、消毒不彻底的检查器械等传染。所占比例很小。

3. 母婴传播　孕妇感染后可累及羊膜腔导致胎儿感染，或分娩时通过感染的产道而传染新生儿。

（二）淋病对妊娠、分娩的影响

妊娠期感染主要局限于下生殖道，包括宫颈、尿道及尿道旁腺，妊娠期盆腔血供增多及免疫功能改变，易发展成播散性淋病。妊娠各期感染淋病对妊娠结局均有不良影响；妊娠早期，淋菌性子宫颈管炎可导致感染性流产和人工流产后感染；妊娠晚期，子宫颈管炎易导致绒毛膜羊膜炎和胎膜早破等发生。分娩后，产妇抵抗力低，易发生淋病播散，引起子宫内膜炎、输卵管炎等产褥感染，严重者可致播散性淋病。

（三）妊娠合并淋病对胎儿、新生儿的影响

妊娠合并淋病发生宫内感染或通过产道感染新生儿时，围生儿死亡率增加。

1. 对胎儿的影响 胎儿可发生宫内感染和早产。宫内感染易导致胎儿生长受限、胎儿窘迫和死胎等。早产发病率为17%。

2. 对新生儿的影响 约1/3胎儿可通过未治疗产妇软产道时感染淋菌，发生新生儿淋菌性结膜炎、肺炎，甚至出现淋菌败血症。结膜炎治疗不及时，可发展成角膜溃疡，甚至导致失明。

【护理评估】

（一）健康史

了解孕妇及其丈夫的职业、不洁性接触史或性传播疾病感染史。询问疾病发生发展及治疗经过，有无青霉素过敏史等。

（二）身心状况

1. 症状 主要有阴道脓性分泌物增多，外阴瘙痒或灼热，偶有下腹痛。也可有尿道炎和前庭大腺炎的症状，如尿频、尿急、尿痛及排尿困难等。

2. 体征 妇科检查可见宫颈炎表现，如宫颈水肿、充血等。病程延长时可沿生殖道向上蔓延，引起子宫内膜炎、急性输卵管炎及弥漫性腹膜炎等。

3. 辅助检查 ①分泌物涂片检查见中性粒细胞内有革兰阴性双球菌，可初步诊断。②淋菌培养是诊断淋病的金标准。③核酸扩增试验诊断淋病奈瑟菌感染的敏感性及特异性高。

4. 社会心理状况 因淋病传播途径特殊，孕妇及家属除担心疾病影响母儿的健康而紧张、焦虑外，还可能存在更复杂的心理活动和情绪反应。评估孕妇及家属对疾病的了解程度、认知态度及心理反应，家庭、社会支持系统状况等。

【护理问题】

1. 有感染的危险（胎儿、新生儿） 与淋菌可能通过母婴传播感染胎儿或新生儿有关。

2. 自尊紊乱 与社会对性传播疾病患者不认同等有关。

3. 焦虑 与担心自己身体状况、胎儿安危及社交孤立等有关。

4. 知识缺乏 缺乏淋病预防及预后等相关知识。

【护理目标】

（1）未发生淋菌的母婴传播或母婴传播被及时发现和处理。

（2）孕产妇获得医护人员的尊重和家庭支持，维持自尊。

（3）孕产妇焦虑程度减轻，能正确面对病情。

（4）孕产妇能说出淋病预防及预后相关知识。

【护理措施】

1. 一般护理 疾病急性期，嘱患者卧床休息。做好严密的床边隔离，患者接触过的生活用品进行严格的消毒灭菌，污染的手需经消毒液浸泡消毒，防止交叉感染。

2. 治疗配合

（1）用药护理 以及时、足量、规范化用药为原则。选择对胎儿无影响的药物，目前首选药物以第三代头孢菌素为主。头孢曲松250mg肌注联合阿奇霉素1g顿服。或头孢克肟

400mg 单次口服；不能耐受头孢菌素类药物者，可选用阿奇霉素 2g 单次肌内注射。淋病产妇分娩的新生儿，应尽快应用 0.5% 红霉素眼膏预防淋菌性眼炎，用头孢曲松 25～50mg/kg（最大剂量不超过 125mg），单次肌内注射或静脉注射；注意新生儿播散性淋病的发生。

（2）终止妊娠　①妊娠早期，要求终止妊娠者于淋病治愈后行人工流产术。②宫腔感染者，尽量阴道分娩，必要时行剖宫产，应选择腹膜外剖宫产。③分娩时正确处理产程，严格消毒，产后遵医嘱继续给予抗生素治疗。

3. 心理护理　尊重孕产妇及家属，给予适当的关心、安慰，鼓励其正确面对病情。向患者及家属强调及时、规范治疗的重要性和必要性，提供淋病预后及预防的相关知识，增强患者治愈的信心。

4. 健康教育

（1）加强个人卫生，杜绝婚外性行为，尽量不与他人共用浴具及衣物等。教会患者自行消毒隔离的方法，内裤、浴盆和毛巾煮沸消毒 5～10min，所接触的物品及器具用 1% 石炭酸溶液浸泡。

（2）淋病高发地区或高危人群，孕妇应于产前检查常规筛查淋病，做到早发现、早治疗。

（3）治疗期间禁止性生活。性伴侣应同时检查治疗。

二、梅毒

梅毒（syphilis）是由苍白密螺旋体感染引起的慢性全身性 STD，病变可侵犯皮肤、黏膜、心血管及神经系统等。根据病程分为早期梅毒与晚期梅毒。根据传播途径分为先天梅毒与后天梅毒。

（一）传播途径

1. 性接触传播　占 95%。未经治疗者在感染后 1 年内最具传染性，病期超过 4 年者基本无传染性。

2. 间接传播　少数患者经接触污染衣物，或通过输入传染性梅毒患者的血液而感染。

3. 母婴传播　梅毒孕妇可通过胎盘将梅毒螺旋体传给胎儿引起先天梅毒，即使病期超过 4 年，螺旋体仍可通过胎盘感染胎儿；分娩时胎儿可通过软产道被传染。

知识链接

梅毒的病程分期

早期梅毒	晚期梅毒
指病程在两年以内，包括以下情况 ①一期梅毒：发生于生殖器官的无痛溃疡性硬下疳病灶，伴有局部淋巴结肿大 ②二期梅毒：全身皮疹，肛周、外阴出现扁平湿疣，头发虫蛀样脱落，全身淋巴结肿大 ③早期潜伏梅毒（感染 1 年内）	指病程在两年以上，包括下列情况 皮肤、黏膜、骨、眼等梅毒 心血管梅毒 神经梅毒 内脏梅毒 晚期潜伏梅毒

（二）妊娠合并梅毒对胎儿、新生儿的影响

梅毒孕妇可通过胎盘将螺旋体传给胎儿引起流产、早产、死胎或先天梅毒。先天梅毒儿占死胎30%左右；即使幸存，出生后病情也较重，早期表现为皮肤大疱、皮疹、鼻炎及鼻塞、肝脾及淋巴结肿大，晚期先天梅毒多出现在2岁以后，表现为楔状齿、鞍鼻、间质性角膜炎、骨膜炎及神经性耳聋等，其病死率及致残率均明显增高。

【护理评估】

（一）健康史

了解孕妇及其丈夫的职业、不洁性接触史或性传播疾病感染史。询问疾病发生发展及治疗经过，有无青霉素过敏史等。

（二）身心状况

1. 症状与体征 早期主要表现为硬下疳、硬化性淋巴结炎及全身皮肤黏膜损害，如梅毒疹，扁平湿疣，脱发及口、舌、咽喉或生殖器黏膜红斑、水肿和糜烂等。晚期表现为永久性皮肤黏膜损害，并可侵犯心血管、神经系统等多种组织器官而危及生命。

2. 辅助检查

（1）病原体检查 取早期病损处分泌物涂片，检查到梅毒螺旋体可确诊。

（2）血清学检查 ①非梅毒螺旋体试验：包括性病研究实验室试验（VDRL）和快速血浆反应素试验（RPR）等，用于梅毒筛查和疗效判断；该检查缺乏特异性，筛查阳性者应做梅毒螺旋体试验。②梅毒螺旋体试验：包括荧光螺旋体抗体吸附试验（FTA-ABS）和梅毒螺旋体被动颗粒凝集试验（TP-PA）等，测定血清特异性IgG抗体，该抗体终身阳性，故不能用于观察疗效、鉴别复发或再感染。

（3）脑脊液检查 包括脑脊液VDRL、白细胞计数及蛋白测定等，主要用于诊断神经梅毒。

（4）其他检查 B超检查示胎盘增厚、羊水过多、胎儿水肿及腹腔积液等支持胎儿感染诊断。PCR检测羊水中梅毒螺旋体DNA可诊断先天梅毒。

3. 社会心理状况 孕妇在出现症状和明确诊断的不同时期可产生不同程度的焦虑或恐惧；尤其早期未能及时诊断和就医，或发生了梅毒的母婴传播，会加重患者的思想负担和压力。此外，因梅毒传播途径特殊，孕妇及家属可能存在更复杂的心理活动和情绪反应。评估孕妇及家属对疾病的了解程度、认知态度及心理反应，以及家庭、社会支持系统状况等。

【护理问题】

1. 有感染的危险（胎儿、新生儿） 与梅毒螺旋体可能通过母婴传播感染胎儿或新生儿有关。

2. 自尊紊乱 与社会对性传播疾病患者不认同等有关。

3. 焦虑 与担心自己身体状况、胎儿安危及社交孤立等有关。

4. 知识缺乏 缺乏梅毒预防及预后等相关知识。

【护理目标】

（1）未发生梅毒螺旋体的母婴传播或母婴传播被及时发现和处理。

（2）孕产妇获得医护人员的尊重和家庭支持，维持自尊。

（3）孕产妇焦虑程度减轻，能正确面对病情。

（4）孕产妇能说出梅毒预防及预后相关知识。

【护理措施】

1. 一般护理　加强孕期保健，注意休息，重视性卫生。

2. 治疗配合　妊娠早期治疗有可能避免胎儿感染，妊娠中晚期治疗可使感染胎儿在出生前治愈。首选青霉素治疗，根据梅毒分期采用相应的青霉素治疗方案；青霉素过敏者，首选脱敏和脱敏后青霉素治疗。孕妇禁用四环素和多西环素。确诊的先天梅毒儿，给予普鲁卡因青霉素 5 万 U/（kg·d），肌内注射，连用 10 日。

3. 心理护理　尊重孕产妇及家属，给予适当的关心、安慰，鼓励其正确面对病情。向患者及家属提供梅毒治疗及预后的相关知识，增强患者治愈的信心和生活的勇气。

4. 健康教育

（1）加强个人卫生，杜绝婚外性行为，尽量不与他人共用浴具、衣物等。患者内衣裤、被褥全部煮沸消毒，保持干燥。

（2）所有孕妇均应在首次产前检查时进行梅毒血清学筛查。在梅毒高发地区或高危孕妇，妊娠晚期和分娩时均应再次筛查。妊娠 20 周后出现死胎者均需做梅毒血清学筛查。

（3）治疗期间禁止性生活，治疗后接受随访。性伴侣应同时检查治疗。

（4）梅毒患者治疗后应随访 2～3 年。第 1 年每 3 个月随访 1 次，以后每半年随访 1 次，包括临床表现及非梅毒螺旋体试验。治疗后 6 个月内血清滴度未下降 4 倍者，应视为治疗失败或再感染，除需重新加倍治疗剂量外，还应行脑脊液检查，确定有无神经梅毒。多数一期梅毒在 1 年内，二期梅毒在 2 年内血清学试验转阴。少数晚期梅毒血清非螺旋体抗体滴度低水平持续 3 年以上，可诊断为血清学固定。

三、尖锐湿疣

尖锐湿疣（condyloma acuminata）是由人乳头瘤病毒（human papilloma virus，HPV）感染引起鳞状上皮疣状增生病变，发病率仅次于淋病居第二位，常与多种 STD 同时存在。生殖道尖锐湿疣主要与低危型 HPV6 型和 11 型感染有关，HPV 主要感染外阴、阴道、宫颈和肛周上皮细胞。早年性交、多个性伴侣、免疫力低下、吸烟及高性激素水平等为发病高危因素。

（一）传播途径

1. 性接触传播　为主要传播途径。

2. 间接传播　少数患者可能通过接触污染的衣物、器械等感染。

3. 母婴传播　孕妇感染 HPV 可传染给胎儿，一般认为胎儿通过软产道时吞咽含 HPV 的羊水、血或分泌物而感染。

（二）尖锐湿疣对妊娠、分娩的影响

妊娠期孕妇细胞免疫功能低下、甾体激素水平高、局部血循环丰富，容易患尖锐湿疣，且病灶生长迅速、数目多、体积大、多区域及多形态。巨大尖锐湿疣可引起产道梗阻；此外，妊娠期尖锐湿疣组织脆弱，容易导致阴道分娩时大出血。产后部分尖锐湿疣迅速缩小，甚至自然消退。

（三）妊娠合并尖锐湿疣对胎儿、新生儿的影响

孕妇患尖锐湿疣，有垂直传播危险；宫内感染极罕见；少数情况下可引起婴幼儿呼吸道乳头瘤。

【护理评估】

（一）健康史

了解孕妇及其丈夫的职业、不洁性接触史或性传播疾病感染史。询问疾病发生发展及治疗经过等。

（二）身心状况

1. 症状与体征 临床症状不明显，可有外阴瘙痒、灼痛或性交后疼痛不适。典型表现为生殖器部位出现逐渐增大的鸡冠状、菜花状或桑葚状增生物。病灶初为散在或呈簇状增生粉色或白色小乳头状疣、柔软而细小指样突起；病灶增大后互相融合，呈现典型表现。病变多发生在性交易受损部位，如阴唇后联合、小阴唇内侧、阴道前庭及尿道口等部位。

2. 辅助检查 组织学检查见挖空细胞、HPV DNA 检测并进行分型，可做出诊断。

3. 社会心理状况 孕妇及家属因担心疾病对母儿健康的影响，会有不同程度焦虑。此外，因尖锐湿疣感染途径特殊，孕妇及家属可能存在更复杂的心理活动和情绪反应。评估孕妇及家属对疾病的了解程度、认知态度及心理反应，以及家庭、社会支持系统状况等。

【护理问题】

1. 自尊紊乱 与社会对性传播疾病患者不认同等有关。

2. 焦虑 与担心自己身体状况、胎儿安危及社交孤立等有关。

3. 知识缺乏 缺乏尖锐湿疣预防及预后等相关知识。

【护理目标】

（1）孕产妇获得医护人员的尊重和家庭支持，维持自尊。

（2）孕产妇焦虑程度减轻，能正确面对病情。

（3）孕产妇能说出尖锐湿疣预防及预后相关知识。

【护理措施】

1. 一般护理 加强休息，注意外阴清洁卫生，注意保护病变区。

2. 治疗配合 目前尚无根除 HPV 方法，治疗原则是去除外生疣体，改善症状和体征。妊娠不同时期，治疗及护理配合如下。

（1）妊娠36周前 外阴的较小病灶，可遵医嘱选用局部药物治疗，即80%～90%三氯醋酸涂擦病灶局部，每周1次。病灶大且有蒂，可行物理及手术治疗，如激光、微波、冷冻及电灼等。巨大尖锐湿疣可直接行手术切除疣体，待伤口愈合后再行局部药物治疗。做好用药护理及术后伤口护理。

（2）妊娠近足月或足月 病灶局限于外阴者，可行冷冻或手术切除病灶后经阴道分娩。病灶广泛存在于外阴、阴道、宫颈或巨大病灶时，经阴道分娩极易发生软产道梗阻、裂伤，甚至大出血，应择期行剖宫产术。加强产程观察，促进自然分娩。为剖宫产者提供相应的手术护理。

3. 心理护理 尊重孕产妇及家属，给予适当的关心、安慰，鼓励其正确面对病情。向患者及家属提供尖锐湿疣治疗及预后的相关知识，取得治疗和护理配合。

4. 新生儿护理 新生儿出生后彻底洗澡，无窒息则不用吸管清理呼吸道，避免损伤咽喉部黏膜增加日后婴幼儿呼吸道乳头瘤的发生。做好新生儿隔离。

5. 健康教育

（1）加强个人卫生，杜绝婚外性行为，尽量不与他人共用浴具、衣物等。被污染的衣裤、生活用品要及时消毒。

（2）WHO 推荐，性伴侣应进行尖锐湿疣的检查和治疗，使用避孕套阻断传播途径。

（3）产后应进行随访。新生儿定期检查，排除咽喉病变。产妇应做阴道细胞学和阴道镜随访。反复发作的顽固病例，应及时取活检排除恶变。

四、获得性免疫缺陷综合征

获得性免疫缺陷综合征（acquired immunodeficiency syndrome，AIDS），又称艾滋病，是由人免疫缺陷病毒（human immunodeficiency virus，HIV）感染引起的 STD。HIV 感染引起患者 T 淋巴细胞损害，导致持续性免疫缺陷，多个器官出现机会性感染及罕见恶性肿瘤，最终死亡。艾滋病传播速度快，波及地域广，死亡率高，在世界范围内引起广泛重视。

（一）传播途径

1. 性接触传播 主要传播方式。

2. 血液传播 次要传播方式，如吸毒者公用注射器、接受 HIV 感染者的血液或血制品、接触 HIV 感染者血液及黏液等。

3. 母婴传播 主要方式有：①HIV 可通过胎盘传染给胎儿，母婴传播 20% 发生在妊娠 36 周前，50% 发生在分娩前几日。②分娩时经软产道感染胎儿，占母婴传播的 30%。③出生后可经母乳喂养感染新生儿。

（二）艾滋病对妊娠的影响

约 82% HIV 感染孕妇无临床症状，12% 有 HIV 感染相关症状，仅 6% 为艾滋病。妊娠期免疫功能受抑制，可能影响 HIV 感染病程，加速 HIV 感染者从无症状期发展为艾滋病，并可加重 AIDS 及其相关综合的病情，有资料报道，45% ~75% 无症状孕妇在产后 28 ~30 个月后出现症状。

（三）妊娠合并艾滋病对胎儿、新生儿的影响

母婴垂直传播，对胎儿、新生儿高度危害。HIV 感染者无论剖宫产或经阴道分娩的新生儿，25% ~33% 受 HIV 感染，85% 感染 HIV 的儿童为垂直传播。

【护理评估】

（一）健康史

了解孕妇是否为高危人群，包括：①静脉毒瘾者。②性伴侣已证实感染 HIV。③有多个性伴侣。④来自 AIDS 高发区。⑤患有多种 STD，尤其有溃疡型病灶。⑥使用过不规范的血制品。⑦HIV 抗体阳性者所生的子女。

（二）身心状况

1. 症状与体征 从感染 HIV 到发展为艾滋病，患者的潜伏期长短不一。无症状 HIV 感染者，无任何临床表现。艾滋病者有发热、体重下降及全身浅表淋巴结肿大，常合并各种条件性感染（如口腔念珠菌感染、卡氏肺囊虫肺炎、巨细胞病毒感染、疱疹病毒感染及活动性肺结核等）和肿瘤（如卡波西肉瘤及淋巴瘤等）

2. 辅助检查

（1）HIV 抗体检测 抗 HIV 抗体阳性，可确诊为 HIV 感染。

（2）CD4 淋巴细胞检测　CD4 淋巴细胞总数 < 200/mm^3，或 200 ~ 500/mm^3；CD4/CD8 比值 <1，可协助诊断。

（3）其他实验室检查　血清 p24 抗原阳性；外周血白细胞计数及血红蛋白含量下降；β_2微球蛋白水平增高，合并机会性感染病原学或肿瘤病理依据均可协助诊断。

3. 社会心理状况　艾滋病感染途径特殊，加之预后不可预知，孕妇及家属在得知病情后，可能存在复杂的心理活动和情绪反应。孕妇会出现情绪低落、焦虑不安，随着病情的加重而沮丧、烦躁易怒、自暴自弃，甚至轻生。评估孕妇及家属对疾病的了解程度、认知态度及心理反应，家庭、社会支持系统状况等。

【护理问题】

1. 焦虑或恐惧　与艾滋病预后不良有关。

2. 营养失调：低于机体需要量　与发热、厌食及腹泻等症状有关。

3. 体温过高　与机会性感染有关。

4. 有皮肤黏膜完整性受损的危险　与继发机会性感染和肿瘤有关。

5. 有感染的危险（胎儿、新生儿）　与 HIV 可能通过母婴传播感染胎儿或新生儿有关。

6. 知识缺乏　缺乏 HIV 感染的预防及预后等相关知识。

【护理目标】

（1）孕产妇保持稳定的情绪，积极配合治疗。

（2）孕产妇食欲增加，营养状况得到纠正或改善。

（3）孕产妇体温下降或恢复正常。

（4）孕产妇皮肤黏膜未发生继发性损伤。

（5）未发生 HIV 的母婴传播或母婴传播被及时发现和处理。

（6）孕产妇能说出 HIV 感染的预防及预后等相关知识。

【护理措施】

1. 一般护理　病情较重及产后的患者应卧床休息，注意个人卫生，使用消毒会阴垫。饮食清淡、营养均衡，尤其腹泻患者，应少食多餐。

2. 治疗配合　艾滋病目前尚无治愈方法，主要采取抗病毒药物治疗和一般支持对症处理。

（1）用药护理　遵医嘱从妊娠 14 ~ 34 周直至产后 6 周，应用抗病毒药物齐多夫定，免疫调节药如 α 干扰素、IL-2 等。

（2）支持对症治疗护理　加强营养，治疗机会性感染及恶性肿瘤。

（3）产科处理　①妊娠期：艾滋病患者和 HIV 感染者均不宜妊娠，一旦妊娠应尽早终止；HIV 感染的孕妇，建议妊娠 38 周时选择剖宫产以降低 HIV 母婴传播。②分娩期：安排在隔离产房分娩，由专人观察助产；尽可能缩短破膜距分娩的时间，尽量避免使胎儿暴露于产妇血液和体液危险增加的操作，如会阴切开术、人工破膜、产钳助产或胎头吸引术、宫内胎儿头皮血检测等；严格消毒与隔离，一切接生用物用后先浸泡再高压处理，尽量采用一次性物品，用后焚烧。③产褥期：对于产后出血，用缩宫素和前列腺素促进止血，不使用麦角生物碱类药物，避免其与反转录酶抑制剂和蛋白酶抑制剂协同促进血管收缩的副作用；注意保护新生儿眼和脸。

3. 心理护理 尊重孕产妇，鼓励其说出内心感受和担心，给予适当的关心、安慰，鼓励其正确面对病情。及时提供疾病的相关信息和指导，帮助患者树立信心、重新塑造自我。

4. 健康教育

（1）宣传教育 HIV/AIDS 危害性及传播途径，阴茎套的预防 AIDS 传播作用，增强防病意识。洁身自爱，杜绝感染途径。

（2）对 HIV 感染高危人群进行 HIV 抗体检测，对 HIV 阳性者进行随访，并检测其性伴侣 HIV 抗体。对感染 HIV 的妇女进行“不供血、终止妊娠、固定性伴侣、阴茎套避孕”的宣传。

（3）HIV 感染者不宜母乳喂养，指导其回奶及人工喂养方法。

目标检测

1. 关于妊娠合并心脏病的叙述，不正确的是

A. 是孕产妇死亡的主要原因之一

B. 妊娠 32 ~ 34 周时血容量达到最高峰

C. 第二产程心脏的负担最重

D. 心功能不全可以发生早产、胎儿宫内窘迫等

E. 产后 2 ~ 3 天心脏负担减轻

2. 每次宫缩，被挤入体循环的血液量大约为

A. 50 ~ 100ml　　B. 150 ~ 200ml

C. 200 ~ 250ml　　D. 250 ~ 500ml

E. 500 ~ 600ml

3. 妊娠合并病毒性肝炎，临近分娩期有出血倾向可用

A. 催产素　　B. 维生素 K

C. 维生素 C　　D. 肾上腺色腙（安络血）

E. 维生素 D

4. 孕妇 33 岁，妊娠 2 个月，家务劳动后感心悸、气短和胸闷。查体：心率每分钟 118 次，呼吸每分钟 22 次，心尖区有Ⅲ级收缩期杂音，肺底部有湿啰音，下肢水肿Ⅰ度。正确的处理是

A. 饮食中限制食盐的摄入　　B. 加强整个孕期的监护

C. 心衰控制后人工流产　　D. 立即入院终止妊娠

E. 心衰控制后，继续妊娠

5. 产妇，28 岁，病毒性肝炎，且 HBeAg 及抗 HBc 阳性，于昨日正常分娩一女婴，指导母乳喂养时应注意

A. 可以母乳喂养

B. 不可母乳喂养

C. 婴儿接受免疫后可以母乳喂养

D. 产妇接受免疫后可以母乳喂养

E. 婴儿和产妇同时接受免疫后可以母乳喂养

6. 某孕妇，26 岁，产检时发现血色素 80g/L，血细胞比容 0.20，红细胞计数 3.2×10^{12}/L，诊断为妊娠期贫血。护士应告诉孕妇在口服铁剂同时口服

A. 维生素 A　　B. 维生素 B_{12}

C. 维生素 C　　D. 维生素 D

E. 维生素 E

7. 某初产妇，30 岁，孕 37 周，产前检查 BP 130/80mmHg，宫高 36cm，胎心 140 次/分，空腹血糖 7mmol/L，尿糖（+）。该产妇分娩的新生儿，不必要的处理是

A. 气管插管加压给氧　　B. 注意有无低血糖

C. 注意有无低血钙　　D. 按早产儿处理

E. 早期母乳喂养

8. 某妇女，26 岁，孕 7 个月，尿糖（++），空腹血糖 7.8mmol/L，餐后 2h 血糖 16.7mmol/L，诊断为糖尿病。该患者最适宜的治疗是

A. 肌内注射胰岛素　　B. 口服双胍类降糖药

C. 口服磺脲类降糖药　　D. 口服非磺脲类降糖药

E. 严格限制饮食

9. 患者，25 岁，孕 17 周，淋病入院。护士向其解释淋病对妊娠、分娩及胎儿和新生儿的影响后，孕妇出现下列哪项表述时，表明护士仍需要对其进行健康教育

A. 淋病会导致胎儿窘迫　　B. 淋病会导致新生儿肺炎

C. 我不想丈夫知道这事　　D. 我会因此发生盆腔感染

E. 孕晚期注意胎膜早破的症状

（10～12 题共用题干）

患者，34 岁，初次怀孕，孕 16 周出现心悸、气短，经检查发现心功能 II 级。经过增加产前检查次数，严密监测孕期经过等，目前孕 37 周，自然临产。

10. 该产妇在分娩期应注意的问题中，描述错误的是

A. 常规吸氧　　B. 胎盘娩出后，腹部放置 10kg 砂袋

C. 注意保暖　　D. 注意补充营养

E. 采取产钳助产

11. 该产妇的体位最好是

A. 平卧位　　B. 右侧卧位

C. 左侧卧位　　D. 半卧位

E. 随意卧位

12. 该产妇的产褥期护理，正确的是

A. 产后的第一天，最容易发生心衰，应卧床休息

B. 为了早期母子感情的建立，不要让别人帮忙

C. 积极下床活动，防止便秘

D. 为避免菌群失调，不能使用抗生素治疗

E. 住院观察 2 周

扫码“练一练”

（冉　波）

第十一章

异常分娩产妇的护理

学习目标

1. 说出异常分娩的定义及分类。
2. 阐述导致宫缩乏力及宫缩过强的原因，分析宫缩异常对母儿的影响。
3. 阐述骨盆异常的分类，分析骨盆异常对母儿的影响。
4. 阐述导致持续性枕后位、枕横位和臀位的原因，分析异常胎位对母儿的影响。
5. 具有识别难产及初步应急处理的能力。
6. 具有“以人为本”，以母婴健康为中心的现代助产理念。

影响分娩的因素包括产力、产道、胎儿及产妇精神心理因素。任何一个或一个以上的因素发生异常，或者四个因素不能适应，而使分娩进程受到阻碍，称异常分娩（abnormal labor），又称难产（dystocia）。

第一节　产力异常产妇的护理

产力是分娩的动力，包括子宫收缩力、腹肌及膈肌收缩力和肛提肌收缩力。其中子宫收缩力是临产后的主要产力，贯穿分娩的全过程。在分娩过程中，子宫收缩的节律性、对称性、极性不正常或强度、频率有改变，称子宫收缩力异常，简称产力异常（abnormal uterine action）。

产力异常包括子宫收缩乏力（简称宫缩乏力）和子宫收缩过强（简称宫缩过强）两类，每类又分为协调性子宫收缩和不协调性子宫收缩（图 11－1）。

- 子宫收缩力异常
  - 子宫收缩乏力
    - 协调性（低张性）
      - 原发性
      - 继发性
    - 不协调性（高张性）
  - 子宫收缩过强
    - 协调性
      - 急产（无阻力时）
      - 病理缩复环（有阻力时）
    - 不协调性
      - 强直性子宫收缩（全部子宫肌收缩）
      - 子宫痉挛性狭窄环（局部子宫肌收缩）

图 11－1　子宫收缩力异常分类

一、子宫收缩乏力

子宫收缩乏力（uterine inertia）分为原发性宫缩乏力和继发性宫缩乏力。子宫收缩乏力可发生在产程初期，也可在当产程进展至某一阶段时出现。产程初期即出现的子宫收缩乏力，称为原发性宫缩乏力。产程开始时子宫收缩正常，而当产程进展到某阶段（多发生在活跃晚期或第二产程）时子宫收缩力转弱，产程进展缓慢，甚至停滞，称继发性宫缩乏力。

（一）病因

1. 子宫局部因素 多胎妊娠、巨大胎儿及羊水过多等使子宫肌纤维过度伸展，失去正常收缩能力。高龄产妇、宫内感染者、子宫肌纤维变性及结缔组织增生可影响子宫收缩。子宫发育不良、子宫畸形及子宫肌瘤等，可引起原发性子宫收缩乏力。

2. 内分泌失调 临产后产妇体内缩宫素、乙酰胆碱和前列腺素等激素合成与释放不足，或子宫对此类激素敏感性降低，以及雌激素不足，致缩宫素受体数量减少，均可导致宫缩乏力。胎儿肾上腺发育未成熟时，胎儿胎盘单位合成与分泌硫酸脱氢表雄酮量减少，宫颈成熟度欠佳，临产后即可出现原发性宫缩乏力。

3. 头盆不称或胎位异常 胎儿先露部不能紧贴子宫下段及宫颈内口，不能反射性引起子宫收缩，可导致继发性宫缩乏力。

4. 精神因素 产妇恐惧及精神过度紧张使大脑皮质功能紊乱，待产时间长、睡眠减少、疲乏、膀胱充盈、临产后进食不足以及消耗过多及水及电解质紊乱等，可导致继发性宫缩乏力。

5. 药物影响 产程中使用大剂量解痉剂、镇静镇痛剂及宫缩抑制剂，如硫酸镁、哌替啶、吗啡及盐酸利托君等，可使宫缩受到抑制。

（二）分类

1. 协调性子宫收缩乏力 较多见。子宫收缩具有正常的节律性、对称性和极性，但收缩力弱，持续时间短，间歇时间长且不规律，10min 内宫缩少于 2 次，宫缩高峰时，宫体隆起不明显，指压宫底肌壁出现凹陷。协调性宫缩乏力多为继发性。常见于中骨盆与骨盆出口平面狭窄、胎先露部下降受阻、持续性枕横位或枕后位等。

2. 不协调性宫缩乏力 子宫收缩的极性倒置，宫缩的兴奋起始点不在两侧宫角部，而是子宫下段的一处或多处，子宫收缩波扩散方向从下而上，或不定。宫缩时，子宫下段收缩较宫底部强，子宫收缩波小而不规律，节律不协调，宫缩间歇期宫壁不能完全松弛。属于无效宫缩，产妇宫口不能如期扩张，胎先露部不能如期下降。不协调宫缩乏力多为原发性。常见于头盆不称和胎位异常者，胎儿胎先露部未能紧贴子宫下段及宫颈内口，不能引起反射性子宫收缩。

（三）对母儿影响

1. 对产妇的影响 产程延长，产妇精神与体力过度消耗，严重时可引起脱水、酸中毒、尿潴留及肠胀气等，并且进一步影响子宫收缩，手术产概率增加。第二产程延长，膀胱受压，时间过长时，可出现膀胱肌壁组织缺血坏死，产后形成膀胱阴道瘘或尿道阴道瘘。胎膜早破以及频繁阴道检查增加感染机会。产后出血，产褥感染等概率增加。

2. 对胎儿的影响 产程延长，胎头和脐带受压时间过久、不协调性宫缩乏力时子宫间歇期不能完全放松，均影响胎盘－胎儿循环，易发胎儿窘迫。手术助产率升高致新生儿产伤、窒息、颅内出血及吸入性肺炎等发生率增加。

二、子宫收缩过强

（一）病因

多因精神过度紧张、缩宫素使用不当、产道梗阻以及粗暴、多次的产科检查等引起。

（二）分类

1. 协调性子宫收缩过强　子宫收缩的节律性、对称性和极性均正常，仅子宫收缩力过强、过频，10min 内宫缩超过 5 次，宫腔压力 > 60mmHg。宫口扩张速度初产妇≥5cm/h，经产妇≥10cm/h，产道无阻力，分娩在短时间内结束。总产程 < 3h 结束分娩，称为急产（precipitous labor），经产妇多见。存在产道梗阻时，可见腹部见有一环状凹陷，随产程延长，此环可上升至脐部，子宫下段很薄，压痛明显，尿潴留，肉眼血尿，病理缩复环（pathologic retraction ring），处理不及时可致子宫破裂。

2. 不协调性子宫收缩过强

（1）强直性子宫收缩（tetanic contraction of uterus）　子宫强烈收缩，失去节律，宫缩无间歇或间歇极短。

（2）子宫痉挛性狭窄环（constriction ring of uterus）　子宫局部平滑肌呈痉挛性收缩，形成环状狭窄，持续不放松，称为子宫痉挛性狭窄环。狭窄环可发生在宫颈或宫体的任何部位，多在子宫上下段交界处，也可在胎体某一狭窄部，以胎颈、胎腰处常见，此环位置不随宫缩而上升（图 11－2）。

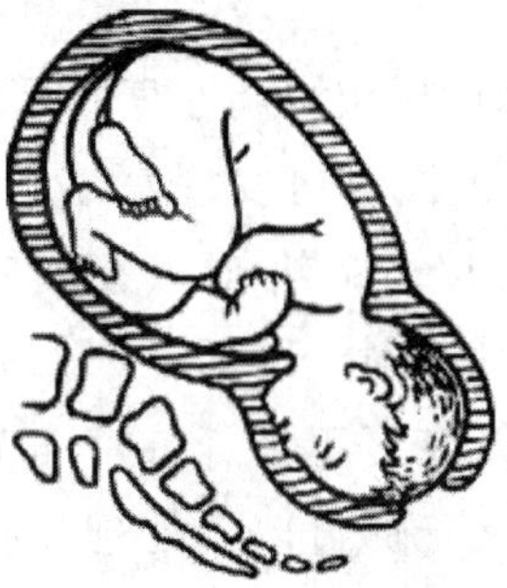
(a)狭窄环在胎颈处

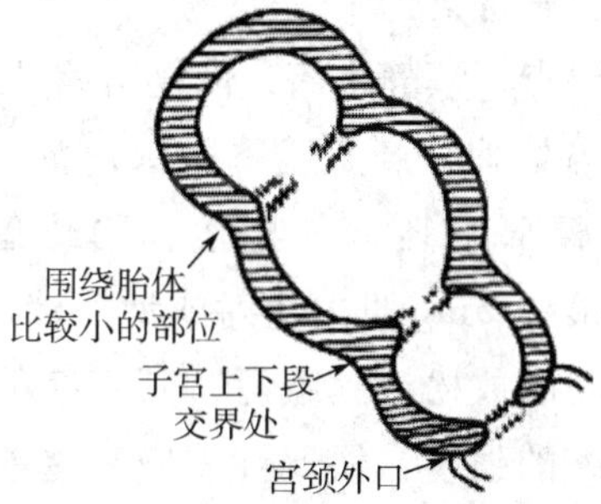

(b)狭窄环易发生部位

图 11－2　子宫痉挛性狭窄环

（三）对母儿影响

1. 对产妇的影响　宫缩过强或过频，产程过快，可致初产妇宫颈、阴道以及会阴裂伤。先露部下降受阻，可发生子宫破裂；宫缩过强使宫腔内压力增高，增加羊水栓塞的风险。分娩时来不及消毒可致产褥感染。胎儿娩出后子宫肌纤维缩复不良，易发生胎盘滞留或产后出血。

2. 对胎儿及新生儿的影响　宫缩过强、过频影响子宫胎盘血液循环，易发生胎儿窘迫、新生儿窒息甚至死亡。胎儿娩出过快，胎头在产道内受到的压力突然解除，可致新生儿颅内出血。无准备的分娩，来不及接产，新生儿易发生感染，出现坠地可致骨折、外伤。

（四）产程观察与处理

1. 协调性宫缩乏力

（1）处理要点　发生在第一产程者应积极去除病因，加强宫缩。无效时考虑剖宫产。宫口开全，先露在坐骨棘水平以上行剖宫产。先露在坐骨棘水平以下行阴道助产。

（2）观察与处理　宫缩时产妇无明显痛苦表情，甚至自觉轻松，检查发现宫缩强度弱，持续时间短，间歇时间长，胎心基本正常。

第一产程：给予宫缩电子监护，准确判断宫缩强度、节律性及极性，分析产程进展。首先积极改善产妇全身情况（具体方法详见“护理措施”），以期促进宫缩。若子宫收缩乏力未纠正，产程无明显进展，再一次确诊为协调性宫缩乏力者，排除头盆不称、胎位异常、骨盆狭窄、前置胎盘、胎儿窘迫和瘢痕子宫等，则应积极加强宫缩。加强宫缩的常用方法：①刺激乳头。②针刺穴位。通常针刺合谷、三阴交、太冲、关元及中极等穴位，有增强宫缩的效果。③人工破膜。宫口扩张≥3cm、无头盆不称、胎头已衔接者，可行人工破膜。破膜后，胎头紧贴子宫下段及宫颈内口，可引起反射性子宫收缩，加速产程进展。破膜应在宫缩间歇期进行，破膜前须仔细检查排除脐带先露。④缩宫素静脉滴注。适用于协调性宫缩乏力，宫口扩张3cm、胎心良好、胎位正常及头盆相称者。

第二产程：行肛门或阴道检查，明确先露高低。胎头双顶径已达坐骨棘水平以下，胎心好继续缩宫素静脉滴注，加强宫缩促进产程进展，初产妇第二产程超过2h或经产妇超过1h，需由有经验的医师对母儿进行全面评估。胎先露最低点在坐骨棘以上2厘米或伴胎儿窘迫，应立即行剖宫产术。终止妊娠前应积极做好新生儿抢救准备工作。

第三产程：应预防出血及感染。胎儿前肩娩出时，可肌内注射或静脉滴注缩宫素10U，促进宫缩增强，胎盘尽快剥离与娩出，同时有利于剥离面血管关闭，以减少出血。同时严密观察血压、脉搏、呼吸和面色，注意阴道出血量、子宫收缩情况。凡破膜超过12h、总产程超过24h及肛查或阴道检查过多者，应按医嘱使用抗生素，预防感染。

2. 不协调性宫缩乏力

（1）处理要点　镇静止痛，恢复宫缩的节律性及极性后按协调性宫缩乏力处理。

（2）观察与处理　产妇述下腹部疼痛，不能缓解，检查可发现宫缩间歇期宫体不能完全放松，下腹部有压痛，拒按，胎位触不清。此时，应给予强镇静剂，如哌替啶100mg、吗啡10～15mg肌内注射或地西泮10mg等静脉注射，以保证产妇充分休息放松。产妇经一段时间的放松或睡眠后，其宫缩的协调性多能恢复正常，待宫缩节律性协调后，再考虑加强宫缩的强度。协调性未恢复之前禁用缩宫素。通过以上处理，宫缩仍无好转，产程延长或停滞，或出现胎儿宫内窘迫，应做好剖宫产的术前准备工作。

3. 协调性宫缩过强

（1）处理要点　协调性子宫收缩过强，产道无阻力时，将出现急产，故应提前做好接产准备，减慢分娩过程，尽可能避免母儿损伤。停止阴道内操作及缩宫素使用，吸氧，应用宫缩抑制剂，待自然分娩。产道梗阻出现病理性缩复环时，应立即行剖宫产结束分娩。

（2）观察与处理　产妇述腹痛难忍，检查发现宫缩时间长，间歇时间短，宫缩期子宫张力大，部分产妇可出现病理缩复环及胎心改变等。评估产妇一般情况，复查骨产道有无狭窄，监测宫缩的强度及产程进展，观察腹部外形，判断有无病理性缩复环并积极处理（详见第十二章第五节子宫破裂）。急产的接产要领为：做到沉着、冷静，动作敏捷。具体方法：①指导产妇在宫缩时张口哈气，不得向下屏气，避免胎儿娩出过快。②未消毒分娩者，产后母婴均应给予抗生素。③分娩于院外不良环境者，及时给予产妇及新生儿破伤风抗毒素注射。④急产新生儿应肌注维生素K 110mg，以预防颅内出血。⑤产后仔细检查软产道并及时缝合裂伤部位。

4. 不协调性宫缩过强

(1) 处理要点　迅速抑制宫缩，根据胎先露高低、宫口扩张程度、胎儿情况决定分娩方式。

(2) 观察与处理　产妇出现持续而剧烈的腹痛，烦躁不安，拒按，甚至出现血尿，检查发现宫缩强，间歇期宫体不能完全放松。常出现胎心改变。出现子宫痉挛性狭窄环时，阴道检查时触及较硬而无弹性的狭窄环。发现强直性子宫收缩，应立即抑制宫缩。常用方法为25%硫酸镁20ml加入25%葡萄糖20ml缓慢注射，不少于5min，或肾上腺素1mg加入5%葡萄糖250ml内静脉滴注。出现痉挛性狭窄环，应立即查明原因，并及时纠正。立即停止不必要的产科操作，并立即停用缩宫素等。未发生胎儿窘迫时，可给予哌替啶或吗啡等镇静解痉。处理无效或出现胎儿窘迫，则配合医生积极完成剖宫产术前准备。

【护理评估】

（一）健康史

认真查阅产妇孕期保健手册，掌握妊娠期母儿情况，询问本次妊娠有无合并症，了解有无慢性全身性疾病及子宫病变，询问临产后是否使用大量镇静剂、止痛剂及宫缩剂等。

（二）身心状况

1. 评估临产后产妇情况　产妇的休息、进食及排泄情况；产妇精神状况；宫缩节律性、对称性、极性、强度及频率，宫口扩张与下降程度等，绘制分析产程图，准确判断产程异常的类型。

2. 评估产程异常情况　各种产程进展异常可以单独出现，也可以合并存在。

(1) 潜伏期延长　从临产规律宫缩开始至活跃期起点（4～6cm）称为潜伏期。初产妇>20小时，经产妇>14小时称为潜伏期延长。

(2) 活跃期延长　从活跃期起点（4～6cm）至宫口开全称为活跃期。活跃期宫颈口扩张速度<0.5cm/h称为活跃期延长。

(3) 活跃期停滞　破膜且宫颈口扩张≥6cm后，若宫缩正常，宫颈口停止扩张≥4小时；若宫缩欠佳，宫颈口停止扩张≥6小时称为活跃期停滞。

(4) 胎头下降延缓　第二产程初产妇胎头先露下降速度<1cm/h，经产妇<2cm/h，称为胎头下降延缓。

(5) 胎头下降停滞　第二产程胎头先露停留在原处不下降>1小时，称为胎头下降停滞。

(6) 第二产程延长　初产妇>3小时，经产妇>2小时；硬膜外麻醉镇痛分娩时，初产妇>4小时，经产妇>3小时，产程无进展（胎头下降和旋转），称为第二产程延长。

3. 辅助检查

(1) 胎儿电子监护仪　准确监测子宫收缩及胎心音的变化。

(2) 实验室检查　血液生化检查可发现电解质紊乱及酸碱平衡异常。尿液检查可出现尿酮体阳性。

4. 心理社会状况　评估产妇精神状态及其影响因素。了解产妇及家属对分娩的认识，是否存在高度焦虑和恐惧，询问既往分娩经历，有无妊娠分娩失败的经历。了解产妇及其家人对新生儿的态度。了解产妇家庭经济状况等。

【护理问题】

1. 焦虑　与产妇担心自身和胎儿安危有关。

2. 疲乏　与产程延长、进食少、睡眠少及体力消耗有关。

3. 有感染的危险 与产程延长、多次阴道检查及手术产有关。

【护理目标】

（1）产妇情绪稳定，母儿安全。

（2）产妇疲劳感减轻，舒适感增加。

（3）产妇未发生感染。

【护理措施】

1. 一般护理

（1）保证休息 嘱产妇左侧卧位，宫缩间歇期积极休息，避免过多消耗体力。过度疲劳时，可给予地西泮10mg缓慢静脉注射，或哌替啶100mg肌内注射。

（2）补充营养 鼓励产妇多进易消化、高热量的饮食，及时补充水分。不能进食者静脉补充液体：维生素C 2g加入10%葡萄糖液500ml中静脉滴注。伴有酸中毒时补充5%碳酸氢钠。低钾血症时给予氯化钾缓慢静脉滴注。

（3）保持膀胱或直肠的空虚状态 临产后鼓励产妇每2～4h排尿一次，避免膀胱充盈影响宫缩。初产妇胎膜未破、宫口开大不足3cm时，可用温肥皂水灌肠，既可排气排便，避免分娩时污染，又可促进肠蠕动，刺激子宫收缩。

2. 治疗配合 严格根据医嘱给予药物治疗，做到准确、及时，并注意观察疗效。配合医生做好阴道助产或剖宫产术前各项准备，争分夺秒，保障母儿安全。

3. 缩宫素静脉滴注的护理 首先用5%葡萄糖液500ml建立静脉输液通道，调整滴速为4～5滴/分，再加入缩宫素2.5 U，摇匀，根据宫缩强弱逐渐增加滴速，最快不超过40滴/分。维持宫缩时宫腔压力达50～60mmHg，宫缩间隙2～3min，持续40～60s。产妇对缩宫素不敏感时，可酌情增加缩宫素剂量。缩宫素静脉滴注过程中，须专人护理，严密观察宫缩、胎心率及血压并做好记录。出现10min内宫缩超过5次、宫缩持续1min以上或胎心率改变，应立即停止缩宫素静脉滴注。发现血压升高，应减慢滴注速度，必要时停止静脉滴注。

4. 心理护理 实施陪伴分娩，给予产妇照顾与支持，鼓励产妇积极的待产行为，及时沟通产程进展情况，满足产妇合理要求，帮助产妇保持良好的心理状况。

5. 健康教育

（1）加强产前教育，正确认识分娩，树立自然分娩信心，积极克服不良情绪。

（2）临近预产期及进入产程后，禁止滥用镇痛镇静剂。

（3）严禁滥用缩宫素。使用缩宫素须专人监护。

（4）有急产史的孕妇，可提前2周住院待产。住院期间勿远离病房。出现临产先兆，立即做好接产准备，产妇不宜如厕解大小便，不宜灌肠。

【护理评价】

（1）孕产妇焦虑减轻，安全度过分娩期。

（2）产妇未发生感染。

第二节 产道异常产妇的护理

一、骨产道异常

骨盆径线过短或形态异常，骨盆腔大小低于胎先露部可通过的最小限度，阻碍胎先露部下降，影响产程顺利进展，称为狭窄骨盆（contracted pelvis）。狭窄骨盆既可是一个径线过短，或多个径线同时过短，也可是一个平面狭窄或多个平面同时狭窄。

（一）分类

1. 骨盆入口平面狭窄（contracted pelvic inlet） 常见于扁平型骨盆。骨盆入口平面前后径狭窄。骨盆入口平面狭窄的程度可分为3级。其中，Ⅰ级为临界性狭窄，对角径11.5cm（入口前后径10cm），多数可经阴道分娩；Ⅱ级为相对性狭窄，对角径10.0～11.0cm（入口前后径8.5～9.5cm），阴道分娩难度明显增加；Ⅲ级为绝对性狭窄，对角径≤9.5cm（入口前后径≤8.0cm），必须剖宫产分娩。

骨盆入口平面狭窄常见于：①单纯性扁平骨盆（simple flat pelvis）。骨盆入口呈横扁圆形，骶骨岬向前下突出，骨盆入口前后径缩短，横径正常（图11－3）。②佝偻病性扁平骨盆（rachitic flat pelvis）。骨盆入口呈横的肾形，骶岬向前突，骨盆入口前后径短。骶骨变直向后翘。尾骨呈钩状突向骨盆出口平面。由于坐骨结节外翻，耻骨弓角度增大，骨盆出口横径变宽（图11－4）。

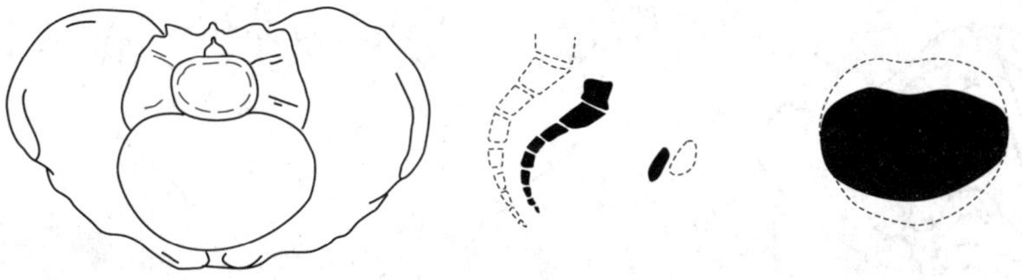

图11－3 单纯性扁平骨盆

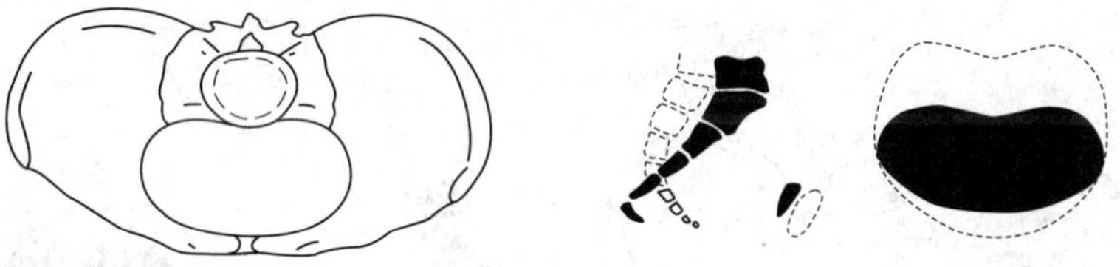

图11－4 佝偻病性扁平骨盆

2. 中骨盆平面狭窄（contracted midpelvis） 较入口平面狭窄更常见。主要见于男型骨盆及类人猿型骨盆，以坐骨棘间径及中骨盆后矢状径狭窄为主。中骨盆平面狭窄的程度可分为3级。其中，Ⅰ级为临界性狭窄，坐骨棘间径10cm，坐骨棘间径加中骨盆后矢状径13.5cm；Ⅱ级为相对性狭窄，坐骨棘间径8.5～9.5cm，坐骨棘间径加中骨盆后矢状径12.0～13.0cm；Ⅲ级为绝对性狭窄，坐骨棘间径≤8.0cm，坐骨棘间径加中骨盆后矢状径≤11.5cm。

3. 骨盆出口平面狭窄（contracted pelvic outlet） 常与中骨盆平面狭窄相伴行，主要见于男性骨盆，以坐骨结节间径及骨盆出口后矢状径狭窄为主。骨盆出口狭窄的程度可分为3级。其中，Ⅰ级为临界性狭窄，坐骨结节间径7.5cm，坐骨结节间径加出口后矢状径15.0cm；Ⅱ级为相对性狭窄，坐骨结节间径6.0～7.0cm，坐骨结节间径加出口后矢状径12.0～14.0cm；Ⅲ级为绝对狭窄，坐骨结节间径≤5.5cm，坐骨结节间径加出口后矢状径≤11.0cm。

中骨盆平面和出口平面狭窄常见于：①漏斗型骨盆（funnel shaped pelvis）。即男型骨盆。骨盆入口各径线值正常，两侧骨盆壁内收，状似漏斗。其特点为：中骨盆及骨盆出口平面均明显狭窄，使坐骨棘间径和坐骨结节间径缩短，坐骨切迹宽度（骶棘韧带宽度）<2横指，耻骨弓角度<90°，坐骨结节间径加出口后矢状径<15cm（图11-5）。②横径狭窄骨盆（transversely contracted pelvis）。即类人猿型骨盆。骨盆各平面横径均缩短，入口平面呈纵椭圆形（图11-6）。

4. 骨盆三个平面均狭窄　骨盆外形属正常女型骨盆，但骨盆三个平面各径线均比正常值小2cm或更多，称为均小骨盆（generally contracted pelvis）（图11-7）。

5. 畸形骨盆　骨盆失去正常形态及对称性。

（1）偏斜骨盆　系跛行及脊柱侧突所致。偏斜骨盆的特征是骨盆两侧的侧斜径（一侧髂后上棘与对侧髂前上棘间径）或侧直径（同侧髂后上棘与髂前上棘间径）之差>1cm（图11-8）。

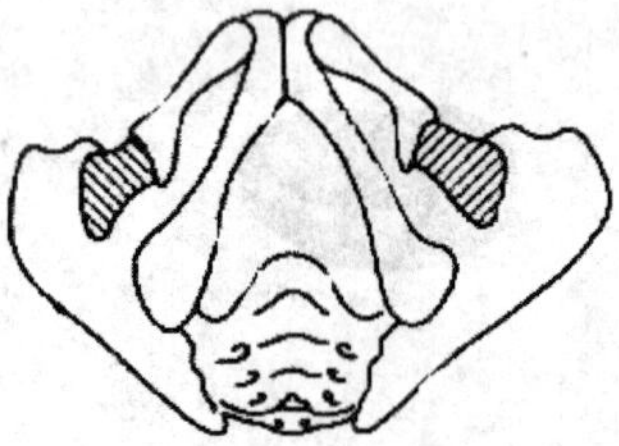

图11-5　男型骨盆（漏斗型骨盆）

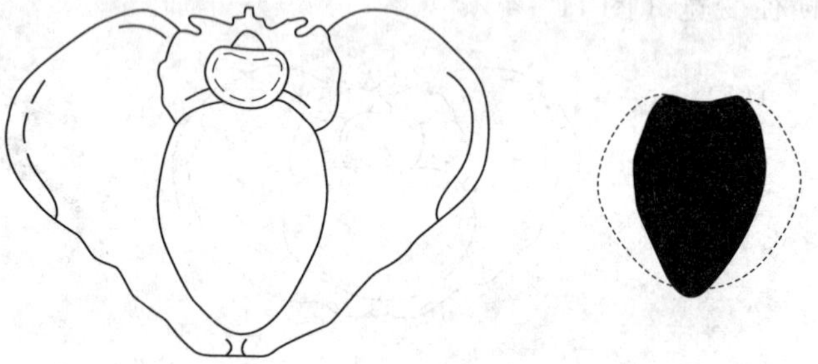

图11-6　横径狭窄骨盆

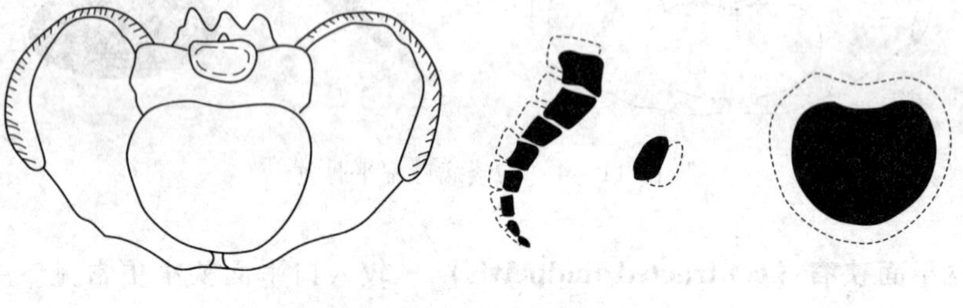

图11-7　均小骨盆

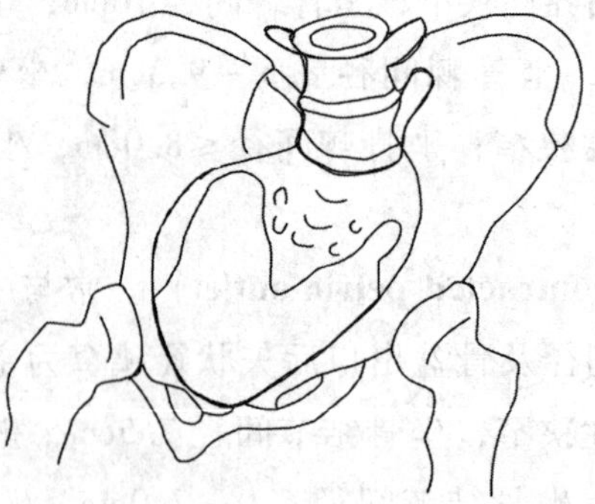

图11-8　偏斜骨盆

（2）畸形骨盆　骨盆失去正常形态，系骨盆发育异常或骨盆骨折所到处。因缺钙、磷、维生素 D 以及紫外线照射不足，骨盆骨质脱钙、疏松、软化，现已罕见。骨盆骨折常见于尾骨骨折，尾骨尖前翘或骶尾关节融合使骨盆出口前后径缩短，导致骨盆出口狭窄而影响分娩。

（二）对母儿的影响

1. 对产妇的影响　易发生臀先露、面先露及肩先露等胎位异常。中骨盆狭窄，影响胎头内旋转，易导致持续性枕横位或枕后位。胎头下降受阻，可引起继发宫缩乏力，致产程延长或停滞，手术助产、软产道裂伤、产后出血及产褥感染机会增加。产道受压时间长，可形成生殖道瘘。严重梗阻性难产处理不及时，可致子宫破裂。

2. 对胎儿及新生儿的影响　骨盆入口狭窄，胎头入盆困难，易发生胎膜早破及脐带脱垂，导致胎儿窘迫甚至死亡。产程延长，胎头受压后缺氧缺血，新生儿易发颅内出血。产道狭窄，手术产机会增多，易发生新生儿产伤及感染。

（三）产程观察与处理

1. 处理要点　明显的骨盆狭窄应行择期剖宫产以结束妊娠。轻度狭窄者，根据骨盆狭窄不同类型，给予阴道分娩试产。试产不成功，应及时给予剖宫产，确保母儿安全。

剖宫产手术指征：①绝对性骨盆入口狭窄，骨盆入口前后径≤8.0cm，对角径≤9.5cm，胎头跨耻征阳性。②相对性骨盆入口狭窄试产失败。③中骨盆狭窄宫口开全，经处理胎头双顶径不能达坐骨棘水平。④骨盆出口平面狭窄，坐骨结间径与出口后矢状径之和≤15cm。⑤产程中出现胎儿窘迫短时间内不能分娩者，任何阶段出现先兆子宫破裂、子宫破裂时均应即刻剖宫产。

2. 观察及处理

（1）骨盆临界狭窄　若胎位、胎儿大小及产力正常，胎头矢状缝可与骨盆入口横径衔接（枕横位），随着宫缩的推进，胎头后顶骨先入盆，呈后不均倾势。继之后顶骨逐渐进入骶凹处，再使前顶骨入盆，变为头盆均倾势，可经阴道分娩。表现为潜伏期及活跃期早期延长，活跃期晚期产程进展顺利。

（2）相对骨盆入口狭窄　骨盆入口前后径 8.5～9.5cm，对角径 10.0～11.0cm，胎头跨耻征可疑阳性时，足月胎儿体重<3000g，产力、胎位及胎心均正常时，应在严密监护下进行阴道试产，时间以 2h 为宜。骨盆入口狭窄的试产应使宫口扩张至 3～4cm。胎膜未破者可在宫口扩张≥3cm 时行人工破膜。破膜后宫缩较强，产程进展顺利，多数能经阴道分娩。试产过程中若出现宫缩乏力，可静脉滴注缩宫素加强宫缩，试产 2～4h，无进展应结束分娩。此外，扁平骨盆者，宫颈扩张缓慢且盆腔较浅时，随产程进展，胎头变形严重，可形成较大产瘤，导致在阴道口见到胎头，有可能被检查者误认为胎头先露位置低，但实则胎头尚未衔接，耻骨联合上方仍可触及胎头双顶径，产程观察中应仔细观察辨别。

（3）骨盆绝对狭窄　即使产力、胎儿大小及胎位均正常，胎头仍不能入盆，常发生梗阻性难产。产妇出现下腹疼痛、拒按、排尿困难、尿潴留、耻骨联合分离及宫颈水肿，甚至出现病理缩复环、肉眼血尿等先兆子宫破裂征象，处理不及时可发生子宫破裂。

（4）中骨盆平面狭窄　胎头一般能正常衔接，潜伏期及活跃期早期进展顺利。但是，当胎头下降达中骨盆时，胎头内旋转受阻，常出现持续性枕横位或枕后位。随之出现继发性宫缩乏力，活跃期晚期及第二产程延长甚至第二产程停滞。胎头受阻于中骨盆，胎头变形，颅骨重叠，胎头受压过久致头皮组织水肿，产瘤较大，严重时可发生颅内出血及胎儿窘迫。梗阻严重宫缩又强时，可发生先兆子宫破裂及子宫破裂。强行阴道助产，可导致严重软产道裂伤，新生儿产伤。宫口开全，胎头双顶径达坐骨棘水平或更低，可经阴道徒手旋转胎头为枕前位，待其自然分娩，或行产钳、胎头吸引术助产。先露在坐骨棘水平以下者，应及时行剖宫产术。

（5）出口平面狭窄　坐骨结间径与出口后矢状径之和 > 15cm 时，多数可经阴道分娩，或需产钳、胎头吸引术助产。明显的骨盆出口平面狭窄不宜试产。

【护理评估】

（一）健康史

（1）仔细阅读产妇孕期保健手册，查阅产前检查各项检查记录，掌握提示产道异常的相关信息如身高、脊柱检查结果以及骨盆测量结果。

（2）询问有无佝偻病、脊柱和关节结核及外伤史等。

（3）了解经产妇孕产史，有无难产史及其原因、新生儿体重、出生后情况以及有无产伤等。

（二）身心状况

评估产妇身高、体态及步态，注意观察米氏菱形窝形态。行产科腹部检查、骨盆测量。评估产妇及其家属心理反应。

1. 一般检查　测量产妇的身高，观察产妇体形、步态、脊柱弯曲度以及米氏菱形窝是否对称等情况。产妇身高小于 145cm 者，应警惕均小骨盆；体形粗壮、颈部较短者，应警惕漏斗骨盆；跛行者，应警惕偏斜形骨盆。脊柱侧弯或后凸等都可影响骨盆形态，导致骨盆畸形。米氏菱形窝形态也可间接反映骨盆情况，其形态对称与否、上下三角的形态等都有助于判断骨盆是否正常。

2. 腹部检查　①腹部形态。悬垂腹或尖腹，多与骨盆倾斜度较大或骨盆狭窄相关。②胎儿大小及胎位。测量子宫底高度及腹围，估计胎儿大小。行四步触诊初步判断胎位。③评估头盆关系。跨耻征检查。检查方法：产妇排空膀胱后仰卧，两腿伸直。检查者将一手置于耻骨联合上方，另一手将浮动的胎头向骨盆腔方向推压。胎头低于耻骨联合表面，表示胎头可以入盆，头盆相称，称跨耻征阴性；胎头与耻骨联合表面在同一平面，表示可疑头盆不称，即跨耻征可疑阳性；胎头高于耻骨联合表面，表示头盆明显不称，称跨耻征阳性（图 11－9）。跨耻征阳性产妇应嘱其两腿屈曲半卧位，再次检查跨耻征，若为阴性，提示骨盆倾斜度异常，而非头盆不称。

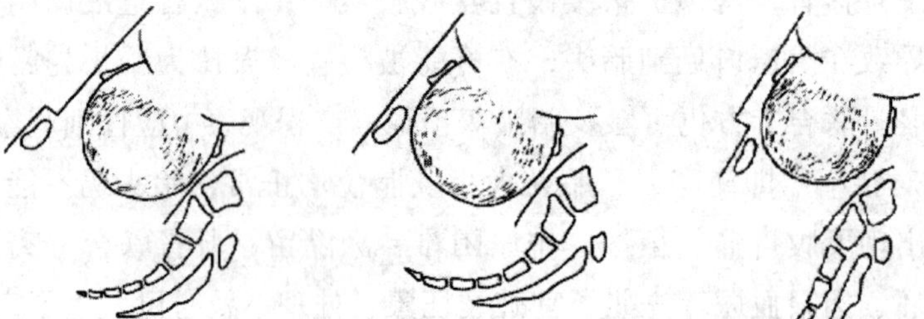

(a)头盆不称　(b)头盆相称　(c)头盆可疑不称

图 11－9　头盆相称程度

3. 骨盆测量　行骨盆外测量和内测量。骨盆外测量骶耻外径 < 18cm 为扁平骨盆，坐骨结节间径 < 8cm，耻骨弓角度 < 90°，为漏斗骨盆；各径线小于正常值 2cm 或以上为均小骨盆。骶耻外径 < 16cm，入口前后径 < 8.5cm，为骨盆入口平面绝对狭窄。骨盆内测量发现对角径 < 11.5cm，骶岬突出为骨盆入口平面狭窄，属扁平骨盆。中骨盆平面狭窄及骨盆出口平面狭窄常同时存在，应测量骶骨前面弯曲度、坐骨棘间径、坐骨切迹宽度（骶棘韧带宽度）。坐骨棘间径 < 10cm，坐骨切迹宽度 < 2 横指，为中骨盆平面狭窄。坐骨结节间径 < 8cm，应测量出口后矢状径，两者之和 < 15cm，为骨盆出口平面狭窄。

4. 胎位　骨盆狭窄时，臀先露、面先露或肩先露等异常胎位的发生率是正常骨盆的 3 倍。行产科腹部检查、阴道检查或肛门检查判断胎位。

5. 辅助检查　B 型超声检查可明确胎方位及胎先露与骨盆的关系。能较准确测量胎头双顶径、胸径、腹径、股骨长度，有利于推算估计胎儿大小。

6. 社会心理状况　进入产程发现骨产道异常，可导致产妇及家属精神过度紧张，情绪急躁，担心胎儿与自身的安危，更加盼望尽早结束分娩。

【护理问题】

1. 有感染的危险　与胎膜早破、产程延长、手术操作有关。

2. 有受伤的危险　与难产、手术产有关。

3. 潜在并发症　子宫破裂、胎儿窘迫。

【护理目标】

（1）产妇的感染征象得到预防和控制。

（2）未出现产伤。

（3）产妇能平安分娩，无并发症发生。

【护理措施】

1. 一般护理　鼓励饮水及进食，必要时给予葡萄糖液静脉滴注，补充电解质、维生素 C，以保证良好体力。临产后嘱产妇卧床休息，少做肛查，勿灌肠，避免胎膜破裂。胎膜已破，头先露未衔接或胎位异常者应抬高床尾，防止脐带脱垂。

2. 治疗配合　及时准确执行医嘱，需行阴道助产或剖宫产时，应尽快完成各项术前准备。及时开放静脉输液通道，做好术中配合及产妇病情观察。做好产后新生儿抢救工作。

3. 加强产程观察及护理　试产过程中，因产程较长，疼痛明显，产妇紧张疲劳，体力消耗过大，应给与及时补充能量，鼓励进食一些高热量且易消化饮食。在短时间内有可能剖宫产时，可给予静脉营养支持。协助及时排空两便，膀胱受压尿潴留时及时导尿。给予心理支持安慰，有效减轻疼痛。产后预防出血及感染。

4. 心理护理　向产妇及家属讲明骨盆狭窄对母儿的影响，提高产妇对骨盆狭窄造成的危害的认识。实施陪伴分娩，教会产妇放松术。向产妇解释病情，详细讲解有关阴道助产术或剖宫产术的必要性及可靠性，增加其安全感，消除其恐惧心理，使产妇心情舒畅，对分娩充满信心。

5. 健康教育

（1）重视产前检查，发现有骨盆狭窄，提前做好分娩计划，确保母儿平安。

（2）加强产褥期护理指导及难产儿护理，提倡母乳喂养。

二、软产道异常

（一）病因

软产道异常可由先天发育异常及后天疾病引起。

（二）常见异常类型、产程观察及处理

1. 阴道异常

（1）阴道横隔　多位于阴道上、中段，在横隔中央或稍偏一侧常有一小孔，易被误认为宫颈外口。检查发现横隔位置低且被先露撑薄后，可在直视下作 X 形切开。分娩结束后做隔膜切除并缝合残端。横隔位置高、厚且坚韧，阻碍胎先露下降，则需行剖宫产术结束分娩。

（2）阴道纵隔　阴道纵隔伴有双子宫和双宫颈，胎儿位于一侧子宫内，胎儿下降时，纵隔被推向对侧，分娩多无阻碍。单宫颈时，纵隔位于先露部的前方，纵隔薄时可被先露冲断，分娩亦无阻碍。纵隔厚阻碍先露部下降时，可将纵隔剪断，分娩结束后缝合残端。

（3）阴道包块　包括阴道囊肿、阴道肿瘤和阴道尖锐湿疣。阴道壁肿物较大，阻碍先露下降，且不能经阴道处理时，需行剖宫产术。单纯阴道壁囊肿较大时，可行囊肿穿刺抽出其内容物，待产后再另行处理。阴道尖锐湿疣累及范围大，疣体多或体积较大时，阴道分娩可发生严重的阴道裂伤，故以行剖宫产术为宜。

2. 宫颈异常

（1）宫颈粘连和瘢痕　损伤性刮宫、感染、手术和物理治疗等均可造成宫颈粘连和瘢痕，致宫颈性难产。轻度的宫颈膜状粘连可试行粘连分离、机械性扩展或宫颈放射性切开，严重的宫颈粘连和瘢痕应行剖宫产术。

（2）宫颈坚韧　高龄初产妇，宫颈成熟不良，宫颈缺乏弹性，精神过度紧张使宫颈挛缩不易扩张。可静脉注射地西泮 10mg。或于宫颈两侧各注入 0.5% 利多卡因 5～10ml，可软化宫颈，使其放松。经处理无效时，应行剖宫产术。

（3）宫颈水肿　扁平骨盆、持续性枕后位或滞产、骨盆相对过大胎先露下降过快，宫口未开全时过早使用腹压等，使宫颈长时间受压，出现水肿，影响宫颈扩张。轻度水肿者，可抬高产妇臀部，减轻胎头对宫颈压力；0.5% 利多卡因 5～10ml 或阿托品 0.5～1mg 宫颈注射，亦可用地西泮 10mg 静脉注射（预计短时间内不能分娩者），待宫口近开全，将水肿的宫颈前唇上推，使其逐渐越过胎头，即可经阴道分娩。经上述处理无效时，可行剖宫产术。

（4）子宫颈癌　宫颈癌时癌肿质硬而脆，经阴道分娩易致宫颈裂伤、出血及癌肿扩散，应行剖宫产术。早期浸润癌者，可在剖宫产术，随即行子宫颈癌根治术。

3. 子宫异常

（1）子宫畸形　包括纵隔子宫、双子宫及双角子宫等，子宫畸形可导致胎位及胎盘位置异常，难产发生概率明显增加。在产程中，易出现子宫收缩乏力、产程异常、宫颈扩张缓慢，甚至子宫破裂等。

（2）瘢痕子宫　剖宫产史、肌瘤剜除术、输卵管间质部及宫角切除术及子宫成形术等均可导致子宫肌壁上形成瘢痕。瘢痕子宫再孕，妊娠晚期及分娩时子宫破裂的风险增加。有剖宫产史的孕妇再分娩时并非剖宫产的绝对指征，应根据前次导致剖宫产的病因及本次妊娠的

母婴情况综合分析决定分娩方式。阴道试产过程中，严密产程观察，一旦发现先兆子宫破裂征象，应即刻行剖宫产，修补子宫破口，必要时可考虑切除子宫。

知识链接

剖宫产后阴道分娩指征

1. 只有1次剖宫产。
2. 切口为子宫下段横切口。
3. 术后再孕间隔2年以上。
4. 胎儿体重适中。

剖宫产后必须剖宫产的指征

1. 前次剖宫产为子宫体部纵切口或“T”形切口。
2. 术后有感染。
3. 骨盆狭窄。
4. 剖宫产次数≥2次。
5. 巨大儿。
6. 本次妊娠有前置胎盘。
7. 有其他剖宫产指征时。

4. 盆腔肿瘤

（1）子宫肌瘤　子宫肌瘤对分娩的影响主要取决于肌瘤大小、数量和生长部位。肌瘤位于宫颈、子宫下段或嵌顿于盆腔内，可阻碍胎先露衔接及下降，故应行剖宫产结束妊娠。胎头越过肌瘤，已入盆者可经阴道分娩。

（2）卵巢肿瘤　妊娠合并卵巢肿瘤，因子宫收缩刺激和胎儿先露部下降挤压，可使卵巢肿瘤发生蒂扭转、破裂和感染。卵巢肿瘤位于骨盆入口平面，则阻碍胎先露衔接下降者，需行剖宫产术。进行剖宫产手术的同时切除卵巢肿瘤。

【护理评估】

（一）健康史

了解产妇年龄、育产史，有无异常分娩，了解产妇既往有无妇科手术、感染史及阴道内用药史等。

（二）身心状况

1. 产程进展　观察产程进展，评估产程正常与否。

2. 软产道检查　行阴道检查，评估软产道异常情况。

3. 辅助检查　B型超声检查可辅助早期发现软产道及盆腔器官的异常。

4. 社会心理状况　产程延长，产妇担心自身与胎儿安危或害怕手术，常表现出紧张、恐惧。此外，产妇对软产道异常的原因认识不够，可感到羞耻和忧虑，甚至自责。

【护理问题】

1. 焦虑　与产程延长、担心难产及胎儿安全有关。

2. 组织完整性受损 与外阴、阴道及宫颈不同程度的裂伤有关。

【护理目标】

（1）产妇焦虑程度减轻。

（2）产妇未发生软产道的损伤或仅有轻度损伤。

【护理措施】

1. 一般护理 鼓励产妇临产前后多进食、多休息，宫缩痛时避免高声喊叫，以保证良好体力与精力。及时排空大小便，防止膀胱充盈。实施陪伴分娩，满足产妇的生活需要。发现胎儿窘迫，应给予吸氧，遵医嘱用药，增加胎儿对缺氧的耐受性及纠正酸中毒。

2. 治疗配合 积极配合医生完成各种严重的软产道异常处理，明显阻碍胎先露下降者，应做好剖宫产术的术前准备以及新生儿窒息抢救准备工作。术后保持外阴清洁卫生，遵医嘱用抗生素防治感染。

3. 病情观察 临产后密切观察胎心、宫缩强度及频率、胎先露下降及宫口扩张情况，发现异常及时报告。

4. 心理护理 向产妇及其家属介绍阴道分娩的可能性及优点，增强其自信心。解释有关检查及治疗的必要性与可靠性，增加其安全感。鼓励家属多关心、体贴产妇。

5. 健康教育 在妊娠早期常规行妇科检查，发现软产道异常及时处理，避免分娩时阻碍产程进展。

第三节 胎儿异常产妇的护理

临床上，胎儿异位以胎位异常（abnormal fetal position）为多见，常见的异常胎位包括胎头位置异常、臀先露及肩先露，是造成难产的常见因素。本节主要讨论胎位异常。

一、持续性枕后位、枕横位

分娩过程中，胎头以枕后位或枕横位衔接，胎头在下降过程中，多数胎儿枕部向前旋转成枕前位，以最小径线通过产道而自然分娩，若胎头枕骨持续不能转向前方，至分娩后期仍位于母体骨盆后方或侧方，致使分娩发生困难者，称为持续性枕后位（persistent occiput posterior position）或持续性枕横位（persistent occiput transverse position）（图 11 – 10）。发病为 5% 左右。

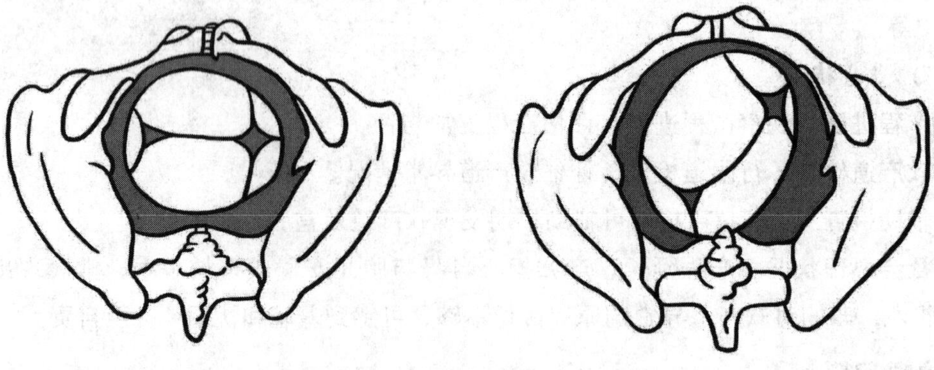

图 11 – 10 持续性枕后位、枕横位

（一）原因

1. 骨盆异常　胎头不能以枕前位入盆，或入盆后胎头未转为枕前位，呈持续性枕后位或枕横位。男型骨盆或类人猿型骨盆，其入口平面前半部较狭窄，后部较宽，胎头易以枕后位或枕横位衔接。进入产程中，其中骨盆仍狭窄，影响胎头内旋转，发生持续性枕后位或枕横位。扁平骨盆前后径短小，均小骨盆各径线均小，易使胎头以枕横位衔接，胎头俯屈不良，旋转困难，而呈持续性枕横位。

2. 胎头俯屈不良　胎头枕后位衔接时，胎儿脊柱与母体脊柱接近，不利于胎头俯屈，导致胎头俯屈不良。此种情况下，胎头以枕额径通过产道，枕额径较枕下前囟径长，不利于胎头在骨盆腔内旋转，胎头前囟成为胎头下降的最低部位，而最低点又常转向骨盆前方，故导致持续性枕后位、枕横位。

3. 子宫收缩乏力　宫缩乏力影响胎头下降、俯屈及内旋转等正常分娩机制，造成持续性枕后位、枕横位。持续性枕后、枕横位可使胎头下降受阻，导致宫缩乏力。

4. 其他　膀胱充盈、前壁胎盘、宫颈肌瘤、头盆不称、胎儿发育异常等均可影响胎头内旋转，形成持续性枕后位、枕横位。

（二）临床表现

1. 宫缩乏力及产程延长　持续性枕后（横）位临产后，胎头俯屈不良，胎先露部不能紧贴子宫下段及宫颈，不能反射性引起宫缩，易致宫缩乏力，宫口扩张缓慢。持续性枕后（横）位常致第一产程活跃晚期及第二产程延长，阴道口已见到胎发，但经多次宫缩时屏气用力，仍未见胎头继续下降，应考虑持续性枕后位。

2. 过早出现排便感　枕骨持续位于骨盆后方压迫直肠，产妇在产程早期即有肛门坠胀及排便感。产妇过早使用腹压，可致产妇疲劳及宫颈水肿，影响产程进展。

3. 腹部检查　在产妇前腹壁、侧壁多可明显触及胎儿肢体，胎背偏向母体后方或侧方，胎心在侧腹部最明显。枕后位时，在胎儿肢体侧的胸前位置可听到较遥远的胎心。

4. 肛门或阴道检查　枕后位时盆腔后部空虚。通过矢状缝及囟门判断胎方位。若胎头矢状缝位于母体骨盆斜径上，后囟在骨盆左后方时为枕左后位，反之为枕右后位。胎头矢状缝在骨盆横径上，后囟在骨盆左侧方，则为枕左横位，反之为枕右横位。当出现胎头水肿、颅骨重叠严重触不清囟门时，需行阴道检查，借助胎儿耳郭及耳屏位置及方向判定胎位，耳郭朝向骨盆后方，为枕后位；耳郭朝向骨盆侧方，为枕横位。

（三）分娩机制

在无头盆不称的情况下，多数枕后位及枕横位在强有力宫缩作用下，可使胎头枕部向前旋转 90° ~ 135°成为枕前位分娩。当不能转成枕前位时，其分娩机制如下。

1. 枕后位　枕后位内旋转时向后旋转 45°，使矢状缝与骨盆前后径一致。胎儿枕部朝向骶骨呈正枕后位，其分娩方式如下。

（1）胎头俯屈较好　胎头继续下降，前囟先露抵达耻骨联合下，以前囟为支点，胎头俯屈使顶部及枕部自会阴前缘娩出。继之胎头仰伸，额、鼻、口及颏相继由耻骨联合下娩出［图 11 - 11（a）］。此为枕后位经阴道分娩最常见的方式。

（2）胎头俯屈不良　当胎儿鼻根出现在耻骨联合下时，以鼻根为支点，胎头首先俯屈，自会阴前缘娩出前囟、顶部及枕部，然后胎头仰伸，鼻、口及颏部相继由耻骨联合下娩出［图 11 - 11（b）］。胎头以较大的枕额周径旋转，多需手术助产。

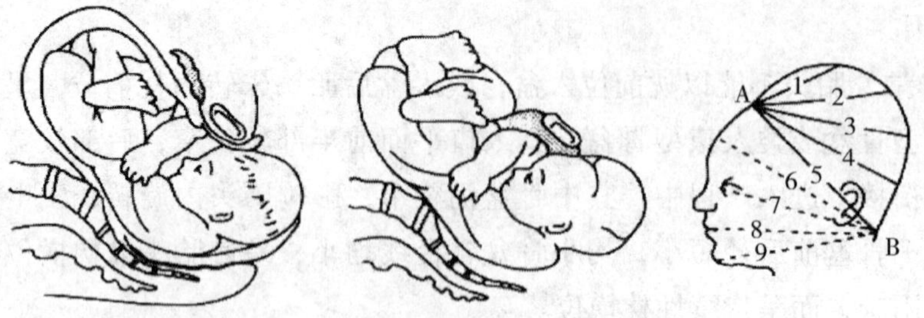

(a) 枕后位以前囟为支点娩出（胎头俯屈较好）

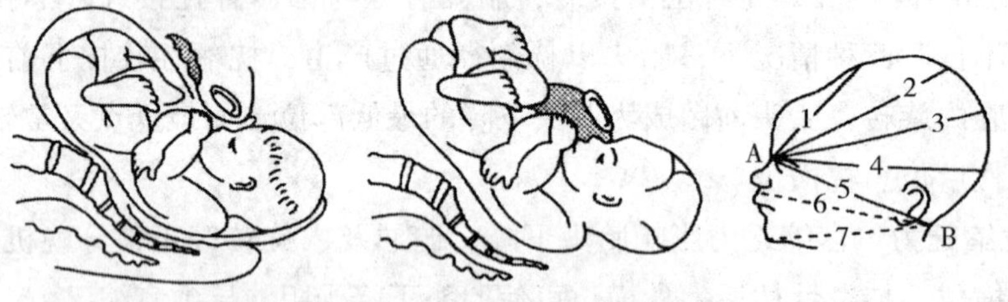

(b) 枕后位以鼻根为支点娩出（胎头俯屈不良）

图 11－11　枕后位分娩机制

2. 枕横位　部分枕横位于下降过程中内旋转受阻，或枕后位的胎头枕部仅向前旋转45°变为持续性枕横位时，多数需用手或胎头吸引术将胎头转成枕前位娩出。

（四）对母儿的影响

1. 对产妇的影响

（1）产程延长　持续性枕后（横）位，可继发宫缩乏力，产程延长、胎头下降停滞及滞产。

（2）软产道损伤　软产道受胎头长时间挤压，可发生组织缺血坏死脱落，产后形成生殖道瘘。

（3）持续性枕后（横）位，多需阴道助产，增加感染机会。

（4）产程长，产妇疲劳，伴入量不足时，处理不及时可致产妇代谢紊乱。

（5）产后子宫收缩不良，易发生产后出血。

2. 对胎儿的影响　产程延长、手术助产可致胎儿窘迫、新生儿窒息和新生儿产伤，围产儿死亡率增高。

（五）产程观察与处理

骨盆无异常，胎儿不大时，可以试产。试产时应严密观察产程进展，注意胎头下降、宫口扩张、宫缩强弱及胎心变化。

1. 第一产程

（1）潜伏期　支持疗法保证产妇的营养与休息。情绪过于紧张、睡眠不好可给予哌替啶或地西泮。产妇取侧卧位，卧向胎儿肢体方向，以利胎头枕部转向前方。宫缩欠佳，无头盆不称时，可在严密监护下使用缩宫素加强宫缩。

（2）活跃期　嘱产妇在宫口开全之前，勿过早屏气，避免引起宫颈前唇水肿，影响产程进展。宫口开大 3～4cm 出现产程停滞，无头盆不称进，可行人工破膜，推动胎头内旋转，使胎头下降，压迫宫颈促进子宫收缩。产力欠佳，静脉滴注缩宫素，严密观察 2h，若宫口扩张速度增加（>1cm/h），且胎先露下降，多能经阴道分娩。经上述处理，宫缩持续不佳，宫口开大 <1cm/h 或无进展，或试产过程中出现胎儿窘迫，均应行剖宫产术。

2. 第二产程　宫口开全初产妇已近 2h，经产妇已近 1h，产程进展缓慢，应行阴道检查，胎头双顶径已达坐骨棘平面或更低，可行手法复位，使胎头为枕前位，待自然分娩或行阴道助产（低位产钳术或胎头吸引术）。手转为枕前位困难者，可向后使之转为正枕后位，再行产钳助产术。以枕后位娩出时，需作较大的会阴切开，以避免会阴裂伤。胎头位置较高，疑头盆不称，应行剖宫产术。

3. 第三产程　因产程延长，容易发生产后宫缩乏力，胎盘娩出后应立即静脉注射或肌内注射子宫收缩剂，预防产后出血。仔细检查软产道，发现损伤应及时缝合。产程长、多次阴道检查及手术助产等，产后给予抗生素预防感染。及时做好新生儿复苏准备。

二、胎头高直位

胎头以不屈不仰姿势与骨盆入口衔接，其矢状径与骨盆入口前后径相一致，称为胎头高直位。包括：①高直前位。胎头枕骨位于前方靠近耻骨联合，又称枕耻位。②高直后位。胎头枕骨位于后方靠近骶骨岬，又称枕骶位，约占分娩总数的 1.08%（图 11－12）。

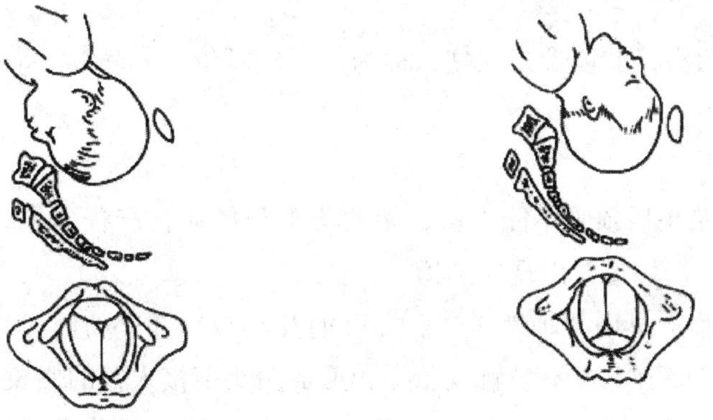

(a)胎头高直前位　　　　(b)胎头高直后位

图 11－12　胎头高直位

（一）原因

胎头高直位的病因尚不清楚，可能与下列因素有关。

1. 头盆不称　常见于骨盆入口平面狭窄、扁平骨盆、均小骨盆及横径狭小骨盆。胎头过大、过小及长圆形胎头时更易发生胎头高直位。

2. 腹壁松弛及腹直肌分离　胎背朝向母体前方，胎头高浮，宫缩时易形成胎头高直位。

3. 胎膜早破　胎膜突然破裂，羊水迅速流出，胎头快速下降，矢状缝固定于骨盆入口前后径上，不屈不仰，形成胎头高直位。

（二）临床表现

1. 产程异常　临产后，胎头未俯屈，入盆困难，表现为活跃期早期宫口扩张缓慢或停滞。胎头未能衔接者则表现为活跃期停滞。高直前位胎头一旦入盆，则产程进展顺利。高直后位时，胎头不能入盆，先露部高浮，持续不降，表现为活跃期早期延缓和停滞，甚至子宫破裂。

2. 腹部检查　胎头高直前位时，胎背靠近腹前壁，故腹部检查不易触及胎儿肢体，胎心位置位于中线稍高。胎头高直后位时，胎儿肢体靠近腹前壁，有时可在耻骨联合上方触及胎儿下颏。

3. 阴道检查 胎头矢状缝在骨盆入口的前后径上，高直前位时，后囟位于耻骨联合后方，前囟位于骶骨前。反之，为胎头高直后位。

（三）分娩机制

1. 胎头高直前位 临产后，胎儿脊柱朝向母体腹壁，有一定的屈曲的空间，宫缩时，胎头极度俯屈，在耻骨联合后方，以胎头枕骨为支点，使前囟和额部先后沿骶岬下滑入盆腔，双顶径达坐骨棘平面以下，胎头极度俯屈的姿势纠正后，胎头直接（不需内旋转）或仅转45°，以正枕前位或枕前位经阴道分娩。因此，高直前位时，若骨盆正常、胎儿不大、产力强，可阴道试产。

2. 高直后位 临产后，胎头枕部及胎背与母体腰骶部贴近，较长的胎头矢状缝位于较短的骨盆入口前后径上，妨碍胎头俯屈及下降，使胎头处于高浮状态，迟迟不能入盆。即使入盆下降至盆底会，亦难以向前旋转180°。故以枕前位娩出的可能性极小。高直后位一经确诊，应即刻行剖宫产术。

三、前不均倾位

枕横位入盆的胎头，前顶骨先入盆，称为前不均倾位（anterior asynelitism）。发生率为0.5%～0.8%。

（一）临床表现

1. 产程异常 胎头后顶骨不能入盆，使胎头下降停滞，产程延长。前顶骨与耻骨联合之间的膀胱颈受压，产妇过早出现尿潴留。

2. 腹部检查 临产早期，耻骨联合上方可扪及胎头顶部。随前顶骨入盆后，胎头折叠于胎肩之间，在耻骨联合上方不易触及胎头，形成胎头衔接入盆的假象。

3. 阴道检查 胎头矢状缝在骨盆入口横径上，矢状缝向后移靠近骶岬侧，后顶骨的大部分位于骶骨岬之上，盆腔后半部空虚；同时，前顶骨紧嵌于耻骨联合后方，宫颈前唇因受压常出现水肿，尿道亦因受压而不易插入导尿管。

（二）分娩机制

前不均倾位时，因耻骨联合后面直而无凹陷，前顶骨紧紧嵌顿于耻骨联合后，使后顶骨无法越过骶岬而入盆，需剖宫产结束妊娠（图11－13）。

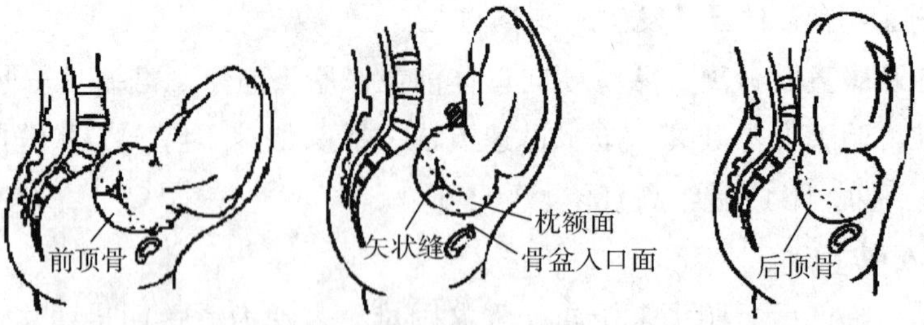

图11-13 胎头入盆倾势

（三）产程观察与处理

临产后在产程早期，产妇应取坐位或半卧位，以减小骨盆倾斜度，尽量避免胎头以前不均倾势衔接。一旦确诊为前不均倾位，除个别胎儿小、宫缩强、骨盆宽大给予短时间试产外，均应尽早行剖宫产术。

四、面先露

胎头以颜面为先露称为面先露（face presentation），常由额先露继续仰伸形成，多于临产后发现。以颏骨为指示点，分为颏左前、颏左横、颏左后、颏右前、颏右横和颏右后6种胎位，以颏左前及颏右后位较多见。发病率国内报道为0.8%～2.7%，国外报道为1.7%～2.0%。

（一）病因

面先露通常发生在额先露下降过程中，胎头进一步仰伸而形成。与以下原因有关。

1. 骨盆狭窄　骨盆入口狭窄时，胎头衔接受阻，阻碍胎头俯屈，胎头极度仰伸。

2. 头盆不称　临产后胎头衔接受阻，造成胎头极度仰伸。

3. 腹壁松弛　经产妇、悬垂腹时胎背向前反曲，胎儿颈椎及胸椎仰伸，形成面先露。

4. 脐带过短或脐带绕颈　使胎头俯屈困难。

5. 畸形　无脑儿因无顶骨，可形成面先露。先天性甲状腺肿，胎头俯屈困难。

（二）临床表现

1. 产程进展缓慢　潜伏期延长、活跃期延长或停滞，胎头不能入盆。

2. 腹部检查　宫底位置较高。颏后位时，可在耻骨联合上方，触及胎儿枕骨隆突与胎背之间明显凹沟，胎心较遥远而弱。颏前位时，胎儿胸部更贴近孕妇腹前壁，下腹部胎心听诊更清晰。

3. 肛门及阴道检查　可触到高低不平、软硬不均的颜面部，要与胎儿臀部鉴别。

4. 超声检查　确定胎先露及胎方位。

（三）对母儿的影响

1. 对产妇的影响　颏前位时，胎儿颜面部不能紧贴子宫下段及宫颈内口，易致宫缩乏力，产程延长。颜面部骨质不能变形，娩出时径线过大，易导致会阴裂伤。颏后位时，胎头下降梗阻，发生宫缩强则可出现病理性缩复环，处理不及时可发生子宫破裂，危及产妇生命。

2. 对胎儿及新生儿的影响　产程延长，胎头在产道内受压过久，可引起胎儿窘迫、颅内出血、新生儿窒息。胎儿面部受压变形。新生儿颜面皮肤青紫、肿胀及口唇肿胀可影响新生儿吸吮，严重时发生会厌水肿，出现吞咽及呼吸困难。部分新生儿于生后保持仰伸姿势达数日之久，产后需加强护理。

（四）分娩机制

分娩机制包括仰伸、下降、内旋转及外旋转。

1. 颏右前位时　胎头以前囟颏径，衔接于骨盆入口左斜径上。下降至中骨盆平面，胎头极度仰伸，颏部为最低点，向左前方转45°，使颏部达耻骨弓下，形成颏前位。当先露部达盆底，颏部抵住耻骨弓，胎头逐渐俯屈，口、鼻、眼、额、顶、枕相继自会阴前缘娩出，经复位及外旋转，使胎肩及胎体相继娩出（图11－14）。

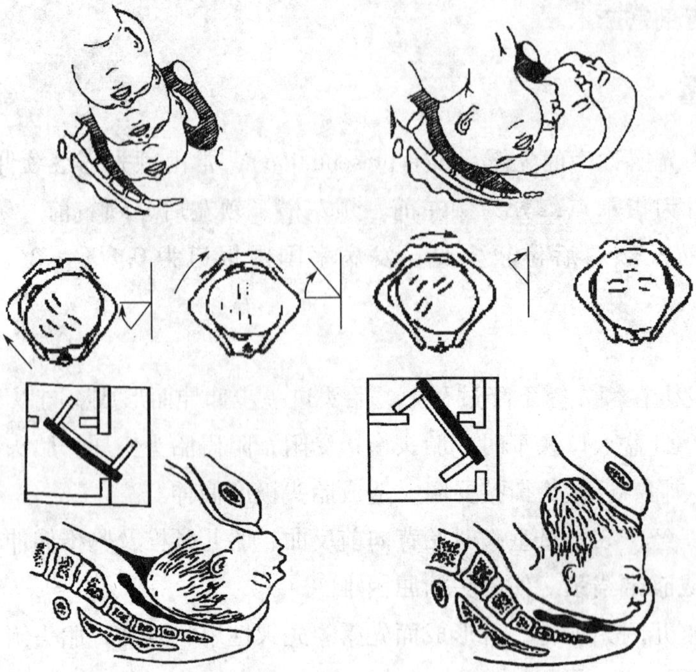

图 11-14　面先露分娩机制

2. 颏后位时　胎头向前内旋转 135°，即可以颏前位娩出。若内旋转受阻，成为持续性颏后位，活胎不能经阴道自然娩出。

3. 颏横位时　多数可向前转 90°成颏前位娩出。持续性颏横位不能自然娩出。

（五）产程观察与处理原则

面先露均在临产后发生。当出现产程延长及停滞时，应及时行阴道检查。颏前位，无头盆不称，产力良好，有可能经阴道自然分娩。若出现继发性宫缩乏力，第二产程延长，需产钳助娩，助娩前应行较大会阴切开。发现头盆不称或出现胎儿窘迫征象，以及持续性颏后位、颏横位，应行剖宫产术结束分娩。

五、臀先露

臀先露（breech presentation）是最常见的异常胎位，占妊娠足月分娩总数的 3% ~4%。以骶骨为指示点分为骶左前（LSA）、骶左横（LST）、骶左后（LSP）、骶右前（RSA）、骶右横（RST）、骶右后（RSP）6 种胎位。

（一）病因

1. 胎儿在宫内活动空间过大　经产妇腹壁较松、羊水过多及早产儿羊水相对偏多，胎儿露。易在宫内自由活动形成臀先露。

2. 胎儿在宫腔内活动范围受限　单角子宫、双角子宫及子宫纵隔等子宫畸形、胎儿畸形（无脑儿及脑积水等）、双胎妊娠、羊水过少，以及胎盘附着于宫底及宫角等，易致臀先露。

3. 胎头衔接受阻　骨盆狭窄、前置胎盘、肿瘤阻塞盆腔及巨大儿等，易发生臀先露。

（二）分类

根据胎儿双下肢所取得的姿势分为 3 类。

1. 单臀先露（frank breech presentation）　又称腿直臀先露。胎儿双髋关节屈曲，双膝关节直伸，以臀部为先露。此类最多见。

2. 完全臀先露（complete breech presentation） 又称混合臀先露。胎儿双髋关节、双膝关节均屈曲。以臀部和双足为先露。此类较多见。

3. 不完全臀先露（incomplete breech presentation） 以一足或双足一膝或双膝、一足一膝为先露。膝先露为暂时先露，产程开始后常转为足先露。此类较少见。

（三）临床表现

1. 自觉症状 妊娠晚期胎动时，孕妇常有季肋部胀痛感。

2. 腹部检查 宫底部触到胎头，在耻骨联合上方触到不规则、软而宽的胎臀。胎心听诊在挤左（或脐右）上方最清楚。先露衔接后，胎心听诊以脐下最明显。

3. 阴道检查 宫口扩张2cm以上且胎膜已破时，可直接触及胎臀、外生殖器及肛门或胎足。检查时应注意鉴别胎臀与颜面相鉴别。检查时可触及肛门与两坐骨结节连在一条直线上，手指放入肛门有环状括约肌收缩感，取出手指可见有胎粪，即为胎臀。检查时口与两颧骨突出点呈三角形，手指放入口内可触及齿龈和弓状的下颌骨，甚至有胎儿吸吮手指感觉，为颜面。此外，应鉴别胎足和胎手，胎足趾短而平齐，且有足跟，胎手指长，指端不平齐等（图11－15）。

图11－15 鉴别胎手与胎足

4. 超声检查 确定臀先露类型，估计胎儿大小。

（四）对母婴的影响

1. 对产妇的影响 胎臀形状不规则，前羊膜囊压力不均匀，易发胎膜早破，导致宫内感染。胎臀不能紧贴子宫下段及宫颈内口，易继发性宫缩乏力，产程延长，产后出血。宫口未开全，强行牵拉胎体，容易造成宫颈甚至子宫下段撕裂等。

2. 对胎儿及新生儿的影响 胎膜早破，先露未能紧贴子宫下段及宫颈内口，易发生脐带脱垂，致胎儿窘迫甚至死亡。易发早产儿，低体重儿增多。最后娩出胎头困难，易发生新生儿产伤。脐带脱垂、颅内出血的发病率是头先露的10倍，围生儿的发病率与死亡率均增高。

（五）分娩机制

以骶右前位为例（图11－16）。

1. 胎臀娩出 临产后，胎臀以粗隆间径，衔接于骨盆入口右斜径，并不断下降，前髋下降稍快，在遇盆底阻力后，臀部向母体右前方作45°内旋转，使前髋位于耻骨联合后方，粗隆间径与母体骨盆出口前后径一致。胎体为适应产道弯曲度而侧屈，后臀首先从会阴前缘娩出，胎体稍伸直，使前臀从耻骨弓下娩出。继之，双下肢娩出。胎臀及两下肢娩出后，胎体完成外旋转，使胎背转向前方或右前方。

2. 胎肩娩出 胎体完成外旋转时，胎儿双肩径于骨盆入口以右斜径或横径入盆，并沿此径线逐渐下降。双肩达骨盆底时，前肩向右旋转45°转至耻骨弓下，使双肩径与骨盆出口前后径一致，同时，胎体侧屈使后肩及后上肢从会阴前缘娩出，继之前肩及前上肢从耻骨弓下娩出。

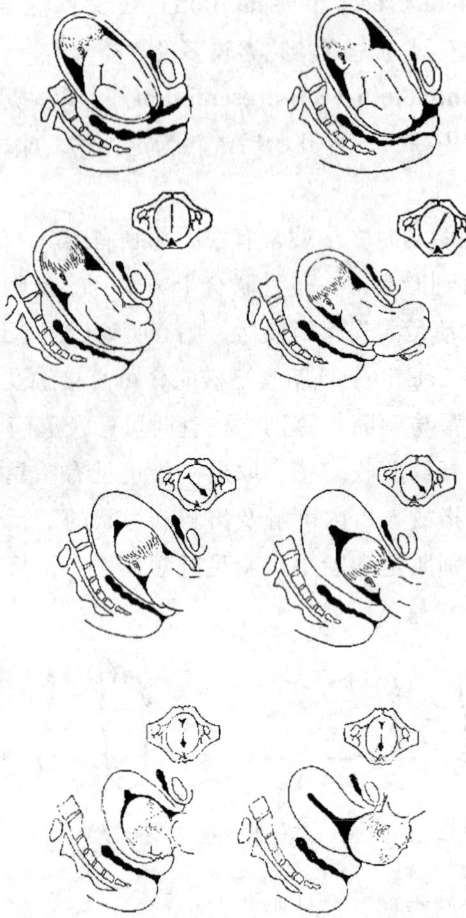

图 11－16　臀位分娩机制

3. 胎头娩出　胎肩通过会阴时，胎头矢状缝衔接于骨盆入口左斜径或横径，并沿此径线逐渐下降，同时胎头俯屈。枕骨达骨盆底时，胎头向母体左前方旋转 45°，使枕骨朝向耻骨联合后方。胎头继续下降，枕骨下凹到达耻骨弓下，以此处为支点，胎头继续俯屈，使颏、面及额部相继自会阴前缘娩出，随后枕部自耻骨弓下娩出。

（六）妊娠期及分娩期观察与处理

1. 妊娠期　妊娠 30 周前，臀先露多能自行转为头先露。妊娠 30 周后仍为臀先露，则应予以矫正。

（1）膝胸卧位　孕妇排空膀胱，松解裤带，双膝跪于床上，身体前俯，胸部尽量贴近床面，大腿与床面垂直（图 11－17），每日 2 次，每次 15min，坚持一周后复查。膝胸卧位可促使胎臀退出盆腔，借助重心的改变，利用胎头与胎背所形成的弧形顺着宫底弧面滑动而完成胎位矫正。临床观察报道，其成功率在 70% 以上。

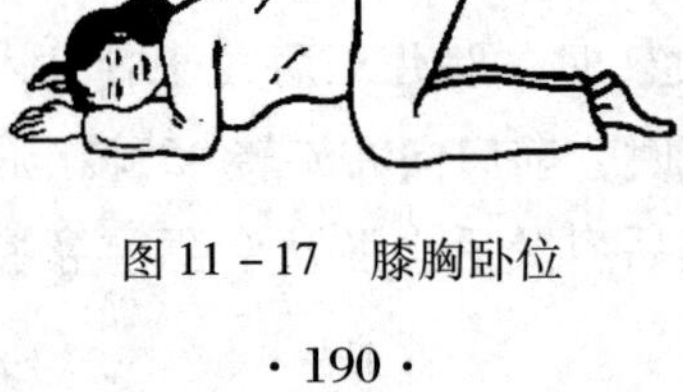

图 11－17　膝胸卧位

（2）激光照射或艾灸至阴穴　激光照射或艾灸两侧至阴穴，每日 1 次，每次 15 ~ 20min，5 次为一疗程。不得使用针灸法。

（3）外转胎位术（external version）　应用上述矫正方法无效者，可于妊娠 32 ~ 34 周时进行外转胎位术。外转胎位术并发症中以胎盘早剥及脐带缠绕最为严重，故应在有条件的医院，由技术熟练的产科医生完成。操作中每 5min 听取胎心一次，发现异常应及时停止转胎术，必要时应考虑恢复原胎位。

2. 分娩期　应根据产妇年龄、胎产次、骨盆类型、胎儿大小、胎儿是否存活、臀先露类型以及有无合并症等，综合考虑，于临产初期尽早决定分娩方式。

（1）剖宫产　足月臀先露，剖宫产的指征是：狭窄骨盆、软产道异常、胎儿体重大于 3500g 、胎儿窘迫、妊娠合并症、高龄初产、B 型超声见胎头过度仰伸、有脐带先露或膝先露、有难产史、不完全臀先露、瘢痕子宫等。

（2）阴道分娩　阴道分娩的条件：①孕龄≥36 周。②单臀先露。③胎儿体重2500 ~ 3500g。④无胎头仰伸。⑤骨盆大小正常。⑥无其他剖宫产指征。

第一产程：产妇应侧卧休息，补充足够的水分和营养保持体力。减少肛查及阴道检查，禁灌肠及缩宫素引产，以预防过早破膜。发现胎膜破裂，应立即听取胎心，行阴道检查以判断有无脐带脱垂。宫口开大 4 ~ 5cm 时，“堵”住外阴，防止胎足脱出阴道，同时，将胎臀“堵”在阴道内，可促进软产道的充分扩张，有利于胎头的顺利娩出。“堵”臀方法：外阴消毒后，当宫缩时，垫无菌巾，用手掌堵住阴道口，宫缩间歇时放松，如此反复，直至宫口开全（图 11 – 18）。堵臀期间严密观察母儿情况，每 10 ~ 15min 听一次胎心，宫口开全，及时助娩胎儿。助娩前要做好接产和新生儿复苏准备。

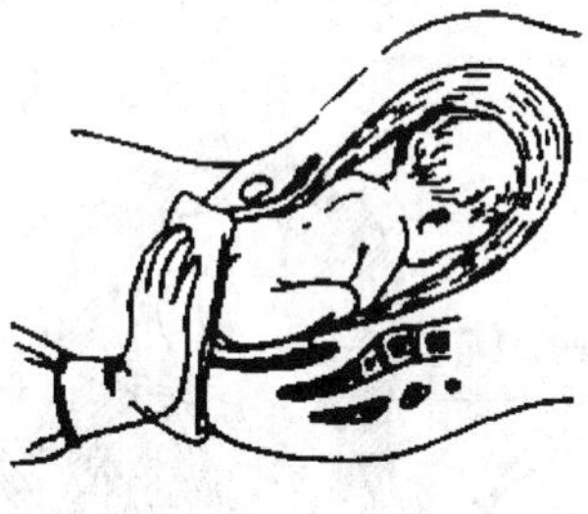

图 11 – 18　“堵”臀方法

第二产程：接产前，应导尿。初产妇应行会阴切开术。臀先露有 3 种分娩方式。①自然分娩。胎儿自然娩出，不需要牵拉，极少见。仅见于经产妇、胎儿小、宫缩强、骨盆宽大者。②臀位助产。当胎臀自然娩出至脐部后，助产者协助娩出胎肩及胎头（详见第十五章第五节）。脐部娩出后，一般应在 2 ~ 3min 内娩出胎头，最长不能超过 8min。③臀牵引术。胎儿全部由接产者牵拉娩出，该方式对胎儿损伤大，一般情况下禁止使用。

第三产程：产程延长易导致子宫收缩乏力，引起胎盘滞留及产后出血。胎盘娩出后，立即肌内注射缩宫素或前列腺素制剂，以防止产后出血。胎盘娩出后应及时检查软产道，发现损伤，及时缝合。产后给予抗生素预防感染。

六、肩先露

胎体横卧于骨盆入口以上，其纵轴与母体纵轴相垂直，先露部为肩时称为肩先露

(shoulder presentation)。占妊娠足月分娩总数的0.25%。以肩胛骨为指示点，分肩左前(LScA)、肩左后(LScP)，肩右前(RScA)和肩右后(RScA)4种胎位。除死胎及早产儿胎体可折叠娩出外，足月活胎不可能经阴道自然娩出。肩先露处理不及时或不当，易造成子宫破裂，严重威胁母儿生命。

(一)病因

基本类同“臀位”。

(二)临床表现

1. 腹部检查 子宫轮廓呈横椭圆形，宫底高度低于孕周，宫底部及耻骨联合上方空虚；母体腹部一侧触及胎头，对侧触及胎臀。肩前位时，胎背朝向母体腹壁，故母体腹壁触及宽大平坦的胎体；肩后位时，则触及不规则的胎儿小肢体。脐周两侧胎心听诊最为清楚。

2. 阴道检查或肛门检查 阴道检查可触到肩胛骨或肩峰、锁骨、肋骨及腋窝。临床上，常以腋窝尖端指向（指向胎儿肩部及头部）及肩胛骨的位置判断胎方位。胎手脱出于阴道口外，可用“握手法”鉴别胎儿左手或右手，检查者只能与胎儿同侧的手相握。

3. 超声检查 确定肩先露及类型。

(三)对母儿的影响

肩先露不能紧贴子宫下段及宫颈内口，容易发生宫缩乏力。胎肩对宫颈压力不均，容易发生胎膜早破。破膜后羊水迅速外流，胎儿上肢或脐带容易脱出，导致胎儿窘迫、死亡。增加产妇手术产，术中、术后出血及感染等概率。

临产后，宫缩不断加强，羊水囊破裂，羊水减少，胎肩及一部分胸廓被挤入盆腔内，胎体折叠弯曲，胎儿颈部被拉长，即形成忽略性肩先露(neglected shoulder presentation)，又称嵌顿性横位（图11－19）。宫缩继续加强，不及时处理，即出现子宫病理性缩复环，甚至子宫破裂。

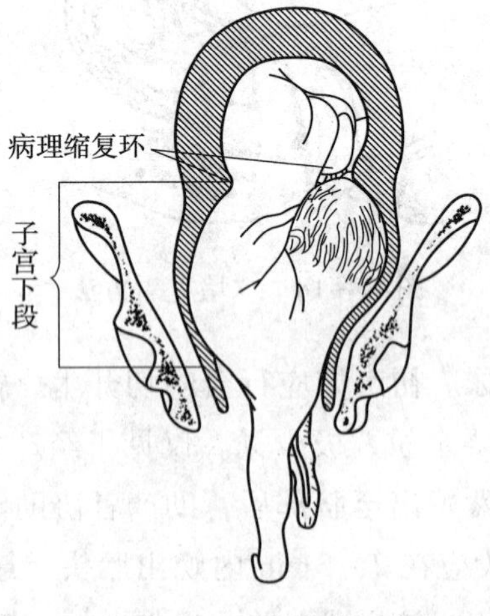

图11－19 忽略性肩先露

(四)妊娠期及分娩期观察与处理

1. 妊娠期 基本同“臀位”。腹壁较松者，指导孕妇包扎腹部，预防或减轻悬垂腹的体征。转胎成功者应包扎腹部固定胎头。肩先露不能纠正者，要提前住院决定分娩方式。

2. 分娩期 根据胎产次、胎儿大小、胎儿是否存活、宫口扩张程度、胎膜是否破裂以及有无并发症等，综合判断以决定分娩方式。

（1）足月活胎，有产科指征者，行择期剖宫产术。

（2）临产后，初产妇、足月活胎、出现先兆子宫破裂或子宫破裂征象，无论胎儿死活，均立即应行剖宫产术。

（3）经产妇、足月活胎，首选剖宫产术。宫口开大 5cm 以上，破膜不久，羊水未流尽，可在硬膜外麻醉或全麻下行内转胎位术，转成臀先露。待宫口开全助产娩出。

（4）双胎妊娠足月活胎，第一胎阴道娩出后第二胎儿为肩先露，可行内转胎位术，转为头或臀位后协助娩出。

（5）胎儿已死，无先兆子宫破裂征象，宫口近开全，在全麻下行断头术或碎胎术。术后检查子宫下段、宫颈及阴道有无裂伤。如有裂伤应及时缝合。

七、复合先露

胎头或胎臀伴有肢体（上肢或下肢）作为先露部同时进入骨盆入口，称为复合先露（compound presentation）。临床以一手或一前臂沿胎头脱出最常见，多发生于早产者，发病率为 0.8%～1.66%。

（一）病因

胎先露部与骨盆入口两者之间存有空隙时，均可发生复合先露。多见于经产妇腹壁松弛、临产后胎头高浮、骨盆狭窄、胎膜早破、早产、双胎妊娠及羊水过多等。

（二）对母儿的影响

仅胎手露于胎头旁，或胎足露于胎臀旁者，多能经阴道顺利分娩。破膜后，上臂或下肢脱出，并与胎头同时入盆，先露下降受阻，可致梗阻性难产，危及母儿安全。产程延长，可出现胎儿窘迫甚至死亡等，亦可发脐带脱垂而导致死产。

（三）临床表现

临产后，产程进展缓慢，行阴道检查时即可发现复合先露。以胎头与手复合先露最为常见，应注意与臀先露及肩先露相鉴别。

（四）产程观察与处理

发现复合先露，首先排除有无头盆不称。确认无头盆不称，可协助产妇取侧卧位，卧向脱出肢体的对侧，肢体常可自然缩回。脱出肢体与胎头已入盆，宫口近开全或开全，可上推肢体，将其回纳，而后经腹部下压胎头，促使胎头下降，产钳助娩。有明显头盆不称或伴有胎儿窘迫征象，则尽早行剖宫产术。

【护理评估】

（一）健康史

了解产妇年龄，既往生育史，有无羊水过多、双胎、骨盆异常及前置胎盘等。

（二）身心状况

（1）行腹部检查，临产后可行阴道检查或肛门检查，以正确判断胎位。

（2）加强产程观察，及时了解胎先露下降及宫口开大情况，注意有无胎膜早破、脐带脱垂，及时发现异常并正确处理。

（3）辅助检查　B 型超声检查能探清胎位、胎儿大小、胎心搏动情况及胎盘的位置。枕后位及枕横位可根据胎头眼眶及枕部位置，能准确探清胎头位置。高直前位时可在母体腹壁正中探及胎儿脊柱，高直后位时在耻骨联合上方探及眼眶反射。高直前（后）位时胎头双顶径与骨盆入口横径一致。

（4）社会心理状况　孕产妇及家属心理反应：孕期未予重视或经处理后效果不佳，临产后，产妇及家属常因重新认识其危险性后，倍感恐惧及焦虑。

【护理问题】

1. 焦虑　与担心胎儿安危、害怕手术有关。

2. 有新生儿受伤的危险　与胎儿脐带脱出，后出头困难及臀助产术有关。

3. 有感染的危险　与胎膜早破、产程延长及手术产有关。

【护理目标】

（1）产妇焦虑、恐惧感减轻。

（2）新生儿安全。

（3）产妇未发生感染。

【护理措施】

1. 一般护理　加强休息，补充营养，防止宫缩乏力。督促产妇每2～4h小便一次。进入产程后，提倡陪伴分娩。

2. 治疗配合　妊娠期积极配合产科医生，开展孕期检查，积极纠正异常胎位。分娩期加强产程监护，发现问题及时汇报处理。

3. 心理护理　助产士语言亲切、态度和蔼，积极宣讲异常胎位相关知识。试产者应及时沟通产程进展及胎儿情况。计划实施剖宫产术者应及时向产妇及其家属解释手术的必要性及可靠性，以增加安全感，消除其恐惧。

4. 健康教育　加强产前检查，尽早发现胎位异常并及时纠正。分娩前已明确异常者，应提前决定分娩方式。一旦临产，应立即住院。

第四节　过度焦虑与恐惧产妇的护理

焦虑与恐惧是一种常见的负性情绪反应，是个体对所面临的潜在威胁产生的一种复杂的心理应激反应。分娩对于孕妇，无论是初产妇还是经产妇而言，是未知的状况。对未知的恐惧与害怕，是一种普遍存在的现象。产妇既因无法确认能否安全度过分娩而担忧，亦为无法确保胎儿安全与健康而烦恼。因此，分娩期妇女情绪复杂，特别是合并异常产科疾病的妇女，其对分娩的恐惧则更加严重。分娩期产妇的恐惧、紧张、焦虑等不良情绪，最易达到高峰。

从心理学的角度上看，分娩是重大应激事件。没有充分的心理准备，产妇的紧张、恐惧和焦虑等不良情绪将伴随产妇进入产程，对产程进展产生重大影响。压力和焦虑将引发神经内分泌系统的连锁反应：激发交感神经系统，使肾上腺素分泌增加，引起心跳加快、心排出量增加及血压上升；去甲肾上腺素分泌增加，周围血管收缩，血液集中于产妇重要脏器，子宫胎盘血液供应减少，影响到胎儿、胎盘、子宫肌层的氧气供应，导致胎儿宫内缺氧。肝脏分解肝糖原增加，释放葡萄糖以满足身体的需要；支气管扩张、呼吸加速，以供应更多的氧气；引发脑垂体释放促肾上腺素，刺激肾上腺皮质释放糖皮质激素，血糖升高。脑垂体释放抗利尿激素以保留水分，排出钾离子，钾的丢失减少子宫肌层的活动。葡萄糖储存减少，子宫收缩时缺乏可供使用的能量。

分娩过程中，产妇所经历的恐惧、焦虑和疼痛形成一个非良性循环，并引起持续、高水平的应激反应，威胁到母婴健康。产妇的焦虑程度越重、应激反应越大，产妇的阵痛越加剧。不断重复上述的机制，最终导致子宫收缩乏力、产程延长及胎儿窘迫等状况。

【护理评估】

（一）健康史

了解年龄、婚姻、文化程度、职业、家庭背景及社会经济状况等，询问孕产史，了解其既往分娩过程，分析产妇对正常分娩的态度，了解产妇及其家属对分娩的期待。了解孕妇平时常用应对焦虑及恐惧的方式方法。

（二）身心状况

在分娩过程中，观察产妇语言和非语言的行为，判断其对疼痛和焦虑的反应，手握拳头、肌肉绷紧僵硬、哭泣、拍打、身体扭动等均提示产妇存在不良情绪。同时，评估产程进展情况和胎儿宫内安危。产妇激动反抗、过度兴奋或过度沉默，均应进一步评估其焦虑程度。

【护理问题】

1. 焦虑 与分娩过程的压力有关。

2. 恐惧 与未知分娩过程和结果有关。

3. 个人应对无效 与过度焦虑及未能运用放松技巧有关。

【护理目标】

（1）产妇的焦虑及恐惧程度减轻。

（2）产妇疼痛减轻。

【护理措施】

1. 一般护理 良好的孕期健康教育能有效地减少分娩的压力。因此，孕妇学校应对孕妇及家属开展健康知识教育的同时，开展心理卫生宣教。提供分娩期间身体上、心理上变化的相关资料，允许产妇至分娩室了解分娩的环境，以减少陌生和未知带来的恐惧感；介绍宫缩及其疼痛情况，指导放松技巧，使孕妇具有控制感并对分娩充满信心。鼓励高危孕妇及过度焦虑的孕妇，在产前练习呼吸运动及放松技巧。产程中，正确指导产妇正常的进食和休息，节省体力及调节精神状态，以降低产妇的阵痛、紧张和焦虑情绪。检查、操作时手法要准确熟练，轻巧柔和，以减少产妇的顾虑。少做或不做不必要的操作。

2. 心理护理 注重交流，及时提供目前产程进展的情况，使产妇感到安慰，减轻心理负担，全身心地投入到分娩中去。第一产程，产妇的内省，常思考、整理思路，准备接受母亲的角色。因此，助产士应尊重产妇，鼓励安慰产妇，认真解答她们的提问。虚心地聆听产妇的述说，并针对其不同心态给予心理咨询和指导，以协助她的角色转换，使产妇以最佳的身心状态进入分娩期。此期，产妇非常关注周围环境，关心发生在自己身上的事，往往将所听到的事联系到自己，助产士应重视自己的态度对产妇心理上的影响，避免造成产妇误解的言行举止。

3. 产程观察及陪伴分娩 在第二产程，护理人员除注意观察先露下降、宫口开大及胎心情况外，还应观察产妇的疼痛程度。分散其注意力以减轻疼痛，同时给予有效的助产操作，指导产妇在宫缩时向下用力，以增加腹压，促进胎儿下降娩出，宫缩间歇时，全身肌肉放松，保存体力，等待下一次宫缩时再屏气用力，然后放松，让产妇觉得自己具有控制力，使产程顺利进展，减少不必要的难产和手术产，降低胎儿窘迫发生率。陪伴产妇非常重要，有专人守护在产妇旁，使产妇感到亲切、信任和安全感。产程开始时，产妇处于兴奋阶段，但当宫缩越来越强而产程进展不显著，她将担心是否能顺产，从而增加恐惧感、降低自信心。助产士应提供一些身体上的照顾，如按摩产妇背部、腰骶部，为产妇擦汗或握住产妇的手等。对于未接受分娩准备指导的孕妇，助产士可在潜伏期简单扼要地说明分娩过程、介绍环境、简单的呼吸运动及放松技巧等，以减轻产妇的紧张、焦虑情绪。

4. 第三产程及产后护理 对产妇的关怀程度通常被新生儿所取代，产妇有被忽略的感觉，甚至觉得悲伤与嫉妒。护理人员应用言行让产妇明白她依旧被关心，理解产妇这种高潮突降与矛盾的心情，并且提供对产妇身心上的照顾以减少产后忧郁症的发生。

5. 健康教育 孕妇应按要求，及时完成孕妇学校学习，了解分娩的正常的生理过程，尽可能消除不应有的焦虑和恐惧心情，掌握分娩时必要的呼吸技术和躯体放松的技术，开设家庭化产房，允许丈夫或家人陪伴。鼓励产妇及其家属在分娩过程中配合产房工作人员，放松心情，迎接新生命的到来。

目标检测

1. 急产是指总产程小于（　　）小时

A. 3　　B. 4

C. 5　　D. 6

E. 7

2. 骨盆入口轻度狭窄，试产，不应超过（　　）小时

A. 2~4　　B. 3~5

C. 4~6　　D. 5~7

E. 6~8

3. 初产妇，第一产程活跃期延长，是指活跃期超过（　　）小时

A. 14　　B. 12

C. 10　　D. 8

E. 6

4. 与中骨盆平面狭窄无关的是

A. 男性骨盆　　B. 内旋转不能

C. 潜伏期延长　　D. 宫颈水肿

E. 第二产程延长

5. 患者，女，29 岁。G_3P_0 40^{+2}周宫内孕 LOA 活胎临产。孕妇于昨日 20：00 分入院待产，入院时查宫口开大 2cm，今 6：00 检查，发现宫缩每 6min 一次，持续约 40s，宫口开大 7cm。正确的描述是

A. 潜伏期延长　　B. 活跃期延长

C. 原发性宫缩乏力　　D. 滞产

E. 产程进展顺利

6. 初产妇，足月临产 9h，述腹痛难忍。检查：宫缩时，宫底部收缩不强，子宫下段较强。宫缩间歇期，子宫壁不能完全放松。宫颈开大 2cm，胎先露"0"，胎心 136 次/分。首先应考虑为

A. 原发性宫缩乏力　　B. 继发性宫缩乏力

C. 协调性宫缩乏力　　D. 协调性宫缩过强

E. 不协调性宫缩过强

7. 患者，女。孕 38 周孕临产 7h，诊断为协调性宫缩乏力，助产士遵医嘱给予缩宫素静滴。不正确的护理措施是

A. 500ml 的葡萄液中加入 2.5U 的缩宫素，以每分钟 8 滴的速度开始滴注

B. 调整滴速维持宫缩每 2～3min 一次，持续 40s

C. 最快滴速不超过 60 滴/分

D. 专人监护

E. 出现宫缩过强、胎心改变时应立即停止静滴缩宫素

8. 患者，女，$G_3P_0 38^{+5}$周宫内孕 LOA 活胎临产，规律腹痛 3h，检查：跨耻征阳性。最佳的处理是

A. 严密观察下待产

B. 指导产妇取半卧位，两腿弯曲，以减少骨盆的倾斜度，促进胎头入盆

C. 静脉缓滴缩宫素

D. 人工破膜

E. 立即剖宫产

9. 患者，女，30 岁。G_1P_0 24 周，行产前检查，发现臀位，孕妇及家属向助产士咨询臀位相关知识，不恰当的解答是

A. 是异常胎位中最为常见的一种

B. 妊娠 30 周前臀先露较多见，妊娠 30 周后多能自然转成头先露

C. 可出现胎膜早破、早产、脐带脱垂和胎儿窘迫等并发症

D. 妊娠 30 周后应予矫正

E. 纠正方法有膝胸卧位及针灸至阴穴

扫码“练一练”

（范继青）

第十二章

分娩期并发症产妇的护理

学习目标

1. 解释常见分娩期并发症疾病概念及病因。
2. 能识别常见分娩期并发症典型个例。
3. 能为常见分娩期并发症产妇制定整体护理方案。
4. 学会为分娩期并发症产妇开展针对性的健康教育。

第一节　胎膜早破

胎膜早破（premature rupture of membrane，PROM）指临产前胎膜自然破裂。足月胎膜早破指妊娠满37周在临产前发生的胎膜破裂，发生率10%；未足月胎膜早破（preterm premature rupture of membrane，PPROM）指在妊娠20周以后、未满37周在临产前发生的胎膜破裂，发生率为2.0%～3.5%。胎膜早破可引起早产、胎盘早剥、羊水过少、脐带脱垂、胎儿窘迫和新生儿呼吸窘迫综合征，孕产妇及胎儿感染率、围生儿病死率显著升高。

（一）病因

导致胎膜早破的因素很多，常是多因素相互作用的结果。

1. 生殖道感染　病原微生物上行性感染，引起胎膜炎，使胎膜局部张力下降而破裂。

2. 胎膜受力不均　头盆不称、胎位异常使胎先露部不能衔接，前羊膜囊承受压力不均，导致胎膜破裂。

3. 羊膜腔压力增高　双胎妊娠、羊水过多及巨大儿等导致宫内压力增加，覆盖于宫颈内口处的胎膜为薄弱环节而易发生破裂。

4. 营养因素　缺乏维生素C、锌及铜，使胎膜抗张能力下降易破裂。

5. 其他　细胞因子IL-6、IL-8及TNF-α升高，激活溶酶体酶，破坏羊膜组织导致胎膜早破。宫颈内口松弛、人工剥膜、妊娠晚期性交或创伤等均可导致胎膜早破。

（二）对母儿的影响

1. 对孕产妇的影响　破膜后，容易导致病原微生物经阴道上行感染，感染率及程度与破膜时间有关，破膜超过24h，感染率增加5～10倍；羊膜腔感染易发生产后出血。另外，突然破膜，羊水大量流出，可引起胎盘早剥。

2. 对胎儿、新生儿影响 有资料报道，胎膜早破者围生儿死亡率为2.5%～11%。胎膜早破常诱发早产，早产儿易发生呼吸窘迫综合征；并发绒毛羊膜炎，易引起新生儿吸入性肺炎，严重者发生败血症、颅内感染等危及新生儿生命。胎膜早破引起脐带受压、脐带脱垂，导致胎儿窘迫。破膜时孕周越小，胎肺发育不良发生率越高；胎膜早破后，羊水不断外流，导致羊水过少程度重，可出现明显胎儿宫内受压致身体发育畸形，如双侧面部或臀部不对称、铲形手等。

【护理评估】

（一）健康史

详细询问与胎膜早破有关的既往史与现病史，了解诱发胎膜早破的原因，确定孕周、破膜时间、破膜后处理情况、有无宫缩及宫内感染发生。

（二）身体状况

1. 症状 孕妇突感有较多液体自阴道流出，继而少量、间断性排出，当咳嗽、打喷嚏、大笑等腹压增加时，即有液体流出。

2. 体征 肛诊时上推胎先露部时，见阴道流液量增多。阴道窥器检查见阴道后穹隆处羊水积聚或有羊水自宫口流出，即可确诊胎膜早破。阴道流液有臭味，并有发热、母儿心率增快和子宫压痛，应考虑羊膜腔感染。检查应注意判断是否并发脐带脱垂。

3. 辅助检查

（1）阴道液酸碱度检查 正常阴道液pH为4.5～5.5，羊水pH为7.0～7.5。检查阴道流出液pH≥6.5，为阳性，准确率90%；血液、尿液、宫颈黏液、精液及细菌污染可出现假阳性。

（2）阴道液涂片检查 阴道液干燥片镜检见羊齿植物叶状结晶或胎儿上皮细胞，判定为羊水，准确率95%。

（3）胎儿纤维连结蛋白（fetal fibronectin，fFN）测定 妊娠20周后，宫颈及阴道分泌物内fFN含量>0.05mg/L者，易发生胎膜早破。

（4）B超检查 连续检查羊水量减少可协助诊断。

（5）羊膜镜检查 可直视胎先露部，见不到前羊膜囊，即可确诊胎膜早破。

（6）羊膜腔感染监测 ①羊水细菌培养。②羊水涂片革兰染色检查细菌。③羊水IL－6测定：IL-6>7.9ng/ml，提示羊膜腔感染。④血C－反应蛋白>8mg/L，提示羊膜腔感染。

4. 社会心理状况 突然发生不可自控的阴道流液，孕妇可能出现惊惶失措、焦虑不安，担心胎儿安全及自身健康。部分孕妇开始设想胎膜早破带来的种种后果，产生恐惧心理。重点评估孕妇的心理反应、情绪状态及社会支持系统状况。

【护理问题】

1. 有感染的危险 与胎膜破裂后，下生殖道内病原体上行感染有关。

2. 有胎儿受伤的危险 与脐带脱垂或早产儿肺发育不成熟等有关。

3. 焦虑 与担心胎儿能否存活及自身健康有关。

【护理目标】

（1）孕妇未发生感染或感染被及时发现和处理。

（2）胎儿未发生并发症或并发症被及时发现和处理。

（3）孕妇焦虑程度减轻，能正确面对病情。

【护理措施】

1. 一般护理 胎膜早破胎先露未衔接者绝对卧床休息，取左侧卧位，注意抬高臀部，避免增加腹压的动作，防止脐带脱垂。协助孕妇做好生活护理，如洗漱、进食及穿脱衣等。保持外阴清洁，用消毒液每日擦洗 2 次，便后及时擦洗，使用并及时更换消毒会阴垫，避免不必要的肛门及阴道检查。

2. 治疗配合 治疗原则是：根据胎膜早破发生的时间、胎儿成熟度及有无并发症等因素，选择治疗方法。

（1）期待治疗　适用于妊娠 28～35 周、胎肺不成熟、无感染征象和胎儿窘迫的孕妇。具体方法：①防治脐带脱垂（详见本章第三节脐带脱垂）。②预防感染，破膜超过 12h 者，给予抗生素预防感染。③抑制宫缩（参见本章第二节早产）。④促进胎儿肺成熟（参见本章第二节早产）。⑤纠正羊水过少：妊娠 <35 周、羊水明显减少者，可行经腹羊膜腔输液，有助于胎肺发育，避免脐带受压。

（2）终止妊娠　①自然流产或人工流产。妊娠 <24 周的孕妇应终止妊娠。②阴道分娩：足月胎膜早破、宫颈成熟者，可以进行观察，一般在破膜后 12h 内自然临产，12h 内未临产者，给予药物引产；妊娠 >35 周、胎肺成熟、宫颈成熟且无禁忌证者，行引产。③剖宫产：胎肺已成熟、有明显感染征象或伴有胎儿窘迫、胎位异常或胎头高浮或宫颈不成熟者，抗感染同时行剖宫产术终止妊娠，并做好新生儿复苏准备。

3. 病情观察 密切观察体温、脉搏、阴道流液性状和白细胞计数，及时发现感染征象。严密监测胎动及胎心率的变化，注意羊水性状、颜色和气味等，了解胎儿宫内安危情况。借助 B 超或羊水检测，了解胎儿成熟度。

4. 心理护理 鼓励孕妇及家属表达其担忧的问题和心理感受，给予科学的解释和疏导，鼓励正确面对现实。帮助孕妇及家属做好迎接新生儿的准备，指导早产儿护理方法，缓解其焦虑情绪。

5. 健康教育

（1）重视妊娠期卫生保健，加强产前检查，尽早治疗下生殖道感染，及时矫正异常胎位。

（2）妊娠后期禁止性生活，避免负重及腹部受碰撞。

（3）宫颈内口松弛者，妊娠 14～18 周行宫颈环扎术并卧床休息。

（4）注意营养平衡，补充足量的维生素、钙、锌及铜等营养素。

（5）一旦发生胎膜早破应立即平卧，抬高臀部，勿直立行走，及时抬送医院。

【护理评价】

（1）孕产妇体温正常，白细胞计数正常，未发生感染或感染被及时发现和处理。

（2）胎儿未发生并发症或并发症被及时发现和处理。

（3）孕妇焦虑程度减轻，主动配合治疗及护理。

第二节 早 产

早产（preterm labor）指妊娠满28周至不满37周之间分娩者。早产娩出的新生儿称为早产儿，出生体重多小于2500g，各器官发育尚不健全，新生儿发病率与死亡率高，出生1岁以内死亡的婴儿约2/3为早产儿。目前国内早产占分娩总数5%～15%。近年早产儿的治疗及监护手段不断进步，其生存率明显提高，伤残率下降。

（一）分类及原因

早产按原因分为3类。

1. 自发性早产（spontaneous preterm labor） 为最常见的类型，约占45%。

（1）发生的机制　主要为：①孕酮撤退。②缩宫素作用。③蜕膜活化。

（2）高危因素　早产史、妊娠间隔短于18个月或大于5年、早孕期有先兆流产、细菌性阴道病、宫内感染、每日吸烟≥10支、酗酒、贫困或低教育人群、孕期高强度劳动、子宫过度膨胀及胎盘因素（如前置胎盘、胎盘早剥、胎盘功能减退等），近年发现某些免疫调节基因异常可能导致自发性早产。

2. 未足月胎膜早破早产 其原因包括：PPROM史、体重指数（BMI）$<19.8kg/m^2$、营养不良、吸烟、细菌性阴道病、宫内感染、宫颈功能不全、子宫畸形（如中隔子宫、单角或双角子宫等）、子宫过度膨胀及辅助生殖技术受孕等，引起未足月胎膜早破而致早产。

3. 治疗性早产（preterm birth for medical and obstetrical indications） 指由于母体或胎儿的健康原因不允许继续妊娠，在未足37周时，采取引产或剖宫产终止妊娠。治疗性早产常见指征为子痫前期、前置胎盘出血、胎盘早剥、羊水过多或过少、母儿血型不合溶血等异常妊娠、胎儿窘迫、胎儿生长受限、胎儿先天缺陷及其他不明原因产前出血等。

（二）对母儿的影响

孕妇常合并胎膜早破，易引起感染。新生儿系早产儿，各器官发育尚不健全，肺部发育不成熟易发生新生儿呼吸窘迫综合征，新生儿发病率与死亡率增高。

【护理评估】

（一）健康史

询问孕妇的年龄、职业、妊娠周数、生育史及疾病史等。核实预产期，了解有无胎膜早破、感染、妊娠并发症或合并症、过劳、外伤及精神创伤等早产的高危因素。

（二）身体状况

1. 症状与体征 主要表现为子宫收缩，初为不规则宫缩，常伴有少量阴道流血或血性分泌物，之后发展为规则宫缩，伴有宫颈管消退和宫颈口扩张，其过程与足月临产相似，临床上分为先兆早产和早产临产两个阶段。

（1）先兆早产　妊娠满28周至不足37周，出现至少10min 1次的规律宫缩，伴宫颈管缩短。

（2）早产临产　妊娠满28周至不足37周，出现规律宫缩（20min≥4次，或60min≥8次），伴有宫颈管缩短≥80%，宫颈口扩张1cm以上。

2. 辅助检查

（1）阴道B超检查　了解宫颈长度及宫颈内口漏斗形成情况，是近年来预测早产的常用方法。

（2）胎儿纤维连结蛋白（fFN）检测　用于预测胎膜早破的发生。妊娠20周后，宫颈、阴道分泌物中 fFN >0.05mg/L，提示胎膜与蜕膜分离，有早产的可能。

（3）胎儿电子监护、B 超等检查　了解胎儿宫内状况及胎儿成熟度。

3. 社会心理状况　妊娠未足月的突然临产，孕妇尚未做好分娩准备，加之担心胎儿健康与安危，常会有紧张、焦虑不安。早产已不可避免的孕妇，会不自觉地把一些相关的事情与早产联系起来而产生愧疚和自责感。重点评估产妇对早产相关知识的认知状况、心理反应、情绪状态及社会支持系统状况。

【护理问题】

1. 有新生儿受伤的危险　与早产儿发育不成熟有关。

2. 焦虑　与担心早产儿的预后有关。

【护理目标】

（1）新生儿未发生因护理不当导致的并发症。

（2）孕产妇焦虑程度减轻，能正确面对病情。

【护理措施】

1. 一般护理　宫缩较频繁而宫颈无改变、阴道分泌物 fFN 阴性者，不必卧床和住院，但应适当减少活动的强度，避免长时间站立。宫颈已有改变的先兆早产者，需住院并相对卧床休息。已早产临产，应绝对卧床休息。

2. 治疗配合　治疗原则为：胎膜完整、胎儿存活，无胎儿窘迫、严重妊娠合并症及并发症者，尽量保胎至 34 周。

（1）促胎肺成熟治疗　妊娠 <35 周，1 周内有可能分娩的孕妇，遵医嘱应用糖皮质激素促胎儿肺成熟，地塞米松注射液 6mg，肌内注射，每 12 小时一次，共 4 次。

（2）抑制宫缩治疗　抑制宫缩是提高早产治疗效果的关键措施。对先兆早产者，能明显延长孕周；早产临产者，可能延长孕龄 3～7 日，为促胎肺成熟治疗和糖皮质激素宫内转运赢得时机。包括：①β 肾上腺素受体激动剂。通过作用于子宫平滑肌的 β 受体，抑制子宫平滑肌收缩；常见不良反应有孕妇及胎儿心率增快、心肌耗氧量增加，血糖升高、水钠潴留、血钾降低等，严重时危及母亲生命，合并心脏病、高血压、未控制的糖尿病和并发重度子痫前期、明显产前出血等孕妇慎用或禁用；用药期间需密切监测生命体征和血糖情况；常用药物利托君，100mg 加于 5% 葡萄糖注射液 500ml 静脉滴注，待宫缩抑制后，遵医嘱改为口服。②硫酸镁。高浓度的镁离子直接作用于子宫平滑肌而抑制子宫收缩；因抑制宫缩所需的血镁浓度与中毒浓度接近，肾功能不良、肌无力、心肌病患者禁用（参见第九章第五节妊娠期高血压疾病）。③钙通道阻滞剂。常用药物为硝苯地平，其抗早产的作用比利托君更安全、更有效；10mg 口服，每 6～8h 1 次，密切注意孕妇心率及血压变化；已用硫酸镁者慎用。④前列腺素合成酶抑制剂。此类药物有严重副作用，故仅在孕 32 周前短期选用；常用药物为吲哚美辛，用药过程中需密切监测羊水量及胎儿动脉导管血流。⑤其他。阿托西班是一种缩宫素的类似物，其抗早产的效果与利托君相似，但副作用少，在欧洲国家广泛使用。

（3）控制感染　根据药敏试验选用对胎儿安全的抗生素。对未足月胎膜早破者，预防性使用抗生素。

3. 病情观察　严密观察胎心音、腹痛、阴道流血及宫颈口扩张情况。密切观察体温、脉搏、阴道流液性状和白细胞计数，必要时进行阴道分泌物细菌学检查或羊水感染指标相关检查，及时发现感染征象。

4. 终止妊娠　早产已不可避免，应尽早决定合理的分娩方式。终止早产治疗指征：①早产已不可避免或有宫内感染者等。②继续妊娠对孕妇和胎儿的危害大于胎肺成熟对胎儿的好处。③孕周已达34周，无并发症者，应停用抗早产药，顺其自然，不必干预，只需密切监测胎儿情况即可。

（1）剖宫产　有产科指征，如胎位异常，选择剖宫产者，做好剖宫产手术护理。

（2）阴道分娩　大部分早产儿可经阴道分娩，加强产程护理。临产后慎用吗啡、哌替啶等抑制新生儿呼吸中枢的药物；产程中给予产妇吸氧，密切观察胎心变化（可持续胎心监护），做好早产儿抢救准备，如备好新生儿辐射台、保温箱及急救药物等；不提倡常规会阴切开，也不支持使用无指征的产钳助产术。

（3）早产儿应延长至分娩60秒后断脐，可减少新生儿输血需要和脑室内出血发生率。

5. 早产儿护理　密切观察早产儿的面色、呼吸、心率及大小便等情况，注意保暖。遵医嘱给予抗生素及维生素 K_1，防止感染、颅内出血。

6. 心理护理　多陪伴孕妇，多与其交谈，鼓励孕妇及家属表达其担忧的问题和心理感受，给予心理支持。帮助孕妇及家属做好迎接新生儿的准备，指导早产儿护理方法，缓解其焦虑情绪。

7. 健康教育

（1）定期产前检查，注意孕期卫生，积极治疗泌尿生殖道感染，妊娠后期禁止性生活，避免负重及腹部受碰撞等导致胎膜早破。

（2）对高危孕妇，应定期行风险评估，及时处理。

（3）加强对高危妊娠的管理，积极治疗妊娠合并症或并发症，减少治疗性早产率，提高治疗性早产的新生儿生存率。

（4）宫颈功能不全者，应于14～18周行宫颈环扎术。怀疑宫颈功能不全，尤其孕中、晚期宫颈缩短者，选用药物或宫颈环扎术等方法延长孕周。

第三节　脐带脱垂

脐带脱垂（prolapse of umbilical cord）指胎膜破裂脐带脱出于宫颈口外，降至阴道内甚至露于外阴部者（图12－1）。胎膜未破，脐带位于胎先露部前方或一侧，称为脐带先露（presentation of umbilical cord）或隐性脐带脱垂（图12－2）。

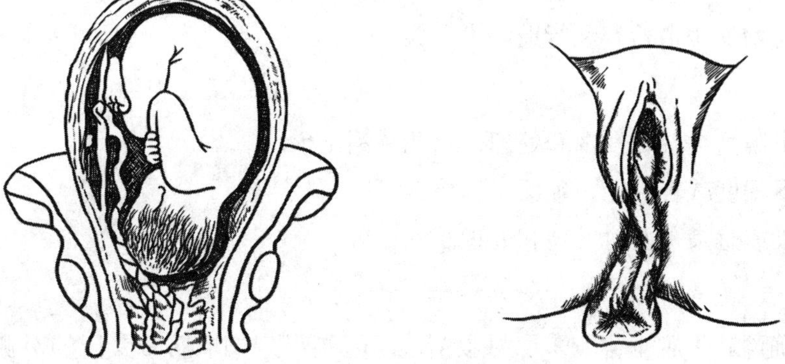

脐带脱垂于阴道　　脐带脱垂于会阴

图12－1　脐带脱垂

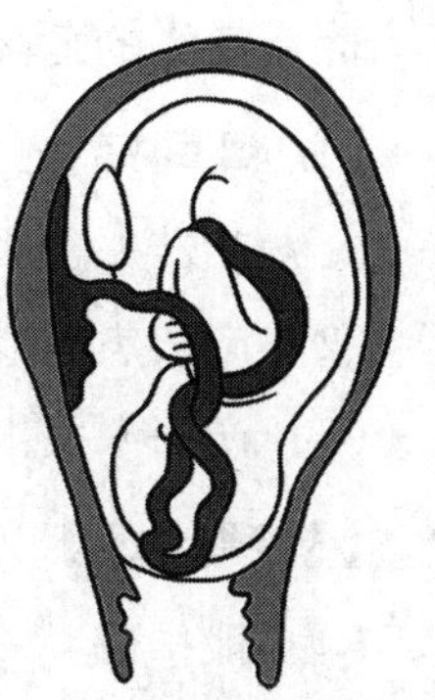

图12－2　脐带先露

（一）病因

凡引起胎先露不能衔接的因素，均可造成脐带脱垂。

1. 胎头未衔接　如骨盆狭窄及头盆不称等。

2. 胎位异常　如臀先露、肩先露及枕后位等。

3. 其他　如胎儿过小、羊水过多、脐带过长、脐带附着异常及低置胎盘等。

（二）对母儿的影响

1. 对孕妇的影响　剖宫产率及手术助产率增加，孕妇产道损伤与感染的机会相应增加。

2. 对胎儿的影响　对胎儿危害很大。脐带先露者，宫缩时胎先露部下降，一过性压迫脐带导致胎儿缺氧，出现胎心率异常。胎先露部已衔接、胎膜已破者，脐带受压于胎先露部与骨盆之间，血液循环受阻，引起胎儿窘迫，甚至胎心完全消失；以头先露最严重，肩先露最轻；脐带血流阻断超过7～8min，可导致胎死宫内。

【护理评估】

（一）健康史

询问有关骨盆、胎儿大小、胎位及羊水等产前检查结果。重点了解有无骨盆狭窄、胎位不正、头盆不称及羊水过多等易发生脐带脱垂的因素。

（二）身体状况

1. 症状　发生胎儿窘迫时，孕妇自觉胎动改变，初期胎动频繁，继而减弱，甚至消失。

2. 体征　发生胎儿窘迫时，检查胎心率变慢且不规则，改变孕妇体位，上推胎先露部及抬高臀部后胎心率迅速恢复。阴道检查，在胎先露部旁（或其前方）或阴道内触及有搏动的条索状物，甚至直接见脐带脱出于外阴。

3. 辅助检查

（1）胎儿电子监护　出现变异减速，说明有脐带受压。

（2）B超及彩色多普勒超声检查　有助于确定脐带的位置。

4. 社会心理状况　病情突然急转直下，产妇及家属预感到脐带受压对胎儿生命的威胁，常有惊惶失措、焦虑不安。胎儿死亡时，会出现极度恐惧和悲伤。重点评估产妇及家属的心理反应、情绪状态。

【护理问题】

1. 有胎儿受伤的危险　与脐带受压胎儿血液循环受阻有关。

2. 焦虑或恐惧　与担心胎儿的生命安全有关。

3. 有感染的危险　与增加阴道检查和行助产术有关。

【护理目标】

（1）脐带先露或脐带脱垂被及时发现和处理，胎儿顺利出生。

（2）产妇焦虑或恐惧程度减轻，能正确面对病情。

（3）产妇未发生感染或感染被及时发现和处理。

【护理措施】

1. 一般护理　一旦确诊脐带脱垂，应采取急救措施。①指导产妇取脐带受压的对侧卧位或取头低臀高位；必要时用手将胎先露部推向骨盆入口以上，术者的手保持在阴道内，使胎先露部不能再下降，以缓解或减轻脐带受压。②立即吸氧。

2. 治疗配合　根据脐带先露或脱垂的情况、产程进展及胎儿情况等，选择终止妊娠的方式，及时行助产术或剖宫产术迅速结束分娩，设法减少脐带受压的同时，尽快娩出胎儿，做好术前准备和抢救新生儿窒息的准备。

（1）阴道分娩处理　①脐带先露，经产妇、胎膜未破且宫缩良好者，取头低臀高位，密切观察胎心率，等待胎头衔接，胎心持续良好，产程进展顺利，则可经阴道分娩。②脐带脱垂，宫颈口开全、胎头已入盆者，行产钳术；臀先露行臀牵引术。③脐带脱垂，胎心已消失、脐带搏动也消失者，等待经阴道自然分娩。

（2）剖宫产治疗　①脐带先露，初产妇或足先露或肩先露者，应行剖宫产术。②脐带脱垂，胎儿存活者，宫颈口未开全者，应用抑制子宫收缩的药物，严密监测胎心，同时尽快行剖宫产术。

（3）控制感染　应用抗生素控制感染。

3. 病情观察　严密监测胎心的变化，观察宫缩及产程进展情况。密切观察体温、脉搏、呼吸和白细胞计数，及时发现感染征象。

4. 心理护理　耐心听取产妇及家属对胎儿的担心，对于其焦虑或恐惧情绪给予理解和安慰。向产妇及家属解释脐带脱垂的病情及治疗方法，交代有可能造成胎儿死亡，让其做好心理准备，正确面对现实，争取其积极配合治疗。待产妇病情稳定后与其共同制订康复计划，针对产妇具体情况提供健康教育与出院指导。

5. 健康教育

（1）加强产前检查，及时发现并纠正胎位异常。借助超声检查尽早发现脐带先露。对临产后胎先露部迟迟不入盆、异常胎位者，应卧床休息，尽量不做或少做肛查或阴道检查；严密观察胎心变化，早期发现脐带先露或脐带脱垂。

（2）严格掌握人工破膜适应证和操作方法，人工破膜应在宫缩间歇期进行，采取高位破膜，让羊水缓慢流出。

（3）胎膜早破胎先露部未衔接者绝对卧床休息，注意抬高臀部，避免增加腹压的动作。

（4）为产妇提供产褥期的休养计划。

第四节　软产道损伤

分娩时软产道损伤，最常见为会阴及阴道裂伤，其次为宫颈裂伤。单纯的会阴损伤称为会阴裂伤（perineal laceration）；会阴裂伤伴有阴道下段裂伤称为会阴阴道裂伤（colpoperineal laceration），临床多见；单独阴道损伤而不伴有会阴或宫颈损伤在临床少见。初产妇分娩，宫颈口3点与9点处有裂伤，裂口长度不超过1cm，通常无活动性出血，产后常很快自然愈合。临床上，将宫颈裂伤口 >1cm，且伴有不同程度的出血者，称为宫颈裂伤（cervical laceration）。较深的宫颈裂伤，可延至阴道穹窿部、阴道上1/3段或子宫下段。

（一）病因

1. 产程进展过快　急产或滥用缩宫素、第二产程产妇用力过猛，子宫颈口未开全或会阴与阴道未充分扩张时，胎儿快速娩出导致发生撕裂。

2. 产程过长　软产道受压水肿，伸展性变小，易发生撕裂。

3. 胎儿与产道不适应　巨大儿，胎头过大而软产道狭窄。胎位不正，如枕后位、面先露等，胎头以较大周径通过产道，使产道过于膨胀，易发撕裂。

4. 局部病变 宫颈瘢痕、慢性炎症、水肿及坚韧等宫颈病变，会阴发育不良，会阴体过长、组织肥厚、炎症及陈旧性瘢痕等会阴异常，阴道横膈或纵膈等，局部组织缺乏弹性，或软产道静脉曲张，分娩时易发裂伤。

5. 手术助产损伤 产钳术、胎头吸引术、臀牵引和臀位助产术等手术过程中，操作方法不当，可引起宫颈、阴道及会阴裂伤。

6. 其他 过分保护会阴，将胎头推向前方或过早使胎头仰伸，引起前庭、小阴唇裂伤。初产妇施行阴道助产术未做会阴切开，或会阴侧切术切口过小，会阴正中切开术后会阴保护不当，均可引起会阴或阴道裂伤。

（二）对产妇的影响

严重裂伤者，可引起产后出血，造成休克，危及产妇生命。宫颈裂伤日后易形成慢性宫颈炎、宫颈功能不全及宫颈瘢痕狭窄等。会阴阴道裂伤未经修补者，泌尿生殖膈完整性被破坏，产后易引起子宫脱垂及阴道壁膨出。

【护理评估】

（一）健康史

询问孕妇年龄、孕产史和此次妊娠经过。了解有无导致软产道损伤的因素，如会阴、阴道及宫颈瘢痕，会阴发育不良，水肿，巨大儿，胎位异常，急产，产程延长和阴道助产术等。

（二）身体状况

1. 症状与体征

（1）阴道流血 胎儿娩出前后、胎盘剥离前及胎盘娩出后阴道有鲜红色血液持续流出。

（2）宫颈裂伤伤口 产后行阴道检查，用两把卵圆钳交替夹住宫颈，环绕宫颈口检查一周，特别注意宫颈两侧有无裂伤。宫颈裂伤多为纵行伤口，位于3点或9点处，环形裂口少见，严重裂伤可达阴道穹隆及子宫下段，甚至盆壁。

（3）会阴部撕裂感 会阴裂伤发生在第二产程胎头着冠时，接生者可察觉会阴部撕裂感。

（4）会阴、阴道裂伤伤口 产后检查外阴、阴道可见伤口。检查时仔细辨清解剖关系，明确损伤程度。检查可见会阴部消失，肛门后面皮肤呈放射状皱纹，括约肌断端退缩处在肛门两侧形成小凹陷；肛查时嘱患者向内缩肛，判断其括约肌的控制功能；直肠有裂伤者，可见直肠黏膜呈红色、向外翻出。会阴、阴道裂伤，按会阴及阴道壁损伤的程度分为4度（图12－3）。

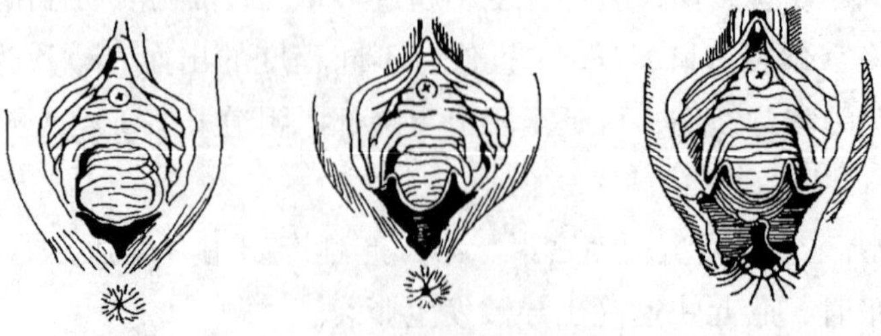

(a) Ⅰ度裂伤　(b) Ⅱ度裂伤　(c) Ⅲ度、Ⅳ度裂伤

图12－3　会阴、阴道裂伤分度

Ⅰ度裂伤：指会阴部皮肤、阴唇系带、阴道前庭或阴道黏膜等处撕裂，未伤及肌肉层，伤口较浅，除累及曲张静脉者外，一般出血不多。

Ⅱ度裂伤：指裂伤已达到会阴体筋膜及肌层，如球海绵体肌、会阴浅横肌、会阴深横肌等，未伤及肛门括约肌；此类裂伤多数呈向上与向两侧的方向延及阴道后壁两侧沟，严重者可达到侧穹隆，出血较多。如阴道后壁两侧沟均发生撕裂，可使阴道后壁下段黏膜呈舌片状。

Ⅲ度裂伤：指裂伤向会阴深部扩展，肛门外括约肌已断裂，直肠黏膜尚完整。

Ⅳ度裂伤：指裂伤累及直肠阴道隔、直肠壁，肛门、直肠和阴道完全贯通，直肠肠腔外露，组织损伤严重，为最严重的会阴、阴道裂伤，但出血量可不多。

（5）外阴、阴道血肿　产妇无明显的阴道流血，但却出现失血征象，局限的小血肿失血征象可不明显。外阴血肿，检查可见局部肿胀隆起，皮肤呈暗紫色，有触痛及波动感。阴道血肿，产后当时不易发现，较大血肿，可压迫膀胱和直肠，出现排尿困难及肛门胀痛；阴道检查可发现血肿包块。

2. 辅助检查　血常规、血型及出凝血时间检查。

3. 社会心理状况　单纯会阴裂伤，及时缝合止血，无不良影响。严重的会阴、阴道或宫颈裂伤，出血较多，产妇因失血较多危及生命，修补缝合困难，产妇担心影响肛门括约肌功能及术后愈合等，而表现出烦躁、焦虑不安。重点评估产妇对软产道损伤的认知程度、心理反应。

【护理问题】

1. 组织完整性受损　与裂伤程度及愈合情况有关。

2. 有感染的危险　与伤口可能被污染有关。

3. 有尿失禁或排便失禁的危险　与裂伤损伤尿道括约肌或肛门括约肌有关。

4. 焦虑　与担心术后愈合及对性生活的影响有关。

【护理目标】

（1）产妇会阴、阴道裂伤按解剖关系缝合，伤口愈合良好。

（2）产妇术后未发生感染或发生感染被及时发现和处理。

（3）产妇术后能自主控制大小便。

（4）产妇焦虑程度减轻，积极配合治疗和护理。

【护理措施】

1. 一般护理　观察生命体征，注意保暖，及时建立补液通道，防治失血性休克。

2. 治疗配合　治疗原则是：软产道损伤应彻底止血，按解剖层次逐层缝合裂伤，术后注意控制感染。软产道血肿应切开血肿、清除积血，彻底止血缝合，必要时可置橡皮引流。裂伤缝合应在胎盘娩出后进行，避免需要做宫腔内操作时，影响探查及裂伤愈合。缝合时应有充分的光线照明，利于查清损伤部位及按解剖层次缝合。

宫颈裂伤 < 1cm 且无活动性出血不需缝合。裂伤 > 1cm 且有活动性出血应立即缝合。方法及配合：首先查清裂伤部位。用两把无齿卵圆钳钳夹裂口两侧，向下牵引，直至见到撕裂伤口的顶端。用吸收线（或0号铬制肠线）先在裂口顶端以上0.5cm缝合第1针作为牵引，然后自上而下做全层间断缝合（图 12－4），下端最后 1 针要距离宫颈伤口下端约 0.5cm，避免产后宫颈回缩而引起宫颈狭窄。裂伤累及子宫下段，缝合时应避免损伤膀胱和输尿管，必要时可经腹修补。宫颈裂伤合并阴道穹隆部裂伤应一并缝合，向上延伸至子宫下段者，应立即行剖腹探查术。

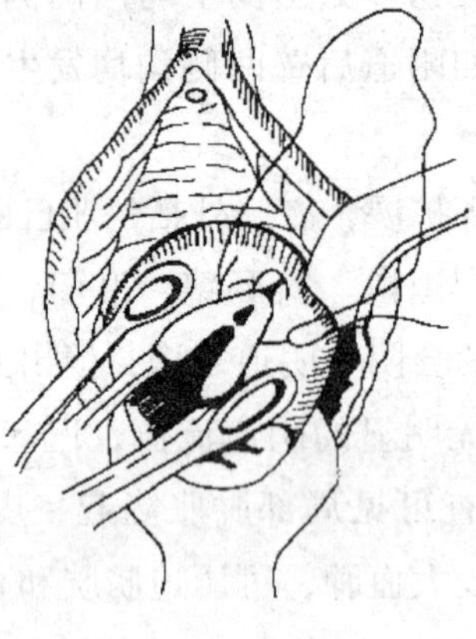

图 12－4　子宫颈裂伤缝合

会阴阴道裂伤伤口缝合方法：缝合前，将 1 块纱布放入阴道，便于暴露清楚伤口，并阻挡子宫内流出的血液影响缝合。缝合时，仔细辨清解剖关系，以处女膜痕为标志，将组织对合整齐，逐层缝合，不留空隙或死腔，彻底止血；同时缝合不宜过紧过密，以免影响组织的血液供应，避免遗留较多的缝线异物，引起伤口愈合不良。阴道前壁撕裂处接近尿道口，缝合前应放置导尿管，使尿道口容易辨认，避免损伤尿道。一般阴道裂伤伤口，用可吸收线（或 0～00 号铬制肠线）行连续或间断缝合，第一针应超过伤口顶端，不留死腔，保证止血彻底，同时避免缝线穿透直肠黏膜；尿道口附近的黏膜撕裂，用可吸收线（或 0～00 号铬制肠线）做间断缝合；会阴皮肤及皮下组织用可吸收线（或 1 号或 0 号细丝线）做间断缝合。Ⅲ、Ⅳ度裂伤，缝合前先消毒伤口及局部浸润麻醉，再进行修补；有直肠壁裂伤者，先行直肠修补术，用可吸收线（或 00 号铬制肠线）间断缝合直肠壁裂口，注意缝线不要穿透直肠黏膜，再用鼠齿钳寻找、钳夹与拉拢肛门括约肌的两个断端，用 0 号或 1 号铬制肠线或粗丝线“8”字缝合，然后用可吸收线（或 00 号铬制肠线）缝合肛提肌、会阴深浅横肌及球海绵体肌等组织，最后逐层缝合阴道黏膜、会阴皮肤及皮下组织。缝合完毕，取出阴道内纱布，常规检查阴道，对合伤口皮肤；最后肛门指诊检查有无缝线穿透直肠壁，有缝线穿透直肠壁者，应立即拆除重缝，防止感染和直肠阴道瘘等并发症的发生。

会阴阴道血肿的处理方法：会阴小血肿局部冷敷、压迫止血；血肿较大者，切开取出血块后，结扎出血点，缝合血肿腔。阴道血肿应切开血肿，取出血块，结扎出血点后再间断缝合切口，不留死腔；找不到出血点且继续出血者，先用纱布填塞压迫止血，待血止后，再缝合关闭死腔。

3. 预防感染　①缝合过程中加强无菌操作，给予抗生素预防感染。②保持会阴清洁干燥，用消毒液每日擦洗 2 次，便后及时擦洗，使用并及时更换消毒会阴垫。③术后密切观察会阴、阴道伤口，有无渗血、血肿及感染等情况，会阴裂伤口术后 3～5 天拆线，有感染者应提前拆线。④会阴、阴道Ⅲ、Ⅳ度裂伤修补术后，伤口用无菌纱布或会阴垫保护，按时更换。术后给半流质无渣饮食，可服用复方樟脑酊 4ml，每日 3 次，连服 3～5 日，以保持5日内不排便；第5日给液体石蜡20～30ml，口服，润滑通便，大便硬结者可用“123”灌肠液保留灌肠法促进排便。

4. 病情观察　密切观察生命体征、恶露性状、会阴伤口情况和白细胞计数等，及时发现失血或感染征象。

5. 心理护理　对于较严重裂伤，产妇及家属表现出紧张、焦虑，应鼓励表达其担心和心理感受，解释治疗和预后情况，获取主动配合，增强产妇及家属对术后愈合的信心。

6. 健康教育

（1）为孕产妇提供妊娠期、分娩期指导，预防软产道损伤。具体措施为：①妊娠早期进行阴道检查，及时发现软产道异常，及早处理。对于软产道发育畸形或严重瘢痕等不宜经阴道分娩者，临产后可考虑行剖宫产术结束分娩。②加强责任心，提高助产技能。严密观察产程进展，熟悉分娩机制，掌握正确的保护会阴的方法，指导产妇正确运用腹压，避免胎儿娩出过快。宫颈口未开全时，禁止产妇向下屏气用力，禁行阴道助产术（如产钳术、臀牵引术、胎头吸引术、内倒转术、断头术及穿颅术等），预防宫颈裂伤。急产者避免使用腹压，加强会阴保护，控制胎先露娩出速度。防止第二产程过长，避免软产道被胎头压迫时间过长引起组织水肿，而易发生撕裂。采取剖宫产取代高位产钳术和困难的中位产钳术，避免引起产妇软产道损伤和新生儿颅内出血等严重并发症。③不滥用缩宫素，严格掌握缩宫素使用浓度、滴速，严密观察宫缩及产程进展，避免产程过快。④恰当运用会阴切开缝合术。正确掌握会阴切开适应证、切开时机及方法等。会阴切开后仍应注意保护会阴，防止切口延长。⑤产后常规检查，及时发现软产道损伤。

（2）指导产妇警惕产褥感染的发生。产褥期禁止盆浴、阴道冲洗及性生活；出院后继续保持外阴清洁干燥，每日清洗外阴2次，勤换会阴垫，观察体温及恶露情况。

（3）指导会阴、阴道Ⅲ、Ⅳ度裂伤者，修补术后锻炼肛门括约肌功能，控制大便，避免腹泻及便秘。

（4）指导产妇产后按时复查，及时发现问题，及早处理，促进尽快康复。

第五节　子宫破裂

子宫破裂（rupture of uterus）是指子宫体部或子宫下段于妊娠晚期或分娩期发生破裂，是产科最严重的并发症之一，直接威胁母儿生命。国内报道子宫破裂的发生率为0.14%～0.55%，随着剖宫产率增加有上升趋势，多发生于经产妇。

（一）病因

1. 瘢痕子宫　是近年来导致子宫破裂的常见原因。剖宫产术、子宫肌瘤剔除术、宫角切除术及子宫成形术后等，由于妊娠晚期或分娩期宫腔内压力增高易致子宫瘢痕破裂。

2. 梗阻性难产　主要见于高龄产妇、骨盆狭窄、头盆不称、软产道阻塞、宫颈瘢痕、胎位异常及胎儿畸形等，因胎先露下降受阻，为克服阻力子宫强烈收缩，使子宫下段过度拉长变薄发生子宫破裂。

3. 宫缩剂使用不当　胎儿娩出前肌内注射缩宫素或过量静脉滴注缩宫素，或未正确使用前列腺素类制剂等，导致子宫收缩过强，加之瘢痕子宫或先露下降受阻，造成子宫破裂。

4. 手术创伤　不适当或粗暴的阴道助产手术，如宫口未开全时行产钳或臀牵引术，中－高位产钳牵引、毁胎术、穿颅术或内倒转术操作不慎，或胎盘植入强行剥离，均可造成子宫破裂。

5. 其他 子宫发育异常或多次宫腔操作，局部肌层菲薄者，也易发生子宫破裂。

（二）分类

子宫破裂根据破裂原因分自然破裂和创伤性破裂；根据破裂部位分子宫体部破裂和子宫下段破裂；根据发生时间分为妊娠期破裂和分娩期破裂；根据破裂程度分完全性破裂和不完全性破裂。临床常按破裂程度进行分类。

【护理评估】

（一）健康史

询问孕妇孕产史、手术史等。了解是否存在引起子宫破裂的相关既往史，如子宫手术瘢痕、剖宫产史，此次妊娠或分娩有无胎位不正、头盆不称、滥用缩宫素及阴道助产手术操作史等。

（二）身体状况

1. 症状与体征 子宫破裂大多发生在分娩过程中，少数发生在妊娠晚期尚未临产时。子宫破裂发生通常是渐进的，多数可分为先兆子宫破裂和子宫破裂两个阶段，但瘢痕子宫破裂和损伤性破裂则无先兆子宫破裂征象或不明显。

（1）先兆子宫破裂 先兆子宫破裂产妇常有产程长、梗阻难产等因素。其四大体征是病理性缩复环、下腹部压痛、胎心率改变及血尿。具体表现为：①子宫呈强直性或痉挛性过强收缩，产妇烦躁不安、表情极其痛苦，呼吸急促、脉搏加快，下腹剧痛难忍。②因先露部下降受阻、子宫收缩过强，子宫体部肌肉增厚变短，子宫下段肌肉变薄拉长，两者间形成环状凹陷，称病理性缩复环（图 12－5）。此环逐渐上升达脐部或脐上，压痛明显。③胎先露使膀胱受压充血，出现排尿困难及血尿。④因宫缩过强、过频，胎儿触不清，胎心率加快或减慢或听不清。

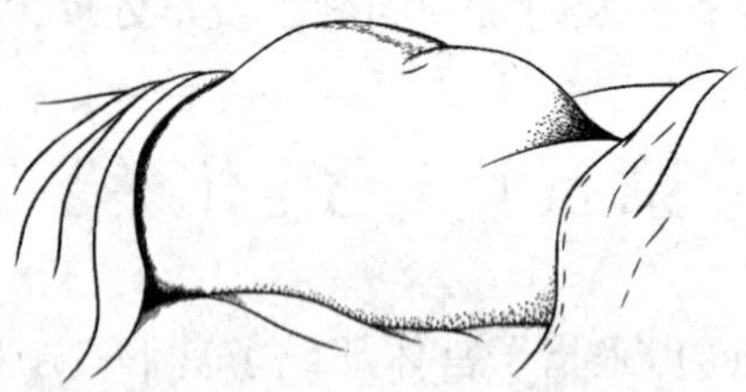

图 12－5 先兆子宫破裂时腹部外观

（2）子宫破裂 子宫破裂根据破裂程度分为不完全性子宫破裂和完全性子宫破裂。①不完全性子宫破裂。子宫肌层部分或全层破裂，但浆膜层完整，宫腔与腹腔不相通，胎儿及其附属物仍在宫腔内，称为不完全性子宫破裂。多见于子宫下段剖宫产切口瘢痕破裂，常缺乏先兆子宫破裂症状，仅在破裂处有压痛，体征也不明显。破裂口累及两侧子宫血管，导致急性大出血或形成阔韧带内血肿者，腹部检查可扪及子宫一侧逐渐增大且有压痛的包块，多伴有胎心率异常。②完全性子宫破裂。子宫肌壁全层破裂，宫腔与腹腔相通，称为完全性子宫破裂。继先兆子宫破裂症状后，产妇突感下腹部撕裂样剧痛，随后子宫收缩骤然停止，腹痛略有缓解；但很快出现全腹持续性疼痛，并伴有低血容量休克的征象（产妇出现面色苍白、出冷汗、呼吸急促、脉搏细速及血压下降），全腹压痛明显、有反跳痛，腹壁下可清楚扪及胎体，子宫位于侧方，胎心胎动消失；阴道检查可有鲜血流出，胎先露部升高，开大的宫颈口缩小，部分产妇可扪及宫颈和子宫下段裂伤口。

2. 辅助检查

（1）实验室检查　血常规显示血红蛋白下降，白细胞计数增加。尿常规检查可见红细胞或肉眼血尿。

（2）腹腔穿刺　可证实有无腹腔内出血。

（3）B 超检查　协助发现可疑子宫破裂病例子宫破裂的部位及胎儿与子宫关系。

3. 社会心理状况　出现先兆子宫破裂时，产妇和家属感到胎儿及产妇的生命受到严重威胁，情绪变化剧烈，可出现震惊、拒绝及手足无措等。当产妇知道胎儿已死亡或自己可能不会再怀孕时，会有悲哀、愤怒、否认，甚至哭泣。重点评估产妇有无焦虑或恐惧，产妇及家属心理的感受和期盼。

【护理问题】

1. 疼痛　与强直性子宫收缩、病理性缩复环或子宫破裂血液刺激腹膜有关。

2. 潜在并发症　失血性休克。

3. 预感性悲哀　与可能切除子宫及胎儿死亡有关。

【护理目标】

（1）强直性子宫收缩得到抑制，产妇疼痛减轻。

（2）产妇低血容量得到纠正和控制。

（3）产妇情绪得到调整，能面对现实。

【护理措施】

1. 一般护理　注意观察生命体征，及时判断有无失血性休克，开放静脉输液通道，做好输液输血准备，积极改善产妇全身情况。

2. 治疗配合　治疗原则：①先兆子宫破裂：抑制宫缩，立即实施剖宫产术。②子宫破裂：防治休克的同时积极行剖腹探查术。

（1）先兆子宫破裂阶段　应立即抑制宫缩，肌内注射哌替啶 100mg 或全麻；吸氧；做好剖宫产的术前准备、术中及术后护理。

（2）子宫破裂　①积极抗休克：迅速给予吸氧、输液及输血，短时间内补足血容量，纠正酸中毒及水电解质紊乱；同时行剖宫产术终止妊娠，做好术前准备及新生儿窒息抢救准备。②遵医嘱术中、术后应用大剂量广谱抗生素控制感染。③术后为产妇提供舒适环境，给予生活上的护理，鼓励进食，做好引流管、伤口等护理。

知识链接

子宫破裂患者子宫的处理

根据子宫破裂程度、部位、距离破裂时间长短，有无感染等综合考虑。子宫破裂伤口整齐、距离破裂时间短、无明显感染征象者，或产妇全身状况差不能承受大手术，可行裂伤口修补术。子宫破口大、不整齐、有明显感染者，应行子宫次全切除术。子宫破口大，撕伤超过宫颈者，应行子宫全切除术。

3. 病情观察

（1）严密观察宫缩及产程进展，及时发现导致难产的诱因，注意胎心率变化并记录。

（2）观察腹部疼痛部位、性质及程度，腹部子宫外形，一旦发现病理性缩复环，立即报告医生并停止缩宫素引产及一切操作。

（3）严密观察并记录生命体征、出入量，准确估测失血量。

4. 心理护理 给予更多的陪伴，鼓励孕妇及家属表达担忧的问题和心理感受，向产妇及家属介绍子宫破裂的诊疗计划及对再次妊娠的影响。对于胎儿已死亡的产妇，帮助其度过悲伤阶段，允许表现悲伤情绪，甚至哭泣，倾听产妇诉说内心感受，给予心理支持。帮助产妇调整情绪，接受现实，适应现实生活。

5. 健康教育

（1）加强孕期及分娩期保健，积极防治病因。①建立健全三级保健网，宣传孕期保健知识，加强产前检查，尽早发现头盆不称、胎位异常等影响胎先露下降的因素。②对有剖宫产史或有子宫手术史的孕妇，应在预产期前 2 周住院待产。③严格掌握缩宫素、前列腺素等子宫收缩剂的使用指征和方法，避免滥用。④正确掌握产科手术助产的指征及操作常规，阴道助产术后应仔细检查宫颈及宫腔，及时发现损伤给予修补。

（2）做好计划生育工作，避免多产、多次刮宫，减少对宫壁的损伤。

（3）子宫破裂行子宫修补术的产妇，应避孕 2 年再怀孕，避孕方法可选择药物避孕或工具避孕；再次妊娠后应加强产前检查，提前入院待产。

（4）为产妇提供产褥期的休养计划。

第六节　产后出血

产后出血（postpartum hemorrhage，PPH）指胎儿娩出后 24h 内失血量超过 500ml，剖宫产时超过 1000ml。是分娩期的严重并发症，居我国产妇死亡原因首位，80% 的产后出血发生在产后 2h 内。产后出血发生率占分娩总数的 2% ~3%，临床上失血量多是估计量，实际出血量往往高于估计量，故临床实际产后出血发生率更高，产科工作者应高度重视产后出血的防治与护理，降低产妇产后出血的发生率及死亡率。

（一）病因

子宫收缩乏力、胎盘因素、软产道裂伤及凝血功能障碍是产后出血的主要原因，这些原因可单独存在，也可共存、相互影响或互为因果。

1. 子宫收缩乏力 是产后出血最常见原因，占产后出血总数的 70% ~80%。可由全身因素和局部因素引起。

（1）全身因素　产妇精神过度紧张、体力衰竭、体质虚弱或合并慢性全身性疾病，临产后使用大量镇静剂、麻醉剂或子宫收缩抑制剂等。

（2）局部因素　①子宫肌纤维过度伸展，如多胎妊娠、羊水过多及巨大儿。②子宫平滑肌水肿或渗血，如前置胎盘、胎盘早剥、妊娠期高血压疾病和宫内感染等。③子宫肌壁损伤，如剖宫产史、肌瘤剔除术及产次过多等。④子宫病变，如子宫肌瘤、子宫畸形及子宫肌纤维变性等。

2. 胎盘因素 根据胎盘剥离情况，导致产后出血的胎盘因素如下。

（1）胎盘滞留（retained placenta）　胎盘多在胎儿娩出后15min内娩出。胎儿娩出30min胎盘尚未娩出者，称胎盘滞留。常见原因如下。①胎盘剥离后滞留：宫缩乏力、膀胱充盈等因素使已剥离的胎盘滞留于宫腔，导致子宫收缩不良影响胎盘剥离面血窦关闭，引起产后出血。②胎盘剥离不全：第三产程过早牵拉脐带或按压子宫，影响胎盘正常剥离，胎盘已剥离部位血窦开放，导致出血。③胎盘嵌顿：子宫收缩药物应用不当或粗暴按压子宫等，使宫颈内口附近子宫平滑肌出现环形收缩产生痉挛性狭窄环，导致已剥离的胎盘嵌顿于宫腔，影响子宫收缩，多引起隐性出血。

（2）胎盘粘连（placenta accreta）或胎盘植入（placenta increta）　胎盘绒毛全部或部分仅穿入子宫壁表层不能自行剥离者称为胎盘粘连。胎盘绒毛穿透子宫壁表层而植入子宫肌层者称为胎盘植入。根据粘连或植入的面积，分为完全性或部分性。完全性胎盘粘连或植入因胎盘未剥离而无出血；部分性粘连或植入因胎盘部分剥离导致子宫收缩不良，已剥离面血窦开放发生致命性出血。

（3）胎盘或胎膜部分残留　指部分胎盘小叶、副胎盘或部分胎膜残留于宫腔，影响子宫收缩而出血。

3. 软产道裂伤　软产道裂伤后，未及时发现、缝合，可导致产后出血。

4. 凝血功能障碍　任何原发或继发的凝血功能异常，均能造成产后出血。临床包括两种情况。

（1）妊娠合并凝血功能障碍性疾病　如原发性血小板减少、再生障碍性贫血及肝脏疾病等。

（2）妊娠并发症导致凝血功能障碍　如重度妊娠期高血压疾病、重度胎盘早剥、羊水栓塞及死胎滞留过久等，均可影响凝血功能，发生弥散性血管内凝血（DIC）。

【护理评估】

（一）健康史

详细询问与产后出血有关的既往史与现病史。了解孕前是否患有影响凝血功能的疾病（如血液病、重症肝炎等），有无子宫肌壁损伤史（如剖宫产史、多次人工流产史等）；妊娠是否并发妊娠期高血压疾病、前置胎盘、胎盘早剥、羊水过多、双胎及巨大儿等；分娩期产妇是否精神过度紧张，是否使用过量镇静剂、麻醉剂或子宫收缩抑制剂，是否有产程过长、产妇衰竭、急产或阴道助产等；了解胎盘剥离及娩出情况。

（二）身体状况

1. 症状与体征　产后出血主要表现有阴道流血、贫血、失血性休克及继发性感染。测量生命体征，呼吸短促、脉细数、体温低于正常，提示产妇休克。休克程度与出血速度、出血量及产妇的全身状况有密切关系；一般情况，出血开始阶段产妇有代偿功能，失血体征不明显；一旦出现失代偿状况，产妇可出现面色苍白、出冷汗、打哈欠、懒言或表情淡漠、烦躁不安、呼吸急促，血压下降，脉搏细数，主诉口渴、心悸及头晕。阴道壁血肿的产妇会有尿频、排尿疼痛或肛门坠胀感。观察体温变化识别感染征象。其中不同原因引起的产后出血症状与体征有所不同，具体表现如下。

（1）子宫收缩乏力出血　阴道流血多为阵发性，色泽暗红。宫底升高，子宫质软、轮廓不清，按压子宫有较多的血液和血块流出；按摩子宫后，子宫变硬，阴道流血减少或停止。

（2）胎盘因素出血　胎盘娩出前，大量阴道流血，暗红色，呈间歇性，多为胎盘剥离不全；胎盘娩出后常规检查胎盘胎膜的完整性，确定有无残留或副胎盘。

（3）软产道裂伤出血　多表现为胎儿娩出后持续性阴道流血，色鲜红，能自凝。腹部检查子宫收缩良好，子宫轮廓清晰；检查软产道可见不同程度的裂伤。

（4）凝血功能障碍出血　表现为持续性阴道流血，且血液不凝固。经检查子宫收缩良好、软产道无损伤、胎盘娩出完整者，应考虑凝血功能障碍。

2. 辅助检查

（1）估测产后出血量　注意观察阴道流血是否凝固，同时估测出血量。目前常用方法：①容积法。用有刻度器皿收集阴道流血，可简便准确地了解出血量。②称重法。失血量（ml）=［胎儿娩出后接血敷料湿重（g）－接血前敷料干重（g）］/1.05（血液比重g/ml）。③面积法。将血液浸湿的面积按10cm×10cm为10ml计算。④休克指数法（shock index，SI）。休克指数=脉率/收缩压（mmHg），SI=0.5为正常；SI=1则为轻度休克；SI=1.0～1.5，失血量约为全身血容量的20%～30%；SI=1.5～2.0，失血量约为全身血容量的30%～50%；SI超过2.0，失血量约为全身血容量的50%以上，重度休克。据统计，目测失血量往往只有实际出血量的一半，故不推荐临床运用。

（2）监测中心静脉压（CVP）　CVP<2cmH_2O，提示右心房充盈压力不足，即静脉回流不足，血容量不足。

（3）实验室检查　检查血常规，出、凝血时间，凝血酶原时间及纤维蛋白原测定等。

3. 社会心理状况　发生产后出血，产妇及家属会异常恐慌，手足无措，担心产妇生命安危，甚至由于出血过多与精神过度紧张，部分产妇很快进入休克昏迷状态。重点评估产妇及家属对突发病情的心理反应、情绪状态及社会支持系统状况等。

【护理问题】

1. 潜在并发症　失血性休克。

2. 活动无耐力　与产后出血过多导致贫血有关。

3. 有感染的危险　与失血后抵抗力降低有关。

4. 恐惧　与大量出血危及生命有关。

【护理目标】

（1）产妇的血容量能尽快得到恢复，血压、脉搏、尿量正常。

（2）产妇生活需要得到满足。

（3）产妇住院期间无感染征象或发生感染被及时发现和处理。

（4）产妇情绪稳定，积极配合治疗及护理。

【护理措施】

1. 一般护理　加强监护，产房留观2h。注意保暖。建立输液通道，改善产妇全身状况。保持外阴清洁，每天行外阴擦洗2次。

2. 治疗配合　治疗原则：迅速止血；补充血容量，纠正失血性休克；防止感染。

（1）子宫收缩乏力出血　加强子宫收缩能迅速止血。导尿排空膀胱后可采用以下方法。①按摩子宫。腹部按摩子宫法，胎盘娩出后，术者一手置于产妇腹部，触摸子宫底，拇指置于子宫前壁，其余四指并拢握住子宫后壁，均匀而有节奏地按摩子宫，即单手按摩子宫法（图 12－6）；或一手在产妇耻骨联合上缘按压下腹中部，将子宫向上托起，另一手握住子宫体，两手在子宫底部有节奏地按摩子宫，即双手按摩子宫法（图 12－7）。腹部－阴道双手按摩子宫法，术者一手戴无菌手套后，握拳置于阴道前穹窿，顶住子宫前壁，另一手在腹部按压子宫后壁，使宫体前屈，两手相对紧压并均匀有节奏地按摩子宫（图 12－8）。②应用宫缩剂。按摩子宫的同时，可应用宫缩剂，促进子宫收缩而止血。缩宫素 10U 加入 0.9% 氯化钠注射液 500ml 中静脉滴注，必要时缩宫素 10U 直接宫体注射；前列腺素类药物，缩宫素无效时，尽早使用，米索前列醇 200μg 舌下含化，或卡前列甲酯栓 1mg 置于阴道后穹窿。③宫腔纱条填塞：经按摩子宫、应用宫缩剂后，子宫仍出血，在缺乏输血和手术条件下，应用宫腔填塞纱条止血是良好的应急措施。助手在腹部固定子宫，术者将无菌纱布条自宫底由内向外有序填入宫腔，压迫止血（图 12－9）；注意逐层填紧，不留死腔，以免影响子宫收缩而造成隐性出血；24 小时后取出纱布条，取出前使用宫缩剂，并给予抗生素预防感染。也可采用宫腔放置球囊代替纱布条填塞止血。④子宫压缩缝合术。常用 B-Lynch 缝合法，在剖宫产时使用更方便。⑤结扎盆腔血管。经上述处理无效仍出血不止，为抢救产妇生命，可经阴道结扎子宫动脉上行支，若无效应迅速开腹结扎。⑥髂内动脉或子宫动脉栓塞。产妇生命体征平稳时可采用此方法。⑦切除子宫。经积极抢救无效、危及产妇生命时，行子宫次全切除或子宫全切除术，以挽救产妇生命。

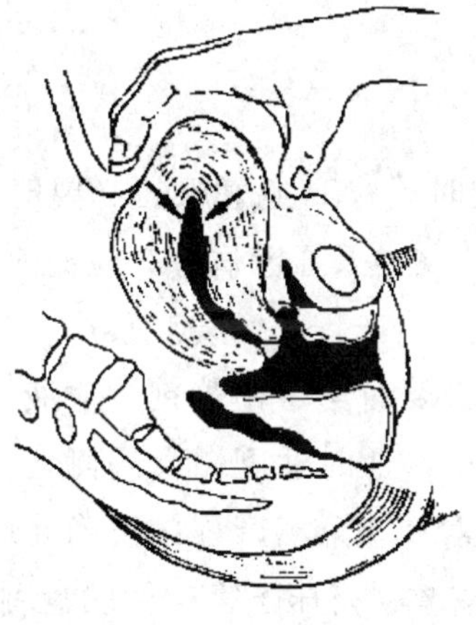

图 12－6　单手按摩子宫法

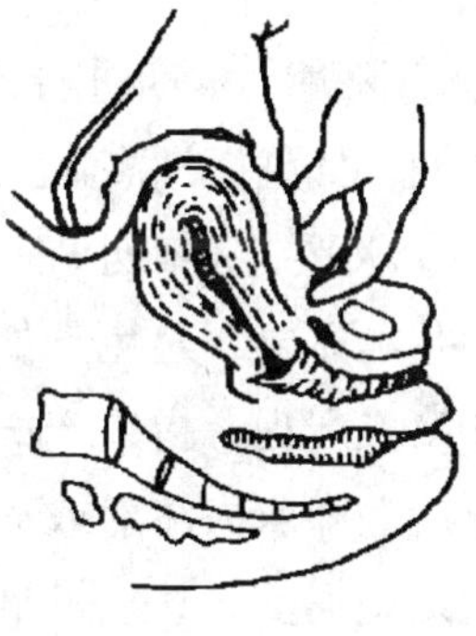

图 12－7　双手按摩子宫法

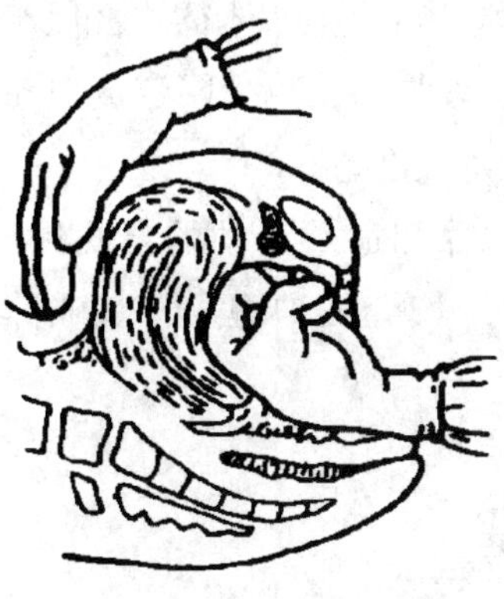

图 12－8　腹部－阴道双手按摩子宫法

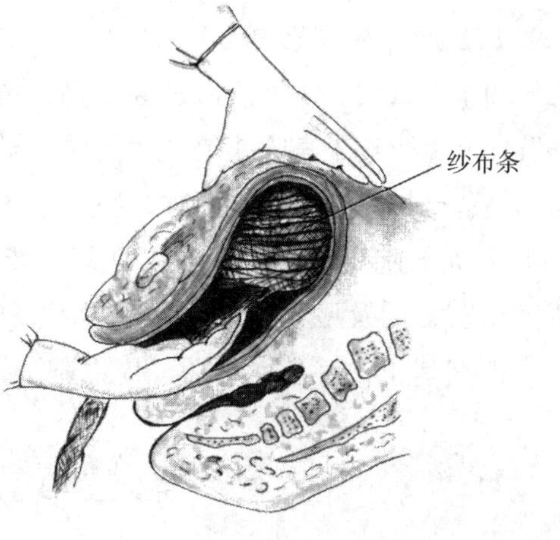

图 12－9　子宫腔内填塞纱布条法

（2）胎盘因素出血　疑有胎盘胎膜残留，必要时做好刮宫准备。胎盘滞留时，立即作宫腔检查；胎盘已剥离者，立即取出胎盘；胎盘粘连者，可行徒手剥离胎盘后取出；剥离困难疑有胎盘植入者，及时做好子宫切除术的术前准备；子宫狭窄环导致胎盘嵌顿者，应配合使用麻醉，待环松解后徒手协助胎盘娩出。

（3）软产道损伤出血　彻底止血，按解剖层次逐层缝合裂伤口。软产道血肿应切开血肿、清除积血，彻底止血、缝合，必要时放置引流条。

（4）凝血功能障碍出血　首先应排除子宫收缩乏力、胎盘因素及软产道损伤等原因引起的出血。尽快输新鲜全血，补充血小板、纤维蛋白原或凝血酶原复合物等。并发 DIC 者，按 DIC 处理。

（5）失血性休克的急救　①产妇取去枕平卧位，保暖，吸氧，密切观察生命体征、意识及皮肤黏膜颜色等，并记录。②呼叫相关人员，同时迅速建立有效静脉通道，快速补充液体，做好输血前准备，维持有效循环血量，应用宫缩剂或止血药。③查找出血原因，争分夺秒进行抢救；抢救过程中，注意无菌操作，遵医嘱使用广谱抗生素，预防感染。

3. 病情观察　严密监测生命体征、意识及皮肤黏膜颜色。注意子宫收缩情况，准确估测阴道流血量。监测体温变化，观察恶露有无异常，宫腔及伤口有无感染迹象。观察膀胱是否充盈，注意尿量、尿色。

4. 心理护理　医护人员应保持镇静，运用娴熟的技巧及良好的服务态度，赢得产妇及家属的信任。多陪伴产妇，鼓励其说出内心感受和担心，科学解释病情，给予心理支持，消除产妇及家属的恐惧心理。

5. 健康教育

（1）加强孕期保健　定期进行产前检查，及时治疗高危妊娠，必要时及早终止妊娠。有出血倾向的孕妇，如妊娠期高血压疾病、肝炎、贫血及血液病等，应提前入院。

（2）提高接生水平，正确处理三个产程　①第一产程：密切观察产程进展，防止产程延长，保证产妇基本需要，避免产妇衰竭状态，必要时给予镇静剂、输液，保证产妇休息和营养供给。②第二产程：指导产妇正确使用腹压，适时适度做会阴侧切，胎儿娩出不宜过快，胎肩娩出后立即肌内注射或静脉滴注缩宫素。③第三产程：正确处理胎盘娩出及测量出血量。胎盘未剥离前，禁止过早牵拉脐带或按摩、挤压子宫；待胎盘剥离征象出现后，及时协助胎盘娩出，仔细检查胎盘胎膜的完整性和软产道有无裂伤，及时缝合裂伤口。

（3）加强产后观察及护理，预防产后出血　产后 2h 内，产妇留产房继续接受监护，密切观察产妇的子宫收缩、阴道流血及会阴伤口情况，定时测量产妇的生命体征。督促产妇及时排空膀胱，避免影响子宫收缩致产后出血。早开奶，刺激子宫收缩，减少阴道流血量。对产后出血的高危产妇，注意保持静脉通畅，做好充分的输血和急救准备。

（4）开展出院指导，促进产妇恢复　指导产妇加强营养和适量活动的自我保健技巧，注意观察子宫复旧及恶露情况，发现异常及时就诊。指导产妇会阴护理及母乳喂养，注意休息。产褥期禁止盆浴及性生活，提供避孕指导。

第七节　羊水栓塞

羊水栓塞（amniotic fluid embolism，AFE）是指在分娩过程中羊水进入母体血循环引起急性肺栓塞、过敏性休克、弥散性血管内凝血及肾衰竭等一系列病理改变的严重分娩并发症。本病也可发生在妊娠10～14周钳刮术时。发病率各国报道不一，死亡率高达60%以上，是孕产妇死亡的主要原因之一。近年研究发现，羊水栓塞以过敏反应为主，故有学者建议命名为“妊娠过敏反应综合征”。

（一）病因

一般认为羊水栓塞是羊水中的有形物质，如胎儿毳毛、角化上皮细胞、胎脂及胎粪等，进入母体血循环引起。羊膜腔内压力增高、胎膜破裂、宫颈或宫体损伤处有开放的静脉或血窦，是导致羊水栓塞的基本条件。高龄初产妇、多产妇、子宫收缩过强、急产、胎膜早破、前置胎盘、胎盘早剥、子宫不完全破裂及剖宫产术等是羊水栓塞的诱发因素。

（二）病理生理

羊水进入母体血循环后，可引起一系列病理生理变化。

1. 肺动脉高压　羊水中有形物质（如胎儿毳毛、角化上皮细胞、胎脂及胎粪等）直接形成栓子，阻塞肺内小血管，并刺激血管活性物质释放，使肺小血管痉挛；同时羊水有形物质激活凝血过程，使肺毛细血管内形成弥散性血栓进一步阻塞肺小血管。肺小血管阻塞引起的肺动脉高压直接导致急性右心衰竭，继而呼吸循环功能衰竭，出现休克，甚至死亡。

2. 过敏性休克　羊水有形物质作为致敏原，作用于母体，引起Ⅰ型变态反应，导致过敏性休克。

3. 弥散性血管内凝血　羊水中含有多量促凝物质，可激活凝血系统，在血管内产生大量的微血栓，消耗大量凝血因子，致使DIC发生。DIC时，大量凝血物质消耗和纤溶系统激活，产妇血液系统由高凝状态迅速转为纤溶亢进，致血液不凝，极易发生严重产后出血及失血性休克。

4. 急性肾衰竭　休克和DIC使母体多脏器受累，最常见为急性肾缺血、缺氧，导致肾功能障碍和衰竭。

【护理评估】

（一）健康史

了解产妇有无导致羊水栓塞发生的各种诱因，如胎膜早破或人工破膜、前置胎盘、胎盘早剥、宫缩过强或强直性宫缩、中期妊娠引产或钳刮术及羊膜腔穿刺术等。

（二）身体状况

1. 症状与体征　羊水栓塞起病急，多发生于分娩过程中，尤其是胎儿娩出前后的短时间内；临床表现复杂，病情轻重与妊娠月份、羊水进入量及速度有关。典型羊水栓塞病例经过三个阶段，临床表现按顺序出现，部分病例有时也可不完全出现或不典型。

（1）心肺功能衰竭和休克　分娩过程中，尤其刚破膜不久，无明原因产妇突发寒战、呛咳、气急、烦躁不安、恶心及呕吐等，继而出现呼吸困难、发绀、抽搐、昏迷，脉搏细数及血压急剧下降，肺底部湿啰音，短时间内进入休克状态。病情严重者，产妇仅惊叫一声或打哈欠或抽搐一下后呼吸心搏骤停，数分钟内死亡。

（2）出血　继心肺功能衰竭和休克之后，进入凝血功能障碍阶段，出现以子宫出血为主的全身出血倾向，表现为大量阴道流血、血液不凝，切口及针眼渗血，全身皮肤黏膜出血，血尿，消化道大出血等。

（3）急性肾衰竭　本病全身脏器均受损害，除心脏外，肾脏是最常受损器官。存活的患者出现少尿（或无尿）和尿毒症表现。

2. 辅助检查

（1）实验室检查　下腔静脉血查出羊水有形物质支持诊断；与 DIC 有关的各项实验室检查示凝血功能障碍。

（2）床旁胸部 X 线摄片　双肺弥散性点片状浸润影，沿肺门周围分布，伴右心扩大。

（3）床旁心电图或心脏彩色多普勒超声检查　提示右心房、右心室扩大。

3. 社会心理状况　羊水栓塞发病突然，病情凶险，产妇会感到万分恐惧。家属毫无精神准备，担心产妇和胎儿的生命安危而焦虑不安、惊惶失措，一旦抢救无效会对医务人员产生抱怨，甚至愤怒。重点评估产妇及家属对突发病情的心理反应、情绪状态及社会支持系统状况等。

【护理问题】

1. 气体交换受损　与肺动脉高压、肺水肿有关。

2. 组织灌注不足　与弥散性血管内凝血及失血有关。

3. 有胎儿窘迫的危险　与母体呼吸、循环功能衰竭有关。

【护理目标】

（1）产妇胸闷、呼吸困难症状有所改善。

（2）产妇能维持体液平衡，并维持最基本的生理功能。

（3）未发生胎儿窘迫或胎儿窘迫被及时发现和处理。

【护理措施】

1. 一般护理　加强监护，注意保暖。建立输液通道，改善产妇全身状况。保持外阴清洁，每天行外阴擦洗 2 次。

2. 急救护理　一旦怀疑羊水栓塞，立刻抢救。

（1）取半卧位，保持呼吸道通畅，立即面罩给氧，必要时气管插管或气管切开正压给氧，保证供氧以改善肺泡毛细血管缺氧状况，预防及减轻肺水肿，改善心、脑、肾等重要脏器的缺氧状况。

（2）迅速建立静脉通道。

（3）发生羊水栓塞时，应立即停用缩宫素，停止手术操作，积极实施抢救。

（4）立即抽血，进行必要的检验。

3. 治疗配合

（1）抗过敏　在供氧同时，立即给予大剂量肾上腺糖皮质激素抗过敏，氢化可的松 100～200mg 加于 5%～10% 葡萄糖注射液 50～100ml 快速静脉滴注，再用 300～800mg 加于 5% 葡萄糖注射液 250～500ml 静脉滴注；或地塞米松 20 mg 加于 25% 葡萄糖注射液静脉注射后，再用 20 mg 加于 5%～10% 葡萄糖注射液中静脉滴注。

（2）解除肺动脉高压　应用解痉药物缓解肺动脉高压，改善肺血流低灌注，预防右心衰所致的呼吸循环衰竭。①盐酸罂粟碱：为首选药物，30～90mg 加于 10%～25% 葡萄糖注射液 20ml 缓慢静脉注射；可松弛平滑肌，扩张冠状动脉、肺和脑小动脉，降低小血管阻力，与阿托品同时应用效果更佳。②阿托品：1mg 加于 10%～25% 葡萄糖注射液 10ml，每 15～30min 静脉注射 1 次，直至面色潮红、症状缓解为止；心率 > 120 次/分时慎用。③氨茶碱：250mg 加于 25% 葡萄糖注射液 20ml 缓慢静脉注射，可松弛支气管平滑肌，解除肺血管痉挛。④酚妥拉明：5～10mg 加于 10% 葡萄糖注射液 100ml，以 0.3mg/min 速度静脉滴注，能解除肺血管痉挛，消除肺动脉高压。

（3）抗休克　①补充血容量：选用低分子右旋糖酐-40、葡萄糖注射液 250～500ml 静脉滴注，滴速 20～40ml/min。尽快补充新鲜血和血浆；有条件时监测中心静脉压，了解心脏负荷状况、指导输液量及速度，并可抽取血液检查有无羊水有形成分。②升压药物：休克症状急剧加重或血容量已补足而血压仍不稳定者，可用多巴胺 20～40mg 加于 10% 葡萄糖注射液 250ml 静脉滴注，间羟胺 20～80mg 加于 5% 葡萄糖注射液静脉滴注，根据血压调整速度。③纠正酸中毒：及时行动脉血气分析、血清电解质测定。有酸中毒时，用 5% 碳酸氢钠注射液 250ml 静脉滴注，并及时纠正电解质紊乱。④纠正心衰：常用毛花苷 C 0.2～0.4mg 加于 10% 葡萄糖注射液静脉缓慢注射，或毒毛花苷 K 0.125～0.25mg 同法使用，必要时 4～6h 重复用药。

（4）防治 DIC　早期应用肝素抗凝，及时输新鲜血或血浆、纤维蛋白原。纤溶亢进时，抗纤溶，同时补充凝血因子。

（5）预防肾衰竭　血容量补足后，仍少尿者，遵医嘱应用呋塞米 20～40mg 静脉注射，或 20% 甘露醇 250ml 快速静脉滴注（10ml/min），预防肾衰竭；无效者提示急性肾衰竭，应尽早采取血液透析等急救处理。

（6）预防感染　遵医嘱选用肾毒性小的广谱抗生素预防感染。

（7）产科处理　羊水栓塞发生于胎儿娩出前，应积极改善呼吸循环功能，抢救休克，防止 DIC，待病情好转迅速结束分娩；第一产程发病者剖宫产终止妊娠，第二产程发病者阴道助产结束分娩。密切观察子宫出血情况，发生难以控制的子宫出血时，行子宫切除，减少胎盘剥离面开放的血窦出血，争取抢救时机。

4. 病情观察

（1）严密观察产妇的生命体征变化、尿量，并做好记录。

（2）观察全身情况，如皮肤黏膜有无出血点及瘀斑、阴道流血量及血液凝固情况，记录出入量。

（3）观察产程进展，宫缩强度及胎儿情况等。

（4）监测肺部有无湿啰音。

5. 心理护理　对神志清醒产妇，给予鼓励，使其增强信心，相信自己的病情会得到控制。理解家属的恐惧情绪，耐心解释，向家属介绍患者病情的严重性，取得配合，适当的时候允许家属陪伴患者。产妇病情稳定后与其共同制订康复计划，针对产妇具体情况提供健康教育与出院指导。

6. 健康教育

（1）加强产前检查，及时发现前置胎盘、胎盘早剥等诱发因素，及时处理。

（2）严密观察产程进展，正确掌握缩宫素的使用方法，防止宫缩过强；严格掌握破膜时间，人工破膜应选择在宫缩的间歇期进行，破口要小并控制羊水的流出速度。

（3）中期妊娠引产者，羊膜穿刺次数不应该超过 3 次；钳刮术应先刺破胎膜，待羊水流出后再钳夹胎块。

（4）定期进行产前检查，倡导自然分娩，避免不必要的剖宫产。

（5）加强出院指导，促进产妇康复，注意休息，加强营养，多食富含铁、蛋白质的食物。注意保持会阴部卫生，预防感染。出现并发症及时就医。

目标检测

1. 胎膜早破预防性使用抗生素的时机是

A. 破膜 2h 以上　　B. 破膜 4h 以上

C. 破膜 8h 以上　　D. 破膜 10h 以上

E. 破膜 12h 以上

2. 不能抑制宫缩的药物是

A. 肾上腺素受体激动剂　　B. 硫酸镁

C. 钙拮抗剂　　D. 前列腺素合成酶

E. 前列腺素合成酶抑制剂

3. 分娩期产妇发现子宫先兆破裂，首选的措施是

A. 抗休克，静脉输液、输血　　B. 停止一切操作，抑制宫缩

C. 行阴道助产，尽快结束分娩　　D. 大量抗生素预防感染

E. 以上全正确

4. 产后出血是指胎儿娩出后 24h 内出血量超过

A. 100ml　　B. 200ml

C. 300ml　　D. 400ml

E. 500ml

5. 产后出血最常见的原因是

A. 软产道损伤　　B. 胎盘残留

C. 子宫收缩乏力　　D. 弥漫性血管内凝血

E. 胎盘嵌顿

6. 以下关于羊水栓塞的治疗，错误的是

A. 使用肾上腺糖皮质激素抗过敏　　B. 治疗凝血功能障碍

C. 使用抗生素预防感染　　D. 使用镇静解痉药物解除支气管痉挛

E. 等待自然分娩

7. 孕妇，32 岁，孕 32 周。阴道不自主流液 3h 入院，指导孕妇预防感染的正确措施是

A. 坐浴　　B. 外阴湿敷

C. 外阴热敷　　D. 保持外阴清洁

E. 外阴红外线照射

8. 孕妇，25 岁，孕 37 周。晨起发现阴道流液，入院后诊断为胎膜早破，胎头未入盆。护士应指导孕妇的体位是

A. 仰卧位　　B. 右侧卧位

C. 头高足低位　　D. 左侧卧位，抬高臀部

E. 半坐卧位

9. 孕妇，妊娠 35 周，宫缩规律，间隔 5 ~6min，持续约 40s。查体：宫颈管消退 80%，宫口扩张 3cm。诊断为

A. 先兆临产　　B. 早产临产
C. 假临产　　D. 足月临产
E. 生理性宫缩

10. 初产妇妊娠40周。宫口开大4cm给予静脉滴注缩宫素后，宫缩持续不缓解，胎心104次/分，耻骨联合处有压痛，应考虑为

A. 前置胎盘　　B. 胎盘早剥
C. 痉挛性子宫　　D. 先兆子宫破裂
E. 子宫收缩过强

11. 孕妇，孕1产0，28岁，妊娠29周，胎膜早破。在医院保胎治疗过程中，突发寒战、恶心、呕吐和气急等症状，继而出现呛咳、呼吸困难和发绀，进入昏迷状态，以后皮肤出现血斑。最可能是

A. 胎盘早剥　　B. 胎膜早破
C. 羊水栓塞　　D. 先兆子宫破裂
E. 早产

（12～14题共用题干）

某产妇双胎妊娠，产前合并有妊娠期高血压疾病，产后阴道持续出血，胎儿娩出后24h出血量达600ml，检查子宫软，按摩后子宫变硬，阴道流血减少，该产妇诊断为产后出血。

12. 造成该产妇产后出血的最可能原因是

A. 子宫收缩乏力　　B. 胎盘残留
C. 软产道裂伤　　D. 凝血功能障碍
E. 胎膜残留

13. 该产妇给药首选

A. 麦角新碱　　B. 硫酸镁
C. 酚磺乙胺　　D. 维生素K
E. 缩宫素

14. 该产妇最不可能出现的护理问题是

A. 有组织灌注量改变的危险　　B. 有感染的危险
C. 疲乏　　D. 有受伤的危险
E. 焦虑

（冉　波）

扫码“练一练”

第十三章

异常产褥

学习目标

1. 说出产褥感染与产褥病率疾病概念以及两者之间的关系。
2. 解释产褥感染的病因与感染途径。
3. 识别产褥感染和晚期产后出血的主要临床表现。
4. 初步具备识别和宣传预防产后抑郁症的能力。
5. 学会对产褥感染、晚期产后出血和产后抑郁症产妇实施整体护理。

第一节　产褥感染

（一）定义

产褥感染（puerperal infection）是指分娩时及产褥期生殖道受病原体侵袭，引起局部和全身的炎症变化。产褥感染发病率为6%，与产后出血、妊娠合并心脏病及严重的妊娠期高血压疾病是导致孕产妇死亡的四大原因。

产褥病率（puerperal morbidity）是指分娩24h以后的10日内，每日口表测体温4次，体温有2次达到或超过38℃。产褥感染是产后病率的主要原因，此外，也可由生殖道以外的感染引起，如上呼吸道感染、急性乳腺炎、泌尿系统感染等。

（二）病因

妊娠期及分娩期，任何削弱生殖道自然防御能力和机体抵抗力的因素，均有利于病原体入侵生殖道。常见的病因有孕期贫血、营养不良、慢性疾病、妊娠晚期性生活、胎膜早破、羊膜腔感染、产程延长、产前产后出血过多、产科手术操作、分娩时频繁的肛门或阴道检查及产道异物等。

（三）感染途径

1. 内源性感染　正常寄生于孕产妇生殖道中的微生物，多数并不致病，但存在有感染诱因时可致病。

2. 外源性感染　指外界病原体侵入生殖道造成的感染。医务工作者消毒不严格、接触被污染的衣物、用具、各种手术器械、物品等均导致感染。

（四）病原体

需氧菌、厌氧菌、真菌、支原体和衣原体等均可引起产褥感染。可为单一病原体感染，也可为多种病原体混合感染，其中，以混合感染为多见。常见病原体有链球菌、大肠杆菌、葡萄球菌等，其中，以β-溶血性链球菌最为常见。

【护理评估】

（一）健康史

了解有无贫血、营养不良及有无泌尿生殖系统感染疾病，了解本次妊娠及分娩和产褥期有无引起病原体入侵生殖道的诱因，如产程延长、产后出血、软产道损伤、胎盘胎膜残留、不良的卫生习惯等。

（二）身心状况

1. 症状与体征　机体对病原体入侵的反应，取决于病原体的种类、数量、毒力及机体的防御，以及机体的免疫力。感染部位、程度、扩散范围不同，其临床表现也各有不同。

（1）急性外阴、阴道、宫颈炎　会阴裂伤或切开部位感染表现为会阴部疼痛，活动受限，可有低热。伤口红肿、发硬、压痛明显，严重者伤口裂开、脓液流出，可出现低热。阴道裂伤或挫伤可表现为黏膜充血、水肿、溃疡、脓性分泌物增多。感染部位较深时，可引起阴道旁结缔组织炎。宫颈感染一般为裂伤引起，症状多不明显。宫颈裂伤感染向深部蔓延，可到达宫旁组织，引起盆腔结缔组织炎。

（2）子宫内膜炎和子宫肌炎　最为常见。病原体经胎盘剥离面侵入到子宫蜕膜层，称子宫内膜炎；病原体侵入到子宫肌层，称子宫肌炎。两者常伴发。产妇述下腹疼痛，恶露增多，检查发现下腹正中压痛，阴道内出现大量脓性分泌物，有臭味，子宫复旧不良，触痛明显。严重患者可出现寒战、高热，心率快，白细胞增多等。

（3）急性盆腔结缔组织炎及急性输卵管炎　病原体沿宫旁淋巴和血行扩散到子宫周围组织，引起急性炎性反应，形成盆腔结缔组织炎，累及输卵管时则引起输卵管炎。产妇出现持续高热和寒战，述下腹疼痛伴肛门坠胀感，检查发现下腹明显压痛、反跳痛及肌紧张，宫旁一侧或两侧结缔组织增厚，或可触及到边界不清的肿块。

（4）急性盆腔腹膜炎及弥漫性腹膜炎　炎症继续发展，扩散至子宫浆膜，形成盆腔腹膜炎，甚至发展成为弥漫性腹膜炎。产妇表现为全身中毒症状明显，如高热、恶心、呕吐、腹胀，检查下腹部明显压痛、反跳痛及肌紧张。腹膜分泌大量渗出液被纤维蛋白覆盖可造成肠粘连。渗出物积聚在子宫直肠凹陷，则可形成盆腔脓肿。脓肿波及肠管与膀胱出现腹泻、里急后重与排尿困难等症状。

（5）血栓性静脉炎　生殖道感染性栓子，经血行播散，可引起盆腔血栓性静脉炎。厌氧菌感染最为常见。产妇表现为寒战、高热，可反复发作。腹部及盆腔其体征类同盆腔结缔组织炎，两者较难相鉴别。盆腔血栓性静脉炎向下扩散可形成下肢深静脉炎，表现为弛张热，下肢持续性疼痛，受累静脉呈条索状，压痛明显。血栓影响静脉回流，造成局部下肢肿胀，皮肤发白，又称“股白肿”。

（6）败血症和脓毒血症　产褥期败血症和脓毒血症为全身性感染，随后均可导致感染性休克，危及生命。临床上两者较难截然分开。败血症是指致病菌进入血液循环，并迅速繁殖。产生大量毒素引起严重的全身中毒症状，引起产妇出现持续性高热和寒战等。脓毒血症是指局部化脓性病灶的细菌栓子，间歇进入血循环，在身体各处的组织或器官内发生转移性病灶。不同转移灶，其表现各不相同。

2. 辅助检查

（1）血液检查　白细胞总数及中性粒细胞比例增高，血沉加快。

（2）确定病原体　取宫腔分泌物、脓肿穿刺物、后穹隆穿刺物涂片作细菌培养和药敏试验，可明确病原体并有利于抗生素的选择。必要时可做血培养。

（3）医学影像学检查　B 型超声波、彩色超声多普勒、CT、磁共振等检测可对形成的炎性包块、脓肿以及静脉血栓做出定位及定性诊断。

3. 社会心理状况　患者易出现焦虑、烦躁不安的情绪。患病期间母子分离，不能亲自照顾婴儿，产妇易出现负疚感。

【护理问题】

1. 体温过高　与生殖道感染有关。

2. 疼痛　与炎症反应有关。

3. 焦虑　与担心自身及母子分离有关。

【护理目标】

（1）产妇感染得到控制，体温正常，舒适感增加。

（2）产妇疼痛程度缓解或消失。

（3）产妇焦虑情绪得到缓解或消失。

【护理措施】

1. 一般护理

（1）取半卧位　指导产妇取半卧位或抬高床头，利于恶露引流，同时使炎症局限于盆腔。

（2）加强休息与营养　保证充足睡眠与休息。给予高热量、高蛋白、高维生素易消化饮食，提高抵抗力。鼓励产妇摄取足够水分，必要时静脉补液。

（3）保护外阴清洁，促进舒适　指导和帮助产妇做好外阴清洁护理。及时更换会阴垫。体温超过 39℃时给予物理降温。

2. 治疗配合　遵医嘱应用敏感、足量、高效抗生素及子宫收缩药物，认真观察疗效。血栓性静脉炎使用肝素者，应注意有无异常出血情况。做好特殊操作物品准备，如后穹隆穿刺、脓肿引流及清宫等，并配合医生完成操作。

3. 病情观察　严密观察生命体征，观察恶露量、性状及气味、子宫复旧情况和伤口愈合情况等。发现异常及时报告医生。

4. 局部处理

（1）外阴伤口感染　每日红外线照射 2 次，每次 15～20min；仅有水肿者，可用 50% 硫酸镁溶液湿热敷，每日 2 次。感染严重者应及时拆除缝线，化脓者应给予切开引流及伤口换药。

（2）下肢血栓性静脉炎 抬高患肢，局部热敷，减轻肿痛。延长卧床休息时间，减少活动以防栓子脱落。

5. 心理护理　倾听产妇焦虑心理的诉说。向产妇讲解有关产褥感染的知识，指导自我护理技能，帮助其家属护理好婴儿等。

6. 健康教育　养成良好的卫生习惯，大小便后及时清洁外阴，勤换会阴垫；指导饮食、休息、服药、定时复查等自我康复护理；出现异常情况，如异常恶露、腹痛、发热等及时就诊治疗。

【护理评价】

（1）产妇体温恢复正常范围内。

（2）产妇疼痛缓解。

（3）产妇情绪良好。

第二节 晚期产后出血

（一）概念

晚期产后出血（late puerperal hemorrhage）是指分娩24h后，在产褥期内发生的子宫大量出血。本病多发生于产后1～2周。

（二）病因和临床表现

1. 胎盘、胎膜残留 常发生于产后10天，为阴道分娩发生本病最常见的原因。残留宫腔的胎盘组织发生变性、坏死，甚至形成胎盘息肉。坏死组织脱落后，基底部血管暴露，血管断端开放，导致大出血。临床表现为血性恶露量多，持续时间延长，或间断性反复大量阴道出血。

2. 蜕膜残留宫腔 正常蜕膜在产后一周左右脱落并随恶露排出。蜕膜剥离不全，或长时间残留宫腔，影响子宫复旧，继发子宫内膜炎，可引起晚期产后出血。

3. 子宫胎盘附着处感染或子宫复旧不全 多发生于产后2周。胎盘剥离后，子宫胎盘附着处面积逐渐变小，血管内血栓形成、机化，管腔变窄并堵塞，经6～8周后，胎盘附着处子宫内膜完全修复。发生感染或子宫复旧不全时，易发血栓脱落，血窦开放。检查发现，子宫大而软，宫口松弛，可见血块堵塞阴道及宫口。

4. 剖宫产术后子宫伤口裂开 多发生于术后2～3周。剖宫产横切口两端出血较多见。与切口血供不良、横切口位置选择不当、缝合技术不当等原因有关。发生大量内出血，则可导致失血性休克。

5. 其他 如感染、产后子宫滋养细胞肿瘤及子宫黏膜下肌瘤等。

【护理评估】

（一）健康史

评估产妇的分娩方式、产后恢复情况，应了解产妇是否存在产后恶露异常、有无反复或突然大量阴道出血史。

（二）身心状况

1. 症状 主要症状为阴道流血。合并感染，可伴有腹痛和发热。出血多者，可继发贫血，甚至出现休克。

2. 体征 检查发现子宫大而软，宫口松弛，有时可触及残留组织和血块，伴感染者子宫明显压痛。

3. 辅助检查

（1）血常规检查 了解贫血和感染情况。

（2）B 超检查　了解子宫大小、宫腔有无残留物、子宫切口愈合情况等。

（3）宫腔分泌物培养和药敏试验　宫腔刮出物送病理检查协助明确诊断。药敏试验有助于选择高效广谱抗生素。

4. 社会心理状况　阴道大量出血会引起患者及家属出现惊慌、恐惧，担心生命安全。

【护理问题】

1. 潜在并发症　失血性休克。

2. 恐惧　与阴道大量出血、担心生命安全有关。

3. 有感染的危险　与大量失血抵抗力降低有关。

【护理目标】

（1）产妇血容量恢复正常。

（2）产妇主诉恐惧感减轻。

（3）产妇体温正常，未出现感染现象。

【护理措施】

1. 一般护理　保持病房安静、舒适，保证产妇充足的睡眠与休息。给予高蛋白、高维生素、高热量及易消化的食物，增强其抵抗力。

2. 治疗配合

（1）遵医嘱使用广谱抗生素及缩宫素，以预防感染，促进子宫收缩。

（2）阴道少量或大量出血者，应立即开放静脉通路，做好输液、输血准备；做好术前准备。

（3）预防感染　严格无菌操作。保持会阴清洁，每天会阴冲洗 2 次。

3. 病情观察　观察记录体温、脉搏、呼吸、血压和尿量。观察阴道出血情况，正确判断阴道流血量，剖宫产产妇则应及时判断有无内出血征象。发现异常情况，报告医生协助处理。

4. 心理护理　向患者及家属说明病情及治疗方案，适时关心患者，耐心解答问题，允许家属陪伴，以减轻产妇及家属的恐惧感，取得配合。

5. 健康教育　加强产褥期保健，积极完成产后访视及产后检查。发现异常及时就诊。

第三节　产后抑郁症

产后抑郁症（postpartum depression，PPD）是指产妇产褥期出现抑郁症状，是产褥期精神综合征一种常见类型。通常在产后 2 周内发病，产后 4 ~ 6 周症状明显，国外报道发病率达 30%。

产妇主要表现为持续及严重的情绪低落，如焦虑、失眠、悲伤、情感淡漠、丧失自我控制，甚至无法正常照顾婴儿。

【护理评估】

（一）健康史

了解产妇有无精神疾患的个人史、家族史，婚姻家庭情况、社会支持系统及本次妊娠、分娩经过等。

（二）身心状况

1. 临床表现

（1）情绪改变，如心情压抑、沮丧、焦虑、不愿与人交流，易怒暴躁甚至与家人、丈夫关系不协调。

（2）对生活缺乏信心，对事物反应迟钝，注意力无法集中，厌食，睡眠障碍，性欲减低。

（3）有自罪自责感，负向思考方式，对自身与婴儿健康过度担忧，常失去自理及照顾婴儿的能力。重者甚至思维障碍、迫害妄想，出现自杀或杀婴倾向。

2. 辅助检查

（1）产后抑郁症的诊断标准　美国精神病学会1994年在《精神疾病的诊断与统计手册》中，制定了产后抑郁症的诊断标准（表13－1）。该诊断标准中的许多指标具有一定的主观性，可能影响正确诊断。

（2）Edinburgh产后抑郁量表　目前多采用的诊断标准。该表包括10项内容，于产后6周进行调查，总分≥13分者可诊断为产后抑郁症（表13－2）。

表13－1　产后抑郁症的诊断标准

1. 在产后2周内出现下列5项或5项以上的症状，其中，必须共同具备（1）和（2）项
（1）情绪抑郁
（2）对全部或多数活动明显缺乏兴趣或愉悦
（3）体重显著下降或增加
（4）失眠或睡眠过度
（5）精神运动性兴奋或阻滞
（6）疲劳或乏力
（7）遇事皆感毫无意义或有自罪感
（8）思维能力减退或注意力不集中
（9）反复出现想死亡的想法
2. 在产后4周内发病

表13－2　Edinburgh产后抑郁量表

在过去的7日				
1	我能够笑并观看事物有趣的方面			
	如我总能做到那样多	0分	现在不是那样多	0分
	现在肯定不多	2分	根本不	3分
2	我期待着享受事态			
	如我曾做到那样多	0分	较我原来做得少	1分
	肯定较原来做得少	2分	全然难得有	3分
3	当事情做错，我多会责备自己			
	是，大多时间如此	3分	是，有时如此	1分
	并不经常	1分	不，永远不	3分
4	没有充分的原因我会焦虑或苦恼			
	不，总不	0分	极难得	1分
	是，有时	2分	是，非常多	3分

续表

5	没有充分理由我感到惊吓或恐慌			
	是，相当多	3 分	是，有时	2 分
	不，不多	1 分	不，总不	0 分
6	事情对我来说总是发展到极点			
	是，在大多数情况下我全然不能应付	3 分	是，有时我不能像平时那样应付	2 分
	不，大多数时间我应付得相当好	1 分	我应付与过去一样好	0 分
7	我难以入睡，很不愉快			
	是，大多数时间如此	3 分	是，有时	2 分
	并不经常	1 分	不，全然不	0 分
8	我感到悲伤或痛苦			
	是，大多数时间如此	3 分	是，相当经常	2 分
	并不经常	1 分	不，根本不	0 分
9	我很不愉快，我哭泣			
	是，大多数时间	3 分	是，相当常见	2 分
	偶然有	1 分	不，绝不	0 分
10	出现自伤想法			
	是，相当经常	3 分	有时	2 分
	极难得	1 分	永不	0 分

【护理问题】

1. 睡眠形态紊乱 与焦虑、恐惧有关。

2. 有暴力行为的危险 与产后精神状态异常有关。

3. 有婴儿生长发育改变的危险 与母亲不能履行职责，缺乏亲子行为有关。

【护理目标】

(1）产妇饮食、睡眠正常。

(2）产妇和家人应用有效措施应对。

(3）维持婴儿生长发育正常。

【护理措施】

1. 一般护理 保证产妇充足睡眠与休息，饮食营养合理搭配。

2. 治疗配合 重症患者可遵医嘱给予抗抑郁药物治疗。

3. 病情观察 观察产妇情绪，高度警惕产妇早期的伤害性行为。对轻症患者可帮助促进母亲对新生儿的认同，适应母亲角色。

4. 心理护理 聆听倾诉，给予安慰。增强其自信心，缓解心理压力，缓解躯体症状。调动家庭支持系统，给予产妇足够的照顾，创造安全、舒适的家庭环境。

5. 健康教育

(1）加强普及有关妊娠、分娩相关知识，缓解孕妇对妊娠、分娩的焦虑恐惧感。

(2）鼓励产妇丈夫及家庭给予良好的社会支持。

(3）出院后做好家庭访视工作，指导产妇学会放松，合理安排饮食、休息。

目标检测

1. 产褥感染的患者的体位应采取
   A. 左侧卧位　B. 头低足高位
   C. 仰卧位　D. 右侧卧位
   E. 半卧位或抬高床头
2. 控制产褥感染，选择抗生素依据是
   A. 产妇的意见　B. 产妇的经济条件
   C. 细菌培养和药敏试验结果　D. 感染的部位
   E. 产妇体温的情况
3. 关于产褥感染护理，正确的是
   A. 半卧位
   B. 所用便盆需清洗
   C. 保持外阴清洁，产后每日坐浴 2 次
   D. 保证营养摄入，每日给高蛋白、高胆固醇饮食
   E. 体温超过 40℃时，行物理降温
4. 晚期产后出血，最常见原因是
   A. 胎盘胎膜残留　B. 子宫复旧不全
   C. 剖宫产术后子宫伤口裂开　D. 子宫黏膜下肌瘤
   E. 绒癌

5. 初产妇，足月产，因持续性枕后位，行胎头吸引术，术后出血不多。现产后第 5 天，体温 38.5℃，双乳稍胀，无肿块。宫底脐下两指，触痛。血性恶露，量多，有臭味，会阴切口愈合好。其疾病诊断首先考虑为
   A. 乳腺炎　B. 会阴侧切伤口感染
   C. 阴道炎　D. 急性子宫内膜炎
   E. 扁桃体炎

扫码“练一练”

（刘　萍）

第四篇

高危妊娠

第十四章

高危妊娠

学习目标

1. 解释高危妊娠和高危孕妇的概念。
2. 说出高危妊娠的范畴。
3. 叙述高危妊娠的监护措施。
4. 学会识别高危妊娠的典型个案。
5. 能初步判断胎儿宫内状态监护、胎盘功能检查及胎儿成熟度检查结果。
6. 学会为高危妊娠妇女制定不同时期的整体护理方案。

第一节　高危妊娠的监护

一、概述

（一）定义

1. 高危妊娠（high risk pregnancy）　指妊娠期有个人或社会不良因素及某种并发症或合并症，可能危害孕妇、胎儿及新生儿或导致难产者。

2. 高危孕妇　具有高危妊娠因素的孕妇，称高危孕妇。

（二）高危妊娠的范畴

高危妊娠的范围广泛，基本包括所有的病理产科情况。

1. 个人条件及社会因素　孕妇年龄<16 岁或≥35 岁、妊娠前体重过轻或超重、身高<145cm、营养低下、受教育时间<6 年、未婚或独居、收入低下、居住条件差、家中有明显的遗传性疾病及孕期遭遇不幸等。

2. 疾病因素

（1）异常孕产史　如自然流产、异位妊娠、早产、死胎、死产、难产（包括剖宫产史）、新生儿死亡、新生儿畸形或先天性或遗传性疾病、新生儿溶血性黄疸及巨大儿史等。

（2）妊娠合并症　如心脏病、糖尿病、高血压、肾脏病、肝炎、甲状腺功能亢进、血液病（包括贫血）、病毒感染（如风疹和巨细胞病毒）、性传播性疾病、恶性肿瘤、智力低下及明显的精神异常等。

（3）目前妊娠异常情况　①妊娠并发症，如先兆流产、妊娠期高血压疾病、前置胎盘、胎盘早剥、羊水过多或过少、胎儿生长受限、母儿血型不合及多胎妊娠等。②妊娠期接触大量放射线、化学性毒物或服用对胎儿有害药物。③可能发生分娩异常的因素，如胎位异常、产道异常及巨大儿等。④胎盘功能不全。

（4）其他　不良嗜好，如酗酒、吸烟、吸毒等。盆腔肿物或曾有过妇科手术史等。

二、高危妊娠的监护

完整的高危妊娠监护包括：婚前、孕前的保健咨询，对不宜结婚或不宜生育者做好说服教育工作；孕前及孕早期做好优生咨询及产前诊断工作；孕中期注意筛查妊娠并发症或合并症；孕晚期监护及评估胎儿生长发育及宫内安危情况，监测胎儿－胎盘功能，评估胎儿成熟度。本节主要介绍胎儿宫内状态监护、胎盘功能检查、胎儿成熟度检查和胎儿先天畸形及其遗传性疾病的宫内诊断。

（一）胎儿宫内状态监护

包括确定是否为高危儿和不同妊娠时期胎儿宫内情况的监护。

1. 妊娠早期　行妇科检查确定子宫大小与孕周是否相符。B 超检查，最早在妊娠 5 周左右见妊娠囊而确诊宫内妊娠；妊娠 6 周可见胚芽和原始心管搏动，可确定胚胎存活；妊娠 $9\sim13^{+6}$周 B 超测量胎儿颈项透明层（NT）和胎儿发育情况。

2. 妊娠中期　手测宫底高度或尺测子宫长度和腹围，判断胎儿大小与孕周是否相符。监测胎心率。B 超检查，检测胎头发育、筛查和诊断结构异常。胎儿染色体异常的筛查与诊断。

3. 妊娠晚期

（1）产科检查　手测宫底高度或尺测子宫长度和腹围。四步触诊，胎心音听诊，了解胎儿大小、胎产式、胎方位和胎心率。

（2）胎动计数　胎动监测是通过孕妇自测评价胎儿宫内情况最简便有效的方法。妊娠 18～20 周孕妇即感到胎动，随着孕周增加胎动逐渐由弱变强，妊娠足月时胎动因羊水量减少和空间减小而逐渐减弱。胎动计数≥6 次/2h 为正常，＜6 次/2h 或逐日减少 50% 且不恢复者提示胎儿缺氧可能。

（3）胎儿影像学监测　B 型超声是目前使用最广泛的胎儿影像学监护仪器，可观察胎儿大小、胎动和羊水情况，筛查胎儿畸形，判定胎位、胎盘位置及成熟度。必要时，应用胎儿超声心动诊断仪对胎儿心脏进行检查。

（4）胎儿电子监护　运用胎儿电子监护仪连续观察和记录胎心率（fetal heart rate，FHR）的动态变化，反映胎心率与胎动及宫缩之间的关系，评估胎儿宫内安危情况（参见本章第二节胎儿电子监护技术）。

（5）胎儿生物物理监测　1980 年 Manning 利用胎儿电子监护和 B 超联合检测胎儿宫内有无缺氧，此综合监测比任何单独监测更准确。Manning 评分法（表 14－1），共 5 项指标，每项 2 分，满分 10 分，8～10 分无急慢性缺氧，6～8 分可能有急性或慢性缺氧，4～6 分有急性或慢性缺氧，2～4 分有急性缺氧伴慢性缺氧，0 分有急慢性缺氧。

表14-1 Manning评分法

项目	2分（正常）	0分（异常）
无应激试验（20min）≥2次胎动伴胎心加速≥15 bpm（beats per minuter），	<2次胎动，胎心加速<15 bpm，持续≥15s	持续<15s
胎儿呼吸运动（30min）	≥1次，持续≥30s	无或持续<30s
胎动（30min）	≥3次躯干和肢体活动（连续出现计1次）	≤2次躯干和肢体活动，无活动或肢体完全伸展
肌张力	≥1次躯干和肢体伸展复屈，手指摊开合拢	无活动；肢体完全伸展；伸展缓慢，部分复屈
羊水量	最大羊水暗区垂直直径≥2cm	无或最大暗区垂直直径<2cm

（6）血流动力学监测　利用彩色多普勒超声检查监测胎儿脐动脉和大脑中动脉血流。脐动脉血流常用指标有收缩期最大血流速度与舒张末期血流速度比值（S/D）、搏动指数（PI）及阻力指数（RI）；随孕周增加，这些指标应下降，否则提示胎盘血管阻力增高，胎儿可能缺氧，尤其在舒张末期脐动脉无血流，提示胎儿将在1周内死亡。

（7）羊膜镜检查　利用羊膜镜观察羊水的性状，判定胎儿安危。羊水中混有胎粪，呈黄色、黄绿色甚至棕黄色，提示胎儿宫内缺氧；胎死宫内时羊水呈棕色、紫色或暗红色混浊状。

（二）胎盘功能检查

胎盘功能检查可以间接了解胎儿宫内的健康状况。有多种检查方法可供选择，如胎动及阴道脱落细胞检查等，此外，还可以行以下检查。

1. 雌三醇测定　测量孕妇尿雌三醇及血清游离雌三醇值，评估胎儿胎盘单位功能。24h尿雌三醇>15mg为正常值，10~15mg为警戒值，<10mg为危险值；也可测尿雌激素/肌酐（E/C）比值，>15为正常值，10~15为警戒值，<10为危险值。血清游离雌三醇值，正常足月妊娠时临界值为40nmol/L，低于此值提示胎盘功能低下。

2. 人胎盘生乳素测定　足月妊娠血清HPL值为4~11mg/L。足月妊娠时该值<4mg/L，或突然降低50%，提示胎盘功能低下。

（三）胎儿成熟度检查

1. 计算胎龄　根据末次月经计算胎儿孕龄。末次月经记不清或哺乳期月经未恢复妊娠等情况，可根据早孕反应时间、妊娠试验开始出现阳性结果时间、早孕时妇科检查的子宫大小、初感胎动时间以及胎儿B超检查的各项参数进行估计。

2. 估计胎儿体重　是判断胎儿成熟度的一项重要指标。目前临床上主要依靠测量子宫长度、腹围［胎儿体重（g）=宫高（cm）×腹围（cm）+200］和B超测量胎儿双顶径［胎儿体重（g）=900×BPD（cm）-5200］估计胎儿体重。

3. 胎盘成熟度检查　通过B超检查胎盘成熟度分级间接判断胎儿成熟度：0级为未成熟，多见于中孕期；Ⅰ级为开始趋向成熟，多见于孕29~36周；Ⅱ级为成熟期，多见于36周以后；Ⅲ级胎盘已成熟并趋向老化，多见于38周以后。

4. 羊水检测胎儿成熟度　经腹壁羊膜腔穿刺抽取羊水，进行以下项目检测。

（1）羊水卵磷脂/鞘磷脂（lecithin/sphingomyelin，L/S）比值　该值 >2，提示胎儿肺成熟。

（2）羊水磷脂酰甘油　能在羊水中测出，提示胎肺成熟。此值可靠性高于 L/S。

（3）羊水泡沫试验（foam stability test）或振荡试验　是一种快速而简便测定羊水中表面活性物质的试验。检测见两管液面均有完整泡沫环，提示胎肺成熟。

（四）胎儿先天畸形及其遗传性疾病的宫内诊断

1. 胎儿细胞遗传学检查　利用羊水、绒毛和胎儿细胞培养，检测胎儿染色体疾病。检测胎儿基因的核苷酸序列，诊断胎儿基因疾病。

2. 胎儿影像学检查　利用超声、X 线、胎儿镜及磁共振（MRI）等观察胎儿的结构是否存在畸形。胎儿超声检查筛查脊柱裂、无脑儿及脑积水等畸形；胎儿磁共振成像检查诊断中枢神经系统畸形、先天性膈疝等；羊膜腔内造影诊断胎儿体表畸形、泌尿系统及消化系统畸形。

3. 基因产物检测　利用羊水、羊水细胞、绒毛细胞或血液，进行蛋白质、酶和代谢物检测，诊断胎儿神经管缺陷、先天性代谢疾病等。羊水中甲胎蛋白（AFP）测定，是诊断开放性神经管缺损的重要指标。

第二节　胎儿电子监护技术

胎儿电子监护仪在临床广泛应用，评估胎儿宫内安危情况。其优点是不受宫缩影响，能连续观察和记录胎心率的动态变化，反映胎心率与胎动及宫缩之间的关系。根据监护选择的时机，胎儿电子监护分为产前监护和产时监护，产前监护可在妊娠 34 周开始（高危妊娠孕妇酌情提前），产时监护在产程中根据需要进行监护。具体可监测胎心率及预测胎儿宫内储备能力。

一、胎心率监测

正常变异的胎心率由交感神经和副交感神经共同调节。胎儿电子监护可记录胎心率两种基本变化，即胎心率基线（FHR－baseline，BFHR）及胎心率一过性变化。

（一）胎心率基线

指无胎动和无子宫收缩影响时，10min 以上的胎心率平均值，包括每分钟心搏次数（beats per minute，bpm）及 FHR 变异。正常 FHR 为 110～160 bpm。FHR >160 bpm 或 <110 bpm，历时 10min，称为心动过速或心动过缓。FHR 变异指 FHR 有小的周期性波动。胎心率基线摆动（baseline oscillation）包括胎心率的摆动幅度和摆动频率；摆动幅度指胎心率上下摆动波的高度，摆动振幅范围正常为 6～25 bpm；摆动频率指 1min 内胎心率波动的次数，正常为 ≥ 6 次，基线波动活跃则频率增高，基线平直则频率降低或消失；基线摆动表示胎儿有一定的储备能力，是胎儿健康的表现；FHR 基线变平即变异消失，提示胎儿储备能力丧失（图 14－1）。

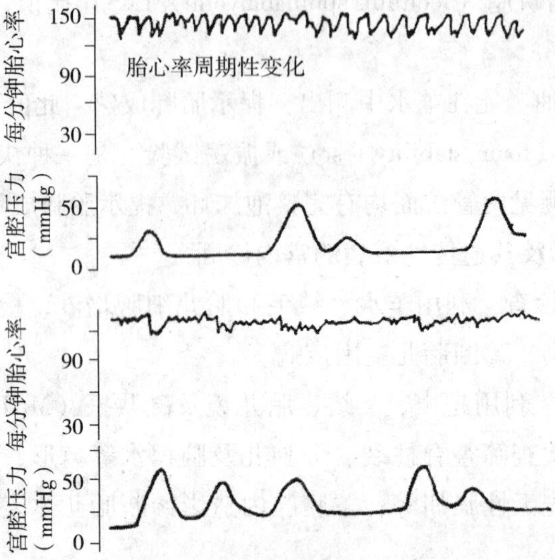

图 14－1　胎心率基线与摆动

（二）胎心率一过性变化

受胎动、宫缩、触诊及声响等刺激，胎心率发生暂时性加快或减慢，随后又恢复到基线水平，称为胎心率一过性变化，是判断胎儿宫内安危的重要指标。

1. 加速（acceleration）　指宫缩时胎心率基线暂时增加 15bpm 以上，持续时间 >15s，是胎儿良好的表现。加速原因可能是胎儿躯干局部或脐静脉暂时受压。散发的、短暂的胎心率加速是无害的，但脐静脉持续受压则发展为减速。

2. 减速（deceleration）　指随宫缩出现的暂时性胎心率减慢。根据胎心率减慢出现时机、持续时间和下降幅度，减速分 3 种。

（1）早期减速（early deceleration，ED）　特点是胎心率减速发生几乎与子宫收缩上升同时开始，宫缩达到高峰时胎心率达到最低点（即波谷对波峰），下降幅度 <50bpm，持续时间短，恢复快（图 14－2），子宫收缩后迅速恢复正常。早期减速一般发生在第一产程后期，为宫缩时胎头受压引起，不受孕妇体位或吸氧而改变。

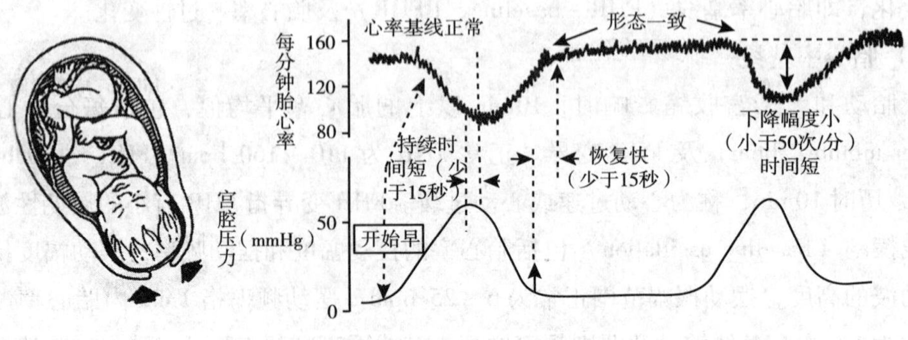

图 14－2　胎心率早期减速

（2）变异减速（variable deceleration，VD）　特点是胎心率减速与宫缩无固定关系，下降迅速且幅度大，下降幅度 > 70 bpm，持续时间长短不一，但恢复迅速（图14－3）。一般认为是宫缩时脐带受压兴奋迷走神经引起。

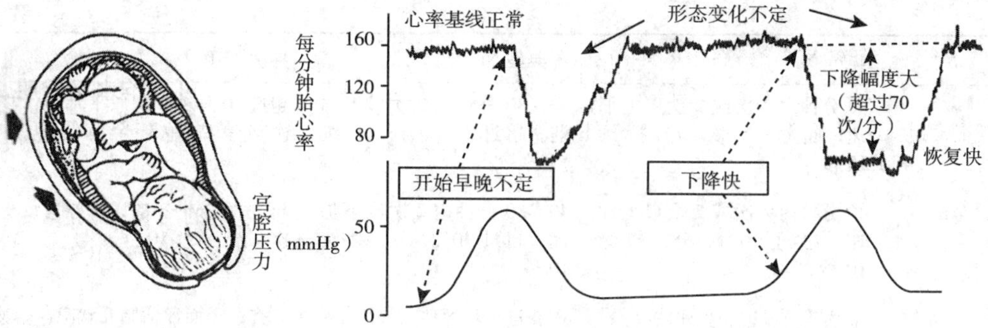

图 14－3　胎心率变异减速

（3）晚期减速（late deceleration，LD）　特点是胎心率减速多在宫缩高峰后开始出现，胎心率减速滞后于宫缩高峰期（即波谷落后于波峰）且下降缓慢，下降幅度＜50bpm，持续时间长，恢复缓慢（图 14－4）。一般认为是胎盘功能不良、胎儿缺氧的表现。

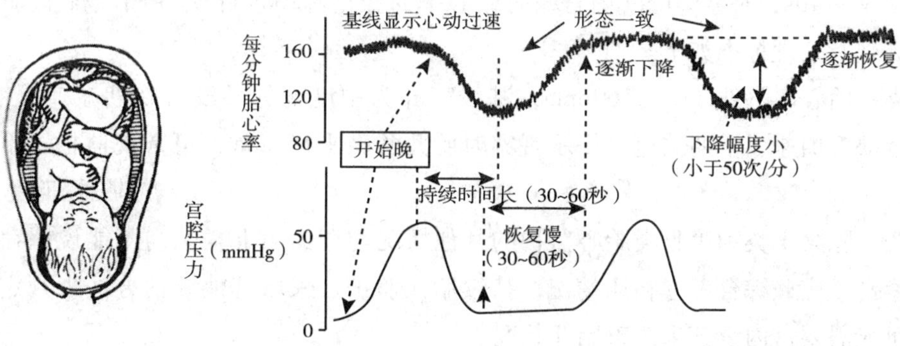

图 14－4　胎心率晚期减速

二、预测胎儿宫内储备能力

（一）无应激试验（non-stress test，NST）

指在无宫缩、无外界负荷刺激下，对胎心率变化及胎动后的反应进行观察和记录，以了解胎儿的储备能力。试验时，孕妇取半卧位，胎儿电子监护仪的胎心率探头置于孕妇腹壁胎心音区，宫缩压力探头放在宫底下 3 指处，至少连续记录 20min，其结果可分为有反应型 NST、可疑型 NST 和无反应型 NST（表 14－2）。

表 14－2　NST 的结果判读及处理（SOGC 指南，2007 年）

参数	正常 NST	不典型 NST	异常 NST
胎心率基线	110～160 次/分	100～110 次/分；＞160 次/分，短于 30 分钟	胎心过缓＜100 次/分；胎心过速＞160 次/分，超过＞30 分钟
基线变异	6～25 次/分（中度变异）；≤5 次/分（变异缺失及微小变异），持续短于 40 分钟	≤5 次/分，持续 40～80 分钟内	≤5 次/分，持续达到或超过 80 分钟；≥25 次/分，持续超过 10 分钟 正弦波型
减速	无减速或者偶发变异减速，持续短于 30 秒	变异减速，持续 30～60 秒内	变异减速，持续时间达到或超过 60 秒 晚期减速

续表

参数	正常 NST	不典型 NST	异常 NST
加速（≥32周）	40分钟内2次或2次以上加速，超过15次/分，持续15秒	40～80分钟内2次以下加速，超过15次/分，持续15秒	超过80分钟2次以下加速，超过15次/分，持续15秒
（<32周）	40分钟内2次或2次以上加速，超过10次/分，持续10秒	40～80分钟内2次以下加速，超过10次/分，持续10秒	超过80分钟2次以下加速，超过10次/分，持续10秒
处理	继续随访或进一步评估	需要进一步评估	复查；全面评估胎儿状况；生物物理评分；及时终止妊娠

（二）缩宫素激惹试验（oxytocin challenge test，OCT）

又称宫缩应激试验（contraction stress test，CST）。OCT是使用缩宫素或刺激乳头诱导产生宫缩，CST为自然宫缩下，用胎儿电子监护仪记录胎心率变化，了解胎盘于宫缩时一过性缺氧的负荷变化，测定胎儿的储备能力。试验条件要求每10min有3次宫缩，且每次宫缩持续30～40s，观察20min内宫缩时胎心率的变化。2009年美国妇产科医师学会CST/OCT的评估及处理标准如下。

Ⅰ类：胎心率基线110～160bpm，基线变异为中度变异，没有晚期减速及变异减速，存在或者缺乏加速、早期减速。提示观察时胎儿酸碱平衡正常，可常规监护，不需采取特殊措施。

Ⅱ类：除第Ⅰ类和第Ⅲ类胎心监护的其他情况均划为第Ⅱ类。尚不能说明存在胎儿酸碱平衡紊乱，应该综合考虑临床情况、持续胎儿监护、采取其他评估方法来判定胎儿有无缺氧，可能需要宫内复苏来改善胎儿状况。

Ⅲ类：有两种情况，一种为胎心率基线无变异且存在复发性晚期减速或复发性变异减速或胎心率基线<110bpm其中之一者，另一种为正弦波型。提示在观察时胎儿存在酸碱平衡失调即胎儿缺氧，应立即采取相应措施纠正，包括改变孕妇体位、给孕妇吸氧、停止缩宫素及抑制宫缩等措施，如果以上措施不能改善胎儿缺氧状态，应紧急终止妊娠。

第三节　高危妊娠妇女的护理

【护理评估】

（一）健康史

详细询问孕产妇个人基本信息，包括：年龄、职业、文化程度、婚姻家庭状况及经济收入等；了解孕产史、既往疾病史及手术史，有无妊娠合并症；了解本次妊娠经过，目前产科情况，有无不良嗜好。重点评估孕妇有无妊娠期高危因素。

（二）身体状况

1. 症状　妊娠早期有无恶心、呕吐等早孕反应及严重程度，有无腹痛、阴道流血等症状；妊娠中晚期有无阴道流血、腹痛、头晕、视物模糊、乏力、心悸和呼吸困难等症状。

2. 体征

（1）全身检查　观察孕妇发育、营养及精神状况，注意步态，测量身高、体重、血压，评估心、肺等脏器功能。

（2）产科检查　观察孕妇腹部外形和大小、腹壁有无水肿。手测宫底高度，尺测子宫长度和腹围，判断子宫大小与孕周是否相符。了解胎位有无异常。计数胎动、听诊胎心，了解胎儿宫内安危情况。观察骨盆形态、测量骨盆大小，判断有无头盆不称。检查软产道有无狭窄或梗阻，外阴部有无水肿或静脉曲张等。正确估计胎儿孕龄，描绘妊娠图。临近分娩要评估有无胎膜早破、羊水量及性状。

3. 辅助检查　选择不同检查监测胎儿宫内安危情况、胎盘功能及胎儿成熟度等。

（1）胎儿宫内安危监测　胎儿电子监护、胎儿生物物理监测或胎儿头皮血 pH 测定（参见第十五章高危儿护理）。

（2）胎盘功能检查　孕妇雌三醇及血清人胎盘生乳素测定等。

（3）胎儿成熟度检查　超声检查胎儿双顶径、胎盘成熟度或抽取羊水检测胎儿肺成熟度等。

（4）胎儿畸形或遗传性疾病检查　超声、胎儿镜或甲胎蛋白测定等方法筛查胎儿畸形。分析绒毛、胎儿细胞染色体核型，检测胎儿染色体疾病。胎儿 DNA 分子杂交、聚合酶链反应技术等检查胎儿基因疾病。

4. 社会心理状况　高龄初产妇、多年不孕、有不良孕产史的孕妇及家属，因盼子心切，更加关注母儿的健康和安危，对异常情况出现更易紧张和焦虑；维持身体健康与妊娠之间的矛盾导致出现无助感或烦躁不安；因为妊娠不可避免的不良结局产生悲哀和失落；甚至因既往妊娠失败对此次妊娠产生恐惧。重点评估高危孕妇对妊娠、分娩的心理反应、应对机制、心理承受能力及社会支持系统状况。

【护理问题】

1. 功能障碍性悲伤　与现实的或预感到将丧失胎儿有关。

2. 自尊紊乱　与分娩的愿望及对孩子的期望得不到满足有关。

3. 焦虑或恐惧　与担心胎儿及自身的安危有关。

4. 知识缺乏　缺乏高危因素识别、预防、诊断、治疗及其对母儿影响的相关知识。

【护理目标】

（1）孕妇能调整自己的情绪，正确面对自己及孩子的危险。

（2）孕妇维持良好的自尊。

（3）孕妇焦虑或恐惧感减轻。

（4）孕妇能说出高危妊娠因素及其对母儿影响，定期接受产前检查，学会识别常见异常征象，积极配合治疗和护理。

【护理措施】

（一）非孕期

指导适婚男女接受婚前医学检查、婚前卫生指导与咨询及怀孕前至少 6 个月进行检查，识别并严密监测及治疗高危妊娠因素，保证健康的婚配，帮助妇女选择最佳状态下有准备地受孕，防止遗传性疾病延续，减少出生缺陷和先天疾病发生等。

（二）妊娠期

1. 一般护理　增加营养，保证胎儿发育需要，与孕妇讨论食谱及烹饪方法，尊重孕妇饮食习惯同时提出建议；对胎盘功能减退、胎儿生长受限的孕妇给予高蛋白、高能量饮食，补充维生素、铁、钙及多种氨基酸；对胎儿增长过快或血糖测量过高者要控制饮食。卧床休息，多取左侧卧位，以改善子宫胎盘血液循环及胎儿氧供。注意个人卫生，勤换衣裤。保持室内空气新鲜和环境安静等。

2. 治疗配合 正确给药，正确留置血、尿标本。对糖尿病、高血压等孕妇监测血糖、尿糖及尿蛋白，了解疾病控制及药物使用的情况。对前置胎盘、胎盘早剥等患者做好输血、输液等抢救工作。做好剖宫产手术准备及接产工作等。

3. 病情观察 观察孕妇营养、精神状态及活动耐受力，注意有无阴道流血、水肿和腹痛等，测量血压、体重、子宫长度及宫高，注意孕妇身心状况是否能耐受阴道分娩或需要剖宫产结束妊娠，及时报告医生并记录处理经过。听诊胎心率，计数胎动，遵医嘱行各项检查，了解胎儿宫内安危及发育情况、胎位及胎盘功能情况、有无先天畸形及遗传性疾病；根据骨盆测量及胎儿大小估计结果评估胎儿能否经阴道分娩。

4. 心理护理 鼓励孕妇倾述，理解其担心和焦虑。向孕妇及家属提供有针对性的信息和指导，给予科学合理的解释，帮助其正确认识和对待自己的妊娠。鼓励孕妇及家属参与制订治疗方案和护理计划，促进家庭支持完善，增强孕妇的信心。

5. 健康教育 指导孕妇加强产前检查，宣传强调孕期保健对保证母儿健康的重要意义。根据不同妊娠时期和孕妇的高危因素，有针对性的指导孕妇自我护理的方法，避免不良因素的影响。

（三）分娩期

1. 产程处理 做好母儿监护，严密观察产妇重要脏器功能状态、产程进展及胎心率，破膜后观察羊水色、量及性状等；做好接产工作；做好分娩并发症、胎儿窘迫及新生儿窒息抢救准备及配合工作，早产儿或极低体重儿，列为重点对象进行监护，提前准备好暖箱。

2. 心理护理 鼓励产妇说出心理反应及情绪、正确对待分娩。向产妇及家属讲授分娩过程相关知识，指导产妇掌握放松技巧和有关药物使用方法，指导家属为产妇提供鼓励和支持，减轻产妇焦虑和疼痛，增强产妇对分娩的信心。

（四）产褥期

1. 一般护理和治疗配合 根据妊娠合并症康复程度及产后并发症发生情况，为产妇和新生儿提供有针对性的饮食与营养、休息与活动、排泄等护理。做好治疗配合。

2. 病情观察 观察产妇精神、乳房、子宫复旧、恶露、会阴或腹部伤口恢复等情况。监测产妇生命体征，注意观察产后出血、产褥感染等并发症的症状和体征。

3. 健康教育 指导产妇产褥期保健、高危儿喂养和护理的知识和技巧。告知产后健康检查的时间和内容。做好计划生育指导和妊娠合并症或产后并发症等未康复者的随访指导。

【护理评价】

（1）孕妇能正确面对自己及孩子的危险。

（2）孕妇维持良好的自尊。

（3）孕妇焦虑或恐惧感减轻。

（4）孕妇能说出高危妊娠因素及其对母儿影响，定期接受产前检查，学会识别常见的异常征象。

目标检测

1. 羊水检测胎儿肺成熟度的指标为

A. 羊水 L/S 比值　　B. 羊水肌酐值

C. 羊水胆红素类物质　　D. 羊水淀粉酶值

E. 羊水中脂肪细胞出血率

2. 胎盘功能检查方法不包括

A. 胎动计数　　B. 阴道脱落细胞检查

C. 孕妇雌三醇测定　　D. 胎儿电子监护

E. 羊水中甲胎蛋白（AFP）测定

3. 孕妇，28 岁，孕 1 产 0。妊娠 30^{+1}周，来院进行产前检查，为其测量腹围，正确的测量位置为

A. 绕脐下两横指一周　　B. 绕脐下一横指一周

C. 绕脐一周　　D. 绕脐上一横指一周

E. 绕脐上两横指一周

4. 某孕妇，38 岁，孕 2 产 0，孕 40 周临产，该产妇为

A. 高龄初产妇　　B. 低龄初产妇

C. 高龄经产妇　　D. 低龄经产妇

E. 正常初产妇

5. 孕妇，25 岁，G_1P_0，妊娠 40 周。临产 14h，宫缩（25 ~ 30）s/（6 ~ 8）min，宫口开大 4cm，先露 S－1，给予缩宫素静脉滴注后，宫缩（40 ~ 60）s/（2 ~ 3）min，胎心监护发现晚期减速，目前胎儿宫内情况为

A. 胎儿健康的表现　　B. 胎儿躯干局部或脐静脉暂时受压

C. 宫缩时胎头受压引起　　D. 宫缩时脐带受压兴奋迷走神经引起

E. 胎盘功能不良、胎儿缺氧的表现

（冉　波）

扫码“练一练”

第十五章
高危儿护理

学习目标

1. 解释巨大胎儿、胎儿生长受限、胎儿窘迫、死胎的疾病概念及病因。
2. 能识别胎儿窘迫，初步具备处理胎儿窘迫孕产妇的能力。
3. 理解新生儿窒息、新生儿溶血病的疾病特点。
4. 理解新生儿复苏的程序和步骤。能进行新生儿复苏的抢救及配合。

第一节　巨大胎儿

（一）定义及发病情况

巨大胎儿（fetal macrosomia）指胎儿体重达到或超过4000g。目前据报道，一些欧美国家将巨大胎儿定义为胎儿体重达到或超过4500g。近年来，因营养过剩致巨大胎儿的情况，有逐渐增多趋势，文献报道，国内发生率为7%，国外发生率为15.1%，男胎多于女胎。

（二）对母儿的影响

1. 对母体影响　头盆不称发生率上升，增加剖宫产率。经阴道分娩的主要危险是肩难产，其发生率与胎儿体重成正比，肩难产处理不当可发生严重的阴道损伤和会阴裂伤甚至子宫破裂。子宫过度扩张，易发生子宫收缩乏力及产程延长，导致产后出血。胎先露长时间压迫产道，易发尿瘘或粪瘘。

2. 对胎儿影响　胎儿大，常需手术助产，可引起颅内出血、锁骨骨折及臂丛神经损伤等产伤，严重时甚至死亡。

【护理评估】

（一）健康史

询问孕妇年龄、月经史、生育史及本次妊娠经过，有无妊娠合并症，准确评估妊娠周数。重点在于评估有无导致巨大儿的高危因素，如①孕妇肥胖。②妊娠合并糖尿病，尤其是2型糖尿病。③过期妊娠。④经产妇。⑤父母身材高大。⑥高龄产妇。⑦有巨大胎儿分娩史。⑧种族、民族因素。

（二）身心状况

1. 症状　妊娠期体重增加迅速，常在妊娠晚期出现呼吸困难，腹部沉重及两肋部胀痛等症状。

2. 体征　腹部明显膨隆，宫高 >35cm。触诊胎体大，先露部高浮，若为头先露，多数胎头跨耻征为阳性。听诊时胎心清晰，但位置较高。

3. B 型超声检查　测量胎儿双顶径、股骨长、腹围及头围等各项生物指标，可监测胎儿的生长发育情况。巨大胎儿的胎头双顶径往往大于 10cm，此时，需进一步测量胎儿肩径及胸径，肩径及胸径大于头径者，需警惕难产发生。

4. 心理社会状况　孕妇及家属因担心胎儿过大，易致难产，倍感紧张及焦虑。

【护理问题】

1. 营养失调　与孕妇孕期营养过剩和妊娠合并症有关。

2. 有受伤的危险　与剖宫产、阴道助产有关。

3. 焦虑　与担心胎儿过大，能否顺利自然分娩有关。

【护理目标】

（1）胎儿生长发育正常。

（2）新生儿无发生产伤。

（3）孕妇焦虑减轻。

【护理措施】

1. 一般护理　指导孕妇科学安排孕期饮食，根据不同妊娠周期的需要恰当摄入营养物质，避免营养过剩；配合科学的产前运动，保证胎儿的健康生长发育。

2. 妊娠护理　定期行产前检查，监测血糖，排除糖尿病，尤其对于有巨大胎儿分娩史或妊娠期疑为巨大胎儿者。若确诊为糖尿病，应积极治疗，控制血糖。合并羊水过多者，应注意有无胎儿畸形，羊水过多引起的孕妇压迫症状应及时处理。足月后根据胎盘功能及糖尿病控制情况等综合评估，决定终止妊娠时机。妊娠期发现可疑巨大胎儿者，不建议预防性引产，预防性引产不能改善围生儿结局，不能降低肩难产率，反而可能增加剖宫产率。

3. 分娩期护理　①估计胎儿体重≥4000g 且合并糖尿病者，建议剖宫产终止妊娠；②估计胎儿体重≥4000g 而无糖尿病者，产前根据头盆关系、产力、胎儿成熟度和胎盘功能综合考虑，选择恰当的分娩方式。经阴道试产者应加强监护，必要时行产钳助产，同时做好处理肩难产的准备工作。放宽剖宫产指征。分娩后应详细行软产道检查，了解有无软产道损伤，并预防产后出血。

4. 新生儿处理　预防新生儿出生后反应性低血糖，在出生后 30min 监测血糖。出生后 1～2h 开始喂糖水，及早开奶。轻度低血糖者口服葡萄糖，严重低血糖者静脉输注。新生儿易发生低钙血症，应补充钙剂，多用 10% 葡萄糖酸钙 1ml/kg 加入葡萄糖液中静脉滴注。

5. 心理护理　耐心心理辅导，分析导致巨大胎儿的原因，提供解决办法，向孕妇及其家属讲解巨大胎儿的妊娠结局，减轻其心理负担。

6. 健康教育

(1) 开展科学的定期产前检查，积极治疗妊娠合并症，避免过期妊娠。

(2) 加强孕期保健，普及孕期营养及运动常识，合理安排孕早期、中期、晚期的膳食，避免孕期营养过剩。

【护理评价】

(1) 孕妇孕期体重、宫高、腹围的增长在正常范围，胎儿生长发育良好。

(2) 新生儿无产伤，母儿平安。

(3) 孕妇焦虑减轻，积极配合产科处理。

[附]肩难产

胎头娩出后，胎儿前肩被嵌顿在耻骨联合上方，用常规助产方法不能娩出胎儿双肩，称为肩难产（shoulder dystocia）（图 15 - 1）。较大胎头娩出后，胎颈回缩，胎儿颈部紧压会阴，胎肩娩出受阻，除外胎儿畸形，即可诊断为肩难产。

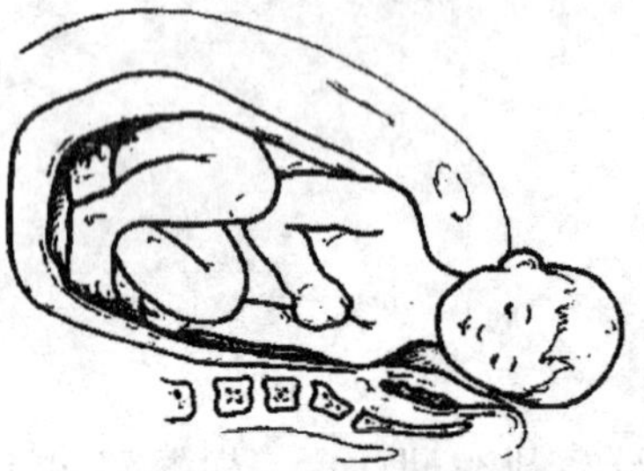

图 15 - 1　肩难产

其发生率因胎儿体重而异，胎儿体重 2500 ~ 4000g 时发生率为 0.3% ~ 1%，4000 ~ 4500g 时发生率为 3% ~ 12%，≥4500g 为 8.4% ~ 14.6%。

（一）高危因素

1. 产前高危因素　巨大胎儿；既往肩难产病史；妊娠期糖尿病；过期妊娠；孕妇骨盆解剖结构异常。

2. 产时需要警惕的因素　第一产程活跃期延长；第二产程延长伴“乌龟征”（胎头娩出后未发生外旋转而又回缩至阴道）；使用胎头吸引器或产钳助产。

（二）对母儿的影响

1. 对母体影响　产后出血和会阴裂伤最常见，会阴裂伤主要指切开延裂或会阴重度及Ⅳ度裂伤。其他并发症包括阴道裂伤、宫颈裂伤、膀胱麻痹、子宫破裂、生殖道瘘和产褥感染等严重并发症。

2. 对胎儿及新生儿的影响　臂丛神经损伤最常见，其中 2/3 为 Duchenne-Erb 麻痹，其第 5 和第 6 颈神经根受损引起。多数为一过性损伤。肩难产时，产妇内在力量对胎儿不匀称的推力可能是造成臂丛神经损伤的主要原因，而非由助产造成。其他并发症包括锁骨骨折、股骨骨折、胎儿窘迫及新生儿窒息，严重时可导致颅内出血及神经系统异常，甚至死亡。

（三）处理

胎头与胎肩娩出时间的间隔，是新生儿能否存活的关键。发现肩难产，应尽快缩短两者之间的间隔，并做好新生儿复苏抢救准备。

1. 请求援助和行会阴切开　一旦诊断肩难产，立即召集有经验的产科医生、麻醉师、助产士和儿科医师到场援助。行会阴切开或加大切口，以增加阴道内操作空间。

2. 屈大腿法（McRoberts 法）　让产妇双腿极度屈曲贴近腹部，双手抱膝，减小骨盆倾斜度，腰骶部前凹变直，骶骨位置相对后移，骶尾关节稍增宽，可使嵌顿在耻骨联合上方的前肩自然松解，同时，适当用力向下牵引胎头而娩出前肩（图 15－2）。

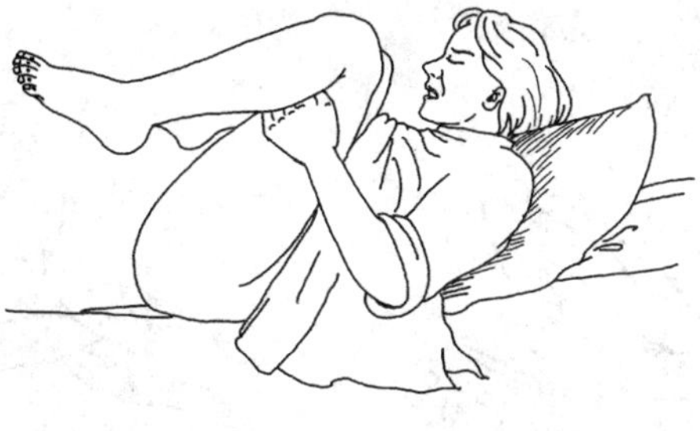

图 15－2　屈大腿法

3. 耻骨上加压法　助手在产妇耻骨联合上方触到胎儿前肩部位并向后下加压，使双肩径缩小（图 15－3），同时，接生者牵拉胎头，两者相互配合持续加压与牵引，注意不得使用暴力。经过以上操作方法，超过 50% 的肩难产得以成功解决。

4. 旋肩法（Woods 法）　接生者以示、中指伸入阴道紧贴胎儿后肩的背面，将后肩向侧上旋转，助手协助将胎头同方向旋转，当后肩逐渐旋转至前肩位置时娩出（图 15－4）。

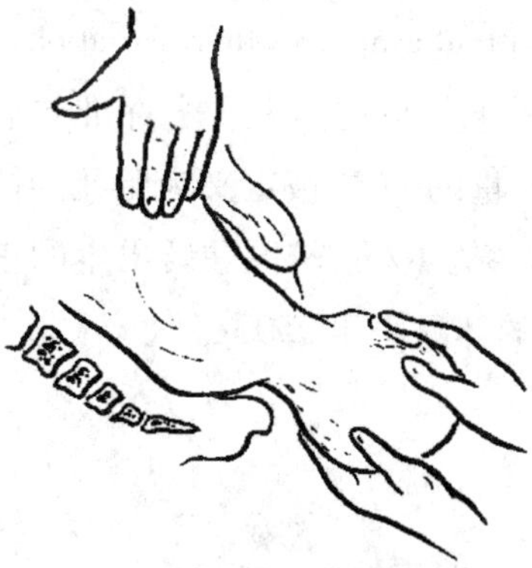

图 15－3　耻骨上加压法

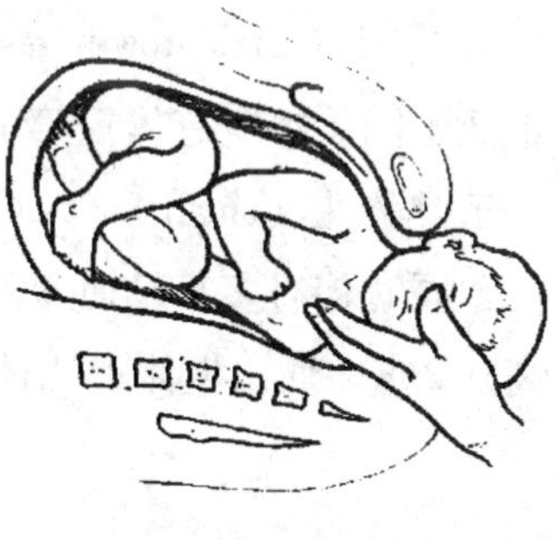

图 15－4　旋肩法

5. 牵后臂娩后肩法　助产者的手沿骶骨伸入阴道，握住胎儿后上肢［图 15－5（a）］，使其肘关节屈曲于胸前［图 15－5（b）］，以洗脸的方式沿前胸牵出阴道［图 15－5（c）］，稍向下向前牵引娩出［图 15－5（d）］。切忌抓胎儿的上臂，以免肱骨骨折。

6. 四肢着地法　产妇翻转至双手和双膝着地，重力作用或这种方法产生的骨盆径线的改变可能会解除胎肩嵌塞状态。在使用以上操作方法时，也可考虑使用此体位。

当以上方法均无效时，最后的方法包括胎头复位法（Zavanelli 法）、耻骨联合切开、锁骨法。

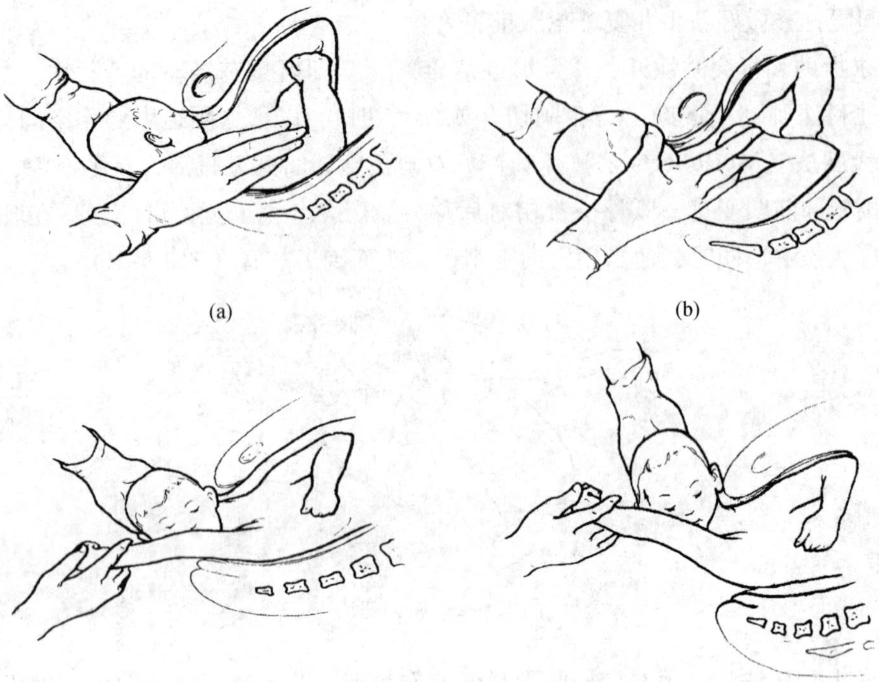

(a) (b) (c) (d)

图 15－5　牵后臂娩后肩法

第二节　胎儿生长受限

胎儿生长受限（fetal growth restriction，FGR；或 intrauterine growth retardation，IUGR）指出生体重低于同胎龄应有体重第 10 百分位数以下或低于其平均体重 2 个标准差的生长潜力低下的小于孕龄儿（small for gestation age，SGA）。严重的 FGR 被定义为胎儿的体重小于第 3 百分位，同时伴有多普勒血流的异常。新生儿死亡率为 1%，较同孕龄出生的正常体重儿病死率高 0.2%。低出生体重儿被定义为胎儿分娩时的体重小于 2500g。

知识链接

健康小样儿

其并非所有的出生体重小于同孕龄体重第 10 百分位数者均为病理性的生长受限。大约有 25% ~60% 的 SGA 是因为种族或产次或父母身高体重等因素而造成的“健康小样儿”。这部分胎儿除了体重及体格发育较小外，各器官无功能障碍，无宫内缺氧表现。

（一）病因

影响胎儿生长的因素，包括母亲营养供应、胎盘转运和胎儿遗传潜能。其病因复杂，约 40% 患者病因尚不明确。主要危险因素如下。

1. 孕妇因素　最常见，占 50% ~60%。

（1）营养因素　孕妇偏食、妊娠剧吐以及摄入蛋白质、维生素及微量元素不足。胎儿出生体重与母体血糖水平呈正最相关。

（2）妊娠并发症与合并症　妊娠并发症如妊娠期高血压疾病、多胎妊娠、胎盘早剥、过期妊娠、妊娠期肝内胆汁淤积症等；妊娠合并症如心脏病、肾炎、贫血、抗磷脂抗体综合征等，均可使胎盘血流量减少，影响胎儿生长。

（3）其他　如孕妇年龄、地区、体重、身高、经济状况不良、子宫发育畸形、吸烟、吸毒、酗酒、宫内感染、母体接触放射线或有毒物质等。

2. 胎儿因素　研究证实，生长激素、胰岛素样生长因子等调节胎儿生长的物质在脐血中降低，可能会影响胎儿内分泌和代谢。胎儿基因或染色体异常、先天发育异常，也是造成胎儿生长受限的常见原因。

3. 胎盘因素　胎盘的各种病变导致子宫胎盘血流量减少，胎儿血供不足。

4. 脐带因素　如脐带过长、脐带过细、脐带过度扭转、脐带打结等。

（二）分类

胎儿发育分三阶段。第一阶段（妊娠 17 周之前）：主要是细胞增殖，所有器官的细胞数目均增加。第二阶段（妊娠 17～32 周）：细胞继续增殖并增大。第三阶段（妊娠 32 周以后）：细胞增大肥大为其主要特征。胎儿生长受限根据其发生时间、胎儿体重以及病因分为 3 类。

1. 内因性均称型 FGR　属于原发性胎儿生长受限，一般发生在胎儿发育的第一阶段，因胎儿体重、身长、头径相称，但均小于该孕龄正常值，故称均称型。各器官的细胞数量均减少，脑质量轻，胎盘小，但组织无异常。胎儿无缺氧表现。胎儿出生缺陷发生率高，围产儿死亡率高，预后不良。产后新生儿经常会出现脑神经发育障碍，伴小儿智力障碍。其病因包括基因或染色体异常、病毒感染、接触放射性物质及其他有毒物质。

2. 外因性不均称型 FGR　属继发性胎儿生长受限，胚胎早期发育正常，至妊娠晚期才受到有害因素影响，如合并妊娠期高血压疾病等所致的慢性胎盘功能不全。新生儿外表呈营养不良或过熟儿状态，发育不均称，身长、头径与孕龄相符而体重偏低。胎儿常有宫内慢性缺氧及代谢障碍，各器官细胞数量正常，但细胞体积缩小，以肝脏为显著。胎盘体积正常，但功能下降，伴有缺血缺氧的病理改变，易导致新生儿脑神经受损。出生后躯体发育正常，易发生低血糖。

3. 外因性均称型 FGR　为上述两型的混合型。其病因有母儿双方因素，多因缺乏重要生长因素，如叶酸、氨基酸、微量元素或有害药物影响所致，在整个妊娠期间均产生影响。

新生儿身长、体重、头径均小于该孕龄正常值，外表有营养不良表现。各器官细胞数目减少，导致器官体积均缩小，肝脾严重受累，脑细胞数也明显减少。胎盘小，外观正常。胎儿少有宫内缺氧，但存在代谢不良。新生儿的生长与智力发育常常受到影响。

【护理评估】

（一）健康史

询问孕妇月经史，准确计算预产期，有无妊娠合并症、妊娠并发症，有无烟酒不良嗜好，了解本次妊娠经过，有无接触放射线或有毒物质。重点在于评估有无导致胎儿生长受限的高危因素。

（二）身心状况

1. 症状 孕中晚期，定期测量体重，孕妇体重增加不明显，甚至不增或下降。

2. 体征

（1）定期产前检查，测量子宫长度、腹围值连续3周均在第10百分位数以下者。

（2）胎儿发育指数小于 -3，提示可能为FGR。胎儿发育指数 = 子宫长度（cm）- 3 ×（月份 +1），在 -3 和 +3 之间为正常。

（3）妊娠晚期孕妇每周体重增长小于0.5kg，甚至无增长，可能为FGR。

3. 辅助检查

（1）B型超声胎儿生长测量 ①测胎儿头围与腹围比值（HC/AC）。比值小于正常同孕周平均值的第10百分位数，即应考虑可能为FGR。②测量胎儿双顶径（BPD）。正常孕妇每周连续测量胎儿双顶径，发现每周增长 <2.0mm，或每3周增长 <4.0mm，或每4周增长 <6.0mm，于妊娠晚期双顶径每周增长 <1.7mm，应考虑有FGR的可能。③羊水量与胎盘成熟度。多数FGR出现羊水过少、胎盘老化的B型超声图。

（2）彩色多普勒超声检查 妊娠晚期脐动脉S/D比值正常值≤3，脐血S/D比值升高时，也应考虑有FGR的可能。

（3）抗心磷脂抗体（ACA）的测定 近年来，有关自身抗体与不良妊娠的关系已越来越多被人们所关注，研究表明抗心磷脂抗体（ACA）与FGR的发生有关。

4. 心理社会状况 孕妇及家属因担心胎儿安危，倍感紧张及焦虑。部分孕妇可因未重视孕期保健，及时纠正去除病因而感内疚。

【护理问题】

1. 焦虑 与担心胎儿生长发育不良，围生儿安危有关。

2. 知识缺乏 缺乏对胎儿生长受限对围生儿的影响的知识。

【护理目标】

（1）胎儿生长发育状况得到改善。

（2）孕妇情绪稳定，母儿平安。

（3）孕妇认识到疾病对围生儿的不良影响，积极配合治疗。

【护理措施】

1. 一般护理 对临床怀疑FGR孕妇应尽可能找出可能的致病原因，行TORCH感染检查、抗磷脂抗体测定。B型超声检查排除胎儿先天畸形，必要时采用介入性产前诊断技术进行胎儿染色体核型分析。

2. 妊娠期治疗 妊娠32周前开始治疗疗效佳，妊娠36周后疗效差。一般认为，FGR的治疗原则是积极寻找病因、补充营养、改善胎盘循环，加强胎儿监测、适时终止妊娠。

（1）一般治疗 卧床休息，左侧卧位，吸氧，均衡膳食。

（2）母体静脉营养 胎儿生长受限，胎盘功能减退，子宫 - 胎盘供血不足，导致物质转换能力下降。临床上常通过静脉营养给予母体补充氨基酸、能量合剂及葡萄糖，有利于胎儿生长。

（3）药物治疗 β - 肾上腺素激动剂能舒张血管，改善子宫胎盘血流，促进胎儿生长发育；硫酸镁能恢复胎盘正常的血流灌注。丹参能促进细胞代谢、改善微循环，有利于维持胎盘功能；低分子肝素、阿司匹林用于抗磷脂抗体综合征 FGR 治疗。

3. 胎儿健康状况（fetal well-being）监测　无应激试验（NST）、胎儿生物物理评分（BPP）及胎儿血流监测，如脐动脉彩色多普勒，大脑中动脉血流，静脉导管血流等。胎儿监护应从确诊为 FGR 开始或在妊娠 28～30 周以后。在多普勒血流正常的胎儿中，监护的频率通常为每周 1 次。多普勒血流发现异常，应更加严密监护，应每周 2 次 NST 或 BPP。

4. 产科处理

（1）继续妊娠指征　胎儿状况良好，胎盘功能正常，妊娠未足月、孕妇无合并症及并发症者，可以在密切监护下妊娠至足月，但不应超过预产期。

（2）终止妊娠指征　治疗后 FGR 无改善，胎儿停止生长 3 周以上；胎盘老化，伴有羊水过少等胎盘功能低下表现；NST、胎儿生物物理评分及胎儿血流测定等提示胎儿缺氧；妊娠合并症、并发症病情加重，继续妊娠将危害母婴健康或生命者，均应尽快终止妊娠，一般在妊娠 34 周左右考虑终止妊娠，孕周未达 34 周者，应予地塞米松促胎肺成熟后再终止妊娠。

（3）分娩方式选择　FGR 胎儿对缺氧耐受力差，胎儿胎盘储备不足，难以耐受分娩过程中子宫收缩时的缺氧状态，应适当放宽剖宫产指征。

阴道产：胎儿情况良好，胎盘功能正常，胎儿成熟，Bishop 宫颈成熟度评分≥7 分，羊水量及胎位正常，无其他禁忌者，可经阴道分娩。胎儿难以存活，无剖宫产指征时予以引产。

剖宫产：胎儿病情危重，产道条件欠佳，阴道分娩对胎儿不利，应行剖宫产结束分娩。

5. 心理护理　向孕妇及其家属讲解 FGR 的相关知识，帮助孕妇树立信心，积极配合治疗。对围生期失去胎儿的孕产妇应及时给予关心，帮助其度过悲哀时期。

6. 健康教育

（1）加强孕期营养指导，避免不良生活饮食习惯。

（2）开展科学的定期产前检查，积极治疗妊娠并发症。

（3）加强新生儿护理，宣传母乳喂养，促进新生儿的生长发育。

（4）计划再妊娠者应进行产前诊断，孕前咨询。

第三节　胎儿窘迫

胎儿窘迫（fetal distress）指胎儿在子宫内因急性或慢性缺氧，危及其健康和生命的综合症状。急性胎儿窘迫多发生在分娩期；慢性胎儿窘迫常发生在妊娠晚期，但在临产后常表现为急性胎儿窘迫。

（一）病因

1. 母体因素

（1）母体严重血循环障碍致胎盘灌注急剧减少，常见于各种原因所导致休克。

（2）母体血液含氧量不足　常见于妊娠合并先天性心脏病或伴心功能不全、肺部感染、慢性肺功能不全、哮喘反复发作及重度贫血。

（3）缩宫素使用不当　宫缩过强及不协调宫缩，导致产程延长，胎儿缺氧。

（4）孕妇应用麻醉药及镇静剂过量，抑制呼吸。

2. 胎儿因素　胎儿严重的心血管疾病、呼吸系统疾病，胎儿畸形，母儿血型不合，胎儿宫内感染、颅内出血及颅脑损伤，致胎儿运输及利用氧能力下降等。

3. 脐带、胎盘因素　脐带因素有脐带绕颈、脐带真结、脐带扭转、脐带脱垂、脐带血肿、脐带过长或过短、脐带附着于胎膜；胎盘因素有前置胎盘、胎盘早剥、子宫胎盘血管硬化、狭窄、梗死，使绒毛间隙血液灌注不足，如妊娠期高血压疾病、慢性肾炎、糖尿病、过期妊娠等。

（二）病理生理

胎儿对宫内缺氧有一定的代偿能力。缺氧初期通过自主神经反射，兴奋交感神经，肾上腺儿茶酚胺及皮质醇分泌增多，血压上升，心率加快。胎儿的大脑、肾上腺、心脏及胎盘血流增加来保证心脑血流量，而肾、肺、消化系统等血流减少，出现羊水过少、胎儿发育迟缓等。缺氧持续，则转为兴奋迷走神经，血管扩张，有效循环血流减少，主要脏器血流不能保证，功能受损，于是胎心率减慢。缺氧继续发展下去，无氧糖酵解持续增加，发展为代谢性酸中毒。乳酸堆积并出现胎儿重要器官尤其是脑和心肌的进行性损害，可引起缺血缺氧性脑病甚至胎死宫内。重度缺氧可致胎儿呼吸运动加深，羊水吸入，出生后可出现新生儿吸入性肺炎。

胎儿窘迫的发生发展过程是：首先低氧血症至缺氧，然后引起代谢性酸中毒，主要表现为胎动减少，羊水少，胎心监护基线变异差，出现晚期减速，甚至出现呼吸抑制。缺氧时胎儿肠蠕动加快，肛门括约肌松弛导致胎粪排出，引起羊水粪染。

【护理评估】

（一）健康史

询问孕妇的年龄、生育史、有无妊娠合并症、并发症，本次妊娠经过，分娩经过如产程延长，缩宫缩使用不当。了解胎儿发育情况，有无脐带、胎盘因素。

（二）身心状况

1. 急性胎儿窘迫　主要发生在分娩期。多因脐带异常、胎盘早剥、宫缩过强、产程延长及休克等引起。

（1）胎心改变　胎心 >160 次/分或 <110 次/分，缺氧早期，胎心率于宫缩时加快，超过 160 次/分，持续的缺氧，长时间严重缺氧，则出现减慢。胎心率 <100 次/分，提示胎儿危险。

（2）胎动异常　缺氧初期为胎动频繁，继而减弱及次数减少，进而消失。

（3）羊水污染　羊水污染分三度。①Ⅰ度。羊水呈浅绿色，常见于慢性缺氧。②Ⅱ度。羊水呈深绿色或黄绿色，提示胎儿急性缺氧。③Ⅲ度。羊水呈棕黄色，稠厚，提示胎儿缺氧严重。临床上，单纯羊水粪染不是胎儿窘迫的证据，需要结合胎儿监护进行评估。

2. 慢性胎儿窘迫　主要发生在妊娠晚期，常延续至临产并加重转变为急性胎儿窘迫，甚至导致死产。

（1）胎动异常　胎动减少或消失。缺氧初期为胎动频繁，继而减弱及次数减少，最后消失。胎动减少为胎儿慢性缺氧的重要表现，应警惕，临床常见胎动消失24h后胎心消失。

（2）胎心改变　胎心率异常提示胎儿有缺氧可能。

（3）胎儿生长受限　胎儿长时间、慢性缺氧可导致胎儿生长发育受限，甚至死胎。新生儿体重低下，新生儿病死率增加。

3. 辅助检查

（1）胎心监护　缺氧早期，胎儿电子监护可出现胎心基线代偿性加快、晚期减速或重度变异减速。随产程进展，尤其在较强宫缩刺激下胎心基线可下降到 <110bpm。胎心基线率 <100bpm，基线变异 <5bpm，伴频繁晚期减速或重度变异减速时提示胎儿缺氧严重，胎儿常结局不良，可立即胎死宫内。

（2）胎儿头皮血血气分析　pH <7.20（正常值7.25～7.35），提示胎儿酸中毒。

（3）羊膜镜检查　胎膜未破者，可通过羊膜镜观察羊水性状，判断是否存在羊水污染及污染程度。

（4）胎儿生物物理评分　≤ 4分提示胎儿窘迫，6分为胎儿可疑缺氧。

（5）多普勒超声检查　检查脐动脉血流情况，宫内发育迟缓的胎儿出现进行性舒张期血流降低。脐血流指数升高提示有胎盘灌注不足。严重病例可出现舒张末期血流缺失或倒置，提示随时有胎死宫内的危险。

4. 心理社会状况　孕妇及家属因担心胎儿安全，倍感紧张及焦虑。慢性胎儿窘迫者，孕产妇可因未能重视自我监护，未能积极去除病因而感内疚。突发急性胎儿窘迫者，孕妇及其家属常缺乏正常的应对能力和心态。

【护理问题】

1. 气体交换受伤（胎儿）　与母胎间血氧运输及交换障碍有关。

2. 焦虑　与胎儿宫内窘迫状态有关。

3. 预感性悲哀　与胎儿可能死亡有关。

【护理目标】

（1）胎儿缺氧情况改善，胎心率、胎动恢复正常。

（2）孕妇焦虑减轻，能积极配合治疗。

（3）产妇能接受胎儿或新生儿死亡的现实。

【护理措施】

（一）急性胎儿窘迫

1. 一般护理　左侧卧位，应用面罩或鼻导管给氧，10L/min，每次吸氧30min，间隔5min。严密监测胎心变化，每15min听一次胎心或持续行胎心监护。

2. 治疗配合　治疗原则是根据病因采取果断措施，迅速改善胎儿缺氧状态。

（1）病因治疗　去除病因，改善孕产妇全身情况，因缩宫素使用不当引起宫缩过频过强时，应停用缩宫素，予特布他林、硫酸镁或其他β受体兴奋剂抑制宫缩。羊水过少，有脐带受压征象，可经腹行羊膜腔输液。

（2）尽快终止妊娠　如无法即刻阴道自娩，且有进行性胎儿缺氧和酸中毒的证据，一般干预后无法纠正者，均应尽快手术终止妊娠。

剖宫产适用于宫口未开全或预计短期内无法阴道分娩者。指征有。①胎心基线变异消失伴胎心基线 <110bpm，或伴频繁晚期减速，或伴频繁重度变异减速；②正弦波；③胎儿头皮血 pH <7.20。

经阴道助娩适用于宫口开全，胎头双顶径已达坐骨棘平面以下者。

(3) 做好新生儿窒息抢救和复苏的准备。

(二) 慢性胎儿窘迫

1. 一般护理 左侧卧位，定时吸氧，每日 2~3 次，每次 30min。积极治疗妊娠合并症及并发症。加强胎儿监护，注意胎动变化。

2. 治疗配合 治疗原则是针对病因，根据孕周、胎儿成熟度及胎儿缺氧程度决定处理。

(1) 期待疗法 孕周小，估计胎儿娩出后存活可能性小，尽量保守治疗，延长胎龄，同时促胎肺成熟，争取胎儿成熟后终止妊娠。

(2) 终止妊娠 妊娠近足月或胎儿已成熟，胎动减少，胎盘功能进行性减退，胎心监护出现胎心基线率异常伴基线变异差、OCT 出现频繁晚期减速或重度变异减速、胎儿生物物理评分 <4 分者，均应行剖宫产术终止妊娠。

(三) 心理护理

(1) 向孕妇及其家属解释医疗措施的目的、操作过程、预期结果及孕妇及其家属做的配合。告知真实情况，减轻其焦虑，帮助他们面对现实。

(2) 对于胎儿不幸死亡的父母亲，可安排一个单人间，陪伴他们，鼓励他们诉说悲伤，接纳其哭泣及抑郁的情绪。帮助他们使用适合自己的压力应对技巧和方法。

(四) 健康教育

(1) 加强孕期保健，定期产前检查，发现异常及时就诊。

(2) 指导孕妇自数胎动，监测胎儿健康情况。

第四节 新生儿窒息

新生儿窒息（asphyxia of newborn）是指胎儿出生后不能建立正常的自主呼吸而导致低氧血症、高碳酸血症、代谢性酸中毒及全身多脏器损伤，是引起新生儿死亡和儿童伤残的重要原因之一。

(一) 病因

窒息的本质是缺氧，凡是影响胎儿、新生儿气体交换的因素均可引起窒息。可发生于妊娠期，但绝大多数发生于产程开始后。新生儿窒息多为胎儿窒息（宫内窘迫）的延续。

1. 母体因素 ①母亲有慢性或严重疾病，如心、肺功能不全，严重贫血、糖尿病、高血压等。②妊娠并发症。③母亲吸毒、吸烟或被动吸烟。④母亲年龄 ≥ 35 岁或 <16 岁以及多胎妊娠等。

2. 胎盘因素 前置胎盘、胎盘早剥和胎盘老化等。

3. 脐带因素 脐带脱垂、绕颈、打结、过短或过度牵拉等。

4. 胎儿因素 ①早产儿或巨大儿。②先天性畸形，如先天性心脏病、食管闭锁、喉蹼、先天性肺发育不良等。③宫内感染。④呼吸道阻塞，如羊水、黏液或胎粪吸入等。

5. 分娩因素 头盆不称、宫缩乏力、臀位、使用高位产钳、胎头吸引、臀位牵引术，产程中麻醉药或缩宫素使用不当等。

（二）病理生理

1. 器官缺血、缺氧改变 窒息开始时，缺氧和酸中毒引起机体内血液重新分布，肺、肠、肾、肌肉和皮肤等非生命器官血管收缩，血流量减少，以保证脑、心和肾上腺等生命器官的血流量。同时，血浆中促肾上腺皮质激素、糖皮质激素、儿茶酚胺、精氨酸加压素、肾素、心钠素等分泌增加，使心肌收缩力增强、心率增快、心排血量增加，以及外周血压轻度上升，心、脑血流灌注得以维持。低氧血症持续存在，无氧代谢进一步加重，出现代谢性酸中毒，氧分压下降，最终导致脑、心和肾上腺的血流量减少，心肌功能受损，心率和动脉血压下降，生命器官供血减少，发生脑损伤。非生命器官血流量则进一步减少，导致新生儿全身各脏器受损。

2. 呼吸改变 胎儿或新生儿缺氧初期，呼吸代偿性加深加快，如缺氧未及时纠正，随即转为呼吸停止、心率减慢。此时，患儿肌张力存在，血压稍升高，伴有发绀。缺氧持续存在，则出现几次深度喘息样呼吸后，继而出现呼吸停止。此时肌张力消失、苍白、心率和血压持续下降，甚至死亡。

（三）分度及意义

根据窒息程度分为轻度窒息和重度窒息，以 Apgar 评分为其重要的参考指标。分别于生后 1min、5min 和 10min 进行评分。临床上持续复苏抢救时需每 5min 评分一次，直到新生儿评分达正常水平。1min 评分反映窒息严重程度，是复苏的依据，5min 评分反映了复苏的效果及有助于判断预后。

1. 新生儿轻度（青紫）窒息 出生后 1min Apgar 评分 4 ~ 7 分。新生儿面部与全身皮肤呈青紫色；呼吸表浅或不规律；心跳规则且有力，心率减慢（80 ~ 120 次/分）；对外界刺激有反应；喉反射存在；肌张力好，四肢稍屈。抢救不及时，可转为重度窒息。

2. 新生儿重度（苍白）窒息 出生后 1min Apgar 评分 0 ~ 3 分。新生儿皮肤苍白、口唇暗紫；无呼吸或仅有喘息样微弱呼吸；心跳不规则，心率 <80 次/分、较弱；对外界刺激无反应，喉反射消失；肌张力松弛。抢救不及时可致死亡。

知识链接

新生儿窒息的评分标准

目前我国新生儿窒息的诊断多根据 Apgar 评分系统。但国内外多数学者认为，单独的 Apgar 评分不应作为评估低氧或产时窒息以及神经系统预后的唯一指标，尤其是早产儿、存在其他严重疾病或母亲应用镇静剂时。因此，美国儿科学会（AAP）和妇产科学会（ACOG）1996 年共同制订了以下窒息诊断标准：①脐动脉血显示严重代谢性或混合性酸中毒，pH <7。②Apgar 评分 0 ~ 3 分，并且持续时间 >5min。③新生儿早期有神经系统表现，如惊厥、昏迷或肌张力低下等。④出生早期有多器官功能不全的证据。

【护理评估】

（一）健康史

询问分娩接生过程，了解有无导致窒息的危险因素。复习孕期保健资料，判断产前是否存在急性或慢性胎儿窘迫。

（二）身心状况

（1）评估新生呼吸、心率、皮肤颜色、喉反射及肌张力，判断窒息程度。

（2）辅助检查 ①血生化检查：可出现 pH 下降，血清钾、钠、钙、镁离子及血糖降低。②头颅 B 超和 CT：新生儿头颅 B 超显示脑水肿或颅内出血；必要时可做 CT 检查。B 超和 CT 等检查可帮助确定病变的部位、范围及有无颅内出血等情况。

（3）社会心理状况 窒息直接威胁患儿的生命安全，家长十分焦虑，渴望新生儿得到救助，此时家长容易情绪激动而导致医疗纠纷的发生。窒息可导致患儿缺氧缺血性脑病，大多数家长非常恐惧和不知所措，应及时了解家长对本病的认识程度，评估家长对该病后遗症康复的了解。另外，评估家长是否有因窒息患儿入住重症监护室可能带来的经济方面的压力。

【护理问题】

（一）新生儿

1. 气体交换受损 与呼吸道内存在羊水、黏液有关。

2. 有受伤的危险 与抢救操作、脑缺氧有关。

（二）母亲

1. 功能障碍性悲哀 与预感可能失去孩子及孩子可能留有后遗症有关。

2. 恐惧 与新生儿的生命受到威胁有关。

【护理目标】

（1）新生儿自主呼吸恢复，被抢救成功。

（2）新生儿并发症降低至最小。

（3）家长情绪稳定，焦虑程度减轻。

【护理措施】

生后应立即进行复苏及评估，而不应延迟至 1min Apgar 评分后进行，并由产科医师、儿科医师、助产士（师）及麻醉师共同协作进行。

1. 复苏方案 采用国际公认的“ABCDE”复苏方案。①A（airway）：清理呼吸道。②B（breathing）：建立呼吸。③C（circulation）：维持正常循环。④D（drugs）：药物治疗。⑤E（evaluation）：评估。前三项最重要，其中 A 是根本，B 是关键，E 评估贯穿于整个复苏过程中。呼吸、心率和血氧饱和度是窒息复苏评估的三大指标，并遵循评估→决策→措施，如此循环往复，直到完成复苏。

应严格按照 A→B→C→D 步骤进行复苏，其顺序不得颠倒。大多数新生儿经过 A 和 B 步骤即可复苏，少数则需要 A、B 及 C 步骤，仅极少数需 A、B、C 及 D 步骤才可复苏。

2. 复苏步骤和程序见 见图 15－6。

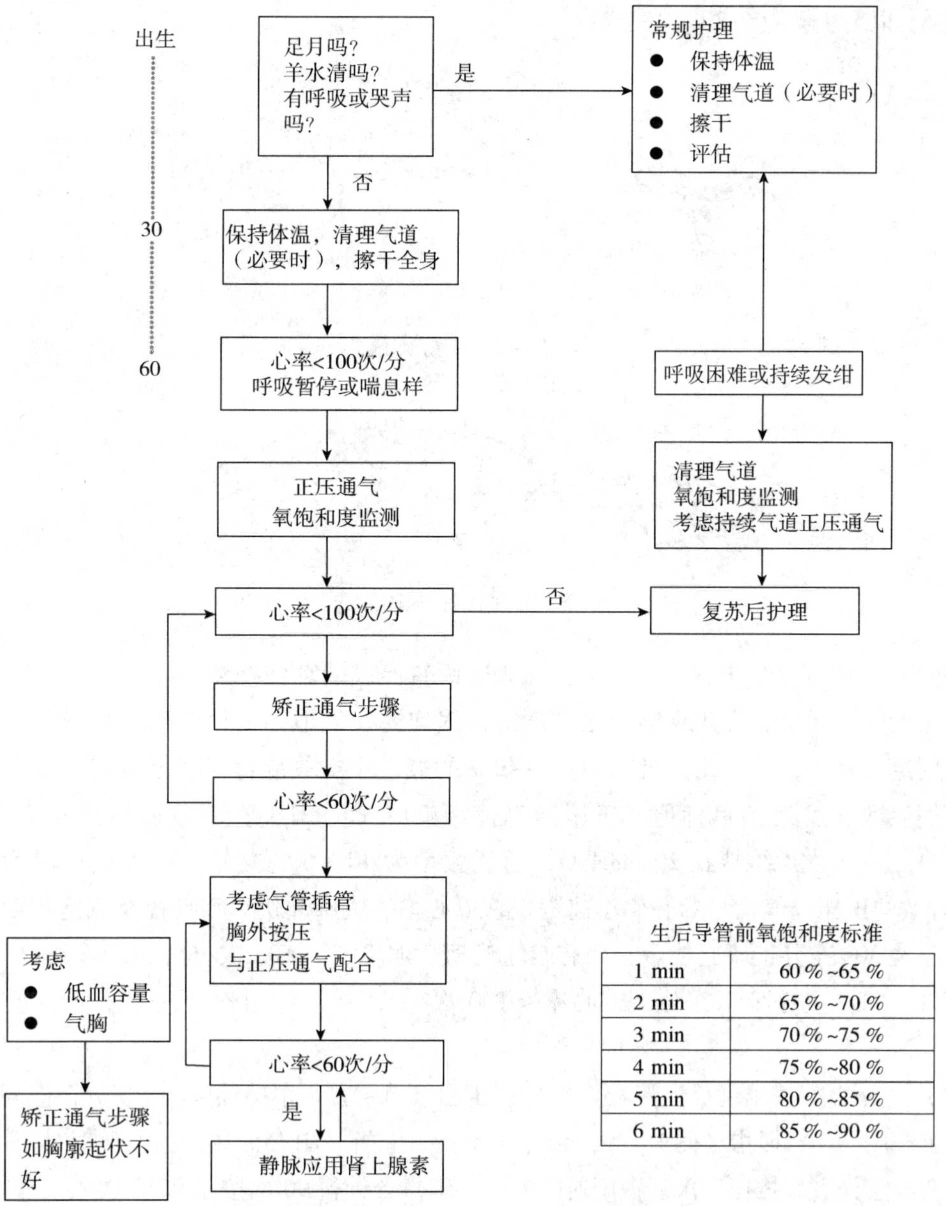

生后导管前氧饱和度标准

1 min	60 %~65 %
2 min	65 %~70 %
3 min	70 %~75 %
4 min	75 %~80 %
5 min	80 %~85 %
6 min	85 %~90 %

图 15－6　新生儿窒息复苏步骤和程序

（1）快速评估　出生后立即用数秒钟快速评估：①新生儿是足月吗？②羊水清吗？③有哭声或呼吸吗？④肌张力好吗？以上任何一项为“否”，则进行以下初步复苏。

（2）初步复苏（A 步骤）　①保暖。新生儿娩出后立即置于预热的辐射保暖台上，或因地制宜采取保暖措施，如用预热的毯子裹住新生儿以减少热量散失等。②摆好体位。置新生儿头轻微仰伸位（图 15－7）。③清理呼吸道。肩娩出前助产者用手挤出新生儿口咽、鼻中的分泌物。新生儿娩出后，立即用吸球或吸管（12F 或 14F）清理分泌物，先口咽，后鼻腔，吸净口、咽和鼻腔的黏液。但应限制吸管的深度和吸引时间（10s），吸引器的负压不应超过 100mmHg。如羊水混有胎粪，且新生儿无活力，在婴儿呼吸前，应采用胎粪吸引管进行气管内吸引，将胎粪吸出。如羊水清或羊水污染，但新生儿有活力（有活力的定义为呼吸规则或哭声响亮、肌张力好及心率 >100 次/分），则可以不进行气管内吸引。④擦干。用温热干毛巾快速擦干全身。⑤刺激。用手拍打或手指轻弹患儿的足底（图 15－8）或摩擦背部 2 次以诱发自主呼吸。以上步骤应在30s内完成。

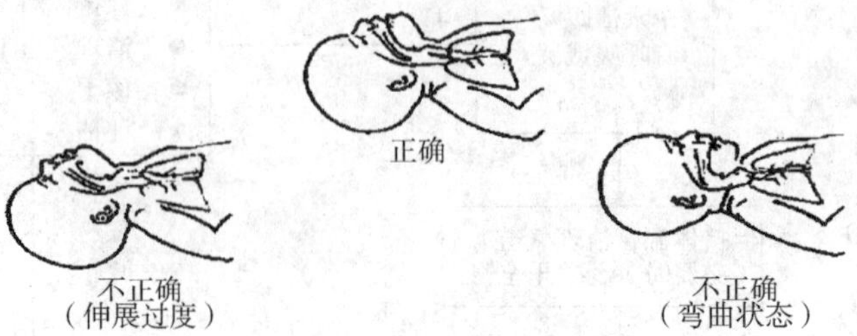

图15－7　摆好体位

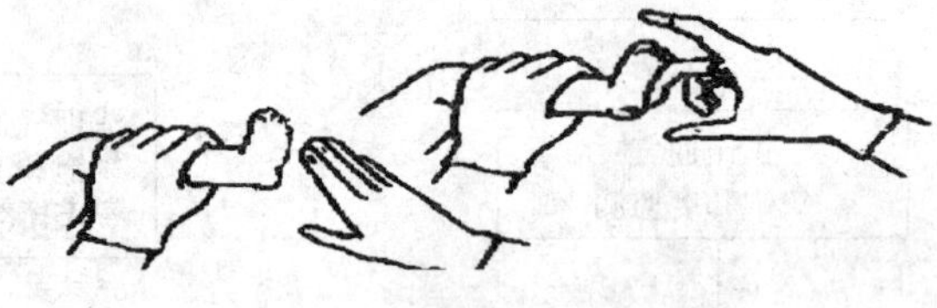

图15－8　刺激呼吸的方法

（3）正压通气（B步骤）　如新生儿仍呼吸暂停或喘息样呼吸，心率＜100次/分，应立即正压通气。无论足月儿或早产儿，正压通气均要在氧饱和度仪的监测指导下进行。足月儿可用空气复苏，早产儿开始给21%～40%的氧，用空氧混合仪根据氧饱和度调整给氧浓度，使氧饱和度达到目标值。正压通气需要20～25cmH_2O，少数病情严重者需30～40cmH_2O，2～3次后维持在20 cmH_2O；通气频率为40～60次/分（胸外按压时为30次/分）。有效的正压通气应显示心率迅速增快，以心率、胸廓起伏、呼吸音及氧饱和度作为评估指标。经30s充分正压通气后，如有自主呼吸，且心率＞100次/分，可逐步减少并停止正压通气。如自主呼吸不充分，或心率＜100次/分，须继续用气囊面罩或气管插管正压通气。

（4）胸外心脏按压（C步骤）　充分正压通气30s后心率持续＜60次/分，应同时进行胸外心脏按压。用双拇指（图15－9）或单手示指、中指（图15－10）按压胸骨体下1/3处，频率为90次/分（每按压3次，正压通气1次，即每分钟行90次按压和30次人工呼吸），按压深度为胸廓前后径的1/3。持续正压通气可产生胃充盈，应常规插入8F胃管，用注射器抽气和通过在空气中敞开端口缓解。45～60秒配合默契的胸外按压和正压人工呼吸后，如心率＞60次/分，可停止胸外按压，继续行正压人工呼吸（40～60次/分）。

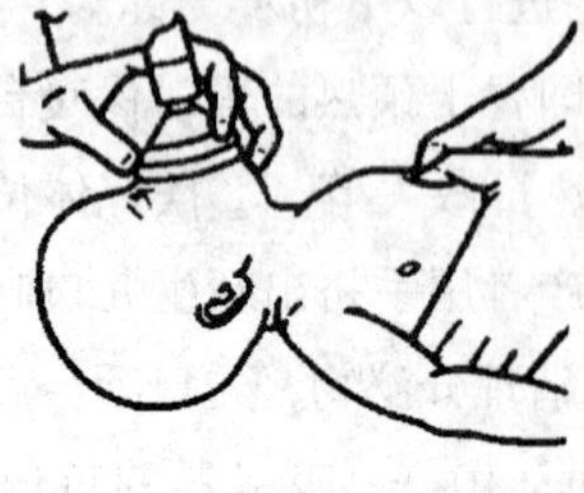

图15－9　胸外心脏按压（拇指法）

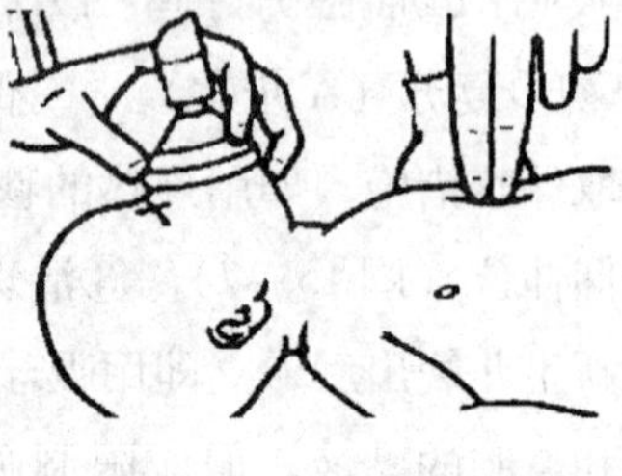

图15－10　胸外心脏按压（单手法）

（5）药物治疗（D步骤）　新生儿复苏时很少需要用药。①肾上腺素。经正压通气、同时胸外按压45～60秒后，心率仍＜60次/分，应立即给予1∶10000肾上腺素0.1～0.3ml/kg，首选脐静脉导管内注入；或气管导管内注入，剂量为1∶10000肾上腺素0.5～

1.0ml/kg，5min 后可重复 1 次。②扩容剂。给药 30s 后，如心率 <100 次/分，并有血容量不足的表现时，给予生理盐水，剂量为每次 10ml/kg，于 10min 以上静脉缓慢输注。大量失血需输入与新生儿交叉配血阴性的同型血。③碳酸氢钠。在复苏过程中一般不推荐使用碳酸氢钠。

知识链接

气管插管的指征

1. 新生儿有羊水胎粪污染且无活力时需气管插管吸引胎粪。
2. 在数分钟气囊－面罩人工呼吸后或气囊－面罩人工呼吸无效，需改善人工呼吸效果。
3. 需促进胸外按压和人工呼吸的配合，并使每次人工呼吸取得最好效果。
4. 当静脉正在建立时需注入肾上腺素刺激心脏。

气管插管的步骤

1. 做好插管前的准备。
2. 婴儿呈仰卧位，摆正婴儿头位，使头略后仰，整个过程中，应常压给氧。
3. 左手持喉镜沿舌面右侧滑入，将舌头推向左侧，推进镜片直至尖端超过舌根，到达会厌软骨谷内，轻轻提起镜片。
4. 寻找解剖标志——声带和声门，可用小指轻压环状软骨以更好地暴露声门。
5. 必要时吸引分泌物以改善视野。
6. 右手插入气管导管使管端的声带线达到声门水平。
7. 如气管导管内置有导芯，则拔出导管的导芯。
8. 撤出喉镜，将导管紧贴婴儿上腭，用胶布固定。
9. 插管成功后，可接上复苏囊进行加压给氧或胎粪吸引或气管内给药。
10. 插管过程中，如婴儿出现严重发绀、心动过缓时应暂停操作。予复苏囊加压给氧至症状缓后再行插管。

3. 复苏后监护与转运　复苏虽然成功，但窒息对新生儿造成的损害依然存在，因此，复苏后仍应密切观察，加强护理。应继续保暖，随时吸出呼吸道分泌物，保持呼吸道通畅。适当延期哺乳，以免呕吐。复苏后仍需监测体温、呼吸、心率、血压、尿量、氧饱和度及窒息引起的多器官损伤。

4. 心理护理　各种抢救操作沉着、有秩序，以免加重产妇的思想负担。同时安慰产妇，注意宫缩情况，避免情绪紧张引起产后出血，并选择适宜的时间告知新生儿具体情况。

5. 健康教育

（1）加强围生期保健，及时处理高危妊娠。

（2）加强胎儿监护，避免胎儿宫内缺氧。指导孕妇掌握进行胎动计数的方法。

（3）产时严密观察产程进展，密切观察胎心，加强胎儿监护，及时发现宫内缺氧；分娩前 6h 内不应使用吗啡等对中枢神经系统产生抑制作用的药物。

（4）新生儿娩出后及时拭净鼻腔、口腔、咽部的黏液和羊水。

（5）估计胎儿出生后可能发生新生儿窒息者，分娩前应做好新生儿复苏准备，包括人员、氧气装置、保暖设备、吸引器、气管插管、急救药品及器械。每个产妇分娩都应有掌握复苏技术的人员在场。

(6) 对恢复出院的患儿，嘱其家长注意定期复查。对有后遗症的患儿，应指导家长学会康复护理的方法。

第五节 死 胎

妊娠20周后胎儿在子宫内死亡，称为死胎（stillbirth or fetal death）。胎儿在分娩过程中死亡，称为死产。胎儿死亡后约80%在2~3周内自然娩出。胎儿死亡后3周，胎儿仍未排出，胎盘组织退行性变，释放凝血活酶进入母血循环，激活血管内凝血因子，引发弥散性血管内凝血（DIC）。胎死宫内4周以上，即能引起母体凝血功能障碍，发生DIC的概率增加，引起分娩时的严重出血。造成死胎的病因如下。

1. 胎盘及脐带因素 大量异常出血，如前置胎盘、胎盘早剥、血管前置、急性绒毛膜羊膜炎；脐带异常如脐带帆状附着、脐带打结、脐带脱垂、脐带绕颈缠体等，导致胎儿缺氧。

2. 胎儿因素 如胎儿严重畸形、胎儿生长受限、双胎输血综合征、胎儿感染、严重遗传性疾病、母儿血型不合等。

3. 孕妇因素 严重的妊娠合并症和并发症，如妊娠期高血压疾病、抗磷脂抗体综合征、糖尿病、心血管疾病、各种原因引起的休克等。子宫局部缺血影响胎盘、胎儿，如子宫张力过大或收缩力过强、子宫发育畸形、子宫破裂等。

【护理评估】

（一）健康史

(1) 询问孕妇月经史，早孕反应时间及胎动出现时间，准确推算妊娠周数。

(2) 了解孕妇此次妊娠经过，孕早期有无放射线、毒物接触史、服药史及急性感染史；有无妊娠期合并症、并发症，了解其治疗经过及效果；查阅产前检查资料，有无胎儿生长受限，有无胎盘及脐带因素。

(3) 询问既往孕产史，曾发生过不明原因死胎者应注意有无遗传性因素的存在，应行产前诊断。

（二）身心状况

1. 症状 孕妇自觉胎动停止，子宫停止增长。

2. 体征 检查时听不到胎心，子宫大小与停经周数不符，小于孕周。

3. 辅助检查 B型超声可确诊。检查可见胎心和胎动消失，胎儿死亡过久还可见颅骨重叠、颅板塌陷，呈袋状变形。

4. 社会心理状况 孕产妇及其家属精神打击较大，甚至可产生过激行为，因孕妇自身健康不佳或行为不当导致死胎，孕产妇则可出现自责、内疚等心理。

【护理问题】

1. 悲哀 与胎儿死亡有关。

2. 潜在并发症 产后出血、凝血功能障碍、DIC。

【护理目标】

（1）孕产妇心理状况良好，能积极配合治疗护理。

（2）产妇能接受优生指导，商讨再次妊娠相关事宜。

【护理措施】

1. 一般护理　加强休息，补充营养。注意观察孕产妇全身皮肤黏膜有无出血点及出血斑，及时发现凝血功能障碍。加强孕期保健，积极治疗妊娠合并症、并发症。积极完善有关病因的各项检查，如夫妇ABO血型及Rh血型系统检查，染色体检查。

2. 治疗配合　治疗原则是死胎一经确诊，尽快引产。

（1）协助完善相关辅助检查　应行凝血功能、血常规、出凝血时间及血型检查。纤维蛋白原 $<1.5g/L$，血小板 $<100\times10^9/L$ 时，可用肝素治疗，剂量为每次0.5mg/kg，每6h给药1次，一般用药24~48h后，可使纤维蛋白原和血小板恢复到有效止血水平，然后再引产，并备新鲜血。

（2）配合医生选择引产方法　包括米索前列醇，经羊膜腔注入依沙吖啶及高浓度催产素等，应根据孕周及子宫有无瘢痕，结合孕妇意愿，知情同意下选择。原则是尽量经阴道分娩，剖宫产仅限于特殊情况下使用。对于妊娠28周前无子宫手术史者，阴道放置米索前列醇是一种比较安全、有效的引产方式。应用方法为200~400μg经阴道放置，每4~12h 1次。

（3）配合医生及时防止产后出血和感染并发症。

（4）引产后建议行尸体解剖及胎盘、脐带、胎膜病理检查及染色体检查，做好产后咨询。

3. 心理护理　同情、理解孕产妇的悲伤心情，耐心解释导致死胎的原因，减轻孕产妇的心理负担。

4. 健康教育

（1）开展优生知识的讲座，落实优生措施，死胎后下次妊娠行产前咨询，产前诊断。

（2）加强孕前、孕期保健，促进母婴健康。

第六节　新生儿溶血病

新生儿溶血病（hemolytic disease of newborn，HDN）是指由于母婴血型不合而引起的胎儿或新生儿同族免疫性溶血（isoimmune hemolytic disease）。以ABO血型不合最常见，其次为Rh血型不合，MN（少见血型）血型不合较罕见。

（一）病因和发病机制

为母婴血型不合引起的抗原－抗体反应。母亲体内不存在胎儿的某些由父亲遗传的红细胞血型抗原，当胎儿红细胞通过胎盘进入母体或母体通过其他途径（如输血、接种疫苗等）接触这些抗原后，刺激母体产生相应抗体。此抗体（IgG）进入胎儿血液循环，即与胎儿红胞表面的相应抗原结合（致敏红细胞），发生同种免疫反应，导致胎儿、新生儿红细胞被破坏，引起溶血。

1. ABO溶血　主要发生在母亲O型而胎儿A型或B型。母亲为AB型或婴儿为O型，则不发生ABO溶血病。40%~50%的ABO溶血病发生在第一胎，其原因是：O型母亲在第一胎妊娠前，已受到自然界A或B血型物质（某些植物、寄生虫、伤寒疫苗、破伤风及白喉类毒素等）的刺激，母体内已存在抗A或抗B抗体（IgG）。

2. Rh溶血 Rh血型系统有6种抗原，即D、E、C、c、d、e（d抗原未测出，只是推测），其抗原性强弱依次为D>E>C>c>e。Rh溶血病中以RhD溶血病最常见，传统上红细胞缺乏D抗原称为Rh阴性，而具有D抗原称为Rh阳性，中国人绝大多数为Rh阳性。

（1）Rh溶血病一般不发生在第一胎。因为Rh抗体只能由人类红细胞Rh抗原刺激产生。Rh阴性母亲首次妊娠，于妊娠末期或胎盘剥离（包括流产及刮宫）时，Rh阳性的胎儿血进入母血中，经过8~9周产生IgM抗体（初发免疫反应），此抗体不能通过胎盘，以后虽可产生少量IgG抗体，但胎儿已经娩出。如母亲再次妊娠（与第一胎Rh血型相同），怀孕期可有少量（低至0.2ml）胎儿血进入母体循环，于几天内便可产生大量IgG抗体（次发免疫反应），该抗体通过胎盘引起胎儿溶血。

（2）既往输过Rh阳性血的Rh阴性母亲，其第一胎可发病。极少数Rh阴性母亲虽未接触过Rh阳性血，但其第一胎也发生Rh溶血病，这可能是由于Rh阴性孕妇的母亲为Rh阳性，其母怀孕时已使孕妇致敏，故其第一胎发病。

（二）病理生理

ABO溶血除引起黄疸外，其他改变不明显。Rh溶血可造成胎儿重度贫血，甚至心力衰竭。重度贫血、低蛋白血症和心力衰竭可导致全身水肿（胎儿水肿）。贫血时，由于髓外造血增强，可出现肝脾大。胎儿血中的胆红素经胎盘进入母亲肝脏进行代谢，故娩出时黄疸往往不明显。出生后，新生儿处理胆红素的能力较差，很快即出现黄疸。血清非结合胆红素过高，可透过血脑屏障，引发胆红素脑病（bilirubin encephalopathy）。

【护理评估】

（一）健康史

评估父亲、母亲血型及胎次。

（二）身心状况

1. 症状 症状轻重与溶血程度基本一致。多数ABO溶血病患儿主要表现为黄疸、贫血，Rh溶血病症状较重，严重者甚至死胎。

（1）黄疸 大多数Rh溶血病患儿生后24h内出现黄疸并迅速加重，而多数ABO溶血病的患儿黄疸在第2~3天出现。血清胆红素以非结合型为主，但如溶血严重，造成胆汁淤积，结合胆红素也可升高。

（2）贫血 程度不一。重症Rh溶血，生后即可有严重贫血或伴有心力衰竭。部分患儿由于免疫抗体持续存在，也可于生后3~6周发生晚期贫血，甚至持续数月。

（3）胆红素脑病 又称为核黄疸（kernicterus），为新生儿溶血病最严重的并发症，多发生于出生后1周内，最早生后1~2天出现神经系统表现。如不经治疗干预，可造成中枢神经系统功能永久性损害。

2. 体征 Rh溶血病患儿多有不同程度的肝脾增大，ABO溶血病患儿则不明显。

知识链接

胆红素脑病的临床分期

通常将胆红素脑病分为4期，即警告期、痉挛期、恢复期和后遗症期，现多将前3期称为“急性胆红素脑病”，第4期称为“慢性胆红素脑病”（或核黄疸）。

第1期（警告期）：表现为嗜睡、反应低下、吮吸无力、拥抱反射减弱、肌张力减低等，偶有尖叫和呕吐。持续12～24h。

第2期（痉挛期）：出现抽搐、角弓反张和发热（多与抽搐同时发生）。轻者仅有双眼凝视，重者出现肌张力增高、呼吸暂停、双手紧握、双臂伸直内旋，可出现角弓反张。此期持续12～48h。

第3期（恢复期）：吃奶及反应好转，抽搐次数减少，角弓反张逐渐消失，肌张力逐渐恢复。此期约持续2周。

第4期（后遗症期）：出现典型的核黄疸后遗症表现。

（1）手足徐动　经常出现不自主、无目的和不协调的动作，早则生后18个月出现，也可晚至8～9岁出现。

（2）眼球运动障碍　眼球向上转动障碍，形成落日眼。

（3）听觉障碍　是胆红素神经毒性的最典型表现，耳聋，对高频音失听。

（4）牙釉质发育不良　牙呈绿色或深褐色。此外，也可留有脑性瘫痪、智能落后、抽搐、抬头无力和流涎等后遗症。此外，与足月儿相比，早产儿更易发生胆红素脑病，尸检结果证实即使低水平的胆红素也可有核黄疸的病理改变。患儿很少有核黄疸的典型表现，在新生儿期也缺乏急性期的特异表现，听觉障碍常是其主要表现。

3. 辅助检查

（1）产前诊断　凡既往有不明原因的死胎、流产、新生儿重度黄疸史的孕妇及其丈夫均应进行ABO、Rh血型测定，不合者进行孕妇血清中抗体动态监测。孕妇血清中IgG抗A或抗B＞1∶64，提示有可能发生ABO溶血病。Rh阴性孕妇在妊娠16周时应检测血中Rh血型抗体作为基础值，以后每2～4周监测1次，当抗体效价上升，提示可能发生Rh溶血病。

（2）生后诊断　新生儿娩出后黄疸出现早，且进行性加重，有母婴血型不合，改良Coombs、试验和抗体释放试验中有一项阳性者即可确诊。

4. 社会心理状况　患儿家长可出现焦虑情绪或忽视疾病的存在。

【护理问题】

1.（家长）焦虑　与家长缺乏本病的相关知识有关。

2. 潜在并发症　胆红素脑病、心力衰竭。

【护理措施】

治疗原则是：孕期作好产前监测和护理；产后降低新生儿血清胆红素，防止胆红素脑病。

（一）产前治疗配合

1. 提前分娩　既往有输血、死胎、流产和分娩史的Rh阴性孕妇，本次妊娠Rh抗体效价逐渐升至1∶32或1∶64以上，用分光光度计测定羊水胆红素增高，且胎肺已成熟（羊水

L/S >2）时，可考虑提前分娩。

2. 血浆置换 对血 Rh 抗体效价明显增高（>1∶64），但又不宜提前分娩的孕妇，可对其进行血浆置换，以换出抗体，减少胎儿溶血，但该方法临床已极少应用。

3. 宫内输血 对胎儿水肿或胎儿 Hb <80g/L，而胎肺尚未成熟者，可直接将与孕妇血清不凝集的浓缩红细胞在 B 超引导下经脐血管穿刺后直接注入，以纠正贫血。

4. 其他 孕妇于预产期前 1 ~2 周口服苯巴比妥，以减轻新生儿黄疸。

（二）新生儿治疗

1. 光照疗法（phototherapy） 简称光疗，是降低血清非结合胆红素的简单而有效的方法。

（1）指征 各种原因导致的足月儿血清总胆红素水平 >205μmol/L（12mg/dl），均可给予光疗；由于早产儿的血脑屏障尚未发育成熟，胆红素易引起神经系统损害，治疗应更积极；对于高危新生儿，如窒息、低蛋白血症、感染、酸中毒等，可放宽指征；极低和超低出生体重儿可行预防性光疗。

（2）原理 在光作用下，非结合胆红素转变成水溶性异构体，不经肝脏处理，直接经胆汁和尿液排出。波长 425 ~475nm 的蓝光和波长 510 ~530nm 的绿光效果最佳，日光灯或太阳光也有较好疗效。

（3）设备 主要有光疗箱、光疗灯和光疗毯等。光疗箱以单面光 160W、双面光 320W 为宜，双面光优于单面光；上、下灯管距床面的距离分别为 40cm 和 20cm。光照强度直接影响光疗效果，通常以光照对象表面所受到的辐照度计算，标准光疗为 8 ~10μW/(cm^2·nm)，强光疗 >30 μW/(cm^2·nm)。光照时，婴儿双眼用黑色眼罩保护，以免损伤视网膜，除会阴、肛门部用尿布遮盖外，其余均裸露。光疗可连续或间断照射，间隔时间视病情而定。Rh 溶血病或黄疸较重的 ABO 溶血病，多需 48 ~72h，一般高胆红素血症，24 ~48h 即可获得满意疗效，但连续光照时间不宜超过 4 天。

（4）副作用 可出现发热、腹泻和皮疹，但多不严重，可继续光疗；蓝光可分解体内核黄素，光疗超过 24h 可引起核黄素减少，并进而降低红细胞谷胱甘肽还原酶活性而加重溶血，故光疗时应补充核黄素（光疗时每日 3 次，每次 5mg；光疗后每日 1 次，连服 3 日）；血清结合胆红素增高的患儿，光疗可使皮肤呈青铜色，即青铜症，停止光疗后，青铜症可自行消退。

2. 药物治疗

（1）肝酶诱导剂 通过诱导葡萄糖醛酸转移酶活性，增加肝脏处理胆红素的能力。常用苯巴比妥，剂量为 5mg/(kg·d)，分 2 ~3 次口服，连服 4 ~5 日。

（2）补充白蛋白 、输血浆，每次 10 ~20ml/kg 或白蛋白 1g/kg，以增加其与非结合胆红素的联结，预防胆红素脑病的发生。

（3）静脉用免疫球蛋白（IVIG） 可阻断单核－吞噬细胞系统 Fc 受体，抑制吞噬细胞破坏已被抗体致敏的红细胞，多采用一次大剂量疗法 1g/kg，于 6 ~8h 内静脉滴注，早期应用临床效果较好。

（4）其他 有报道口服肠道益生菌，改变肠道内环境，减少肝肠循环，对减轻黄疸有一定的辅助治疗作用；纠正代谢性酸中毒有利于非结合胆红素与白蛋白的联结；肾上腺皮质激素对抑制抗原抗体反应有一定作用，但鉴于其副作用，目前已不主张使用。

3. 换血疗法（exchange transfusion）

（1）作用　换出部分血中游离抗体和致敏红细胞，减轻溶血；换出血中大量胆红素，防止发生胆红素脑病；纠正贫血，改善携氧，防止心力衰竭。

（2）指征　大部分Rh溶血病和个别严重的ABO溶血病需换血治疗。符合下列条件之一者即应换血：①产前已明确诊断，出生时脐血总胆红素>68μmol/L（4mg/dl），血红蛋白低于120g/L，伴水肿、肝脾大和心力衰竭者；②生后12h内胆红素每小时上升>12μmol/L（0.7mg/dl）者；③光疗失败，指高胆红素血症经光疗4～6h后血清总胆红素仍上升8.6μmol/（L·h）[0.5mg/（dl·h）]；④已有胆红素脑病早期表现者。

（3）方法　①血源。Rh溶血病应选用Rh系统与母亲同型、ABO系统与患儿同型的血液，紧急或找不到血源时也可选用O型血；母O型、子A或B型的ABO溶血病，最好用AB型血浆和O型红细胞的混合血；有明显贫血和心力衰竭者，可用血浆减半的浓缩血。②换血量。一般为患儿血量的2倍（150～180ml/kg），大约可换出85%的致敏红细胞和60%的胆红素及抗体。③脐动、静脉进行同步换血。

4. 其他治疗　防止低血糖、低血钙、低体温，纠正缺氧、贫血、水肿、电解质紊乱和心力衰竭等。

（三）心理护理

向家长解释病情、治疗效果及预后，以取得家长配合。

（四）健康教育

（1）Rh阴性妇女在流产或分娩Rh阳性胎儿后，72h内肌内注射抗D球蛋白300μg，以中和进入母血的Rh抗原。

（2）做好产前咨询及孕妇预防性服药。

（3）对可能留有后遗症者，指导家长早期进行功能锻炼。

第七节　新生儿产伤

新生儿产伤（birth injury）是指分娩过程中因机械因素对胎儿或新生儿造成的损伤。临床上产伤常见的有头颅血肿、锁骨骨折、臂丛神经麻痹和面神经麻痹。高危因素有产程延长、胎位不正、急产、巨大儿、母亲骨盆异常及接产方式不当等。产伤可发生于身体的任何部位，常见的部位有神经系统、内脏、软组织、骨骼等。近年来由于产前检查的规范性普及及产科技术的提高，产伤发生率已明显下降。

一、骨折

在产程延长、难产、巨大儿，或胎儿窘迫需要快速娩出时，容易发生新生儿骨折。常见有锁骨骨折（fracture of clavicle）、颅骨骨折（fracture of skull）以及肱骨、股骨（humeral or femoral fracture）骨折等。新生儿骨折为非骨裂，骨折后骨痂出现较早，愈合较快，引起永久性畸形者少见。引起几种常见骨折的病因如下。

1. 颅骨骨折　多因使用产钳、胎头吸引器、骨盆狭窄或牵引用力不当导致颅骨不均匀受压时发生颅骨骨折。胎头吸引易并发顶骨骨折，产钳术则易致凹陷性骨折。

2. 锁骨骨折　产伤骨折中最常见的一种。与分娩方式、胎儿娩出方位和出生体重有关。

难产、胎儿转位幅度大、巨大儿时发生率高。骨折多发生在右侧锁骨中外1/3处，此处锁骨较细，无肌肉附着，当胎儿肩娩出受阻时，S形锁骨凹面正好卡在母亲耻骨弓下，容易折断。

3. 肱骨骨折　因臀位牵引术中，胎儿上肢娩出困难，助产者未按操作规范进行，动作粗暴所致；头位分娩时，如果上肢通过耻骨联合下方，压力过大或娩出时将胎肩抬得过高，尤其是巨大儿，也容易发生肱骨骨折。

【护理评估】

（一）健康史

评估分娩时情况，了解新生儿出生体重，是否有阴道助产以及助产方式等，评估患儿出生后有无被动活动患肢而哭闹等表现。

（二）身心状况

1. 症状　大部分锁骨骨折患儿无明显症状，故极易漏诊，多因其他情况摄胸片时发现。仔细观察可发现患儿患侧上臂活动减少或被动活动时哭闹，骨折处可见局部肿胀；肱骨、股骨干骨折可见患肢出现肿胀、畸形、皮下瘀斑，被动活动时患儿哭闹；青枝骨折则易漏诊，至骨折愈合、局部骨痂隆起时才被发现。

2. 体征　锁骨进行常规触诊发现双侧锁骨不对称，病侧有增厚模糊感，局部软组织肿胀，有压痛、骨摩擦感，甚至可扪及骨痂硬块，患侧拥抱反射减弱或消失，X线片可确诊。肱骨骨折多发生在肱骨中段和中上1/3交界处，以横形或斜形骨折多见，位移明显，患侧上肢活动受限；股骨骨折部位多在股骨中下1/3交界处，患肢活动受限；如为颅骨骨折可触及颅骨局部凹陷。各类骨折均有可能伴有软组织损伤。

3. 辅助检查　X线、CT或MRI有助于骨折的诊断。

4. 心理社会状况　孕妇及家属因担心新生儿病情以及治疗效果，倍感紧张及焦虑。

【护理问题】

1. 疼痛　与骨折周围软组织损伤、肿胀、血肿压迫等有关。

2. 焦虑　与家长担心患儿伤痛及担心预后有关。

【护理目标】

（1）患儿的疼痛得以缓解，损伤减轻，患肢的功能得以恢复。

（2）患儿家长能了解患儿骨折的原因，配合诊疗。

【护理措施】

1. 一般护理　日常护理时减少患肢移动，采取有利于减少患肢移动的体位喂奶，指导产妇采用环抱式或健侧侧卧位姿势哺乳。患儿沐浴时脱衣服先脱健侧，再脱患侧，穿衣服则先穿患侧，再穿健侧，动作轻柔。必要时用温水擦浴，擦浴过程中注意观察局部有无肿胀、压痛，患侧肢体的血液循环及活动情况，每日轻柔按摩远端肢体。

2. 治疗配合　处理原则：固定患肢处于功能位，避免压迫伤处或牵动患肢。对于锁骨青枝骨折一般不需治疗；对于完全性骨折，多数学者认为也无须处理，随着婴儿生长发育，肩部增宽，错位及畸形均自行消失；也可在患侧腋下置一软垫，患肢以绷带固定于胸前，2周可愈合。

（1）采取适当的固定方法　锁骨骨折可将患侧上臂固定于躯干上，使患侧手部达对侧锁骨的水平；肱骨骨折可在患侧腋下置一棉垫，使肘关节处于直角位，前臂屈曲置于胸前，然后加以固定；股骨骨折可用小夹板固定或悬垂牵引。骨折经固定 2 周后可治愈。

（2）避免压迫患处或牵动患肢　遵医嘱保持好固定位置，以免移位。指导产妇注意避免患儿患侧肢体受压，避免患儿患侧肢体过度外展、前屈、后伸及上举，锁骨骨折患儿不能从腋下将其抱起。

3. 心理护理　新生儿骨折常导致产妇及家属紧张、焦虑，部分产妇及家属至不能接受骨折的事实。他们担心患儿日后肢体的功能恢复。在护理过程中应做好解释工作，使产妇及家属了解新生儿骨折只要细心照顾，减少患侧肢体的移动，保持功能位，预后较好，不会留下任何功能障碍等后遗症。

4. 健康教育

（1）认真进行产前检查，结合 B 超检查结果，正确估计胎儿体重，及时筛查巨大儿。尤其是对妊娠合并糖尿病、身材高大、过期妊娠、曾分娩过巨大儿的孕妇，阴道分娩时应警惕肩难产发生。

（2）熟悉头先露的分娩机制，掌握正确的娩肩技巧、臀位助产技巧，接产过程中用力适度，切忌暴力牵引。

（3）正确处理肩难产。及时采取屈大腿法，令产妇双手抱大腿或抱膝尽力屈曲大腿，使双大腿紧贴腹壁，以减少腰骶段脊柱的弯曲度，缩小骨盆倾斜度，升高耻骨联合以增大出口平面，有助于嵌顿耻骨后的前肩自然松解，此法简单有效。

（4）向家长介绍有关患儿骨折的护理知识，教会家长护理患肢功能锻炼，争取患儿完全康复。

二、神经损伤

周围神经产伤以臂丛神经麻痹和面神经损伤较多见，可分别引起患侧上肢运动障碍和面部肌肉麻痹。引起神经损伤的病因如下。

1. 臂丛神经麻痹　臂丛神经麻痹（brachial plexus palsy）是新生儿周围神经损伤中最常见的一种。由于难产、臀位、肩娩出困难等因素使臂丛神经过度牵拉受损，足月、大于胎龄儿多见。

2. 面神经麻痹　面神经麻痹（facial nerve palsy）常由于胎头在产道下降时母亲骶骨压迫或产钳助产受损导致周围性面神经损伤。

【护理评估】

（一）健康史

了解患儿分娩时的情况，包括胎位、分娩方式、是否有阴道助产以及助产方式、新生儿的出生体重、是否为巨大儿等，询问家长患儿出生后的表现及有无患肢活动受限，吸吮力如何及哺乳时有无乳汁从口角溢出等。

（二）身心状况

1. 症状与体征

（1）臂丛神经麻痹　按受损部位不同，可分为 3 型。

上臂型：又称 Duchenne-Erb 麻痹，第 5、6 颈神经根受损所致，此型临床上最多见。患侧上肢下垂、内收，不能外展及外转。肘关节表现为前臂内收，伸直，不能旋后或弯曲。

腕、指关节屈曲，受累侧拥抱反射不能引出。

中臂型：颈7神经根损伤，桡神经所支配的肌肉麻痹，前臂、腕、手的伸展动作丧失或减弱，而肱三头肌、拇指伸肌为不完全麻痹。

下臂型（Klumpke paralysis）：颈8至胸1神经根受损，引起腕部屈肌及手肌无力，握持反射弱，临床上较少见。若第1胸椎根的交感神经纤维受损，可引起受累侧Horner综合征，表现为瞳孔缩小、睑裂变窄等。

（2）面神经麻痹　常为一侧，不能闭眼、不能皱眉，哭闹时面部不对称，患侧鼻唇沟浅、口角向健侧歪斜。哺乳时乳汁从口角溢出。面瘫部位与胎位有密切关系。

2. 辅助检查　磁共振可确定臂丛神经麻痹病变部位，肌电图检查及神经传导试验也有助于诊断。

3. 心理社会状况　孕妇及家属因担心新生儿病情以及治疗效果，倍感紧张及焦虑。

【护理问题】

1. 肢体活动障碍　与患肢神经损伤造成运动障碍有关。

2. 焦虑　与家长担心患儿损伤的治疗效果以及是否会留下残疾有关。

【护理目标】

（1）患儿损伤程度减轻，肢体功能或面部表情恢复正常。

（2）患儿家长能了解患儿的病情，理解其原因，对治愈有信心，并配合治疗，直到患儿康复。

【护理措施】

处理原则：臂丛神经麻痹生后第1周开始做按摩及被动运动，大部分病例可于治疗后2～3个月内获得改善和治愈。预后取决于受损程度，若损伤为神经功能性麻痹，数周内可完全恢复。面神经麻痹治疗主要是注意保护角膜，多数系受压神经周围组织肿胀所致，患儿预后良好，多在生后1个月内能自行恢复。个别因神经撕裂持续1年未恢复者需行神经修复术治疗。

1. 促进功能恢复

（1）臂丛神经损伤患儿保持患肢呈松弛状态，将患臂置于外展、外旋、肘部屈曲位。1周后开始进行按摩及被动运动，以防肌肉萎缩。

（2）周围性面神经麻痹患儿，眼睑不能闭合者，用眼罩或在睡眠时涂眼膏以保护患侧角膜。

（3）遵医嘱给予支持性治疗。

2. 心理护理　向家长介绍患儿的病情，肢体功能或面部表情会恢复正常，树立其治愈的信心。鼓励患儿家长积极配合治疗，争取患儿康复。注意避免不良语言刺激家长。

3. 健康教育

（1）识别和正确肩难产。当胎儿头部娩出后，如有胎颈回缩，胎儿颏部紧压会阴部，立即采取屈大腿法和压前肩法，协助胎儿娩出前肩和后肩。

（2）正确掌握臀位助产指征和技巧，胎儿躯干娩出后，立即协助双肩内收，双肩娩出后再牵拉胎头，用力适度，不能强行牵拉，并应适当放宽剖宫产指征。

（3）耐心教会家长保护患儿的患肢，以及被动运动的方法。

三、头颅血肿

头颅血肿（cephalohematoma）是由于产伤导致骨膜下血管破裂、血液积聚于骨膜下所致。常由胎位不正、头盆不称、胎头吸引或产钳助产引起。

【护理评估】

（一）健康史

了解患儿分娩时的情况，包括胎位、分娩方式、是否有阴道助产以及助产方式。

（二）身心状况

血肿部位以头顶部多见，枕、颞、额部少见，常为一侧性，少数为双侧。血肿在生后数小时至数天逐渐增大，因颅缝处骨膜与骨粘连紧密，故血肿不超越骨缝，边界清楚，触之有波动感，其表面皮肤颜色正常。如由产钳牵拉或胎头吸引所致，皮肤常有溃破或呈紫红色。血肿机化从边缘开始，故在基底部形成硬环，逐渐至血肿中央部，吸收常需 6～8 周，血肿大者甚至需 3～4 个月。由于血肿内红细胞破坏增多，常致黄疸加重，严重者至发生胆红素脑病。

应注意与下列疾病鉴别。①先锋头（caput succedaneum）：又称产瘤（表 15－1），是由于分娩时头皮循环受压，血管渗透性改变及淋巴回流受阻引起的皮下水肿，多发生在头先露部位，出生时即可发现，肿块边界不清、不受骨缝限制，头皮红肿、柔软、压之凹陷、无波动感，出生 2～3 天即消失。有时与血肿并存，待头皮水肿消退后才显出血肿。②帽状腱膜下出血（subaponeurotic hemorrhage）：出血发生在头颅帽状腱膜与骨膜之间的疏松组织内，因无骨缝限制，故出血量较大，易于扩散。头颅外观呈广泛性肿胀，有波动感，但可超过骨缝。出血量大者，眼睑、耳后和颈部皮下可见紫红色斑，常伴有高胆红素血症、贫血，至休克。

表 15－1　头颅血肿与产瘤的区别表

项目	头颅血肿	产瘤
部位	顶、枕骨骨膜下	先露部皮下组织
范围	不超过骨缝	不受骨缝限制
出现时间	产后 2～3 日	娩出后即存在
消失时间	3～8 周	2～3 日
局部特点	波动感	凹陷性水肿

【护理措施】

1. 治疗配合　治疗原则是血肿小者不需治疗；大血肿伴中度以上高胆红素血症者，应在严格无菌操作下抽吸血肿，并加压包扎 2～3 天，以避免胆红素脑病的发生。同时每日肌内注射 1 次维生素 K_1 1mg，共 3 次。帽状腱膜下出血伴严重贫血者应给予输血治疗。

2. 心理护理　加强患儿家长心理指导，解释疾病相关知识，鼓励家长积极参与新生儿的护理，减轻其焦虑。

3. 健康教育　血肿小的一般不需特殊处理，宜保持患儿安静，忌按揉，忌行血肿穿刺。血肿大的给予维生素 K_1 肌内注射，每日一次。

目标检测

1. 新生儿轻度窒息的 Apgar 评分为

A. 生后 1min，评分为 3 ~ 6 分　　B. 生后 1min，评分为 4 ~ 7 分

C. 生后 1min，评分为 6 ~ 8 分　　D. 生后 5min，评分为 3 ~ 6 分

E. 生后 5min，评分为 4 ~ 7 分

2. 新生儿轻度窒息的表现是

A. 发绀窒息　　B. 苍白窒息

C. Apgar 评分 3 分　　D. 心率 <80 次/分

E. 喉反射消失

3. 新生儿窒息吸氧的流量为

A. 1 L/min　　B. 2 L/min

C. 3 L/min　　D. 4 L/min

E. 5 L/min

4. 患者，女性，24 岁。第一胎，枕左前，孕 42^{+2} 周，需立即终止妊娠的指征是

A. 催产素激惹试验阴性　　B. 羊水中有胎粪或羊水过少

C. 胎儿体重 3500g　　D. 12h 内胎动计数 <20 次

E. E/C <20mg/24h

5. 患者，女性，26 岁。第一胎，孕 39 周，胎心音 160 次/分，行胎头吸引术，新生儿 Apgar 评分 1min 评 3 分，首选措施正确的是

A. 胸外按压每分钟按压 120 次　　B. 清理呼吸道

C. 俯卧位　　D. 大流量给氧

E. 倒悬拍打足底刺激呼吸

6. 患者，女性，29 岁。第一胎，孕 39 周，临产考虑胎儿窘迫，其护理措施不妥的是

A. 立即吸氧，左侧卧位　　B. 纠正酸中毒

C. 监护胎心　　D. 静脉滴注催产素，加速产程

E. 静脉注射 10% 葡萄糖、维生素、地塞米松

7. 患者，女性，30 岁。妊娠 40 周，于半夜 12 点，阴道流出水样物约 300ml，无子宫规律收缩，急诊入院，诊断为胎膜早破，入院应采取的卧位是

A. 头高脚低位　　B. 去枕平卧位

C. 头低臀高位　　D. 仰卧屈膝位

E. 膝胸卧位

8. 新生儿，出生后皮肤苍白，无呼吸，心律不规则，心率慢且弱。诊断为重度窒息，立即进行复苏抢救。抢救新生儿窒息中，不需要采取的措施是

A. 保暖　　B. 头低臀高位

C. 吸痰　　D. 吸氧

E. 严密观察

9. 某新生儿，生后皮肤苍白，喘息样微弱呼吸，心率 <80 次/分且弱，1min Apgar 评分 2 分。诊断为重度窒息，立即进行复苏抢救。复苏后护理措施，不正确的是

A. 按时哺乳　　B. 观察心率、体温
C. 观察面色及哭声　　D. 保持呼吸道通畅
E. 预防感染

（李秋玲）

扫码“练一练”

第五篇

助产技术

第十六章

常用助产技术

学习目标

1. 叙述会阴切开缝合、胎头吸引、产钳、臀位助产、人工剥离胎盘术的适应证、禁忌证、注意事项。提出其术后的护理措施。
2. 在模型上能完成会阴切开缝合、胎头吸引、产钳、臀位助产、人工剥离胎盘术的操作步骤。

第一节　晚期妊娠引产术

晚期妊娠引产术是使胎儿及早脱离不良的宫内环境，解除或缓解母亲严重的合并症及并发症所采取的一种措施。它是产科处理高危孕妇最常用的手段之一。

一、适应证

（一）母体因素

1. 妊娠高血压疾病　轻度、重度先兆子痫，胎儿已成熟，或重度先兆子痫经非手术治疗效果不明显或病情恶化，子痫控制后无产兆，并具备阴道分娩条件者。

2. 各种妊娠合并症需提前终止妊娠　如妊娠合并慢性高血压、慢性肾小球肾炎、肾盂肾炎反复发作、糖尿病等。

3. 胎膜早破　胎儿已成熟，12h 未临产者。

4. 绒毛膜羊膜炎　继续妊娠可能造成胎儿宫内感染。

5. 延期或过期妊娠　妊娠达 41 周以上，生化或生物物理监测指标提示胎儿胎盘功能不良者或妊娠达 42 周。

（二）胎儿因素

1. 宫内环境不良　如胎儿生长受限、母儿血型不合、羊水过少。

2. 死胎及胎儿严重畸形。

二、禁忌证

（一）绝对禁忌证

（1）子宫手术史　包括古典式剖宫产、子宫整形术、子宫肌瘤剔除术透过内膜进入宫腔、子宫穿孔修补术史等。

（2）前置胎盘（尤其是中央性前置胎盘）或前置血管。

（3）绝对或相对头盆不称。

（4）胎位异常，不能经阴道分娩者。

（5）胎儿不能耐受阴道分娩者（严重胎儿胎盘功能不良）。

（6）脐先露或脐带隐性脱垂。

（7）孕妇不能耐受阴道分娩负荷如心功能衰竭、重型肝肾疾病、重度子痫前期并发脏器损害者。

（8）软产道异常，产道阻塞。

（9）宫颈浸润癌。

（10）某些生殖感染性疾病（如疱疹感染活动期、未控制的 HIV 感染等）。

（11）骨盆异常。

（二）相对禁忌证

（1）子宫下段剖宫产史。

（2）臀位。

（3）羊水过多。

（4）双胎及多胎妊娠。

（5）分娩次数≥5 次的经产妇。

（6）孕妇心脏病或重度高血压。

三、术前准备

（1）严格掌握引产指征。

（2）仔细核对预产期，防止人为的早产和不必要的引产。

（3）判断胎儿的成熟度。胎肺尚未成熟，情况许可，应尽可能先促胎肺成熟后，再引产。

（4）详细检查骨盆大小及形态、胎儿大小、胎位、胎头是否入盆、头盆是否相称，排除阴道分娩禁忌证。

（5）对高危妊娠孕妇在引产前应常规行胎心监测、B 超检查胎儿状态和羊水情况，必要时行胎儿生物物理评分，了解胎儿胎盘储备功能，判断胎儿能否耐受阴道分娩。

（6）妊娠合并内科疾病者，在引产前应先请内科医师会诊，充分估计孕妇原发病严重程度及经阴道分娩的风险，并进行相应检查，制定详细的防治预案。

（7）医师应熟练掌握各种引产方法及其并发症的早期诊断和处理，严密观察产程，做好详细记录，引产期间需配备阴道助产及剖宫产的人员和设备。

（8）宫颈成熟度的评价　目前公认的评估宫颈成熟度常用的方法是 Bishop 评分法（表 16－1）。评分≤4 分提示宫颈不成熟，需促宫颈成熟。评分≥7 分提示宫颈成熟。评分越高，宫颈越成熟，引产成功率越高。0～3 分引产不易成功，4～6 分成功率仅 50%，7～8 分成功率 80%，评分≥8 分者，引产成功率与阴道分娩自然临产结果相似。

表 16－1　宫颈改良 Bishop 评分

评分	0	1	2	3
宫颈扩张（cm）	0	1～2	3～4	>5
颈管消失（%）	0～30	40～50	60～70	>80
胎头位置	－3	－2	－1～0	+1～+2
宫颈硬度	硬	中	软	
颈口位置	后	中	前	

四、引产方法

（一）前列腺素（prostaglandins，PG）制剂

1. 作用机制

（1）软化宫颈。

（2）可增强子宫肌层对内源或外源缩宫素的敏感性。

2. 种类　目前临床较广泛使用的有以下两种剂型：地诺前列酮凝胶（dino－prostone gel，prepidil）和控释地诺前列酮栓（dinoprostone insert cervidil，普贝生），后者在美国已通过 FDA（美国食品和药品管理局）批准可用于晚期妊娠引产。此外尚有米索前列醇亦较广泛用于引产。

（1）控释地诺前列酮栓　一种可控制释放的前列腺素 E_2 栓剂，含有 10mg 地诺前列酮，将普贝生栓横放置于阴道后穹隆内，药物随之开始持久稳定释放，主要用于宫颈不成熟时的引产。普贝生用于妊娠晚期引产，具有促宫颈成熟，缩短引产至分娩时间及发生子宫过度刺激能及时取出等优点。应用方法：①外阴消毒后将普贝生置于检查手的指缝，可用少量的水溶润滑剂将普贝生置于阴道后穹隆深处。②为确保普贝生不易脱落，将其旋转 90°，使栓剂横置于阴道后穹隆。在阴道外保留 2～3cm 终止带以便于取出。在置入普贝生后，嘱孕妇平卧 30min 以上以利栓剂吸水膨胀。2h 后复查，仍在原位后可活动。③要终止地诺前列酮释放，可轻轻地牵拉终止带，将栓剂取出。由于栓剂不会在阴道中降解，因而无需特殊处理。④如出现过强和过频的宫缩、变态反应和胎心率异常时应立即取出。⑤需冷藏储存。

（2）米索前列醇（misoprosto1，简称米索）　一种人工合成的前列腺素 E_1 类似物，有 100μg 和 200μg 两种片剂，现已广泛用于晚期妊娠促宫颈成熟。规范使用米索促宫颈成熟和引产是有效的、安全的，更具有价格低、易保存、作用时间长等优点，在全世界得到广泛应用。我国 2002 年和 2006 年中华妇产科学会产科学组会议推荐并规范了米索的应用方法。规范应用方法如下：①引产者需住院并监测胎心率和宫缩，专人观察和记录。只用于宫颈不成熟的需要晚期引产的孕妇。②25μg 每 6h 阴道放药 1 次，24h 总量不超过 50g。在重复使用米索前，应做阴道检查，了解原放置的药物是否溶化、吸收，如未溶化和吸收则不宜再放。切记阴道放药时不要将药片压碎，防止吸收过快引起过强宫缩。③加用缩宫素应该在最后一次米索放置后 4h 以上。并阴道检查药物已经吸收。④破膜后要观察羊水量，观察有无胎粪污染及程度。

3. 注意事项　任何前列腺素及前列腺素衍生物引产者都存在一定的不良反应。

（1）在引起子宫平滑肌收缩的同时，也会引起其他平滑肌收缩或松弛，如血管平滑肌、

气管平滑肌、胃肠道平滑肌等，也可引起血压下降和升高、恶心、呕吐、腹泻、腹痛、眼压升高等，对中枢神经系统也有影响。因此，孕妇患有心脏病、急性肝肾疾病、严重贫血、青光眼、哮喘、癫痫时禁用。

（2）产程过程中警惕可能出现宫缩过频、过强，羊水胎粪污染，造成胎儿窘迫、羊水栓塞，甚至子宫破裂。

（3）目前国内使用的米索剂型主要为每片200μg，需要准确分量，以免剂量不准造成并发症。

（4）有剖宫产史和子宫手术史者禁用。

（5）经产妇，分娩次数≥5次者禁用。

（6）专人观察和记录，发现宫缩过强和过频及胎心率异常应及时取出。

（二）缩宫素引产与催产

1. 缩宫素引产机制　缩宫素是引产首选的药物。它具有促宫颈成熟，诱发及加强宫缩的作用。子宫收缩作用与缩宫素浓度、剂量以及用药时子宫状态有关。妊娠早期子宫对缩宫素不敏感，妊娠晚期子宫逐渐敏感，临产时和分娩后子宫敏感性达到高峰。

2. 缩宫素引产和催产的方法

（1）持续性静脉滴注给药　小剂量滴注缩宫素为安全常用的给药途径，它可随时调整用药剂量，一旦发生异常即可随时停药。

（2）静脉滴注药的配制方法　应先用5%葡萄糖溶液500ml，用7号针头行静脉滴注，按每分钟8滴调好滴速，然后再向输液瓶中加入2.5U缩宫素，将其摇匀后继续滴入。切忌先将2.5U缩宫素溶于葡萄糖溶液中直接穿刺行静脉滴注。

（3）掌握合适的浓度与滴速　缩宫素个体敏感度差异极大，静脉滴注缩宫素仍从小剂量开始循序增量，起始剂量为2.5U缩宫素溶于5%葡萄糖溶液500ml中，从每分钟8滴开始，根据宫缩、胎心情况调整滴速，一般每隔15～20min调整一次，直至出现有效宫缩。有效宫缩的判定为10min内出现3次宫缩，每次宫缩持续30～60s，伴有宫颈的缩短和宫口扩张。最大滴速不得超过每分钟30滴即10mU/min，如达到最大滴速，仍不出现有效宫缩时可增加缩宫素浓度。增加浓度的方法是以5%葡萄糖溶液500ml中加5U缩宫素，即改为1%缩宫素浓度，先将滴速减半，再根据宫缩情况进行调整，增加浓度后，如增至每分钟20mU仍无有效宫缩，原则上不再增加滴数和浓度，因为高浓度或高滴速缩宫素滴注，有可能引起子宫过强收缩而诱发胎儿窘迫、羊水栓塞甚至子宫破裂。

3. 注意事项

（1）静脉滴注缩宫素的过程中，要专人护理，严密观察宫缩强度、频率、持续时间、胎心变化，必要时行胎心监护，破膜后要观察羊水以及有无羊水胎粪污染及程度。

（2）警惕孕妇出现变态反应。

（3）禁止肌内、皮下、穴位注射及鼻黏膜用药。

（4）潜伏期延长，宫口扩张≥3cm，需用缩宫素时，首先行人工破膜，根据情况观察1～2h，再决定是否静脉滴注缩宫素。

（5）宫口扩张速度不但与宫缩强度和频度有关，也取决于宫颈本身条件，当宫颈质硬、宫颈厚或有宫颈水肿时，增加缩宫素用量是无效的。应配合应用降低宫颈肌张力及解除痉挛的药物，才能使产程进展。在调整缩宫素用量的同时，静脉注射地西泮10mg，可使宫颈平滑肌松弛，提高宫颈顺应性，同时与缩宫素合用有协同作用，更有利于产程进展。

（6）应用缩宫素时，可用胎儿监护对宫缩及胎心变化进行监测，如已破膜应同时观察羊水性状。

（7）引产失败　缩宫素引产成功率与宫颈成熟度、孕周、胎先露高低有关，如连续使用2～3d，仍无效，应改用其他方法引产。

（三）非药物引产与催产方法

1. 人工剥膜术　人工剥膜术（stripping of membranes in artificial）是通过剥离胎膜使子宫敏感性加强，并同时扩张宫颈，引起缩宫素释放，达到引产目的。

（1）适应证　①过期妊娠，计划分娩宫颈尚未完全成熟，胎头未入盆者；②行人工破膜术前。

（2）禁忌证　①明显头盆不称，产道阻塞；②胎盘功能严重减退；③胎位异常如横位、臀位；④前置胎盘，胎盘早剥。

（3）操作方法　不需麻醉，术前宫颈评分估计宫颈成熟度。取膀胱截石位，外阴消毒，导尿，术者戴无菌手套，将示指或中、示指伸入子宫颈管内，先扩张宫颈管，然后沿宫颈内口四周，宫壁与胎膜之间，轻轻剥离1～2圈，深度达5cm左右（图16－1）。一般在剥膜后24h内开始出现宫缩。

（4）注意事项　①应严格无菌操作，防止感染。操作时动作应轻柔，防止胎膜破裂。②剥离胎膜时，若触及海绵样组织考虑可能为胎盘，应立即终止手术。

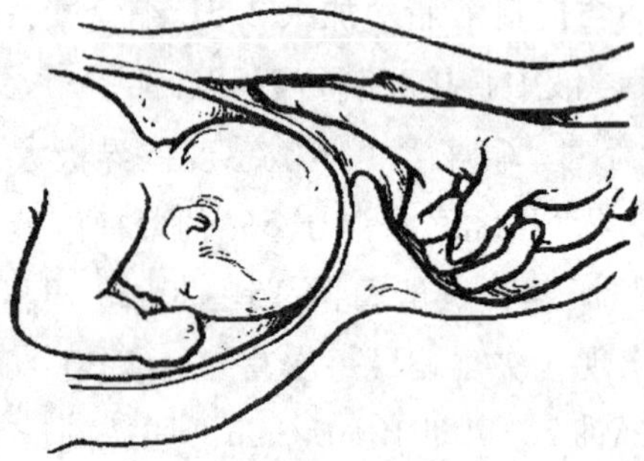

图16－1　人工剥膜

2. 人工破膜术　人工破膜术（artificial rupture of membranes）是用人工的方法刺破胎膜让羊水流出，宫腔容积缩小，引起子宫动力学改变及促进前列腺素的合成，从而启动宫缩。

（1）适应证　①宫颈已成熟，胎头已入盆，准备分娩者；②羊水过多，欲分娩者；③临产后宫缩乏力，产程停滞，但无明显头盆不称者。

（2）禁忌证　同“人工剥膜术”。

（3）操作方法　术前准备同“人工剥膜术”，术者检查胎心是否正常，行阴道检查了解宫口情况。一手持长有齿钳，钳尖端在另一手示、中指指引下进入宫颈管，钳夹前羊膜囊，在宫缩间歇期钳破或撕破羊膜囊，称钳破胎膜法（图16－2）。可右手夹持针头伸入宫颈管内，在宫缩间歇期刺破胎膜，称刺破胎膜法（图16－3）。羊水过多时，应以稍高位，小孔刺破胎膜，或用手堵住宫口，使羊水缓慢流出。若羊水流出不畅，可上推胎头，羊水随即流出（图16－4）。

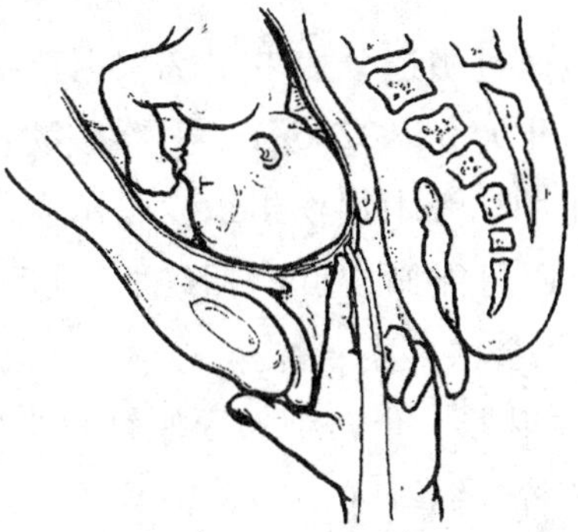

图 16－2　钳破胎膜法

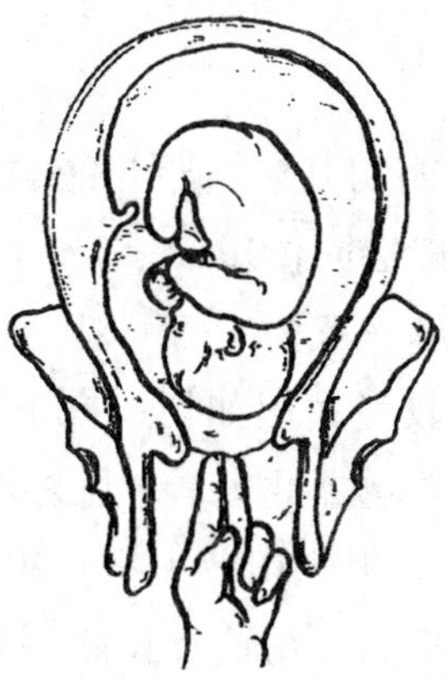

图 16－3　刺破胎膜法

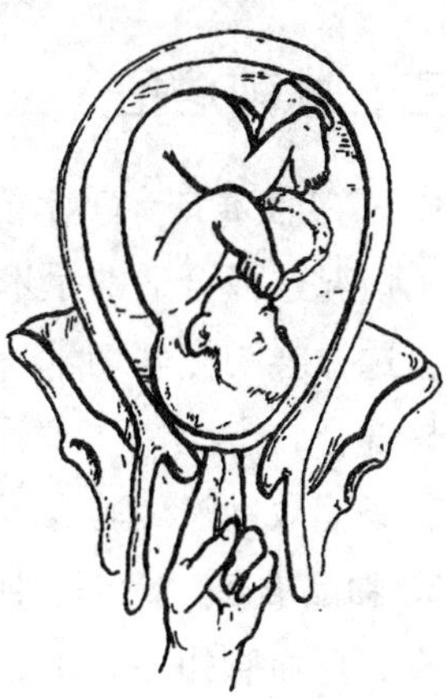

图 16－4　上推胎头

（4）注意事项　①破膜前后应听胎心；②破膜后手不要立即从阴道内取出，以免羊水流出过快，出现脐带脱垂；③先露未完全入盆者，禁止下地活动；④一般破膜后1～2h 内即有宫缩，如 6h 仍无宫缩，应加用催产素静脉滴注；⑤破膜后 12h 尚未结束分娩者，须用抗生素预防感染。

3. 机械性扩张　种类很多，包括低位水囊、Foley 管、昆布条、海藻棒等，也需要在阴道无感染及胎膜完整时才使用。是通过机械刺激宫颈管，促进宫颈局部内源性前列腺素合成与释放而促进宫颈软化成熟。其缺点是有潜在感染、胎膜早破、宫颈裂伤的可能，使其应用受到限制。

第二节　会阴切开缝合术

会阴切开术（episiotomy）是适时切开会阴组织以扩大外阴口，其目的是在阴道分娩时，减少会阴阻力，加快胎儿自阴道自然分娩，还可避免阴道出口复杂裂伤。最常用的切开方式有两种，即会阴侧斜切开和会阴正中切开。临床上以前者为多用。

一、适应证

（1）估计会阴裂伤不可避免者，如会阴较紧、会阴体过长、经产妇会阴体瘢痕，炎症、水肿。

（2）阴道助产如产钳术、胎头吸引术及足月臀位助产术。

（3）需缩短第二产程如胎儿窘迫、第二产程延长及妊娠期合并心脏病等。

（4）对早产儿及胎儿生长受限以预防颅内出血。

二、禁忌证

（1）不经阴道分娩者。

（2）拒绝手术干预者。

（3）有难以控制的出血倾向。

（4）会阴条件较好或胎儿较小、畸形难以成活的。

三、术前准备

1. 一般性准备 ①术前评估经会阴切开后，胎儿能顺利地通过阴道分娩者。②根据产妇会阴情况选择合适的手术方法。一般会阴体短（<5cm）、胎儿大（>3200g）、需器械助产者，选择会阴侧斜切术，侧切口长度一般为4~5cm。会阴正中切开术损伤组织少，出血少，易缝合，愈合快，术后肿胀疼痛较轻；假如切口向下延长，可能撕裂肛门括约肌、肛管及直肠。故助产经验少者，尽量不要选择此术。③做好新生儿窒息复苏准备。

2. 物品准备 无菌会阴切开包：会阴侧切剪1把，20ml注射器1个，细长穿刺针头1个，直、弯血管钳各2把，持针器1把，三角针及圆针各1~2枚，缝线（1-0、2-0可吸收线或1号丝线、0号铬制肠线各一支），带尾纱布2块，纱布8块，0.5%~1%普鲁卡因或0.5%~1%利多卡因20ml。

3. 心理护理 向产妇及其家属解释会阴切开术的目的、方式，取得其理解与积极配合。

四、手术步骤

（一）体位

膀胱截石位。

（二）消毒铺巾

按分娩常规外阴消毒并铺巾。

（三）麻醉方式

阴部神经阻滞麻醉、会阴部浸润麻醉。

1. 采用阴部神经阻滞麻醉 术者将左手中指及示指，伸入阴道内，触及坐骨棘，右手持带长针头注射器于肛门与坐骨结节之间皮内及皮下注射一皮丘，然后水平位进针达坐骨棘的内侧约1cm处，回抽无血，注入0.5%~1%普鲁卡因或0.5%~1%利多卡因10ml。

2. 会阴局部浸润麻醉 在拟切开部位的外下方，用0.5%~1%普鲁卡因或0.5%~1%利多卡因先做一皮丘，再沿皮内、皮下及阴道前庭黏膜下，作扇形浸润注入麻药5~10ml。

一般临床上是两种方式同用麻醉效果更好。而对于产钳助产及巨大儿分娩者双侧阴部神经阻滞麻醉效果更佳，可使盆底肌放松。

（四）操作方法

1. 会阴侧斜切开术

（1）手术时机 ①正常阴道分娩，胎头拨露3~4cm时，估计在切开后宫缩1~2次胎儿即能娩出，宫缩时切开；②若需器械助产、臀位助产，应在实施手术前切开。

（2）切开 多选会阴左侧切口，术者左手中、示指伸入阴道，撑起预定切开部位的阴道壁，右手持会阴切开剪或钝头直剪，一叶置于阴道内，另一叶置于阴道外，剪刀与皮肤垂直，刀刃紧贴会阴，在宫缩时自阴唇后联合起，向左斜向45°（会阴高度膨隆时宜60°~70°），剪开3~5cm（图16-5），用纱布压迫止血，如有小动脉出血应钳夹结扎止血。皮肤与阴道黏膜切口内外大小应一致。

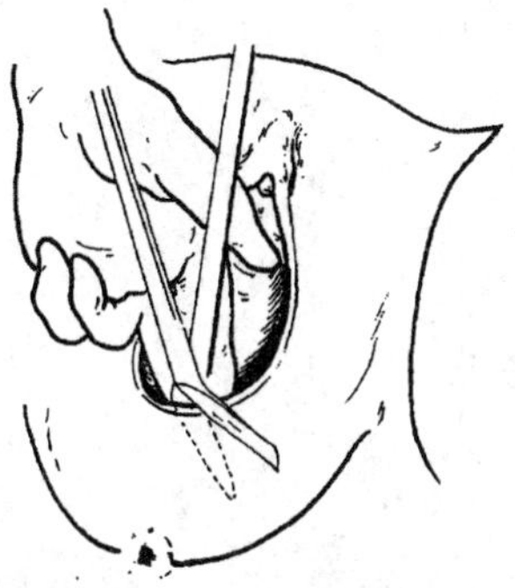

图 16－5　会阴侧斜切开术

（3）缝合　胎盘、胎膜娩出后，阴道内置带尾纱布，阻止宫腔血液流下，妨碍视野，仔细检查伤口有无延伸或其他部位裂伤，依次缝合：用左手示指、中指或阴道拉钩协助撑开阴道壁，充分暴露阴道切口顶端及整个切口，用 1－0 或 2－0 肠线自切口顶端上方 0.5cm 处开始（以免漏缝回缩血管），间断或连续缝合阴道黏膜及黏膜下层，直至处女膜环处（图 16－6）。将处女膜创缘对齐缝合。缝合过程中，先用示指触摸伤口深度，由最内、最深处开始，缝针深度适当，过深穿透直肠黏膜易形成瘘。同法间断缝合肌肉及皮下（图 16－7）。切缘下部组织稍向下垂，缝合时下缘进针应较上缘稍低些，以更好地恢复解剖关系。最后用 1 号丝线间断缝合皮肤或可吸收线缝埋（图 16－8）。注意勿将缝线缝得过密、过紧，以免组织水肿后缝线嵌入皮肤。

（4）术后处理　①取出阴道内纱布卷，清点纱布。②检查阴道黏膜有无漏洞及血肿，阴道口有无狭窄。③肛诊检查有无缝线穿透直肠黏膜。有穿透者，应将缝线拆除，重新缝合。④会阴擦洗，每日 2 次。⑤预防感染。

2. 会阴正中切开缝合术

（1）手术时机　同会阴侧斜切开术。

（2）切开　术者左手中、示指伸入阴道，撑起预定切开部位的阴道后壁，右手持剪刀剪开阴道后壁中线 2.5～3cm（图 16－9）。注意不要伤及肛门括约肌和直肠前壁。

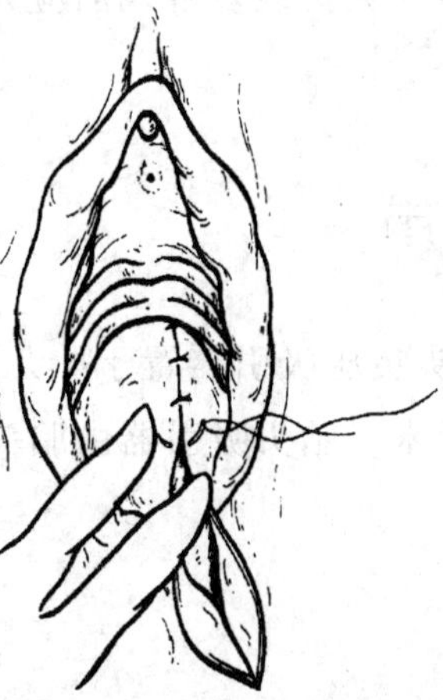

图16－6　缝合阴道黏膜及黏膜下层

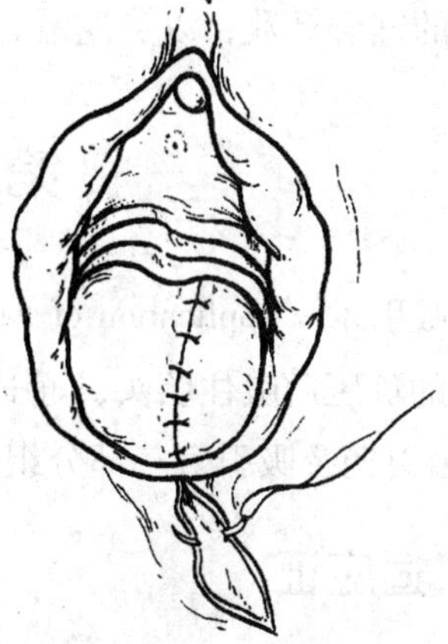

图 16－7　缝合肌层

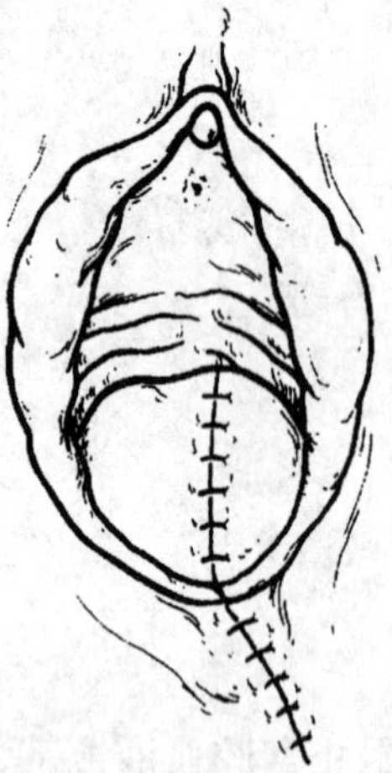

图 16－8　缝合皮肤

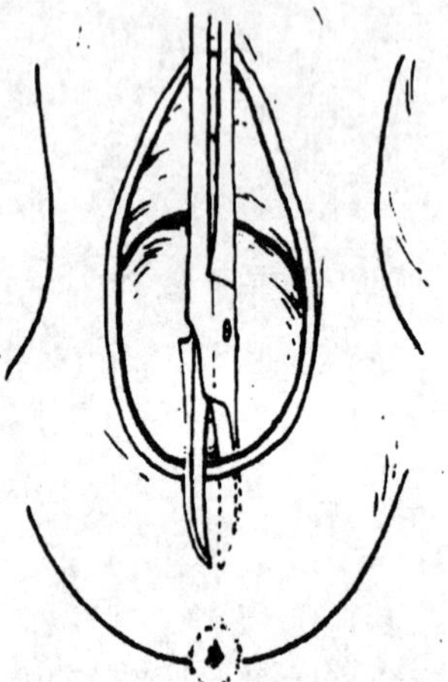

图 16－9　会阴正中切开术

（3）缝合　同会阴侧斜切开术。

（4）术后护理　同会阴侧斜切开术。

五、注意事项

（1）术前认真做好各项准备工作。

（2）术中密切观察产程进展，进行心理安慰及关怀，消除其紧张情绪；指导产妇正确使用腹压，以利于会阴切开后胎儿顺利娩出。

（3）术后嘱产妇健侧卧位，避免恶露浸泡切口，影响伤口愈合。

（4）保持外阴清洁干燥，勤更换会阴垫，术后 5 日内，每日用碘伏棉球擦洗（或 0.1% 苯扎溴铵液冲洗）会阴 2 次，每次大小便后，用碘伏棉球擦洗外阴。

（5）术后发现切口部位肿胀疼痛明显者，报告医生，并遵医嘱积极处理。

（6）术后每日查看切口有无渗血、红肿、硬结及脓性分泌物等征象，若出现感染化脓，遵医嘱及时拆线，彻底清创、引流与换药。

（7）会阴侧斜切口术后 5 天拆线，会阴正中切口术后 3 天拆线。拆线前应先查看会阴缝合记录的缝合针数，以免遗漏，拆线后要记录拆线情况。

第三节　胎头吸引术

胎头吸引术（application of vacuum extractor）是将胎头负压吸引器置于胎儿的头顶部，形成一定的负压后吸住胎头，通过牵引协助娩出胎头的手术。胎头吸引器由胎头端（也称大端）、牵引柄及吸引管三部分组成。

一、适应证

（1）需缩短第二产程，如妊娠合并心脏病、妊娠期高血压疾病、瘢痕子宫等。

（2）第二产程延长，因子宫收缩乏力、持续性枕横位、枕后位，无明显头盆不称，胎头已较低者。

（3）胎儿宫内窘迫。

二、禁忌证

（1）明显头盆不称，骨盆狭窄。

（2）除枕先露以外的其他各种异常胎位，如臀位、面先露、额先露。

（3）严重的胎儿窘迫，估计短时间内不能结束分娩者。

三、手术条件

（1）无头盆不称，无骨盆狭窄。

（2）枕先露，已转成枕前位。

（3）宫颈口已开全，胎头双顶径已达坐骨棘水平以下，颅骨最低点达坐骨棘以下 3cm（S^{+3}），宫缩良好。

（4）胎膜已破。

（5）宫缩良好。

四、术前准备

1. 一般性准备

（1）孕产妇取膀胱结石位，术前评估孕产妇及胎儿情况，确定手术条件是否成熟，胎膜未破者予以破膜。

（2）检查胎头吸引器和负压装置，有无损坏，漏气，橡皮套是否松动，并将吸引管接在吸引器的空心管柄上。

（3）监测胎心。

（4）导尿。

2. 物品准备　产包 1 个，胎头吸引器 1 个，50ml 或 100ml 注射器 1 个或电动负压吸引器，吸引管 1 根，血管钳 2 把，新生儿窒息复苏抢救物品。其余同会阴切开缝合术。

3. 心理护理　向产妇及家属说明胎头吸引术助产的目的、方法及可能发生的并发症，取得产妇及家属的理解与积极配合；产妇及家属在知情同意书上签字。

五、手术步骤

（1）体位　膀胱截石位。

（2）外阴消毒、铺巾。

（3）导尿，阴道检查。

（4）行会阴局部浸润麻醉。

（5）手术步骤

1）放置吸引器。将胎头吸引器大端外面涂以润滑油，用左手示、中两指掌侧撑开阴道后壁，右手持吸引器将大端后缘沿阴道后壁送入，抵达胎儿顶骨后部；继而左手示、中指掌面向外拨开阴道右侧壁，使吸引器大端侧缘滑入阴道内；然后依次拨开阴道前壁、左侧壁，吸引器大端完全滑入阴道内与胎头顶部紧贴（图 16－10）。

2）检查胎头吸引器紧贴情况。一手固定吸引器，吸引器大端与胎头紧贴。另一手中、示指伸入阴道内，沿吸引器大端边缘触摸一周，以了解是否有阴道壁、宫颈组织夹入吸引器与胎头之间（图 16－11），同时调整吸引器的牵引横柄与胎头矢状缝相垂直，以作为旋转胎头的标记。

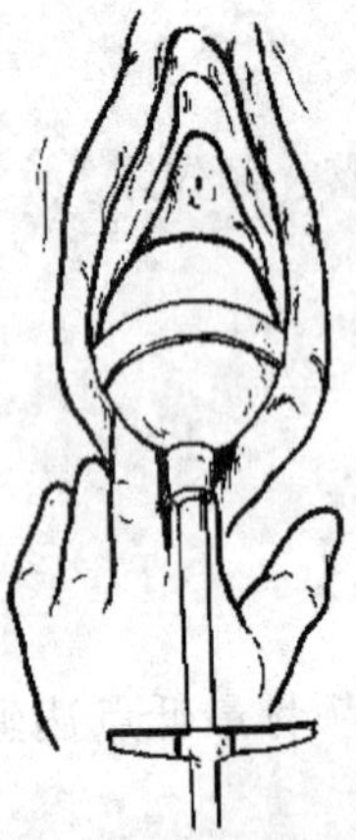

图 16－10　放置胎头吸引器

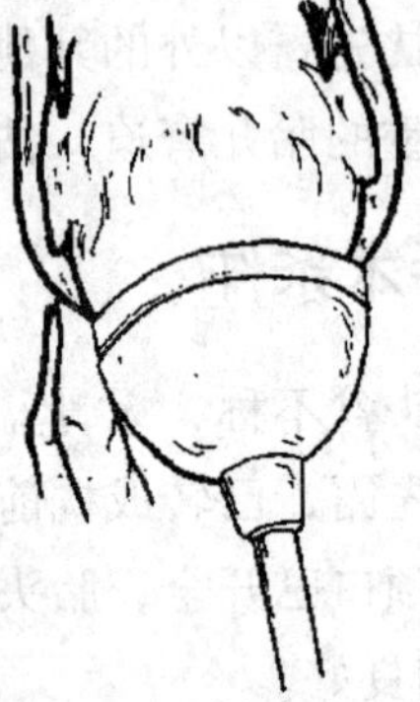

图 16－11　检查胎头吸引器

3）连接抽吸器，形成负压。术者左手固定好吸引器头，助手用 50ml 或 100ml 空注射器连接吸引器的吸引管，缓慢均匀地抽出空气形成负压（图 16－12），一般为200～300 mmHg（针筒抽出空气 150～200ml 比较适合）。亦可用电动吸引器抽吸负压。

4）负压形成后，胎头顶部形成产瘤，术者再次阴道检查吸引器与胎头之间有无组织存在（图 16－13）。

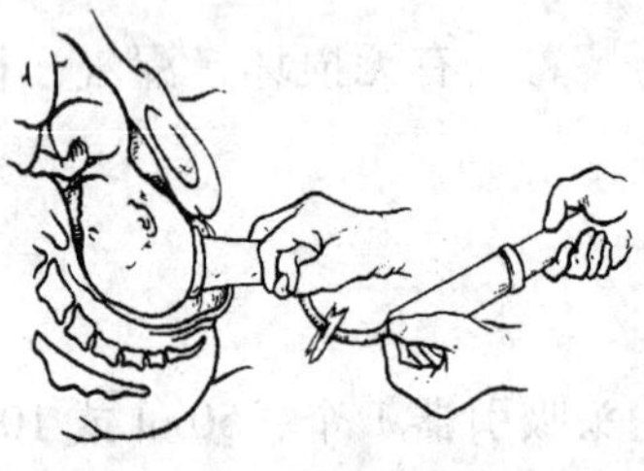

图 16－12　抽吸空气形成负压

5）牵引吸引器。先轻轻试牵了解吸引器和胎头是否衔接或漏气，于宫缩及产妇屏气时，顺产轴方向，按正常胎头娩出机转牵引，即先向下向外牵引协助胎头俯屈，当枕部抵达耻骨联合弓下缘时，将向外向上提，协助胎头仰伸（图 16－14）。牵引时间一般不超过 10min，以免影响胎儿。注意保护会阴。

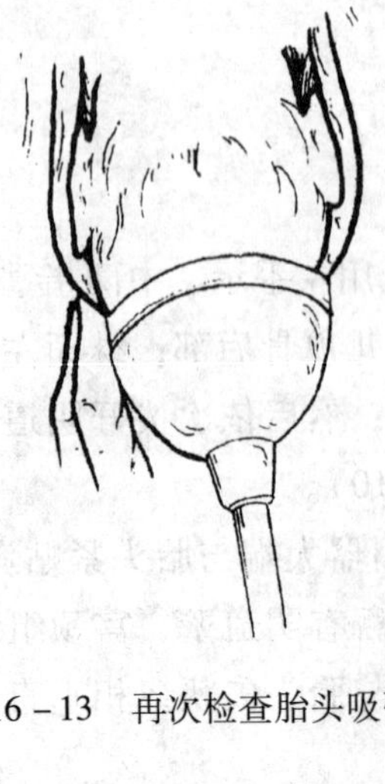

图 16－13　再次检查胎头吸引器

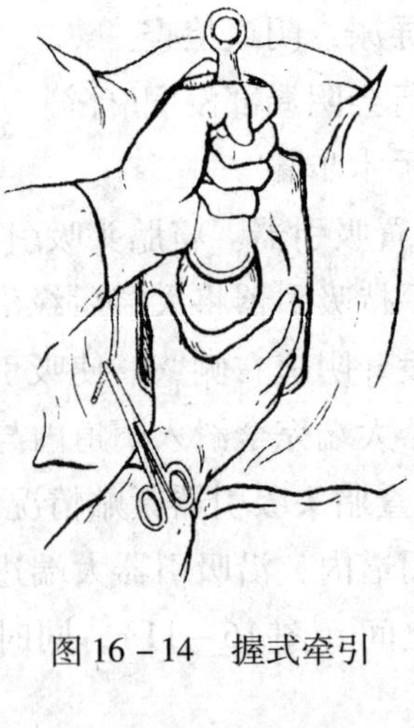

图 16－14　握式牵引

胎头位置不正时，可以边牵引边旋转，枕右位，向顺时针方向旋转；枕左位，则逆时针方向旋转，使矢状缝与骨盆出口一致。每次阵缩以旋转45°为宜。枕后位可先用手旋转成枕前位后行牵引。

出现牵引滑脱，可能是负压不足或负压未形成过早牵引；牵引力过大或牵引方向不当；头盆不称、先露过高或产力不足；连续滑脱2次应改用其他方式助产。

6）取下吸引器。胎头双顶径娩出时，松开夹吸引管的血管钳，解除负压，取下吸引器，胎额、鼻及颏相继娩出。

六、术后处理

（1）新生儿生后少搬动，肌内注射维生素 K_1 10mg，预防颅内出血。

（2）新生儿如有头皮损伤、颅内出血应及时处理。头皮血肿多在1个月内自然吸收，不需特别处理，应避免穿刺以防感染，并嘱产妇不用搓揉血肿。

（3）术后仔细检查软产道，有损伤及时修补。

（4）如操作时间长，母儿均应用抗生素预防感染。

第四节　产钳术

产钳术（obstetrical forceps deivery）是利用产钳固定胎头并牵拉娩出胎儿的手术。此手术不需要产妇增加腹压，在短时间内较快地帮助胎儿娩出，成功率高，是解决困难分娩的重要产科手术之一。

一、产钳的分类

我国根据胎头双顶径与胎头先露（胎头骨质最低）的位置分为低位、中低位、中位、高位产钳。目前临床产钳助产仅采用低位产钳及中低位产钳。中位以上的产钳因损伤太大，已被剖宫产所替代。低位产钳是指胎头双顶径达坐骨棘水平以下，先露达盆底。

二、产钳的结构

产钳分左右两叶，左叶称左下叶，右叶称右上叶，因放置产钳时右上左下（即右叶在上，左叶在下）；每叶由钳匙（叶）、胫、锁扣及柄四部分组成。钳叶内面凹、外面凸称为头弯，为适于夹持胎儿头。钳叶向上弯行部，称为盆弯，以适应产道的屈度。

三、适应证

（1）同胎吸术。

（2）胎头吸引术失败，胎儿存活者。

（3）臀位后出胎头困难者。

（4）剖宫产术中胎头娩出困难者。

四、禁忌证

（1）同胎吸术。

（2）胎位异常，如颏后位、额先露、高直位等。

（3）畸形儿、死胎应采用毁胎术。

（4）宫口未开全者。

五、手术条件

（1）同胎吸术。

（2）胎头先露必须明确。适用于顶先露或颏前位。臀位产只用于牵拉后出胎头。

六、术前准备

1. 一般性准备 ①术前评估产妇身体状况、产道及胎儿情况，判断是否适合产钳助产及应具备条件，避免失误。②检查产钳是否完好，左右两叶锁扣吻合是否良好，并涂润滑油。③做好新生儿窒息复苏准备。④消毒、导尿。⑤会阴切开。

2. 物品准备 无菌产钳1副。其余同胎头吸引术。

3. 心理护理 向产妇及家属说明分娩中需要行产钳术的必要性及可能出现的并发症（母体软产道损伤与胎儿头颅损伤等）与预后情况（新生儿窒息及死亡），取得产妇及家属的理解与积极配合。家属或产妇在手术知情书上签字同意。

七、手术步骤

1. 体位 取膀胱截石位。

2. 消毒、铺巾及导尿。

3. 阴道检查 进一步核实产钳术的必备条件、胎方位及胎先露的骨质部位的位置。

4. 麻醉 行会阴切开术需要，行局部浸润及双侧阴部神经阻滞麻醉。

5. 会阴切开。

6. 放置产钳 以枕前位低位产钳为例，将产钳对合好，分清左与右钳叶。然后用润滑油涂抹钳叶外面。

（1）放置左下叶产钳 术者左手以执笔式握持左钳柄，钳叶垂直向下，钳匙凹面向前［图16－15（a）］，右手四指并拢手掌面向上伸入胎头与阴道后壁之间，将左叶钳匙沿右手掌向胎头下插入［图16－15（b）］，并在右手指引下慢慢向胎头左侧滑行，钳柄顺势向下并微向逆时针方向旋转，最后左钳叶匙贴于胎头左侧顶颞部，钳柄与钳叶同一水平［图16－15（c）］，交助手握住钳柄，并固定其位置不变。

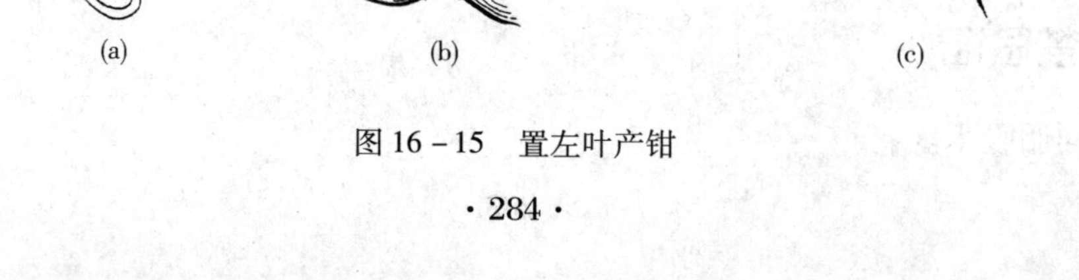

(a) (b) (c)

图16－15 置左叶产钳

（2）放置右上叶产钳　术者右手持右钳柄，左手伸入胎头与阴道后壁间，按左下叶产钳方法放置右叶产钳，使之到达与左叶钳匙对称的位置（图 16－16）。

（3）扣合锁扣　两钳叶位置放置正确，则锁扣自然对合（图 16－17）；如不能扣合则说明产钳放置不当，需取出重新放置；如锁扣稍有错开，可稍前后移动钳柄使之扣合。

（4）再次检查钳匙与胎头之间是否有阴道、脐带夹住（图 16－18），检查胎方位。

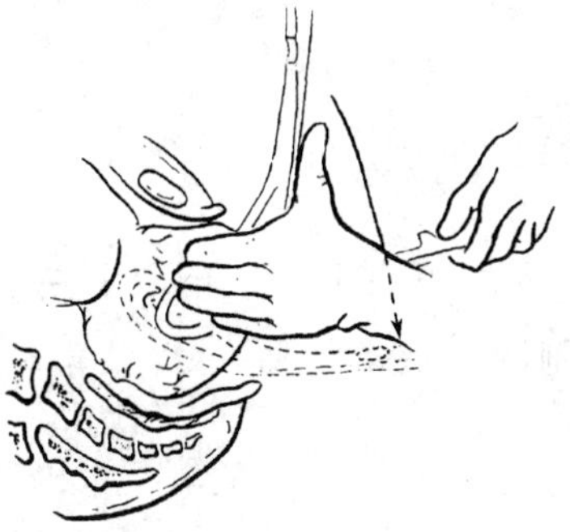

图 16－16　置右叶产钳

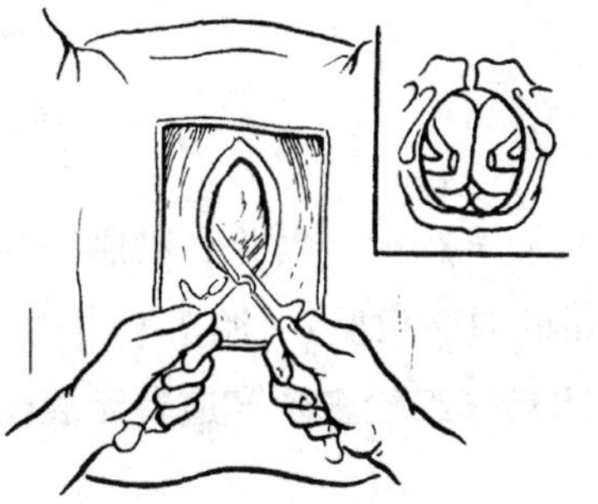

图 16－17　合拢钳柄

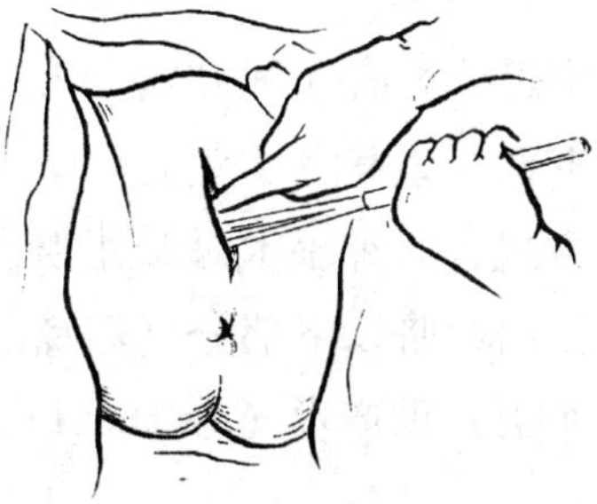

图 16－18　阴道检查

（5）试牵　术者左手掌面朝上，环指、示指从钳柄下面钩住横突，右手掌面朝下，环指、示指由钳柄上面钩住横突，中指固定在锁扣中点，双手共握钳柄。宫缩时顺产轴方向下向后缓慢牵拉［图 16－19（a）］，当胎头枕骨结节露于耻骨弓下时，逐渐将钳柄往前提，使胎头逐渐仰伸娩出［图 16－19（b）］。牵引产钳时用力要均匀，速度不宜过快，钳柄不能左右摇摆。牵拉过程助手应协助保护会阴［图 16－19（c）］。如牵引 2～3 次先露仍不下降，应检查原因，适时改为剖宫产术。如为枕后位，在胎心很慢、胎儿中等大小，双耳均能触及的情况下，可以枕后位牵拉，注意会阴切口应大些，牵引时，先水平位向外牵拉，前额或鼻根部抵达耻骨联合下缘时，略抬高钳柄使枕部徐徐自会阴部娩出（图 16－20），然后稍向下牵拉，使前额、鼻、面颊相继娩出。

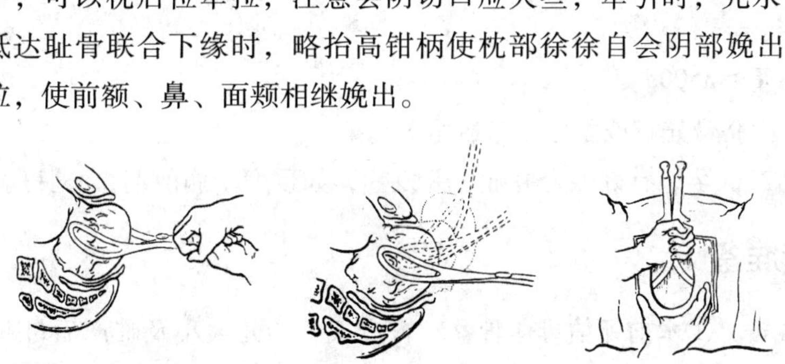

(a)　　(b)　　(c)

图 16－19　牵引产钳

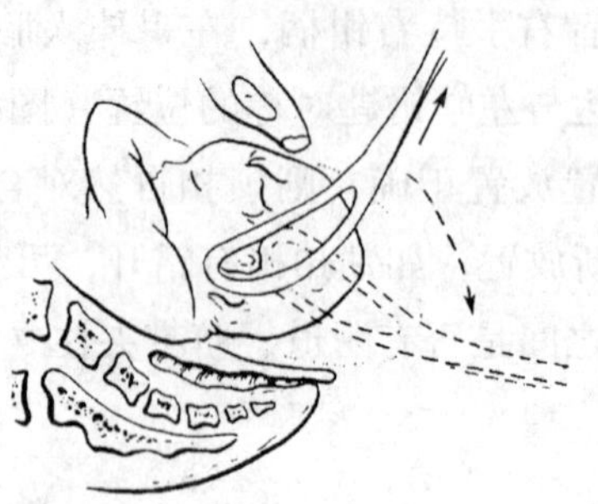

图 16－20　枕后位产钳牵引

（6）撤下产钳　当胎头双顶径娩出后可松解锁扣，先取下右上叶，再取下左下叶（与放置产钳的顺序相反），胎头慢慢滑出，随之按分娩机制娩出胎体。

7. 术后仔细检查软产道有无裂伤。

第五节　臀位助产术

臀位是最常见的异常胎位。阴道分娩有 3 种方式。①自然分娩。指整个胎儿娩出完全靠自然产力，未作任何助产。极少见。②臀位（完全）牵引术。指臀位分娩时，从胎儿双足开始全部由助产者帮助娩出的方式，此种手术对胎儿损伤大，目前临床已基本不用，由剖宫产术取代。③臀位助产术。指胎儿脐以下部分自行娩出，而脐以上部分由助产者协助娩出。本节着重介绍臀位（部分牵引）助产术（assisted breech delivery）。

一、适应证

（1）完全臀位或腿直臀位；估计胎儿体重 2000～3500g。

（2）无骨盆狭窄。

（3）胎头无仰伸。

（4）无下列禁忌证而孕妇及其家属要求施行者。

二、禁忌证

（1）骨盆狭窄或软产道异常。

（2）足先露。

（3）胎儿体重≥3500g。

（4）B 超提示脐带先露或隐性脐带脱垂。

（5）高龄初产、孕妇有妊娠合并症、并发症，如重度子痫前期、心脏病。

三、术前准备

1. 一般性准备　①术前评估母体骨盆、臀产式、胎儿大小及临产后母儿状况，确定臀位助产术的可行性；②做好新生儿窒息复苏准备。

2. 物品准备　无菌产包 1 个，后出头产钳 1 副；余同胎吸术。

3. 心理护理　向产妇及家属解释及分析臀位助产术的利与弊，说明可能出现的并发症

（母体软产道损伤、胎儿损伤等）与预后情况（新生儿窒息及死亡），取得产妇及家属的理解与积极配合。家属或产妇在手术知情书上签字同意。

四、手术步骤

1. 体位 取膀胱截石位。

2. 术前准备 消毒、铺巾、导尿与阴道检查，初产妇或经产妇会阴较紧者应行会阴切开。

3. 麻醉方式 一般不需麻醉。行会阴切开者，可采用阴部神经阻滞麻醉或局部浸润麻醉。

4. 方法

（1）堵臀 完全臀位，当胎儿下肢或臀部在阴道口拨露时，每次阵缩时，术者手持消毒巾堵住阴道口［图 16－21（a）］，以防止胎足或胎臀过早脱出，有利于充分扩张软产道，宫缩间歇期放松。通过数次宫缩，胎足及胎臀的下降充分扩张软产道，当产妇用力向下屏气，术者手掌感到冲力很大，经阴道检查，胎足及胎臀露于会阴部，软产道已充分扩展，宫口已开全［图 16－21（b）］，初产妇或会阴较紧的经产妇行会阴切开，准备接产。腿直臀位则不必堵阴道口，随着宫缩加强，臀及肢体可扩张阴道及阴道口。确定宫口开全后，助产者只需扶住渐外露的臀、躯干和下肢当娩出到脐部以上时，牵出胎肩、上肢及胎头。

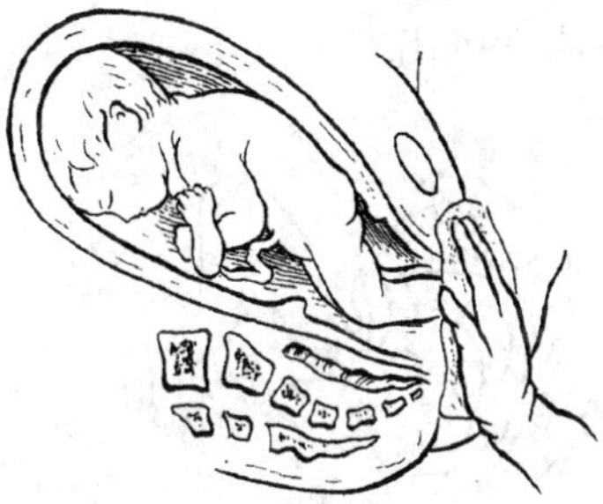

(a)

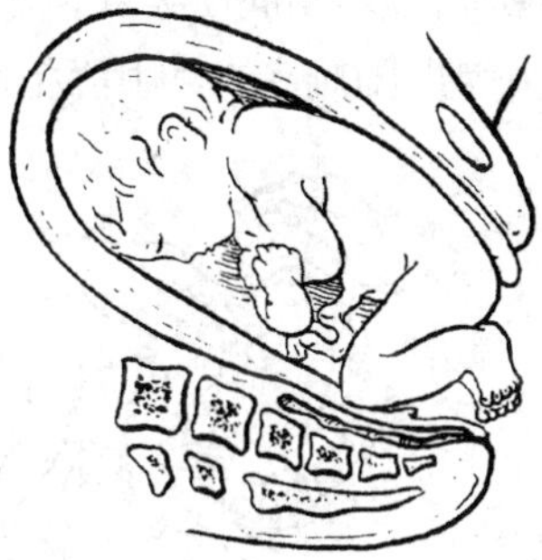

(b)

图 16－21 “堵”臀

（2）娩出臀部及躯干 完全臀位，宫口开全，术者放开堵臀的手，随着再次宫缩，胎臀、下肢及躯干随之自然娩出。术者用治疗巾包住胎臀，双手拇指放在骶部，其余各指握持胎髋部；继续向下牵引至肋缘、肩胛相继露出后，将胎背转向母体侧方，向后下方牵引，胎儿前肩即下降至耻骨联合下。术者应注意双手勿握胎儿胸腹部，以免损伤内脏。当胎儿脐部露出后，防止脐带过度牵拉，可将脐带适当向下牵出 5～10cm（图 16－22）。

（3）娩出胎肩及上肢 胎肩将娩出时，协助胎背转回侧方，以利双肩娩出。关于娩出胎肩的顺序，先娩出前肩或后肩皆可。基本方法是钩取上肢沿前胸娩出的滑脱法和以旋转胎体娩出的旋转法。

娩后肩：以滑脱法为主。右手握住胎儿双足，向上提起，后肩及后腋窝自会阴部露出。左手示指、中指伸入阴道，钩住胎儿肘窝，使前臂顺胎儿面部胸前以洗脸样动作娩出（图 16－23）。然后胎体下垂并向后旋转胎背，娩出前肩，继而娩出前臂。

娩前肩：以旋转法为主。治疗巾包裹胎臀，双手握住，继续向下向后牵出胎体，将胎背向侧后方旋转，则前肩及前臂自耻骨弓下方娩出（图16－24）。再将胎背内旋转，娩出后肩及后臂。

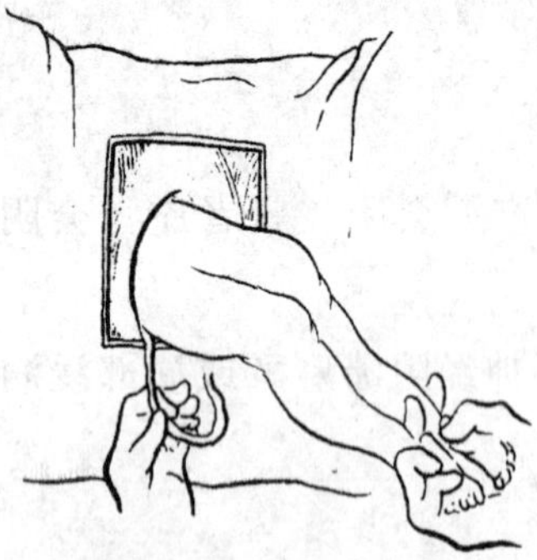

图16－22　牵出脐带

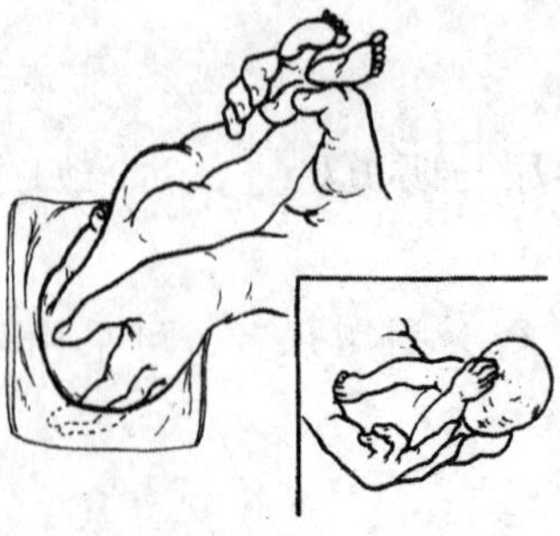

图16－23　滑脱法

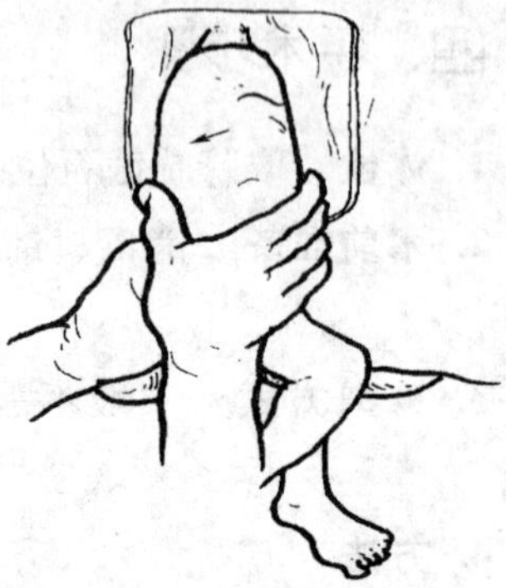

图16－24　旋转法

（4）牵出胎头　胎肩和上肢全部娩出后，将胎背转向正前方，让胎头矢状缝与骨盆出口前后径一致。将胎体骑跨于助产者左前臂上，左手中指伸入胎儿口内，抵住上颌，示指和环指扶于两侧上颌骨部。右手中指压住胎儿枕部，使胎头俯屈，示指与环指置于胎儿两肩及锁骨上（不要放于锁骨上窝，以免损伤臂丛神经）[图16－25（a）]。沿产轴先向下方牵引胎头，助手在耻骨联合上适当向下压胎头［图16－25（b）］，助胎头俯屈，当胎头枕部达耻骨联合下缘时，以枕部为支点，术者将胎体上举，使胎儿的下颌、口、鼻、额及顶部相继娩出。胎头娩出困难者，可用后出头产钳协助娩出。

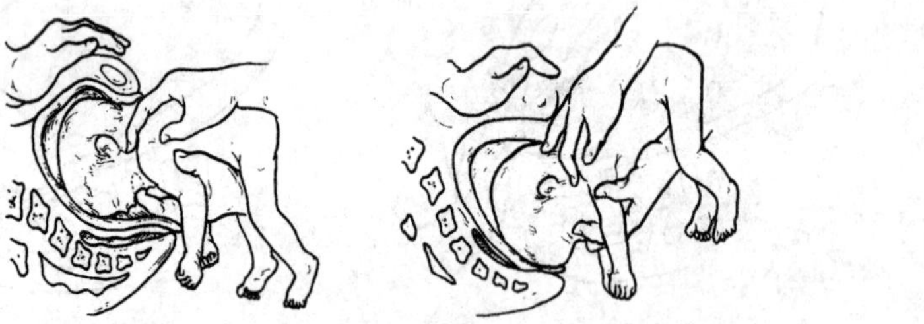

（a）　　（b）

图16－25　牵出胎头

五、注意事项

（1）术前要严格确定助产指征及排除禁忌证。

（2）助产过程中用力要均匀，勿用暴力而造成产伤；严密观察胎心并及时记录。

（3）脐部显露阴道口时，需8min内娩出胎儿，否则胎儿将因窒息而死亡。

（4）产后检查软产道，如有软产道裂伤应及时缝合。

（5）产后检查新生儿有无股骨、肱骨骨折及颅内出血。

（6）术后新生儿按高危儿观察及处理。

（7）术后常规使用抗生素预防感染。

第六节　人工剥离胎盘术

人工剥离胎盘术（manual removal of placenta）是术者用手伸入宫腔内剥离胎盘的手术。

一、适应证

（1）胎儿经阴道娩出30min；剖宫产时胎儿娩出5~10min，胎盘仍未娩出。

（2）虽未到上述时间，但阴道流血已达200ml以上。

（3）既往有胎盘粘连史，胎儿娩出后立即应用人工胎盘剥离术。

二、术前准备

（1）重新外阴消毒，铺无菌巾，更换手术衣、手套。

（2）排空膀胱。

（3）给予促宫缩剂。

三、麻醉

一般宫颈内口较松者不需要麻醉，个别宫颈内口较紧时，可注射哌替啶50~100mg与阿托品0.5mg；必要时行全身麻醉。

四、手术步骤

（1）产妇取膀胱截石位，重新消毒外阴，铺巾。更换手术衣及手套。

（2）导尿排空膀胱。

（3）步骤　①术者一手在腹壁下压宫体，另一手五指并拢成圆锥状，沿脐带伸入子宫腔，找到胎盘边缘。②剥离胎盘。掌面朝向胎盘母体面，手背紧贴子宫壁，手掌四指并拢，以手掌的尺侧缘作缓慢地将胎盘自宫壁分离（图16－26）；动作轻柔，切忌暴力强行剥离，界限不清，粘连牢固时，警惕为胎盘植入。③取出胎盘。待全部剥离后，将胎盘组织握于手中，边旋转边向下牵引而出。④检查胎盘是否完整，如有残留则再伸手入宫腔寻找并剥出残留部分。

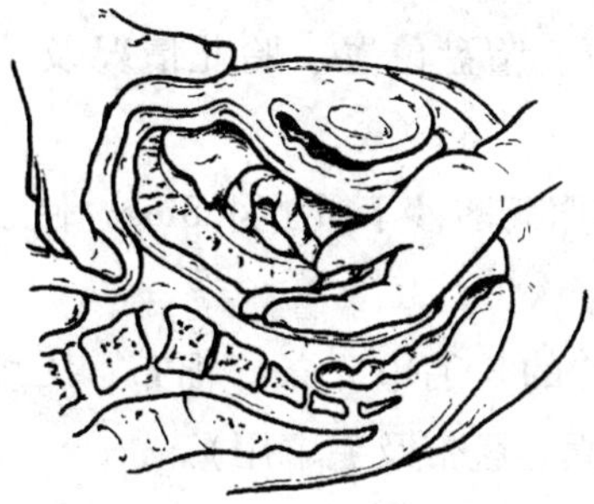

图16－26　人工剥离胎盘

剖宫产时，人工剥离胎盘操作同上。但取胎盘前应用纱布垫保护切口周围，以减少宫腔血污染腹腔并避免腹部子宫内膜异位症发生。胎盘取出后应以干纱布擦拭宫腔刺激宫缩、减少出血。

（4）术后处理　①应用宫缩剂促进宫缩。②应用抗生素预防感染。

五、注意事项

（1）术前失血较多者，应在输液及输血情况下进行。

（2）术中严格无菌操作，尽量减少宫腔操作次数，以防增加感染的机会。

（3）操作必须轻柔，切忌强行剥离或用手指抓挖，以防穿破子宫壁。

第七节　外转胎位术

外转胎位术（external version）是在腹壁外进行的用手经腹将不利于分娩的胎位转为有利于分娩的胎位，如将横位、臀位及斜位转变为头位。

一、适应证

32～38 周单胎臀位，经改变体势或其他方法纠正无效者。

二、禁忌证

（1）有剖宫产指征者。

（2）有产科并发症或严重内、外、妇科合并症者。

（3）子宫畸形、子宫瘢痕或本次妊娠前曾行过多过密人工流产。

（4）胎儿宫内生长迟缓，脐带缠绕，臀先露胎头呈观星位，先露部已入盆。

（5）羊水池最大深度 <5cm。

（6）B 超检查有脐带绕颈、胎盘前壁或前置胎盘者慎用。

三、术前准备

1. 一般性准备

（1）术前评估排除禁忌证，确定孕妇的必备条件。

（2）了解臀位分类、胎方位、胎盘位置、胎儿情况及羊水量，有条件者行胎心监护，NST 属有反应型。

（3）术前 0.5～1h，孕妇口服硫酸沙丁胺醇 4.8mg，使子宫肌肉及腹壁肌肉松弛。

（4）排空膀胱。

2. 物品准备　准备固定胎位的长毛巾 2 条，棉布，无弹力棉腹带 1 条（宽 30cm，长 120～140cm），8 个大号别针（固定腹带及毛巾用）。

3. 心理护理　向产妇及家属讲解外转胎位术的意义、过程、注意事项及可能出现的并发症，让产妇及家属知情选择，并在手术知情同意书上签字。

四、手术步骤

以臀位为例。

（1）体位　仰卧位，臀部稍垫高，双腿屈膝稍外展，暴露腹部。

（2）术者立于孕妇右侧，先按产科四步触诊法复查胎头位置、先露高低、臀位类型，听胎心音并记录。

（3）托起胎臀　术者两手插入先露下方，向上用力，轻轻托起胎臀（图 16－27），并随即以一手置于先露部的下方把握住已被松动的先露部。

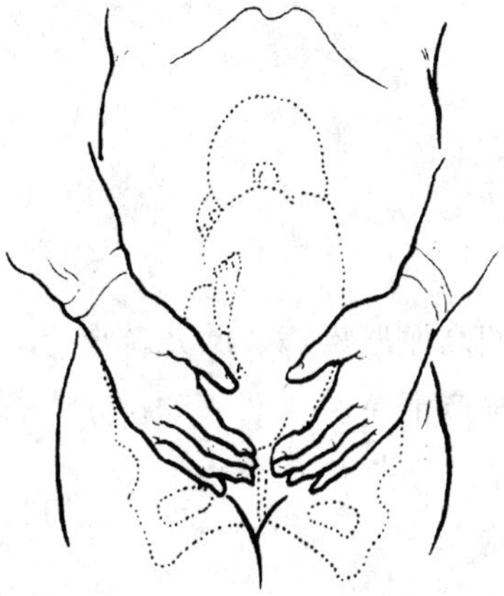

图 16－27　托起胎臀

（4）倒转胎儿　托起胎臀后，将胎臀推向一侧髂骨翼，所推的方向应与胎头下降的方向相反［图 16－28（a）］。术者另一手轻按胎头的枕部，使其俯屈，沿胎儿腹侧将胎头向子宫体侧方推移并缓慢下滑［图 16－28（b）］，注意手不可松开。托胎臀的手掌面向上，托胎臀由子宫侧面向上移动，与推头的动作相配合，直至转为头先露。注意手法轻柔，不可用暴力，尤其不可在子宫壁一点上用力，以免造成胎盘早剥。

（5）固定胎头　术中和术后应随时监测胎心，以及时发现异常变化。观察 30min，如无胎心异常、宫缩及出血，腹带包腹固定胎位（图 16－29）。腹带包裹时，孕妇应平卧伸直双腿，包布缠裹下腹部后，将卷成长条状的毛巾垫在胎儿颈部两侧以固定胎头。毛巾折成短筒状，两侧粗细不等，粗端靠近胎儿头部，细端在胎肩。

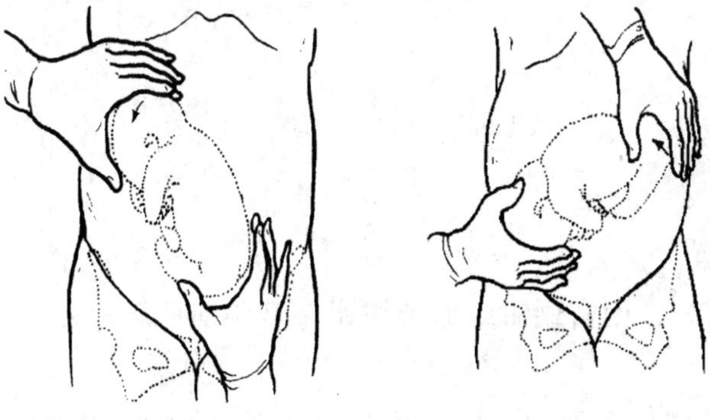

(a)　　(b)

图 16－28　倒转胎儿

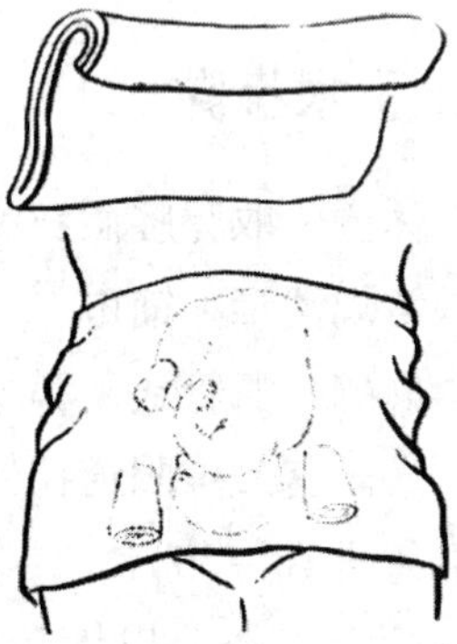

图 16－29　固定胎头

（6）术后处理　术后应平卧休息，待无异常后可活动。术后 3 天复诊，如胎头已固定或半固定，可解除腹带。期间腹痛、出血、胎动异常随时就诊。

第八节　妊娠期子宫颈功能不全矫治术

宫颈内口松弛症是导致妊娠中后期习惯性流产及早产的原因之一。实施宫颈环扎术的目的在于修复并建立正常的宫颈内口形态和功能，使妊娠能够维持足月或胎儿能够存活。

一、适应证

宫颈内口松弛。

二、禁忌证

（1）孕妇有合并症　妊娠期高血压疾病、胎儿畸形等。

（2）已有先兆流产或先兆早产征象。

三、术前准备

1. 一般性准备

（1）孕期手术于术前3~5天保胎治疗，术前半小时给镇静剂。

（2）非孕期手术日期应在月经干净后3~7天。

（3）孕期手术日期应在妊娠14~18周。

（4）排除阴道炎症。

2. 物品准备　①器械：大弯圆针2枚、中号弯圆针2枚、10号丝线、长2cm（直径约0.2cm）橡皮管2根、阴道窥器1个、单叶阴道拉钩2个、重锤阴道拉钩1个、弯盘1个、持针器1把、宫颈钳1把、止血钳2把、线剪1把。②辅料：中治疗巾2条、洞巾1条、裤腿2个及手术衣2件。

3. 心理护理　向孕妇及家属说明手术的必要性、实施的过程、效果及可能的并发症。孕妇及家属知情选择，签字同意。

4. 排空膀胱。

五、手术步骤

（1）体位　取膀胱截石位。

（2）常规消毒、铺巾。

（3）麻醉　骶管或硬膜外麻醉。

（4）暴露宫颈　阴道拉钩充分暴露宫颈，用宫颈钳或卵圆钳钳夹宫颈前后唇，并轻轻向下牵拉（图16-30）。

（5）颈管缝合　以大角针10号丝线或尼龙线，于膀胱附着稍下处，由11点进针，穿入宫颈黏膜肌层，不透过内膜，于10点穿出。用宫颈钳将宫颈向上前拉，针线继续于宫颈7~8点、4~5点、1~2点处做袋状缝合。注意动作轻柔，孕期宫颈易出血，子宫易激惹。

（6）打结　拉紧缝线，于前穹隆处打结，结扎紧固程度以容指尖为度（图16-31）。

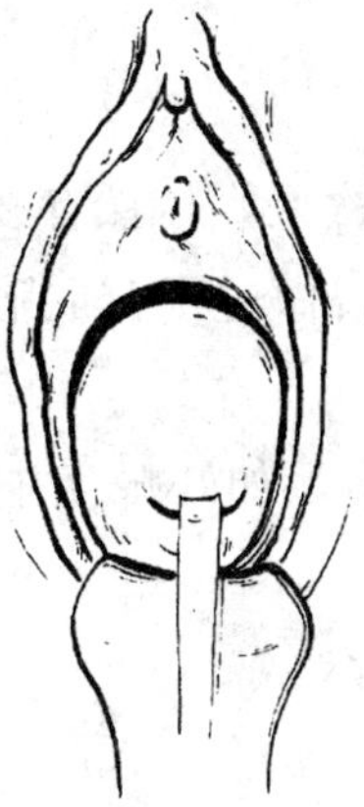

图 16－30　暴露宫颈

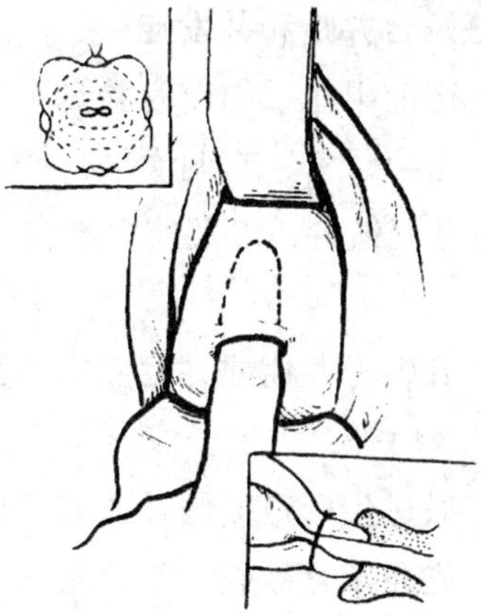

图 16－31　缝合打结

六、术后处理

（1）卧床休息，保胎治疗 1～2 周。

（2）预防感染。

（3）定期随访，如缝合后出现流血、早产症状，估计不能继续妊娠者，应及时拆线，以免造成宫颈撕裂。

（4）缝线宜在妊娠 38～39 周拆除，并住院待产；临产后如宫颈水肿不能扩张，应行剖宫产结束分娩。

第九节　子宫下段剖宫产术

子宫下段剖宫产术（lower uterine segment cesarean section）是指妊娠 28 周后，切开腹壁和子宫壁，取出体重 1000g 以上的胎儿及胎盘。

一、适应证

1. 产道异常

（1）头盆不称　骨盆显著狭窄或畸形；相对性头盆不称者，试产失败者。

（2）软产道异常　瘢痕组织或盆腔肿瘤阻碍先露下降者；宫颈水肿不易扩张者，先天性发育异常。

2. 产力异常　原发或继发性宫缩乏力经处理无效者。

3. 胎儿异常

（1）胎位异常　横位、颏后位、高直后位；枕后位或枕横位合并头盆不称或产程延长阴道分娩困难者。臀位合并以下情况放宽剖宫产指征：足先露，骨盆狭窄、胎盘早破、胎头过度仰伸、宫缩乏力，完全臀位而有不良分娩史，估计胎儿体重在 3500g 以上者。

（2）胎儿宫内窘迫。

（3）脐带脱垂　胎儿存活。

（4）胎儿过大　估计 >4500g，可疑头盆不称。

4. 妊娠合并症和并发症

（1）产前出血　如前置胎盘、胎盘早剥。

（2）瘢痕子宫　有两次剖宫产史，前次的手术指征在此次妊娠依然存在，或估计原子宫切口愈合欠佳者，以及前次剖宫产切口位于子宫体部；如曾做过子宫肌瘤剔除术且进入宫腔者。

（3）妊娠合并症或并发症病情严重，不能耐受分娩过程者　如妊娠合并严重的心脏病、糖尿病、肾病等；重度子痫前期、肝内胆汁淤积症等。

（4）做过生殖道瘘修补或陈旧性会阴Ⅲ度撕裂修补术。

（5）先兆子宫破裂，不论胎儿存活与否均应做剖宫产术。

（6）高龄初产妇，多年不育或药物治疗后受孕者。

（7）珍贵胎儿　既往有难产史又无胎儿存活者，反复自然流产史、迫切希望得到活婴者，均应适当放宽剖宫产指征。

（8）胎儿畸形　如双胎联胎。

二、禁忌证

死胎及胎儿畸形。

三、术前准备

（1）术前一般性准备　①备皮，放置尿管、配血。②术前禁用呼吸抑制剂如吗啡等，以防新生儿窒息。③做好抢救新生儿的准备。④产妇有酸中毒、脱水、失血等并发症，术前应予纠正。

（2）物品准备　无菌剖宫产手术包1个。新生儿窒息复苏用物。

（3）心理护理　向产妇及家属说明剖宫产的必要性，耐心解答有关疑问，缓解其焦虑情绪。告之可能出现的并发症，产妇及家属在手术知情同意书上签字。

（4）腹部皮肤准备同一般开腹手术。

（5）术前开放静脉，放置静脉留置针。

（6）术前用0.25%的碘伏纱布消毒阴道两遍。防止术中或术后扩张宫颈造成宫腔感染。放置留置导尿管。

四、麻醉

首选持续硬膜外麻醉，情况紧急时也可采用局麻。特殊情况下可全麻。

五、体位

一般取仰卧位，如麻醉后血压有下降，应改取左侧倾斜30°卧位或将手术床头部摇高45°，以纠正和预防仰卧位低血压综合征。

六、分类及其适用范围

剖宫产术式有子宫下段剖宫产（包括新式剖宫产）、子宫体部剖宫产（古典式剖宫产）和腹膜外剖宫产。

1. 子宫下段剖宫产术 为目前临床上最常用的剖宫产术，切口在子宫下段，术时出血少，也便于止血；子宫切口因有膀胱腹膜反折覆盖，伤口愈合较好，瘢痕组织少，术后与大网膜、肠管的粘连或腹膜炎较少见；术后切口愈合好，再次分娩时子宫破裂率较低，故该术式已成为目前临床上常规剖宫产术的方法。有两种即纵切口及横切口，目前多选用下段横切口术。

2. 子宫体部剖宫产术（又称古典式剖宫产术） 切口在子宫体部，为直切口，操作简单，无损伤子宫动静脉危险。但术中出血多、术后伤口愈合较差；切口易与大网膜、肠管、腹壁粘连，术后肠胀气、肠麻痹也较易发生；再次分娩时较易发生子宫破裂，故多已被子宫下段剖宫产所代替。其适应证仅用于子宫下段前壁前置胎盘、下段窄或形成不好或第二次剖宫产粘连严重者。

3. 腹膜外剖宫产术 不打开腹膜，故术后反应小，一般只用于疑有宫腔感染的病例。因其操作较复杂，费时亦长，有胎儿窘迫存在或胎儿巨大者、技术操作不熟练者不适用。

七、手术步骤

（1）准备 常规消毒腹部皮肤、铺巾。

（2）腹壁切口 取下腹耻骨联合上约三横指处横切口或正中纵切口或正中旁纵切口，长 12～15cm［图 16－32（a）］，逐层切开腹壁，进入腹腔。

1）选择切口。腹部切口选择位于双侧髂前上棘连线下约 3cm，切口呈直线型，约 15cm［图 16－32（b）］。

2）切开皮肤。腹部消毒前用血管钳钳夹皮肤做出标记，先只切开皮肤。

3）分离脂肪。于切口中间向下切开脂肪层 2～3cm 达筋膜层，术者与助手配合钝性向两侧拉开脂肪层。

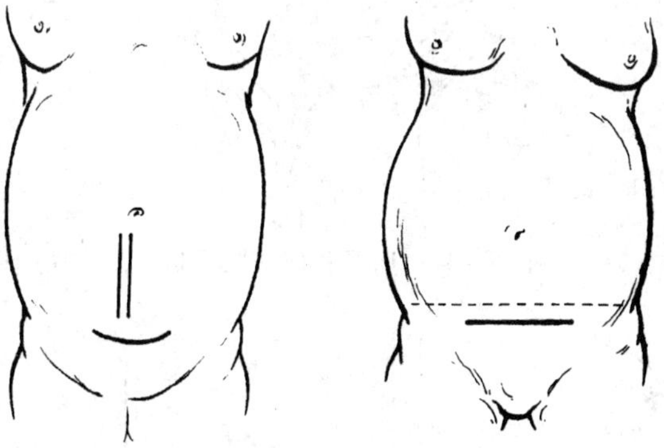

（a）（b）

图 16－32 腹壁切口

4）切开筋膜层进入腹膜外腔。在筋膜层中间切开 2～3cm，用直剪刀向两侧剪开筋膜层，暴露腹直肌。用血管钳提起筋膜，分离与腹直肌黏着部位，术者与助手配合向两侧钝性撕拉腹直肌暴露腹膜外腔。

5）撕开腹膜暴露子宫下段。先将腹膜剪开一小口，然后横向撕开，暴露子宫下段。

（3）探查 洗手探查子宫体有无右旋，下段形成情况及胎先露的高低，扶正子宫。

（4）暴露子宫下段 放置腹壁拉钩和膀胱拉钩，充分暴露子宫下段，其上缘以膀胱子宫腹膜反折为标志（图 16－33）。探查后分别在宫体两侧与腹壁之间填入湿盐水纱垫，以推开肠管和防止羊水及血液进入腹腔。

（5）推离膀胱。在子宫上下段膀胱腹膜反折交界处下 2～3cm 弧形剪开膀胱腹膜反折，剪至 11～12cm（图 16－34）。用弯止血钳提起下缘，用手指钝性分离膀胱与子宫壁之间疏松结缔组织，下推膀胱 4～5cm（图 16－35）。

（6）切开子宫。新式剖宫产选择横切口。在子宫下段腹膜反折切缘下 2cm，距膀胱上缘 3cm，子宫下段最膨隆处，先在正中横行切开 2～3cm（图 16－36），勿刺破羊膜囊；然后术者自己两手配合，将切口向左右两侧、偏向上外侧作钝性撕开子宫肌肉，长约 10～12cm。注意用力要适当，防止撕拉到子宫血管。

纵切口：只有在下段充分扩张而其两侧有静脉曲张时用［图 16－37（a）］，必要时向宫体部延长，及下段－纵切口［图 16－37（b）］，下段距膀胱游离缘 2cm。

（7）娩出胎儿。备好吸引器，破膜，吸净羊水，术者右手从胎头下方进入宫腔，将胎头慢慢托出子宫切口，另一手（或助手）压宫底，协助娩出胎头（图 16－38）。胎头高浮娩出困难时可产钳协助娩出胎头（图 16－39），胎头过低出头有困难时，可由台下助手戴消毒无菌手套，自阴道内向上推胎头助娩。胎头娩出后立即用手或吸管吸出胎儿口鼻腔内液体［图 16－40（a）和图 16－40（b）］。按阴式分娩机转娩出胎肩和胎体（图 16－41），断脐后交台下处理。

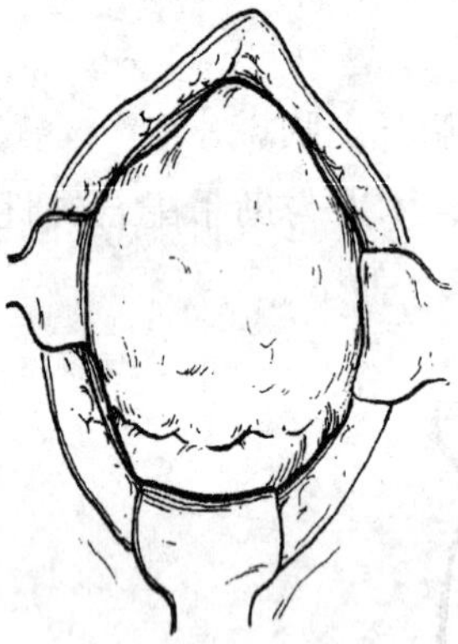

图 16－33　暴露子宫下段

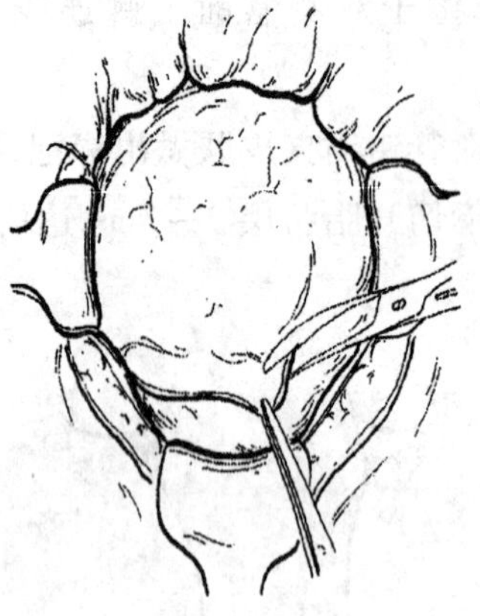

图 16－34　剪开膀胱腹膜反折

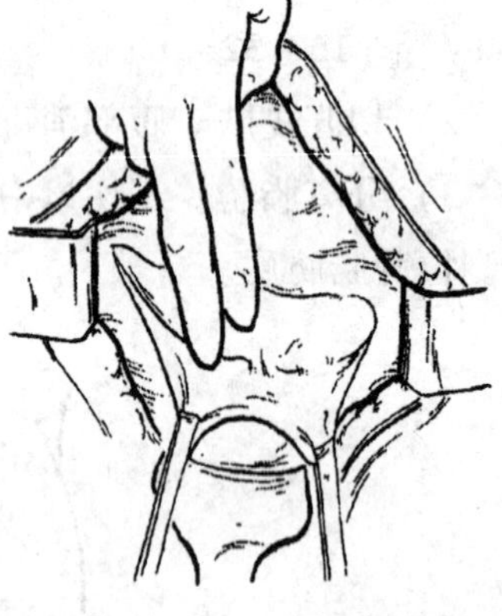

图 16－35　推离膀胱

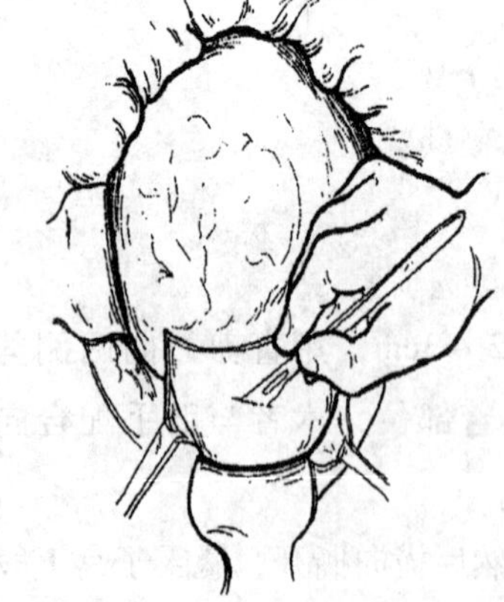

图 16－36　横切口

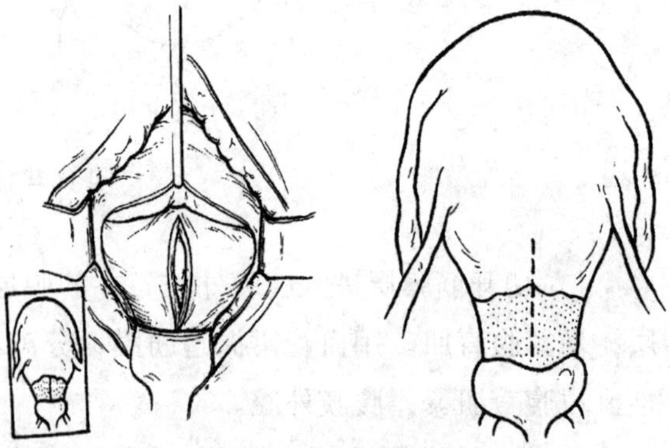

（a）　（b）

图 16－37　纵切口

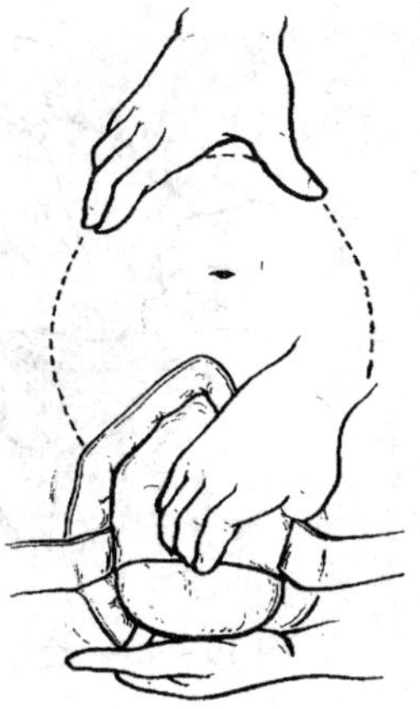

图 16－38　手法娩头

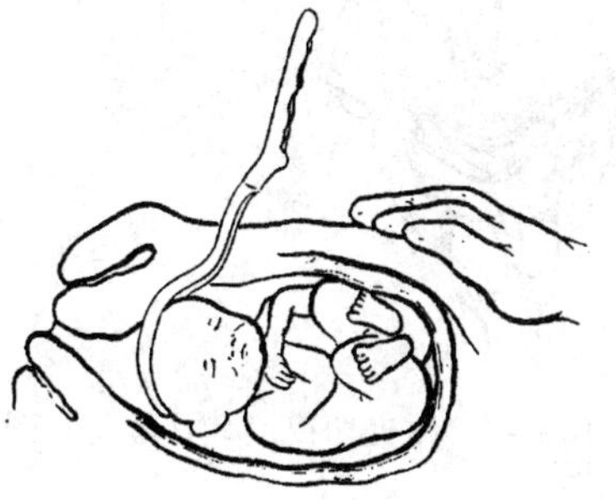

图 16－39　产钳娩头

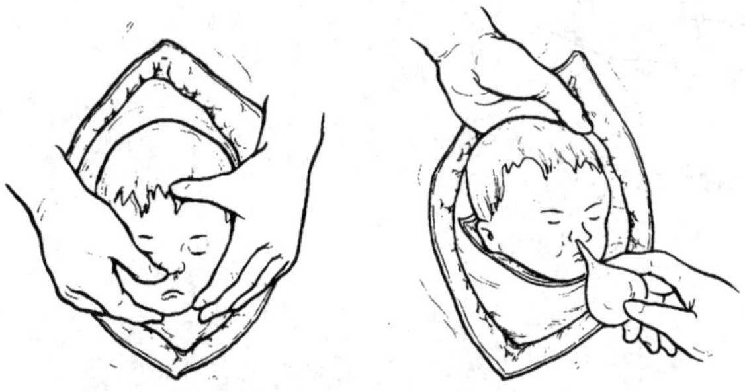

(a)　(b)

图 16－40　清理口鼻分泌物

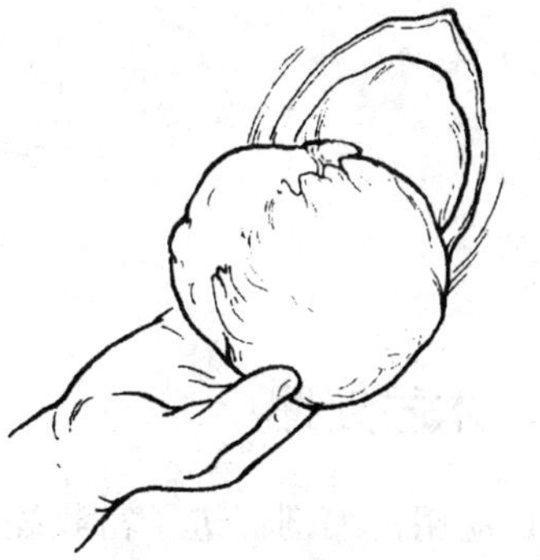

图 16－41　娩出胎体

若为臀先露，则牵出胎足，按臀位牵引法协助娩出。单臀则不必牵双足，同头位娩出法娩出胎臀，或牵引胎儿腹股沟（图 16－42），以臀助产方式娩出胎儿。

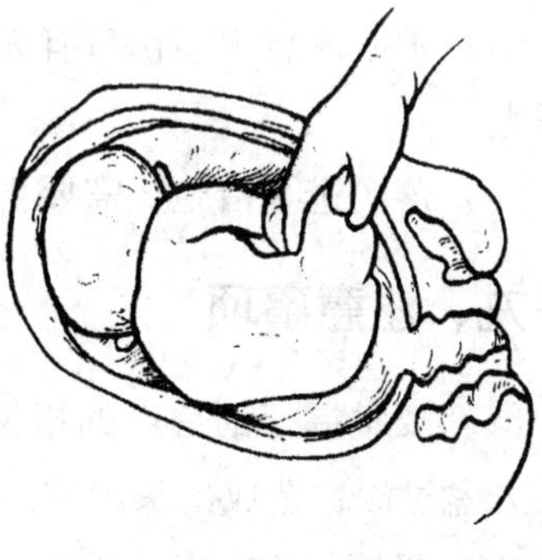

图 16－42　钩取腹股沟牵胎臀

（8）四把 Allis 钳或组织钳钳夹子宫切口上下缘及左右角，宫体注射缩宫素 10～20U（图 16－43）。

（9）娩出胎盘　胎儿娩出后立即手取胎盘，牵拉脐带协助胎盘胎膜娩出完整（图16－44）。

（10）用干纱布块擦拭宫腔，拭净宫腔内残留的胎膜及胎盘组织。

（11）缝合子宫切口　用 Allis 钳钳夹子宫切口下缘中间部位，用 1 号肠线连续锁边缝合子宫肌层，注意两边对称（图 16－45）。注意勿穿透子宫内膜。注意子宫切口的两侧角，第一针及末针需超过切口外侧缘 1cm。若为未临产者，在缝合子宫切口前用卵圆钳或宫颈扩张器扩张宫颈，利于宫腔内血液排出。

（12）检查子宫切口无延裂，缝合处无出血后，可不缝合膀胱腹膜反折。

（13）洗手探查双附件有无异常。

（14）彻底清除腹腔内凝血块，清点器械和敷料无误之后，1 号可吸收线连续缝合筋膜层，用普通丝线将脂肪和皮肤一起褥式缝合（图 16－46）。

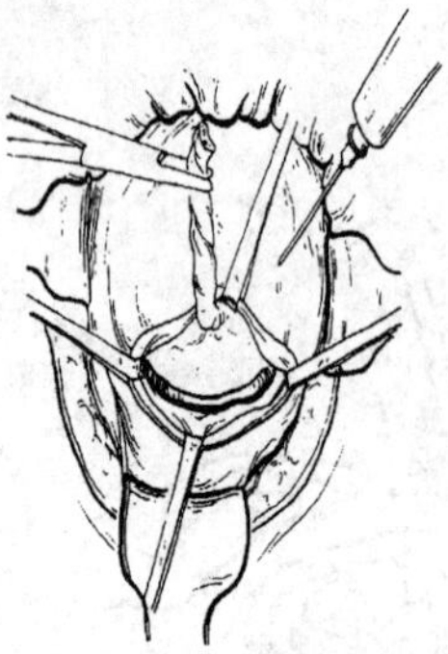

图 16－43　钳夹切口

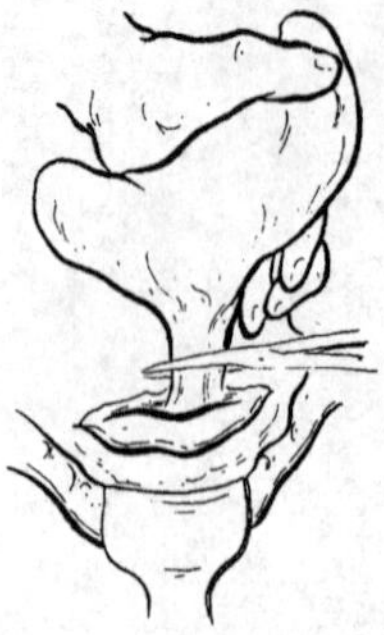

图 16－44　娩出胎盘

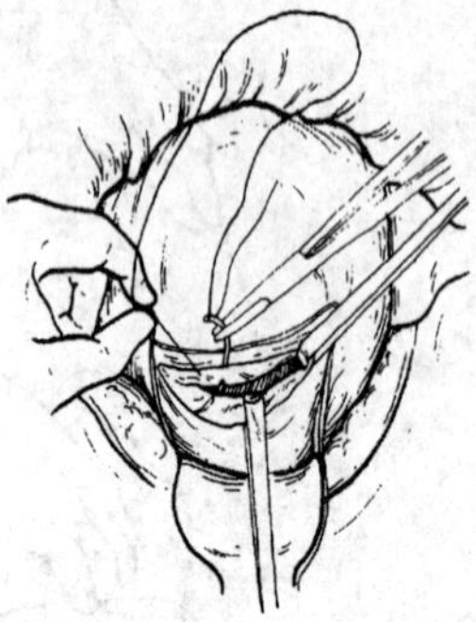

图 16－45　缝合子宫切口

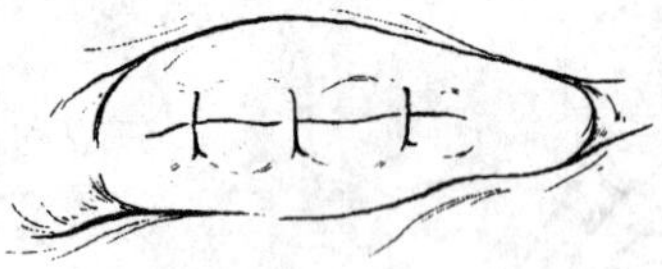

图 16－46　缝合腹壁切口

八、术后处理

（1）应用宫缩剂促进子宫收缩。

（2）术后常规留置导尿管 12～24h，要注意尿管通畅及外阴清洁护理。去除导尿管后可适当起床活动。

（3）酌情补液及应用抗生素预防感染。

（4）术后 6h 可喝水，术后第一天进食（从流质开始）。

（5）术后注意观察伤口有无渗出、红肿、压痛及浸润块，如发现有异常现象及时汇报给医生。

（6）落实避孕措施，需要再生育者至少避孕 2 年。

九、注意事项

（1）要掌握好剖宫产的指征，有效地降低剖宫产率；掌握好时机可避免分娩过程中，胎头入盆过深，造成出头困难。

（2）择期剖宫产者，手术前晚进流食，当日早晨禁食。

（3）胎膜早破或有感染迹象的孕妇，术前应用抗生素。

（4）术后仔细清理宫腔，防止胎膜胎盘残留；有感染可能者，可用 0.5% 甲硝唑 100ml 冲洗宫腔预防感染。

（5）关腹前清除腹腔的羊水及积血要彻底，以防术后感染与粘连。

（6）术后根据具体情况给予抗生素预防感染（也可术前或术中给予）。

（7）腹壁横切口术后第 5 天拆线，直切口术后 7 天拆线。

目标检测

1. 正常会阴侧切术伤口拆线的时间是

A. 术后 3 天　　B. 术后 4 天

C. 术后 5 天　　D. 术后 6 天

E. 术后 7 天

2. 胎头吸引器滑脱，重新放置次数一般不宜超过

A. 1 次　　B. 2 次

C. 3 次　　D. 4 次

E. 5 次

3. 行胎头吸引术时应调节负压为

A. 200 ~ 300mmHg　　B. 300 ~ 400mmHg

C. 400 ~ 500mmHg　　D. 500 ~ 600mmHg

E. 600 ~ 700mmHg

4. 会阴侧切术后 5 天，伤口感染裂开，可用 1：5000 高锰酸钾溶液坐浴的时间是

A. 拆线当时　　B. 产后 7 ~ 10 天

C. 拆线后 14 天　　D. 产后 2 周

E. 拆线后 1 个月

5. 胎头吸引术娩出的新生儿术后需静卧

A. 4h　　B. 12h

C. 24h　　D. 30h

E. 36h

6. 手术产新生儿护理，不恰当是

A. 坚持每天沐浴，保持清洁　　B. 严密观察哭声、面色和呼吸

C. 遵医嘱肌内注射维生素 K_1 3 天　　D. 保持头部安静，防止颅内出血

E. 出生 24h 接种卡介苗

7. 不属于产科手术损伤的是

A. 新生儿臂丛神经损伤　　B. 新生儿锁骨骨折

C. 新生儿肱骨骨折　　D. 新生儿面神经麻痹

E. 新生儿吸入性肺炎

8. 产钳助产新生儿，娩出后头皮血肿 4cm × 4cm × 4cm，Apgar 评分为 5 分，有呕吐，不正确护理措施是

A. 严密观察面色及呼吸　　B. 早期冷敷

C. 保持绝对安静，3 天内不宜淋浴　　D. 使用止血药物

E. 预防感染，抽去头皮血肿内积血

扫码“练一练”

（李秋玲）

参考答案

第一章

1. C　2. B　3. E　4. E　5. A　6. D　7. B　8. D　9. A　10. B

第二章

1. C　2. B　3. D　4. C　5. C　6. E　7. B

第三章

1. C　2. C　3. D　4. C　5. D　6. C　7. D　8. B　9. B

第四章

1. E　2. C　3. C　4. D　5. A　6. D　7. A

第五章

1. D　2. C　3. C　4. E　5. B　6. B　7. C　8. D　9. C　10. B

第六章

1. A　2. C　3. E　4. A　5. B　6. C　7. D　8. C　9. B　10. B　11. A　12. D

第七章

1. E　2. B　3. D　4. B　5. D

第八章

1. D　2. D　3. E

第九章

1. D　2. D　3. D　4. C　5. D　6. D　7. B　8. A　9. C　10. B　11. A　12. B

第十章

1. E　2. D　3. B　4. C　5. B　6. C　7. A　8. A　9. C　10. E　11. D　12. A

第十一章

1. A　2. A　3. D　4. C　5. B　6. E　7. C　8. E　9. E

第十二章

1. E　2. D　3. B　4. E　5. C　6. E　7. D　8. D　9. B　10. D　11. C　12. A　13. E　14. D

第十三章

1. E　2. C　3. A　4. A　5. D

第十四章

1. A　2. E　3. C　4. A　5. E

第十五章

1. B　2. A　3. B　4. B　5. D　6. C　7. B　8. A

第十六章

1. C　2. B　3. A　4. B　5. C　6. A　7. E　8. E

参考文献

[1] 谢幸，苟文丽．妇产科学［M］．第9版．北京：人民卫生出版社．2018.

[2] 郑修霞．妇产科护理学［M］．第6版．北京：人民卫生出版社．2017.

[3] 简雅娟．母婴护理学［M］．北京：人民卫生出版社．2014.

[4] 魏碧蓉．助产学［M］．第1版．北京：人民卫生出版社．2014.

[5] 简雅娟．母婴护理学［M］．北京：人民卫生出版社，2014.

[6] 张宏玉．助产学［M］．北京：中国医药科技出版社，2012.

[7] 陆再英，钟南山．内科学［M］．第7版．北京：人民卫生出版社，2008.